国家卫生健康委员会“十三五”规划教材
全国高等学校应用型创新规划教材
供基础、临床、预防、口腔医学类等医学相关专业用

U0803807

Human Parasitology

人体寄生虫学

主　编　王光西
副主编　汪　洋　刘红丽　苏　韫
编　委　（以姓氏笔画为序）

王　昕	成都医学院	汪　洋	西安医学院
王卫杰	河北医科大学	张　浩	齐齐哈尔医学院
王光西	西南医科大学	张　静	重庆医科大学
卢致民	河北北方学院	张晓丽	哈尔滨医科大学
刘红丽	山西医科大学	陈文碧	西南医科大学
苏　韫	甘肃中医药大学	陈兴智	蚌埠医学院
杜娈英	承德医学院	彭礼飞	广东医科大学

秘　书　陈文碧（兼）

人民卫生出版社

图书在版编目（CIP）数据

人体寄生虫学 / 王光西主编．—北京：人民卫生出版社，2020

临床医学专业应用型本科创新规划教材

ISBN 978-7-117-29945-9

Ⅰ. ①人… Ⅱ. ①王… Ⅲ. ①医学－寄生虫学－医学院校－教材 Ⅳ. ①R38

中国版本图书馆 CIP 数据核字（2020）第 070005 号

人卫智网	**www.ipmph.com**	**医学教育、学术、考试、健康，购书智慧智能综合服务平台**
人卫官网	**www.pmph.com**	**人卫官方资讯发布平台**

版权所有，侵权必究！

人体寄生虫学

主　　编：王光西
出版发行：人民卫生出版社（中继线 010-59780011）
地　　址：北京市朝阳区潘家园南里 19 号
邮　　编：100021
E - mail：pmph @ pmph.com
购书热线：010-59787592　010-59787584　010-65264830
印　　刷：人卫印务（北京）有限公司
经　　销：新华书店
开　　本：850 × 1168　1/16　　**印张：**19　　**插页：**1
字　　数：523 千字
版　　次：2020 年 6 月第 1 版　2024 年 9 月第 1 版第 5 次印刷
标准书号：ISBN 978-7-117-29945-9
定　　价：53.00 元
打击盗版举报电话：010-59787491　E-mail：WQ @ pmph.com
质量问题联系电话：010-59787234　E-mail：zhiliang @ pmph.com

全国高等学校临床医学专业首轮应用型创新规划教材

编写说明

为了贯彻落实习近平总书记在全国卫生与健康大会上的重要讲话精神，全面落实《国务院办公厅关于深化医教协同进一步推进医学教育改革与发展的意见》，教育部、国家卫生健康委员会、国家中医药管理局出台了《关于加强医教协同实施卓越医生教育培养计划2.0的意见》等文件，就推动医学教育改革发展作出重要部署，强调探索符合新时代需求的新医科人才培养体系的重要性。同时指出要坚持高等教育“以本为本”，把本科教育放在人才培养的核心地位，在《国家职业教育改革实施方案》中进一步提出“一大批普通本科高等学校向应用型转变”的发展目标，鼓励一批地方医学类本科高校向应用技术类高校转型，以满足服务基层卫生健康需求，实现优质医疗资源下沉，推动城乡基本公共服务均等化，实现全民健康。

应用型医学院校已逐渐在五年制本科教育中形成具有鲜明特色的教育体系，为适应其教学学时、授课内容、学习方式等方面的改变，人民卫生出版社经过近两年的调研、论证，于2017年底正式启动了临床医学专业首轮应用型创新规划教材的编写工作。本套教材的编写，既符合国家对医学人才培养总体规划的要求，也是完善临床医学本科教材体系的需要。

首轮应用型创新规划教材编写指导思想如下：

1. **定位明确，整体规划突出特色**　本套教材主要为应用型本科医学院校的教学服务。作为临床医学专业“干细胞”教材的有益补充，首轮编写的科目以临床医学专业通识课、基础课为主，重视医学人文素养提升，新增《医学生创新创业教程》和《大学生心理健康》两种教材。强调基础与临床相结合，编委中增加有临床经验的教师，内容中根据学科特点编写与临床相关知识或案例，实现“早临床、多临床、反复临床”。

2. **以学生为中心，打造符合教学需求的优质教材**　以严格遵循“三基、五性、三特定”的教材编写原则为基础，以培养学生的创新精神和实践能力为重点，强调“三结合”，即与“5+3”临床住院医师规范化培训相结合、与临床执业医师资格考试相结合、与硕士研究生招生考试相结合，内容全面覆盖相应学科的知识要点。同时根据教学需要凝练内容，精简篇幅，提升教材的适用性和实用性。

3. **树立大教材观，充分发挥教材的“指挥棒”作用**　在本套教材的规划、出版和使用过程中，充分调动编写者的主观能动性，总结教学经验，融合各方特色，发现和解决应用型医学人才培养中的问题，为各学科各院校间的碰撞、交流与合作提供平台，促进教学模式的改进和创新，提高师资水平，带动教学改革创新。

4. 质量为先，探索新时代医学教材新模式　本套教材重视内容质量，贯彻“以德为先、全面发展、面向人人、终身学习、因材施教、知行合一、融合发展、共建共享”的八大基本理念。充分应用现代化教学手段，以纸数融合教材形式，发挥数字资源的优势，助力医学教育现代化进程，探索符合新时代医学教育改革和人才培养规律的教材模式。

本套教材共 30 种，计划于 2020 年秋季出版发行，全部数字资源内容同步上线。

希望广大院校在使用过程中提供宝贵意见，为完善教材体系、提高教材质量及第二轮应用型创新规划教材的修订工作建言献策。

首届全国高等学校临床医学专业应用型创新规划教材

评审委员会名单

主 任 委 员 杨宝峰 哈尔滨医科大学

副主任委员

崔慧先 河北医科大学

郑建中 长治医学院

邓世雄 重庆医科大学

杜 勇 川北医学院

樊均明 成都医学院

赵炜明 齐齐哈尔医学院

刘 星 牡丹江医学院

解 军 山西医科大学

何 涛 西南医科大学

黎锦城 广东药科大学

委 员（以姓氏笔画为序）

王 涛 广州中医药大学

王春艳 承德医学院

刘永年 青海大学

刘永琦 甘肃中医药大学

刘志宏 宁夏医科大学

李春江 佳木斯大学

李祥子 皖南医学院

李雪萍 西安医学院

杨景锋 陕西中医药大学

宋焱峰 兰州大学

张玉妥 河北北方学院

张海松 河北大学医学院

陈振文 山西医科大学汾阳学院

官成浓 广东医科大学

钱中清 蚌埠医学院

徐名颂 广州医科大学

唐 宏 赣南医学院

黄文华 南方医科大学

潘润存 甘肃医学院

全国高等学校临床医学专业首轮应用型创新规划教材

目　　录

序　号	书　名	主　编
1	医学计算机应用基础	蔡永铭　王　丽
2	医学生创新创业教程	杜　勇
3	大学生心理健康	唐　宏
4	医用高等数学	夏　蔚
5	医学物理学	李宾中　张淑丽
6	基础化学	李祥子
7	有机化学	石秀梅
8	系统解剖学	崔慧先　黄文华
9	局部解剖学	刘　星　刘学敏
10	组织学与胚胎学	王春艳　余　鸿
11	生物化学与分子生物学	赵炜明　宋高臣
12	生理学	武宇明　祁文秀
13	医学微生物学	王　琦
14	人体寄生虫学	王光西
15	医学免疫学	徐　雯　刘永琦
16	病理学	张晓杰　文　彬
17	病理生理学	田　野
18	药理学	宋晓亮　许超千
19	医学细胞生物学	潘克俭
20	医学遗传学	李　莉
21	医学心理学	崔光成　唐　平
22	预防医学	唐焕文
23	卫生法	蒋　祎
24	流行病学	王金桃
25	医学统计学	王　彤　姚应水
26	中医学	赵春妮　罗庆东
27	医学伦理学	边　林
28	医学文献检索与论文写作	管　进
29	医学导论	郑建中
30	全科医学概论	樊均明

主编简介

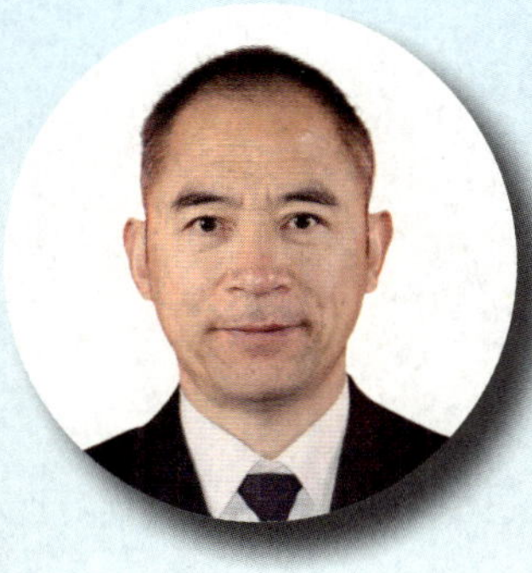

王光西

1964 年 10 月生，教授，硕士研究生导师，西南医科大学病原生物学教研室主任。中华预防医学会寄生虫学分会教育学组成员，中国医药教育协会微生态与健康教育专业委员会委员，四川动物学会理事，四川省医学会地方病及寄生虫病专业委员会副主任委员，四川省第六批学术和技术带头人后备人选。获“泸州市劳动模范”“西南医科大学教学名师”等荣誉称号。

从事教育教学、科研工作 34 年，指导硕士研究生 12 名。发表科研论文 60 余篇(其中 SCI 论文 5 篇)。获四川省科技进步二等奖 1 项，泸州市科技进步二等奖 1 项、三等奖 2 项。

主编《医学寄生虫学》《病原生物学》等教材 7 部，副主编和参编其他 7 部专业教材或书籍，合作主编留学生与双语教学用专业英文教材 *Human Parasitology*。

副主编简介

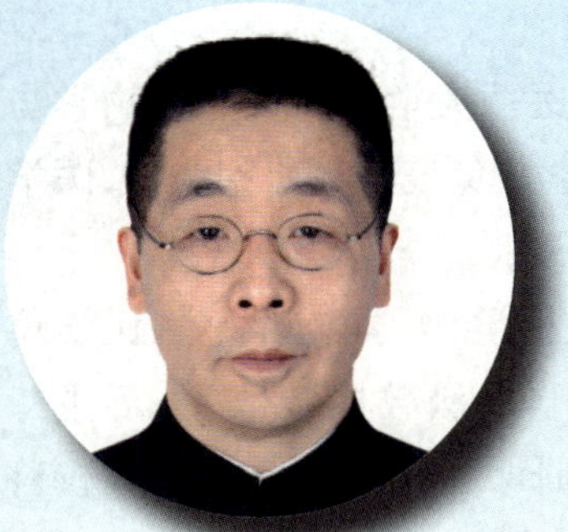

汪　洋

1966年7月生。现任西安医学院基础医学部副主任，病原生物学教研室主任、教授、博士研究生导师，病原生物学研究室主任。陕西省“百人计划”高层次人才。中国动物学会寄生虫学专业委员会理事，陕西省药理学会生化与分子药理学专业委员会常务委员。

从事病原生物学教学、科研工作近30年。主编国家规划教材2部，发表科研论文50余篇，申请国家发明专利16项。研究方向为病原生物与宿主的相互作用及肿瘤生物治疗，包括病毒感染中的细胞免疫应答和免疫记忆的产生和调节、溶瘤病毒的开发应用等。先后主持多项国家自然科学基金及省部级研究项目。

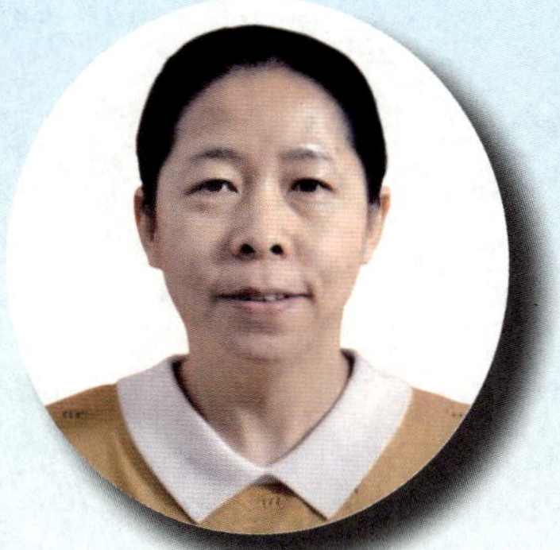

刘红丽

1975年6月生，副教授，硕士研究生导师 山西医科大学基础医学院寄生虫学教研室副主任。中国动物学会寄生虫分会委员，中华医学会热带病与寄生虫病委员会第六、七届委员，山西省预防医学会病媒生物分委员会秘书，山西省昆虫学会委员。

主要从事医学寄生虫学教学科研工作。主编、参编教材17部，发表论文10余篇，山西省精品资源共享课程负责人。主持中华医学会教改项目1项，校级教改项目2项，参与各级教改项目5项。主持山西省青年基金1项，参与国家基金2项。2018年获山西省教学成果特等奖(第二)，2013年获山西省公共卫生与预防医学领域突出贡献奖。

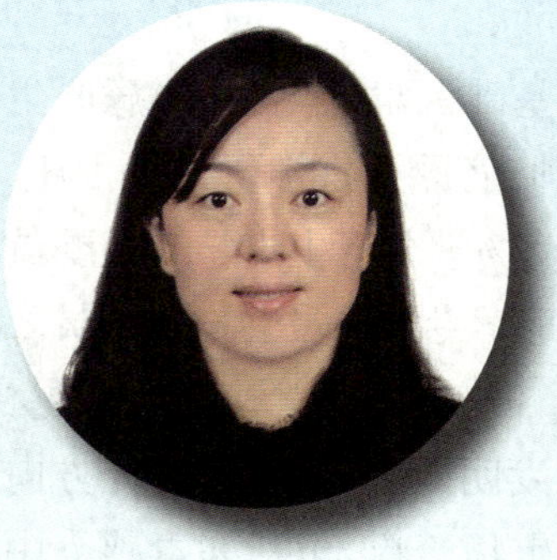

苏　韫

1977年5月生，副教授。甘肃中医药大学从事病原生物学与医学免疫学教学工作，现任病原生物学与免疫学教研室主任，医学免疫学与病原生物学校级重点学科带头人。

任职期间主讲的课程有人体寄生虫学、医学微生物学、医学免疫学等，近年发表教研论文3篇，参编国家级教材9部。先后主持国家自然科学基金地区基金项目等科研课题5项，获甘肃省高校科技进步一等奖、甘肃省科技进步三等奖等5项，以第一作者及通讯作者发表CSCD及国家级学术论文10余篇。工作期间多次被评为学校优秀教师、优秀共产党员称号。担任中华中医药学会免疫学分会委员、甘肃省免疫学会理事等职。

前 言

寄生虫是危害人类健康的重要病原体。寄生虫病是“乡村病”和“贫穷病”。中华人民共和国成立前，我国寄生虫病流行猖獗。经过近六十多年的大规模的爱国卫生运动，群防群治，我国寄生虫病防治取得了举世瞩目的成就，消除了丝虫病，疟疾发病人数从每年 3 000 万降至个位数。我国是发展中国家，各地发展不平衡，寄生虫病仍是常见病、多发病，也是疑难病症，容易导致误诊、误治。放眼全球，我国寄生虫病防治任重道远。人体寄生虫学是医学生的重要基础课程。

本教材适用于医学院校五年制临床医学专业和其他相关医学专业。本教材由来自全国 13 所医学院校具有丰富教学和科研经验的专家分工编写。遵循培养目标，编写中贯彻以健康为中心、疾病预防为主的理念。突出“三基”（基础理论、基本知识、基本技能），注重基础服务临床，强化基础理论与临床实践的联系，以临床案例引导教学，让学生思考、提出相关问题，让学生带着问题进行学习，拓展临床思维，有利于早临床、多临床，提高学习兴趣，学以致用。让学生充分认识理解寄生虫学基础理论知识对从事临床工作、预防工作的重要性，激发内生学习动力。

随着互联网技术的发展，医学教育与信息技术加速融合，线上与线下教育同步发展，本书编写了丰富的数字资源，拓展学习内容，辅助学生线上线下同步学习。数字资源包括视频、微课、案例解析、PPT、图片库等栏目。每章有二维码，可快速检索查阅相关内容，提高学习效率，提高教育教学质量。

本教材包括四篇正文和两个附录。四篇正文为：人体寄生虫学总论，医学原虫学、医学蠕虫学、医学节肢动物学，共 17 章，每章有学习目标、章末有小结与思考题。重点描述了与寄生虫病防治有关的虫体形态结构、生活史、致病机制、诊断方法等内容。附录为寄生虫病实验诊断技术和常用抗寄生虫药物，可供学习实践时查阅参考。本教材对近年较为突出的食源性寄生虫、输入性寄生虫、新现与再现寄生虫及所致疾病，亦作了较详细描述。

全体编写人员为本教材的编写付出了艰苦的努力，由于学识水平和时间所限，书中定有不少错误和疏漏，敬请广大师生批评指正。

王光西
2020 年 4 月

目 录

第一篇 总 论

第二篇 医学原虫学

第三篇 | 医学蠕虫学

第四篇 | 医学节肢动物学

附 录

第一篇 总论

第一章 引 言

学习目标

了解 寄生虫对人类的危害、国内外寄生虫病流行现状。

人体寄生虫学(human parasitology)也称医学寄生虫学(medical parasitology),是研究感染人的寄生虫和寄生虫病的科学。它主要研究与医学有关的寄生虫的形态结构、生长发育、繁殖规律,阐明寄生虫与人体及外界环境的相互关系,以及寄生虫病的诊断、流行因素和防治原则。人体寄生虫学包括医学原虫学(medical protozoology)、医学蠕虫学(medical helminthology)和医学节肢动物学(medical arthropodology)三部分。

一、寄生虫对人类的危害

寄生虫对人类健康的危害,主要是作为病原体引起寄生虫病、作为传播媒介传播疾病。寄生虫病还给畜牧业生产带来经济损失。在世界范围内,尤其是在热带和亚热带地区,寄生虫病一直是普遍存在的公共卫生问题。

寄生虫病分布广、遍及全球。联合国儿童基金会/联合国开发计划署/世界银行/世界卫生组织联合倡议的热带病研究与培训特别规划(UNICEF/UNDP/World Bank/WHO Special Programe for Research and Training in Tropical Diseases,TDR)要求重点防治的10种主要热带病中,除麻风病、结核病和登革热外,其余7种都是寄生虫病,即疟疾(malaria)、血吸虫病(schistosomiasis)、丝虫病(filariasis,包括淋巴丝虫病和盘尾丝虫病)、利什曼病(leishmaniasis)和锥虫病(trypanosomiasis,包括非洲锥虫病和美洲锥虫病),其中除血吸虫病外,均为虫媒传播的疾病。寄生虫病是“乡村病”和“贫穷病”,属于被忽视的热带病(neglected tropical disease,NTD),但目前热带病正逐渐受到全世界关注。

2017年全球有90个国家有疟疾病例报道,其中90%的疟疾患者分布于非洲国家,东南亚地区占7%,东地中海区域占2%。疟疾发病人数为2.19亿,其中非洲占92%。因感染疟疾死亡的人数为43.5万人,且多为5岁以下儿童,平均每2分钟就有1名儿童死于疟疾,疟疾仍是5岁以下儿童死亡的主要杀手,居寄生虫病的死因谱之首。大部分疟疾流行国家的公共卫生系统不完善、疟疾防控措施很难在基层落实、抗疟药物敏感性下降、杀虫剂抗性扩散、经费投入不足、地区冲突和气候变化等因素,导致近年来疟疾有反弹势头。

血吸虫病流行于78个国家,逾2.18亿人感染血吸虫病,其中一半以上是学龄期儿童。每年死于血吸虫病者为1.5万。

全世界受淋巴丝虫病威胁的人口达10.1亿,该病流行于81个国家,丝虫感染者约1.2亿,其中致残人数约4 000万。盘尾丝虫感染者3 700万,主要分布在非洲的31个国家,造成约

27 万人失明和 50 万人视力低下，盘尾丝虫病又称河盲症（river blindness）。

利什曼病是世界上最易被忽视的疾病之一，流行于 97 个国家和地区，主要是热带、亚热带地区的发展中国家最贫困人群受影响，有感染风险的人数达 3.5 亿。

非洲锥虫病（睡眠病）流行在撒哈拉以南的 36 个国家和地区，6 000 万人口受威胁，每年死亡人数 5 万。美洲锥虫病（恰加斯病）主要在拉丁美洲流行，感染人数 1 600 万，每年死亡人数 5 万。

其他寄生虫病也严重地影响人类健康，包括阿米巴病、钩虫病、蛔虫病、鞭虫病、蛲虫病、粪类圆线虫病、姜片虫病等。据估计全球有超过 15 亿人感染蛔虫、钩虫和鞭虫。

在经济发达国家，由于人口流动、生活习惯及行为方式的影响，寄生虫病也是重要的公共卫生问题，如阴道毛滴虫（*Trichomonas vaginalis*）感染者，在美国约为 370 万。随着艾滋病的迅速蔓延，以及其他免疫缺陷和免疫功能低下患者的出现，常导致弓形虫（*Toxoplasma*）、隐孢子虫（*Cryptosporidium*）、粪类圆线虫等机会致病寄生虫（opportunistic parasite）感染，机会致病寄生虫病往往是艾滋病患者死亡的主要原因。

二、我国寄生虫病防治的成就、现状及任务

我国幅员辽阔，地跨寒、温、热三带，自然条件和人们的生活习惯各异，动物种类繁多，中国曾是寄生虫病种类较多且流行严重的国家之一（表 1-1）。

表 1-1 有人体寄生报告的原虫、蠕虫和医学节肢动物的种类

类型	全球 / 种	中国 / 种	虫种举例
原虫	147	43	疟原虫、利什曼原虫、弓形虫
吸虫	185	64	血吸虫、并殖吸虫、华支睾吸虫
绦虫	69	17	链状带绦虫、细粒棘球绦虫
线虫	171	42	蛔虫、钩虫、旋毛形线虫
棘头虫	9	3	猪巨吻棘头虫
蛛形纲动物	93	65	蜱、疥螨、恙螨、尘螨
昆虫纲动物	73	63	蚊、蝇、蚤

中华人民共和国成立前，我国寄生虫病流行猖獗。中华人民共和国成立后，将危害最为严重的疟疾、黑热病、血吸虫病、丝虫病和钩虫病列为“五大寄生虫病”。经过近六十多年的努力，我国寄生虫病防治取得了举世瞩目的成就。许多寄生虫病得到有效控制，甚至达到基本消灭。

中华人民共和国成立前全国每年疟疾发病人数为 3 000 万，经大规模防治，目前疟疾发病人数明显降低，2016 年全国本地感染疟疾病例仅为 3 例。近年来随着我国外出务工、经商、旅游以及参与国际交流活动的人员日益增多，输入性疟疾疫情居高不下。2011—2016 年，我国报告的输入性疟疾病例数累计近 2 万例，平均每年 3 000 例以上。非洲和东南亚是我国输入性疟疾的主要来源地。输入性疟疾不仅危害我国人民的身体健康和生命安全，也对巩固我国疟疾防控的成果构成严重挑战。

由于疟疾传播媒介按蚊广泛存在，随着国际交往日益频繁和疟原虫抗药株的出现，输入性疟疾传染源导致本地传播的潜在风险不容忽视。因此必须加强疟疾防控工作，应以疟疾病例

监测为重点，针对每个疫点，阻断疟疾传播，实现2020年在中国消除疟疾的目标。

中华人民共和国成立前我国血吸虫病患者超过1 000万，生活在血吸虫病流行区的人口达1亿以上。我国曾因血吸虫病流行而出现过“千村霹雳人遗矢，万户萧疏鬼唱歌”的悲惨情景。经过综合防治，成效显著，至2016年已有5个省、市、自治区达到消除血吸虫病标准，目前已有70%以上的流行区达到传播阻断标准，血吸虫病疫情已降至历史最低水平。血吸虫病的流行区地形复杂、螺区分散、钉螺控制难度大、多种保虫宿主存在，疫情很容易复燃。加之气候变暖、洪水、人口流动、输入性血吸虫病中间宿主的入侵风险，都使血吸虫病的监测和控制工作增加了新的难度。

中华人民共和国成立初期丝虫病患者约3 000万。经过科学的防治，2006年我国已经消除了丝虫病，成为第一个实现消除淋巴丝虫病的国家。我国确立的以消灭传染源为主导的防治丝虫病策略和大面积应用枸橼酸乙胺嗪（海群生）的经验已由WHO推荐给全球其他流行丝虫病的国家和地区。但是，丝虫病的传播媒介仍广泛存在，后期的监测仍不能放松。

在中华人民共和国成立初期约有黑热病患者53万，至1958年，我国宣布基本消灭黑热病。但新疆、甘肃、四川的部分地区，新发病例仍有报道。

2014—2016年第三次全国寄生虫病调查显示，全国平均土源性线虫感染率为4.49%，比上次（2001—2004年）调查结果19.56%明显下降（表1-2）。

全国土源性线虫感染率大幅下降，与我国社会经济的快速发展及《2006—2015年全国重点人体寄生虫病发展规划》的科学实施，特别是农村改水改厕、改善人居环境、改变行为习惯等措施密切相关。

虽然我国土源性线虫感染率总体呈明显下降的趋势，但推算全国土源性线虫总感染人数仍有2 912万人，感染人数仍然巨大。其中有3个省份土源性线虫感染率超过了10%。这与我国农村仍普遍使用未经无害化处理的粪便施肥、个人卫生习惯差、饭前便后不洗手等有关。因此，我国需要加强寄生虫病防治力度，加快农村经济发展速度，提高农民生活水平，普及无害化厕所，普及疾病预防知识，进一步降低土源性线虫感染率。

表1-2 我国重要人体寄生虫病三次调查钩虫、蛔虫、鞭虫感染情况

时间	钩虫感染率/%	蛔虫感染率/%	鞭虫感染率/%
1988—1992年	17.17	44.59	18.80
2001—2004年	6.12	12.72	4.64
2014—2016年	1.12	0.90	0.36

一些组织内寄生虫病，如棘球蚴病、猪囊尾蚴病、旋毛虫病等在我国西南、西北地区也是常见和多发病种。棘球蚴病分囊型（细粒棘球蚴病）和泡型（多房棘球蚴病）两种，主要分布在四川、青海、西藏、甘肃和新疆等省、自治区的牧区和半农半牧区，是农牧民因病致贫、因病返贫的重要原因，已引起国家的高度重视。随着近年来饲养宠物的种类和数量增加，使人增加感染犬弓首线虫、猫弓首线虫、棘球蚴等寄生虫病的机会。

三、食源性寄生虫病、新现与再现寄生虫病

（一）食源性寄生虫病

1. 食源性寄生虫病来源 由于不良的饮食习惯，人因食入生的或半熟的含某些寄生虫感

染阶段的动物肉类或水产品，可造成感染，引起食源性寄生虫病(food-borne parasitosis)。此外，经口食入或饮入被感染期虫卵或卵囊污染的食物或水也常成为广义的食物源性寄生虫病传播的重要方式。我国是食源性寄生虫病危害最为严重的国家之一，食源性寄生虫病来源及种类众多(表 1-3)。

表 1-3 食源性寄生虫病种类及来源

来源	种类
鱼源性	华支睾吸虫病、异形吸虫病、棘口吸虫病、猫后睾吸虫病、阔节裂头绦虫病、颚口线虫病、异尖线虫病、肾膨结线虫病
肉源性	旋毛形线虫病、链状带绦虫病、肥胖带绦虫病、亚洲带绦虫病、弓形虫病、人肉孢子虫病、猪人肉孢子虫病
淡水甲壳动物源性	卫氏并殖吸虫病、斯氏并殖吸虫病、新繁睾吸虫病
螺源性	广州管圆线虫病
两栖类、爬行类源性	曼氏迭宫绦虫裂头蚴病
海洋贝壳动物源性	徐氏拟裸茎吸虫病
非正常食品源性	微小膜壳绦虫病、缩小膜壳绦虫病、犬复孔绦虫病、克氏假裸头绦虫病、西里伯瑞列绦虫病、美丽筒线虫病等
植物源性	布氏姜片吸虫病、肝片形吸虫病等

2. **重要的食源性寄生虫病** 随着人民生活水平的提高，生活条件改善，饮食来源和方式的多样化，由食源性寄生虫病造成的食品安全问题愈加突出。近年来报道食源性寄生虫病种类不断增加，人群感染率呈明显上升趋势，传播区域正在从农村扩展至城市，有的甚至引起地方性流行。重要的食源性寄生虫病有：华支睾吸虫病、并殖吸虫病、带绦虫病、猪囊虫病、旋毛虫病、弓形虫病等。

食源性寄生虫病中最有代表性的华支睾吸虫病，是由于生食、半生食含囊蚴的鱼虾感染，该病在广东、广西、吉林等地仍有流行，部分地区感染严重。

生食或半生食溪蟹和蝲蛄可导致并殖吸虫病，据 2000 年的统计，全国有并殖吸虫病例的县市达 436 个，分布于 24 个省、自治区、直辖市。

旋毛虫病危害也很严重，2004—2009 年，我国报道 15 次旋毛虫病暴发(发病 1 387 例，死亡 4 例)，全部发生在我国西南地区，其中云南 9 次、四川 2 次、西藏 4 次，均因生食或半生食猪肉所致。

生食或半生食猪肉而引起的猪带绦虫病也十分广泛，人若食入含有猪带绦虫卵的食物还可引起脑囊虫病，造成癫痫、脑膜炎等严重后果。

在云南、福建、浙江、广东、北京等地发生过多起因食用福寿螺引起广州管圆线虫感染的病例。

其他的食物源性寄生虫病，如生食蛙肉、蝌蚪、蛇胆引起的裂头蚴病；生食海鱼或海产软体动物引起的异尖线虫病；生食龟鳖类引起的喉兽比翼线虫病；生食泥鳅引起的棘颚口线虫病及生食(或半生食)甲虫引起的巨吻棘头虫病等，在临床上容易被误诊，应引起重视。

3. **食物源性寄生虫病的感染方式** 主要有三类：一是生食，如吃生鱼片、蛇胆、各种动物肉类、内脏及血液、喝生水而感染；二是半生食，如吃生鱼粥、醉蟹、各类烧烤、凉拌螺肉、涮火锅等，皆因烤、炒、涮、煮、蒸、烫的时间和温度不够，未能杀死食物中的感染期虫体而致患者感染；三是制作食品时，未严格做到生熟分开，刀、砧板、餐具被感染期寄生虫污染，造成感染。

4. 预防食物源性寄生虫病 应做到食物安全五要点:精明选择、保持清洁、生熟分开、煮熟食物、安全温度。控制食物源性寄生虫病,更需要农业、渔业、食品、工商、检验检疫、疾控及医疗等多个部门的通力合作。

(二)新现与再现寄生虫病

随着国际交往的增加,大量人员进出国门,使得寄生虫病跨地域传播病例增加,许多旅游者感染了疟原虫、蓝氏贾第鞭毛虫、血吸虫和其他寄生虫。原先国内未发现的寄生虫病,如卵形疟疾、锥虫病、罗阿丝虫病(loiasis)、曼氏血吸虫病(schistosomiasis mansoni)、埃及血吸虫病(schistosomiasis haematobium)、异尖线虫病等在我国已有报道。2013 年我国开展“新丝绸之路经济带”和“21 世纪海上丝绸之路”合作,“一带一路”贯通中亚、东南亚、南亚、西亚乃至欧洲、非洲、美洲部分区域,“一带一路”沿线国家有不同的寄生虫病流行,随着国际贸易合作增加、人口互通和出入境旅游等,越来越多的归国人员在不经意间感染了寄生虫病,从而使寄生虫病疾病谱不断发生变化,寄生虫病分布也更加广泛,增加了寄生虫病的防治难度。这就要求我国医务工作者要有广阔的国际视野和宽泛的寄生虫病相关知识,熟知“一带一路”沿线国家常见寄生虫病并了解其流行情况,同时能够对输入性寄生虫病做出及时诊治,通过多种方式,如培训人员、提供技术与设备等,将我国的寄生虫病防治经验与技术分享给“一带一路”沿线国家,帮助相关国家开展寄生虫病防治,提升卫生发展水平。

新现寄生虫病(neoemerging parasitic diseases)是指新识别的和未知的寄生虫病。近 30 年,新发现一些人体寄生虫病,如:棘阿米巴病、微小隐孢子虫病、比氏肠胞微孢子虫病、卡耶塔环孢子虫病、海伦脑炎微孢子虫病、巴贝西虫病、徐氏拟裸茎吸虫病、东方次睾吸虫病、蠊缨滴虫病、湄公血吸虫病、亚洲带绦虫病等,值得重视。新现的寨卡热、基肯孔亚热等,是由蚊媒传播的;布尼亚病毒病、巴贝西虫病是由蜱传播的。再现寄生虫病(reemerging parasitic diseases)是指一些早已被人们所熟知,发病率已降至很低,不再被视为公共卫生问题,但现在又重新流行的寄生虫病,如血吸虫病、囊尾蚴病、内脏利什曼病、弓形虫病、广州管圆线虫病等。

随着我国经济的发展、城市化和人口老龄化速度加快,人群寄生虫感染谱不断发生变化。疟疾、血吸虫病、食源性寄生虫病、土源性线虫病、机会致病寄生虫病将成为未来我们防治的重点。在相当长的时间内,寄生虫病在中国的流行仍会存在,防治任务仍十分艰巨。

由于多种因素的影响,临床医生对寄生虫病认识不够,造成了许多寄生虫病患者被误诊、误治,可防可治的疾病变成了“疑难杂症”,因此必须重视寄生虫病的诊断、治疗和预防,以保障人民的健康。

四、人体寄生虫学的研究与发展方向

要实现消除寄生虫病的目标,必须要加强科学研究。当前,由于生物化学、分子生物学、分子遗传学、细胞生物学、免疫学、生态学、基因组学、蛋白质组学、电子与信息科学技术的发展,使寄生虫学的内容得以充实和更新,出现了免疫寄生虫学、分子寄生虫学等新的学科分支;此外,寄生虫基因组学、寄生虫多肽的分离鉴定、抗寄生虫新药、诊断技术、疫苗、媒介防治技术的发展,充分应用新兴生物技术、信息化、大数据、智能设备和共享等新理念与新技术,极大地促进了科研人员的技术交流和寄生虫病防治知识的普及。根据寄生虫病的传播与流行现状,结合当地的经济发展,把健康教育、健康促进与生态环境保护结合起来,构建多国家或地区、多部门、多领域协作的寄生虫病综合防治策略,是预防和控制寄生虫病的重要措施。

(王光西)

本章小结

寄生虫严重危害人类健康，特别是在热带、亚热带地区。贫困、拥挤、卫生条件差、食物和水源污染、饮食文化日益多样性、国际交往的增加、全球气候变暖等因素，都会使寄生虫病增多。对人类危害严重的寄生虫病，包括疟疾、血吸虫病、丝虫病、利什曼病和锥虫病，其中除血吸虫病外，均为虫媒传播的疾病。寄生虫病是“乡村病”和“贫穷病”，也是被忽略的热带病。由于不良饮食习惯，可引起寄生虫病，即食源性寄生虫病，我国是食源性寄生虫病危害最为严重的国家之一。随着国际交往的增加，原先国内未发现的寄生虫病，在我国也相继报道。发展经济，改善民生，把健康教育、健康促进与生态环境保护结合起来，构建多国家或地区、多部门、多领域协作的寄生虫病综合防治策略，是预防和控制寄生虫病的重要措施。

思考题

1. 寄生虫对人类的主要危害性有哪些?
2. 何谓人体寄生虫学? 包括哪几部分?
3. 食源性寄生虫病主要有哪些?

第二章　寄生虫的生物学

学习目标

1. 掌握　寄生虫、宿主的概念及类型。

2. 熟悉　寄生虫生活史的概念及类型。

3. 了解　寄生生活的演化，寄生虫对寄生环境的适应以及寄生虫结构、功能的变化。寄生虫的分类。

一、寄生关系及其演化

1. 寄生关系　生物界是在普遍的联系中运动和发展的，这种运动和发展表现为生物多样性和物种的共进化。在漫长的进化过程中不同生物之间形成了复杂的关系。两种不同的生物共同生活的现象称为共生（symbiosis）。根据生物间利害关系的不同，可将共生分为共栖、互利共生和寄生三种类型。

（1）共栖（commensalism）：指两种生物生活在一起，一方受益，另一方既不受益也不受害。如结肠内阿米巴（*Entamoeba coli*）生活在人体结肠内，但它并无致病力，对人体也无害处。二者是共栖关系。

（2）互利共生（mutualism）：指两种生物生活在一起，双方互相依赖并彼此受益。如白蚁与其消化道中的鞭毛虫即属于此种关系。白蚁为鞭毛虫提供食物及栖居地，白蚁消化道中的木屑可提供鞭毛虫营养，而鞭毛虫为白蚁提供了其自身不能合成的分解木屑纤维的酶。

（3）寄生（parasitism）：是指两种生物生活在一起，其中一方受益，而另一方受害。受益的一方称为寄生物，寄生物为动物者称寄生虫（parasite）。受害的一方称为宿主（host），提供营养物质和居住场所给受益者。如寄生于人体的疟原虫、血吸虫、猪带绦虫、蛔虫等都是寄生虫，而人就是宿主。寄生虫与宿主共同生活的这种关系称为寄生关系。

共栖、互利共生和寄生三种状态之间常没有很明确的界限，在某些特定情况下可相互转化。

2. 寄生关系的演化　从自生生活演化为寄生生活，寄生虫经历了漫长的适应宿主环境的过程，寄生生活使寄生虫的形态结构和生理功能都发生了变化。

（1）体形的改变：如日本血吸虫的形态不同于多数背腹扁平的吸虫，虫体呈细长的线状有利于血管内寄生；跳蚤虫体两侧扁平，外形如梭，便于在毛发之间穿行。

（2）器官退化消失、新器官的产生：绦虫可通过体壁吸收宿主肠腔中的营养，其消化器官则完全退化。由于定居和附着需要，某些吸虫和绦虫，演化产生了固着器官（吸盘、吸槽、顶突和小钩等）。

(3)繁殖能力增强：寄生虫为适应寄生生活，某些器官可能更加发达，如体内寄生线虫的生殖器官极为发达，以增强产卵能力。如每条雌性蛔虫每天产卵20多万个，便于其种群的维持；寄生虫的生殖方式多样，如疟原虫有裂体增殖、孢子增殖和配子增殖，吸虫存在有性生殖和无性生殖，并且两种生殖方式交替进行的现象，称世代交替(alternation of generations)。

(4)代谢途径改变：如消化道内的寄生虫具有抵抗宿主分泌的胃蛋白酶及胰蛋白酶的能力。肠道寄生虫处于低氧环境下，适应性地以糖酵解方式获取能量。

(5)侵入机制加强：寄生虫为增强入侵宿主的机会，其侵入机制得到加强，如溶组织内阿米巴具有阿米巴穿孔素和半胱氨酸蛋白酶，可导致宿主细胞的溶解破坏，而共栖型的结肠内阿米巴却没有。血吸虫尾蚴借助前端的穿刺腺分泌某些水解酶的作用，可迅速钻入宿主皮肤。

(6)免疫逃避的形成：有些寄生虫侵入宿主体内后，能有效地逃避宿主的免疫攻击而继续生存，这种现象称为免疫逃避(immune evasion)。免疫逃避是寄生虫与宿主共同进化、彼此互相适应的结果。如非洲锥虫在宿主体内能有序地更换虫体表面的糖蛋白，产生新的表面抗原，从而逃避宿主的免疫攻击。

二、寄生虫生活史

寄生虫完成一代生长、发育和繁殖的整个过程称为寄生虫的生活史(life cycle)，由若干个发育阶段构成，其中一个或几个能感染人体并且可在人体内继续生长发育和繁殖的阶段称感染阶段(infective stage)。寄生虫生活史的整个过程包括寄生虫的感染阶段侵入宿主的途径和方式、虫体在宿主体内移行及定居寄生、在宿主体内的繁殖方式、离开宿主的方式，以及发育过程中所需的宿主(包括媒介)种类和环境条件等。因此，了解和掌握寄生虫生活史，不仅可以掌握某种寄生虫是如何感染人体的，而且是理解寄生虫的致病性及寄生虫病的诊断、流行及防治的必要基础。

寄生虫的种类繁多，因而生活史具有繁简不一、多样化的特点，因此，根据寄生虫在完成生活史过程中是否需要中间宿主，可将其分为两种类型。

1. **直接型** 完成生活史过程中不需要中间宿主，如溶组织内阿米巴、阴道毛滴虫、蓝氏贾第鞭毛虫、隐孢子虫等原虫；又如蛔虫、钩虫、鞭虫、蛲虫等蠕虫均为直接发育型，其虫卵或幼虫在外界发育到感染阶段后直接感染人体。

2. **间接型** 有些寄生虫完成生活史过程中需要在中间宿主或吸血昆虫体内发育至感染阶段后，才能感染人体。如疟原虫以及血吸虫、旋毛虫和丝虫等蠕虫的生活史均属此型。

在流行病学上，常将直接型生活史的蠕虫称为土源性蠕虫，将间接型生活史的蠕虫称为生物源性蠕虫。

三、寄生虫与宿主的类型

1. **寄生虫的类型** 寄生虫的种类繁多，根据其与宿主的关系，可分为以下类型。

(1)专性寄生虫(obligatory parasite)：寄生虫生活史的各个时段或某个阶段必须营寄生生活，不然就不能生存的寄生虫。如丝虫的各个发育阶段都必须在人体和蚊体内进行。又如钩虫，其幼虫在自然界营自生生活，但发育到丝状蚴后须侵入人体内营寄生生活才能发育为成虫。

(2)兼性寄生虫(facultative parasite)：有些寄生虫主要营自生生活，若有机会也可侵入宿主过寄生生活。如粪类圆线虫(*Strongyloides stercoralis*)主要在土壤内过自生生活，但也可侵入人体，寄生于肠道营寄生生活。

(3)体内寄生虫(endoparasite)：指寄生于宿主体内器官或组织细胞内的寄生虫。如蛔虫寄生于肠道，旋毛虫幼虫寄生于横纹肌组织，刚地弓形虫（*Toxoplasma gondii*）寄生于各种有核细胞内。

(4) 体外寄生虫（ectoparasite）：主要指一些节肢动物，如蚊、白蛉、蚤、蜱等，当它们刺吸血液时与宿主体表接触，吸血后便离开。

(5) 机会致病寄生虫（opportunistic parasite）：有些寄生虫在宿主免疫功能正常时处于隐性感染状态，当宿主免疫功能低下时（如艾滋病患者、肿瘤患者），虫体可异常增殖，致病力增强，导致宿主出现临床症状，甚至死亡。此类寄生虫称机会致病寄生虫。如刚地弓形虫、微小隐孢子虫等。

2. **宿主的类型** 不同种类的寄生虫完成其生活史所需宿主的数目不尽相同，有的仅需一个宿主，有的需要两个或两个以上宿主。根据寄生虫不同发育阶段对宿主的需求，可将宿主分为以下几种类型：

(1) 终宿主（definitive host）：又叫终末宿主，指寄生虫成虫或有性生殖阶段所寄生的宿主，如血吸虫成虫寄生于人体，故人是血吸虫的终宿主。

(2) 中间宿主（intermediate host）：指寄生虫的幼虫或无性生殖阶段所寄生的宿主。若需两个中间宿主，则按顺序为第一和第二中间宿主。如卫氏并殖吸虫的第一中间宿主为川卷螺，第二中间宿主是溪蟹和蝲蛄。

(3) 保虫宿主（reservoir host）：又叫储存宿主，某些寄生虫既可寄生于人，又可寄生于某些脊椎动物，在一定条件下脊椎动物体内的寄生虫又可传播给人。在流行病学上将这些脊椎动物称为保虫宿主或储存宿主。如日本血吸虫的成虫既可寄生于人，又可寄生于牛，牛即为该虫的保虫宿主或储存宿主。

(4) 转续宿主（paratenic host 或 transport host）：某些寄生虫的幼虫侵入非正常宿主后不能发育为成虫，但能存活并长期保持幼虫状态，当有机会侵入正常宿主体内时，能继续发育为成虫。此种非正常宿主称为转续宿主。如卫氏并殖吸虫的正常宿主是人和犬等动物，野猪是其非正常宿主，童虫侵入野猪体内后不能发育为成虫，仅维持在幼虫状态。如果人或犬生食或半生食含有童虫的野猪肉，则童虫可继续发育为成虫，因此，野猪为该虫的转续宿主。

四、寄生虫的营养与代谢

1. **寄生虫的营养** 各种寄生虫所需的营养成分是基本相同的，如蛋白质、脂肪、碳水化合物、维生素和微量元素等。但是寄生虫的营养种类可因虫种、营养方式及来源的不同而不同。体内寄生虫由于寄生在宿主的不同器官与组织，其营养物质来源于宿主的组织、细胞和非细胞性物质，如血浆、淋巴、体液以及宿主消化道内未消化、半消化或已消化的物质。寄生虫的营养吸收途径也不大相同，对于有消化道的寄生虫，如吸虫、线虫，其消化道是吸收营养物质的主要场所；绦虫没有消化道，营养物质的吸收主要靠体壁；而原虫从细胞外获得营养的方式包括简单扩散（simple diffusion）、易化扩散（facilitated diffusion）、主动转运（active transport）和内胞噬（endocytosis）等。有胞口的原虫，如结肠小袋纤毛虫，从胞口获取营养；有伪足的原虫，如溶组织内阿米巴，吞噬食物后在胞质内形成食物泡再消化吸收。

2. **寄生虫的代谢** 寄生虫的代谢可分为能量代谢和合成代谢。能量的来源主要为糖代谢获得。糖代谢分为同乳酸酵解和固定二氧化碳两种类型。大多数寄生虫的能量来源是从乳酸作为唯一产物的同乳酸酵解中获得，如血液和组织内寄生虫；而一些肠道寄生虫，所处的环境条件特征是二氧化碳张力高，部分能量则从固定二氧化碳中获得；还有许多寄生虫，在得不到糖类营养物质时可从蛋白质代谢获得能量。

寄生虫的生长、发育和繁殖需要旺盛的合成代谢以形成大量的蛋白质，但由于其所需要的营养成分主要来自宿主,因此大多数寄生虫的合成代谢种类很有限。合成蛋白质所需要的氨基酸来自分解食物中的蛋白质或游离氨基酸;脂类物质也主要来源于宿主;寄生虫可自身合成嘧啶,但大多数寄生虫不能自身合成嘌呤,只能是依赖宿主体内含量丰富的碱基、核苷来适应嘌呤合成途径。

五、寄生虫的分类与命名

根据动物分类系统,即界、门、纲、目、科、属、种七个主要阶元,寄生虫属于动物界中原生动物亚界的 3 个门,即肉足鞭毛门(Phylum Sarcomastigophora)、顶复门(Phylum Apicomplexa)和纤毛门(Phylum Ciliophora),以及无脊椎动物的 4 个门,即扁形动物门(Phylum Platyhelminthes)、线形动物门(Phylum Nemathelminthes)、棘头动物门(Phylum Acanthocephala)和节肢动物门(Phylum Arthropoda)。在医学上,习惯将原生动物称为原虫,将扁形动物、线形动物及棘头动物合称为蠕虫。

寄生虫的命名遵循动物命名法,采用二名制(binomial system)原则,即学名(scientific name)由属名(genus name)和种名(species name)组成,采用拉丁文或拉丁化的文字表示,属名在前,种名在后,如有亚种名,则放在种名之后。种名和亚种名之后是命名者的姓和命名的年份。例如,溶组织内阿米巴(*Entamoeba histolytica* Schaudinn,1903),表明该虫名是由 Schaudinn 于 1903 年命名的。

(王光西)

本章小结

寄生虫完成一代生长、发育和繁殖的整个过程称为寄生虫的生活史。根据寄生虫在完成生活史过程中是否需要中间宿主,可将其分为直接型和间接型。寄生虫的种类繁多,根据其与宿主的关系,可分为专性寄生虫、兼性寄生虫、机会致病寄生虫等。根据寄生虫不同发育阶段对宿主的需求,可将宿主分为终末宿主、中间宿主、保虫宿主、转续宿主。

思考题

1. 什么是寄生虫的生活史?学习寄生虫的生活史有什么意义?
2. 寄生虫有哪些类别?什么是机会致病寄生虫?
3. 什么是中间宿主、终末宿主、保虫宿主?

第三章 寄生虫与宿主的相互关系及寄生虫感染免疫的特点

学习目标

1. 掌握 寄生虫对宿主的致病。
2. 熟悉 寄生虫与宿主相互作用的结果；寄生虫感染免疫的特点。
3. 了解 宿主对寄生虫的免疫应答。

第一节 寄生虫与宿主的相互关系

在长期的生物进化过程中，寄生虫与宿主的相互关系逐渐演变成一种特定关系，包括寄生虫对宿主的损害及宿主对寄生虫的抵抗。一方面，寄生虫侵入宿主体内、移行、定居、代谢、繁殖，对宿主造成损害；另一方面，宿主会产生对寄生虫的抵抗力，力求消灭体内的寄生虫。

一、寄生虫对宿主的损害

寄生虫对宿主的致病主要取决于虫种（株）毒力、感染数量及寄生虫在人体内的移行过程、寄生部位和生理活动等。主要表现在掠夺营养、机械损伤、毒素作用和免疫病理损伤等方面。

1. **掠夺营养** 寄生虫在宿主体内生长、发育、繁殖，所需的营养物质均来源于宿主。比如，虫体可摄取宿主的血液、组织液、淋巴液、细胞质和消化物质等，且感染度越重，即寄生的虫体越多，对宿主营养的掠夺越严重。如小肠内寄生的蛔虫以宿主半消化的食糜为食，可导致宿主营养不良；钩虫摄取大量血液可造成宿主重度贫血。此外，有些肠道寄生虫（如链状带绦虫、布氏姜片吸虫）不仅掠夺大量营养，还造成肠黏膜损伤，妨碍宿主对营养的吸收，引起疾病。

2. **机械性损伤** 寄生虫在宿主的腔道、组织及细胞内定居和移行，可导致腔道堵塞、组织压迫、细胞破坏等机械损伤。如大量寄生于肝胆管内的华支睾吸虫可致胆管阻塞，胆汁淤积而出现黄疸；蛔虫在肠道内扭结成团引起肠梗阻；棘球蚴寄生于肝、肺、脑、腹腔等部位引起占位性病变，还可压迫邻近组织，造成多组织器官的损伤，甚至致命；疟原虫以裂体增殖方式直接破坏宿主红细胞导致贫血和脾大；此外，并殖吸虫童虫在宿主体内移行可致肝、肺、脑等多个器官损害，严重者可导致瘫痪。

3. **毒性与免疫损伤** 寄生虫在宿主体内或体表寄生时可产生对宿主有毒的物质，如寄生虫的排泄物、分泌物以及虫体的死亡崩解产物等，引起毒性作用，或导致免疫病理损伤。如溶组织内阿米巴滋养体所分泌的阿米巴穿孔素和蛋白水解酶可破坏、溶解宿主细胞，引起肠阿米巴溃疡和肝脓肿；华支睾吸虫的虫卵及分泌物、代谢产物可致其寄生的胆管局限性扩张、胆管上皮增生、管壁增厚、管腔狭窄、胆管周围肝实质萎缩，进而可发展为上皮瘤样增生，甚至胆管癌；当蚊、蜱等节肢动物叮咬人时，其分泌的毒素可导致变态反应的发生，使皮肤表面出现红肿块。

由于寄生虫体表和体内的复杂成分、其代谢产物、死亡虫体的崩解产物等都具有抗原性，可诱导宿主产生超敏反应。寄生虫可诱导宿主产生 4 种类型的超敏反应，如棘球蚴破裂所溢出的大量囊液可引起过敏性休克，属Ⅰ型超敏反应（速发型超敏反应）；杜氏利氏曼原虫和疟原虫所引起的免疫溶血，属Ⅱ型超敏反应（细胞毒型超敏反应）；血吸虫循环抗原与宿主产生的抗体结合为抗原抗体复合物，沉积于肾小球基底膜引起肾小球肾炎，为Ⅲ型超敏反应（免疫复合物型超敏反应）；日本血吸虫虫卵沉积可导致虫卵肉芽肿，其本质属Ⅳ型超敏反应（迟发型超敏反应）。

二、宿主对寄生虫的抵抗

对宿主而言，寄生虫及其产物均为抗原性异物，可诱导宿主产生一系列防御反应来抵抗寄生虫的入侵。寄生虫进入宿主时，会诱发宿主的天然屏障如皮肤黏膜和体内理化因素如胃酸等的抵御性反应。寄生虫在宿主体内会遇到各种特异性和非特异性免疫成分如效应细胞、抗体、补体的攻击和杀灭。

三、寄生虫与宿主相互作用的结果

寄生虫与宿主之间的关系是相互制约相互影响的，可出现三种转归，即清除寄生虫、带虫状态及患寄生虫病。出现何种结果与寄生虫的种类、数量、寄生部位，以及宿主的遗传因素、营养状况、免疫状态等因素密切相关。

1. **清除寄生虫** 宿主可将体内的寄生虫全部清除，并获得了抵御再感染的能力，但在寄生虫感染中这种情况是极为少见的。

2. **带虫状态** 宿主能够清除一部分寄生虫，但不能将体内寄生虫全部清除，且对再感染只产生部分抵抗力，绝大多数寄生虫与宿主的关系属于此类型。

3. **寄生虫病** 宿主感染寄生虫后，不能有效控制寄生虫，使得寄生虫在宿主体内发育、甚至大量增殖，引起明显的病理变化和临床症状，导致寄生虫病；严重者可致宿主死亡。比如疟原虫、溶组织内阿米巴和一些机会致病原虫（刚地弓形虫、微小隐孢子虫）的感染。

第二节 寄生虫感染免疫

对宿主来说，寄生虫具有抗原性，寄生虫感染宿主后可诱导产生免疫应答，发生一系列细胞及分子的改变。宿主所产生的免疫应答常常起到两方面的作用：一方面可通过杀伤寄生虫而起到不同程度保护宿主的作用，或产生保护性免疫；另一方面免疫应答可致宿主组织损伤或引起免疫病理损害，这两种情况往往在同一宿主体内同时存在。

一、寄生虫抗原

寄生虫抗原（parasitic antigen）是指在宿主体内能够与淋巴细胞特异性结合并启动免疫应

答，或在体外能与特异性抗体或效应 T 细胞特异性结合的寄生虫物质或代谢物。由于寄生虫结构复杂、生活史过程繁琐，其抗原可来自于不同发育阶段或不同的部位和结构，故寄生虫抗原亦十分复杂。寄生虫抗原目前尚无统一的分类标准，可从不同角度来进行分类。按来源可分为：表面抗原（surface antigen）、体抗原（somatic antigen）、虫卵抗原（egg antigen）和排泄 - 分泌抗原（excretory-secretory antigen）等；按化学性质可分为：蛋白、多肽、多糖、糖蛋白和脂蛋白抗原等；按种、属、期特性可分为：属特异性、种特异性、株特异性和期特异性抗原。同一虫种不同发育阶段，可存在共同抗原和特异性抗原；不同虫种之间或同种不同株之间，亦可存在共同抗原和特异抗原；共同抗原的存在是寄生虫病免疫诊断时产生交叉反应（cross reaction）的原因，而分离纯化特异性抗原则是建立优良诊断方法的前提。

上述抗原中，虫体表面抗原和排泄 - 分泌抗原可直接接触宿主免疫系统，诱导宿主产生保护性免疫应答和 / 或引起免疫病理反应，同时该类抗原又可作为检测对象来诊断寄生虫病，因此其在寄生虫感染免疫中备受重视。由于在免疫诊断、致病机制以及疫苗研究中具有重要作用，寄生虫抗原的制备、鉴定和纯化等一直以来都是寄生虫感染免疫学研究的热点之一。此外，有些寄生虫抗原可逃避宿主的免疫攻击，使得寄生虫在宿主体内存活，即产生免疫逃避。

二、宿主的免疫应答类型

免疫应答（immune response）是指寄生虫抗原物质进入机体，诱导宿主免疫系统产生一系列反应，以清除抗原的过程。可分为固有免疫和适应性免疫两种类型。

1. **固有免疫**（innate immunity） 或称非特异性免疫，是生物在长期进化过程中形成的防御体系。固有免疫系统主要由免疫屏障、免疫细胞和免疫分子组成，机体可通过这些生理屏障抵御寄生虫的入侵，比如皮肤、黏膜、胎盘屏障，或血液及组织液中的吞噬细胞、嗜酸性粒细胞、自然杀伤细胞（natural killer，NK）以及补体、模式识别受体（pattern-recognition receptors，PRR）等；这些成分介导的防御机制属于固有免疫，对寄生虫的感染均能起到一定程度的抵抗作用。

人类对多种动物寄生虫具有天生抵抗力，即不感染性，即便寄生虫有机会进入体内，也不能发育成熟或是被机体消灭清除，因为人不是它的适宜宿主，不适宜其寄生。比如人不会感染鼠疟原虫和禽类疟原虫。某些人群可对一些寄生虫具有先天不感染性，如 Duffy 血型阴性者对间日疟原虫不易感；红细胞缺乏葡萄糖 -6- 磷酸脱氢酶（G6PD）的儿童天生对恶性疟原虫不易感。

2. **适应性免疫**（adaptive immunity） 或称获得性免疫、特异性免疫。寄生虫抗原刺激机体的免疫系统可引起特异性免疫应答，包括细胞免疫和体液免疫。适应性免疫不仅能清除入侵的寄生虫，还具有免疫记忆（immunology memory）功能，表现为对同种寄生虫的再感染可产生迅速强烈的免疫应答。免疫记忆是研制抗寄生虫疫苗的重要基础，但随着时间的推移，寄生虫抗原刺激引起的免疫应答会逐渐减弱，这一现象称为自我限制（self-limitation）。因为抗原逐渐被消除，活化条件陆续丧失，或免疫负调控逐渐加强，免疫应答随之减弱。但当适应性免疫不能有效清除寄生虫抗原，或不能建立有效的免疫负调控时，则可产生免疫病理性后果。

寄生虫感染的适应性免疫可分为消除性免疫和非消除性免疫两类：

（1）消除性免疫（sterilizing immunity）：指宿主的适应性免疫应答能将体内的寄生虫清除，并对同种寄生虫的再感染产生完全的抵抗力。在寄生虫感染宿主的结局中，消除性免疫是非常少见的一种免疫应答结局。如：热带利什曼原虫感染所引起的皮肤利什曼病，患者可获得强烈的适应性免疫力，体内原虫完全被清除而痊愈，临床症状消失，并对再感染产生持久、稳固的抵抗力。

（2）非消除性免疫（non-sterilizing immunity）：指寄生虫感染虽然可诱导宿主产生一定的免

疫力，但这种免疫力不能完全清除体内已存在的寄生虫，仅能维持在低虫荷水平，并对再感染有一定抵抗力；如果用药物驱虫消除了体内的寄生虫，则宿主的免疫力随之消失。如疟原虫的“带虫免疫”和血吸虫的“伴随免疫”均属非消除性免疫。此种免疫现象在寄生虫感染中普遍存在，常见于多种寄生虫的慢性感染状态。

1）带虫免疫（premunition）：人体感染某些原虫（如疟原虫、刚地弓形虫、美洲锥虫）后，可产生一定程度的抵抗同种寄生虫再感染的能力，使体内虫体维持在低虫荷、低增殖的状态，从而出现无明显症状的临床痊愈。当体内的寄生虫被彻底清除后，这种保护性抵抗力也随之消失，这种免疫现象称带虫免疫。

2）伴随免疫（concomitant immunity）：人体感染某些蠕虫（如血吸虫）后，可诱导宿主产生抵抗童虫再感染的抵抗力，但这种抵抗力对体内已有的成虫无杀伤或清除效应，这种免疫现象称伴随免疫。当用药物将体内的血吸虫成虫彻底清除后，这种保护性免疫力随之消失。

3. 固有免疫与适应性免疫的联系 固有免疫和适应性免疫是免疫系统不可分割的两个方面。没有固有免疫细胞和分子的介入，就不会出现有效的特异性免疫应答。近年来，随着越来越多的 PRR 和病原相关分子模式（pathogen-associated molecular pattern，PAMP）被发现，对固有免疫的认识已不仅仅局限于机体防御病原体入侵“第一道防线”，固有免疫细胞表面的 PRR 在识别病原相关分子模式过程中发挥重要作用，并能使固有免疫与适应性免疫间建立起有机联系。

免疫细胞表面或胞内分布有固有免疫识别分子或称 PRR，能够有效识别 PAMP，从而实现免疫系统对病原体的甄别并作出免疫应答。这种模式识别作用已在多种病原体中得到证实。例如，一些研究发现，蠕虫来源的聚糖可与树突状细胞（dendritic cell，DC）表面的甘露糖受体及 DC-SIGN（DC-specific intracellular adhesion molecule-3-grabbing non-integrin，树突状细胞特异性细胞间黏附分子 -3 结合非整合素因子）结合，进而诱导 2 型辅助 T 细胞（T helper-2，Th2）应答反应或免疫调节反应。血吸虫、蛔虫来源的溶血磷脂酰丝氨酸可激活 DC 诱导 Th2 和白细胞介素（Interleukin，IL）-10，磷脂可激活 Toll 样受体（Toll-like receptor，TLR）-2，继而进一步活化调节性 T 细胞，发挥抑制性免疫调节作用。

因此，就抗感染免疫的特点来说，一方面固有免疫启动了适应性免疫；另一方面，适应性免疫也能对固有免疫的强度起到负调控作用，从而减轻固有免疫对机体造成的过度免疫损伤，这在感染早期显得尤为重要。

三、免疫应答的主要过程

宿主对寄生虫的免疫应答是一个复杂的过程，可由多种免疫细胞和免疫分子（免疫球蛋白、补体、细胞因子等）参与完成，并受遗传因素影响。免疫应答过程包括抗原处理与提呈、T 细胞活化和细胞因子产生、体液免疫及细胞免疫的产生等。实际上，这三个阶段是一个不可分割的连续过程。

1. 抗原处理与提呈 当寄生虫入侵宿主时，其多种抗原可通过皮肤黏膜或经血液等途径进入人体。进入体内的蛋白抗原需先经巨噬细胞（macrophage，Mφ）、B 细胞、树突状细胞、指状细胞等抗原提呈细胞（antigen presenting cell，APC）加工处理成多肽，再与主要组织相容性复合体（major histocompatibility complex，MHC）分子结合形成多肽 -MHC 复合物，表达于 APC 表面，以便 MHC 限制性 $CD4^+$ 或 $CD8^+$ T 细胞识别，此过程称为抗原提呈。抗原提呈是寄生虫感染诱导适应性免疫的重要环节。例如：表达在红细胞表面的疟原虫抗原主要是由脾的巨噬细胞处理与提呈；皮肤移行期幼虫的分泌性抗原，主要由皮内朗格汉斯细胞处理和提呈；而寄生于肠道内的寄生虫，其抗原主要由肠上皮细胞、巨噬细胞或树突状细胞提呈。

寄生虫的非蛋白类抗原，如核酸、多糖和糖脂等不能以抗原肽-MHC分子形式被APC提呈，但可与B细胞表面的Ig分子发生最大程度的交联，进一步诱导B细胞活化而直接产生体液免疫效应。对于以多糖为主要抗原物质的寄生虫而言，体液免疫是对抗该类寄生虫感染的主要防御方式。

2. **T细胞的活化和细胞因子的产生** T细胞对抗原肽-MHC复合物的应答称为T细胞活化。T细胞表面有多种表面标志，TCR-CD3分子为T细胞特有标志，当TCR与APC提呈的抗原肽-MHC复合物结合后，CD3分子可将信号传导至胞内。T细胞的活化有赖于双信号和细胞因子的共同作用：第一信号来自于TCR对抗原的特异性结合，即T细胞对寄生虫抗原的特异性识别；第二信号来自协同刺激分子（co-stimulatory molecule），即APC上的协同刺激分子与T细胞表面的受体相互作用。参与T细胞活化的诸多协同刺激分子中，最重要的是T细胞表面的CD28分子以及APC表面的相应配体B7-1（CD80）和B7-2（CD86）；而参与B细胞活化的共刺激分子中，最重要的是CD40分子与其配体CD40L。CD40可表达于B细胞、单核细胞和DC细胞的表面，而CD40L主要表达在活化的$CD4^+$ T细胞和肥大细胞表面。近些年，又发现了一些对T细胞活化起负调控作用的分子和信号，有人将其称为共抑制信号（co-inhibitory signal），例如表达于T细胞表面的PD-1受体，如与其配体（表达于APC表面的PDL1）结合，可抑制T细胞的活化及功能发挥。

T细胞的充分活化需要多种细胞因子的参与，细胞因子为免疫细胞分泌的一类具有生物学效应的小分子多肽，包括干扰素（interferon，IFN）、白细胞介素（interleukin，IL）、肿瘤坏死因子（tumor necrosis factor，TNF）、集落刺激因子（colony stimulating factor，CSF）和生长因子（growth factor，GF）等。细胞因子只有与靶细胞表面的相应受体结合后才能发挥生物学功能。有些可增强巨噬细胞、NK细胞等对寄生虫的杀伤和清除作用；有些可促进或抑制炎症反应的发生，还有些细胞因子具有上调免疫功能的作用。如活化的APC和T细胞分泌的IL-2、IL-12等，在T细胞活化中发挥重要作用。而有些细胞因子却与炎症和免疫病理有关。因此阐明细胞因子在不同寄生虫感染免疫中的主次关系，对研究寄生虫分子疫苗和免疫病理具有十分重要的意义。

3. **免疫效应** 免疫效应即为效应细胞（致敏淋巴细胞和浆细胞）及其产生的效应分子（细胞因子和抗体）与抗原物质或携带有抗原的靶细胞之间的免疫应答过程。可分为抗体依赖性和非抗体依赖性两大类，即体液免疫和细胞免疫。

（1）体液免疫：体液免疫（humoral immunity）在抗胞外寄生虫感染中发挥重要作用。主要效应分子抗体可单独作用于虫体抗原或在补体的参与下杀伤虫体，或者使寄生虫丧失入侵靶细胞的能力，也能以抗体依赖细胞介导的细胞毒作用（antibody-dependent cell-mediated cytotoxicity，ADCC）发挥效应。在体液免疫中，抗体IgM、IgG和IgE与抗寄生虫感染关系最密切。蠕虫感染的特点为感染早期IgM升高，随后IgG和IgE水平增高，而分泌性IgA升高则多见于肠道寄生虫的感染。特异性抗体的主要生物学功能包括：

1）抗体与寄生虫特定抗原结合，使其失去入侵宿主细胞的能力。如恶性疟原虫裂殖子入侵红细胞的过程需由受体介导，利用抗裂殖子的单抗或受体结合蛋白的抗血清可阻止裂殖子进入红细胞。

2）IgG具有调理作用，可介导吞噬细胞的吞噬作用。单核巨噬细胞和中性粒细胞表面有IgG的Fc受体，结合有寄生虫抗原的IgG能与之结合，促进吞噬细胞对寄生虫抗原的吞噬作用。这是宿主控制疟原虫感染的主要免疫形式。

3）嗜酸性粒细胞参与的ADCC效应可杀伤蠕虫，一般由IgE和IgA介导。此外，IgA介导的黏膜免疫还可阻止寄生虫从黏膜侵入宿主。

4）IgE介导的Ⅰ型超敏反应，可诱导肥大细胞和嗜碱性粒细胞脱颗粒及释放炎性介质，局部的炎症反应可促使腔道寄生蠕虫的排出。

此外，寄生虫抗原有时可刺激B细胞生成非特异性的抗体，从而削弱宿主的特异性免疫反应。寄生虫抗原诱导产生的某些特异性同型抗体（isotype antibodies）能够干扰效应抗体发挥免疫功能，这类抗体被称为阻断性抗体或封闭性抗体（blocking antibodies）。

（2）细胞免疫：细胞免疫（cell-mediated immunity）在抗细胞内寄生虫感染中发挥主要作用。既包括非特异性吞噬细胞的吞噬作用和NK细胞介导的非特异性杀灭作用，也包括T细胞介导的适应性免疫。主要参与适应性细胞免疫应答的T细胞亚群有：辅助性T细胞（Th）、调节性T细胞（T regulatory cell，Treg）、迟发型超敏反应T细胞（TD或TDTH）、抑制性T细胞（Ts）以及细胞毒性T细胞（Tc或CTL）。前三个功能亚群在分化抗原表型上属于$CD4^+$细胞，而Ts和Tc则是$CD8^+$细胞。其中，Th细胞在寄生虫感染后宿主免疫应答中具有重要的调控作用。目前，根据Th细胞分泌的细胞因子、表面分子不同，可将其划分为Th1、Th2、Th17及滤泡辅助性T细胞（follicular help，Tfh）四大功能群。其中，Th1型细胞主要分泌Th1类细胞因子如IL-2、IL-12、IFN-γ等，这类细胞因子可直接或间接地促使NK、Mφ、Tc等细胞的活化、进而直接杀伤寄生虫，或分泌肿瘤坏死因子等介质来发挥杀伤作用；Th2型细胞则产生Th2类细胞因子如IL-4、IL-5、IL-6、IL-10、IL-13等，此类细胞因子能够促使B细胞成熟、活化并产生IgG、IgM、IgA和IgE等各类抗体，从而介导体液免疫效应；Th17细胞可分泌IL-17，IL-17则通过趋化作用来参与抗寄生虫感染或病理性免疫反应；Tfh细胞主要分泌IL-2等细胞因子，来促使B细胞分化为浆母细胞产生各类抗体（特别是IgG类抗体）及生发中心形成。

四、免疫逃避

有些寄生虫侵入免疫功能正常的宿主体后，能有效地逃避宿主的免疫攻击而继续生存，这种现象称为免疫逃避（immune evasion）。免疫逃避是寄生虫与宿主共同进化、彼此互相适应的结果。其主要机制如下：

1. **组织学隔离** 寄生于组织、细胞和腔道中的寄生虫，寄生部位特殊的生理屏障使之与免疫系统隔离。如寄生于组织内的棘球蚴被宿主源性纤维囊所包裹，囊液虽具有很强的抗原性，但由于囊壁的存在，阻挡了棘球蚴抗原与宿主免疫系统的接触；如有些原虫在所寄生的细胞内形成纳虫空泡（parasitophorous vacuole，PV），从而逃避宿主细胞内溶酶体酶的杀伤作用。如红细胞内寄生的疟原虫、巨噬细胞中的利什曼原虫和有核细胞中的刚地弓形虫等，宿主的抗体很难发挥中和作用和调理作用；如寄生于肠腔内的蠕虫，分泌型IgA杀伤能力有限，其他循环Ig分子一般很少进入肠腔，加之肠腔又缺乏补体和巨噬细胞，所以免疫效应受到限制。

2. **表面抗原的改变**

（1）抗原变异（antigen variation）：寄生虫在不同发育阶段具有不同的期特异性抗原。即使在同一阶段，有些抗原也会发生变化。如弓形虫速殖子和缓殖子期具有不同期特异性抗原，布氏锥虫虫体表面的糖蛋白抗原可不断发生变异，从而逃避宿主的免疫攻击。

（2）抗原伪装与分子模拟：有些寄生虫将宿主的抗原成分镶嵌在自身体表，称为抗原伪装（antigen disguise）。有些寄生虫在体表表达与宿主组织相似的成分，称为分子模拟（molecular mimicry）。如曼氏血吸虫肺期童虫表面包被上宿主血型抗原（A、B和H）和组织相容性抗原（MHC），使抗体不能与之结合，逃避宿主的免疫攻击。

（3）表膜脱落与更新（pellicle shedding and renew）：蠕虫发育过程中，虫体表膜不断脱落与更新，可使与表膜结合的抗体随之脱落。

3. **抑制宿主的免疫应答** 有些寄生虫抗原可抑制宿主的免疫应答，主要表现如下：

（1）特异性B细胞克隆的耗竭：有些寄生虫感染可诱发宿主多克隆B细胞激活产生抗体，但却无明显的保护作用。至感染晚期，使得能与抗原反应的特异性B细胞耗竭，抑制了宿主的免疫应答，甚至出现继发性免疫缺陷。

(2) Treg 细胞的诱导与激活：寄生虫所引起的慢性感染，能诱导机体产生具免疫抑制功能的细胞，称为 Ts 细胞。这类发挥免疫抑制功能的细胞，主要是 $CD4^+CD25^+$Treg 亚群，以表达 CD25 和 Foxp3 为显著特征。$CD4^+CD25^+$Treg 对免疫应答各阶段均起免疫抑制作用，是维持慢性感染状态以及避免机体遭受过度免疫病理损伤的重要机制。如实验证实来源于日本血吸虫 HSP60 的抗原肽 SJMHE1 可显著增强 $CD4^+CD25^+$Treg 的免疫抑制功能，从而有利于寄生虫逃避宿主的免疫攻击；而刚地弓形虫感染则下调宿主 $CD4^+CD25^+$Treg 的功能。此外，Treg 细胞激活还可抑制免疫活性细胞的增殖、分化和效应。

(3) 虫源性淋巴细胞毒性因子：某些寄生虫的分泌物、排泄物中有些成分具有直接的淋巴细胞毒性作用，或可阻碍淋巴细胞激活。如肝片形吸虫的排泄 - 分泌物可凝集、杀伤淋巴细胞；曼氏血吸虫的 0.1~0.5kDa 热稳定糖蛋白，可直接抑制 ADCC 杀虫效果；克氏锥虫分泌的蛋白酶可使附着于虫体表面的抗体分解，Fc 端脱落从而无法激活补体。

(4) 封闭抗体的产生：封闭抗体虽结合在虫体表面，但不具有杀虫作用，而且阻断了具有杀虫作用的抗体与虫体结合。已经证实在感染曼氏血吸虫、丝虫和旋毛虫的宿主中存在封闭抗体。封闭抗体学说能够较好地解释在血吸虫病流行区，低龄儿童血液中虽有高滴度抗体水平，但对再感染却无保护力这一现象。

五、免疫病理

寄生虫抗原所诱导的免疫应答，一方面有助于宿主杀伤和抵抗寄生虫感染，另一方面可引发炎症反应和组织损伤，诱发免疫病理反应，此为超敏反应（hypersensitivity）。超敏反应是特异性免疫应答的超常形式，一般分为四型：Ⅰ、Ⅱ、Ⅲ、Ⅳ型，前 3 型由特异性抗体介导，Ⅳ型则由 T 细胞介导。

1. **Ⅰ型超敏反应**　又称速发型超敏反应（immediate hypersensitivity），由 IgE 介导。特点是反应迅速，消退也快，一般仅造成功能紊乱，而不引起组织损伤，并且具有明显的遗传倾向。该反应过程可分为致敏和效应两个阶段。有些寄生虫抗原，如尘螨、棘球蚴囊液等可刺激机体产生 IgE 抗体，IgE 可与肥大细胞或嗜碱性粒细胞表面的 Fc 受体结合，即可使机体致敏，当再次接触同种抗原时，该抗原可与肥大细胞或嗜碱性粒细胞表面的 IgE 结合，发生级联反应，导致细胞脱颗粒，释放炎性介质，使毛细血管扩张、通透性增强，平滑肌收缩和局部炎症反应发生，严重者可致过敏性休克甚至死亡。此类超敏反应以荨麻疹最常见，如血吸虫尾蚴性皮炎、钩蚴性皮炎，以及似蚓蛔线虫感染引起的支气管哮喘等。

2. **Ⅱ型超敏反应**　又称为细胞毒型超敏反应（cytotoxic type hypersensitivity），或细胞溶解型超敏反应（cytolytic type hypersensitivity）。此类超敏反应主要靶细胞为红细胞、白细胞和血小板，靶细胞表面抗原与 IgG 或 IgM 结合，激活补体或经 ADCC 杀伤靶细胞。疟疾患者血液中，疟原虫抗原可吸附于红细胞表面，出现免疫溶血，这是导致疟疾患者贫血的主要原因之一。

3. **Ⅲ型超敏反应**　又称为免疫复合物型超敏反应（immune complex type hypersensitivity）。其特征为寄生虫抗原与抗体在血液循环中形成免疫复合物（immune complex，IC），沉积于血管壁和肾小球基底膜等组织，则可激活补体，导致中性粒细胞炎性浸润，局部组织充血水肿，造成组织损伤。疟疾性肾病和血吸虫性肾病均为Ⅲ型超敏反应。免疫复合物的形成及其在组织中沉积是Ⅲ型超敏反应发生的关键，而抗原持续存在是形成大量免疫复合物的先决条件。例如血吸虫寄生于宿主肠系膜静脉内，不断释放抗原至血液循环中，容易形成免疫复合物。当抗原略过剩时，可形成中等大小的可溶性免疫复合物，较长时间存在于循环中，也可在组织中沉积。IgG 型免疫复合物可结合于红细胞上，逐渐被清除，IgA 型免疫复合物与红细胞结合能力差，故在肾、肺和脑中沉积较多。

免疫复合物致病表现为全身性和局部性。全身性表现如发热、荨麻疹、淋巴结肿大、关节肿痛等，其原因为免疫复合物在皮肤、关节等处沉积致病。局部发病如免疫复合物性肾炎，疟原虫和血吸虫引起的肾炎均为此种类型。

4. Ⅳ型超敏反应 又称为迟发型超敏反应（delayed type hypersensitivity，DTH），此型超敏反应为致敏T淋巴细胞介导的免疫反应。例如，血吸虫虫卵肉芽肿的形成即为T细胞介导的迟发型超敏反应。

在寄生虫感染所引发的免疫致病过程中，往往涉及多种超敏反应类型。如血吸虫病，不同发育阶段的虫体抗原可分别引起速发型（尾蚴）、免疫复合物型（成虫）和迟发型（虫卵）超敏反应等。

（汪 洋）

本章小结

寄生虫主要通过掠夺营养、机械性损伤、毒性与免疫损伤对宿主产生致病作用。宿主对寄生虫主要表现为免疫系统识别和清除寄生虫的防御性反应，包括固有免疫和适应性免疫。宿主与寄生虫之间的相互作用，可出现三种结局：清除寄生虫、带虫状态和患寄生虫病。

寄生虫感染的免疫学特点主要表现为：寄生虫抗原复杂；寄生虫诱导所产生的适应性免疫类型多为不完全免疫即非消除性免疫力，表现为带虫免疫和伴随免疫；寄生虫免疫逃避方式多样；超敏反应所致病理损害是重要的致病机制。

思考题

1. 举例说明寄生虫对宿主造成哪些方面的损害。
2. 简述人体对入侵的寄生虫的防御作用。
3. 寄生虫感染的适应性免疫的主要特点是什么？
4. 寄生虫感染的免疫逃避机制有哪些？

第四章　寄生虫感染与寄生虫病的特点

学习目标

1. 掌握　寄生虫感染的特点。
2. 熟悉　寄生虫病常见的临床表现。
3. 了解　正常移行和幼虫移行症的区别。

寄生虫以某种特定途径进入宿主体内定居、生存、繁殖，但宿主未表现出明显的临床症状与体征，这种现象称为寄生虫感染（parasitic infection），若表现出明显的临床症状则为寄生虫病（parasitosis）。

一、寄生虫感染的特点

1. **宿主特异性**　宿主特异性（host specificity）是指寄生虫能发育成熟的宿主范围。大部分寄生虫在长期的进化中形成了仅在特定的宿主体内发育的特点，即寄生虫有不同的宿主特异性。有些寄生虫仅仅只感染一种宿主，有些可感染少数几种宿主，少数寄生虫可感染很多种宿主。如阴道毛滴虫仅寄生于人体内，而刚地弓形虫可在多种哺乳动物、鸟类、爬行类动物体内寄生。

2. **带虫者、慢性感染和隐性感染**　在相当多的情况下，人体感染寄生虫后并不出现明显的临床症状和体征，但是可以携带和传播病原体，这些感染者称为带虫者（carrier）。广义的带虫者包括人和动物，带虫者在流行病学方面具有重要意义。

寄生虫感染以慢性感染（chronic infection）为主，通常感染者未出现明显的临床症状和体征，或出现一些临床症状后，未经彻底治疗而逐渐转为慢性持续感染状态，慢性感染是寄生虫病的重要特点之一。慢性感染阶段，往往伴随着宿主组织的损伤和修复，如血吸虫病流行区大多数患者属慢性感染，这些患者体内既有肝脏虫卵肉芽肿的形成，同时又伴有肝纤维化过程。

隐性感染（inapparent infection）是指人体感染某些寄生虫后，既无明显的临床症状，又不易用常规方法检获病原体的一种寄生现象。这类寄生虫在宿主免疫功能正常时呈隐性感染，而当宿主免疫功能不全时，如器官移植患者、肿瘤患者、长期应用免疫抑制剂人群及艾滋病患者等，这些寄生虫可在体内大量增殖，出现严重症状和体征，严重者可致死。如刚地弓形虫、隐孢子虫和粪类圆线虫等机会致病寄生虫的感染。

3. **多寄生现象**　一个宿主体内同时感染两种或两种以上的寄生虫时，称多寄生现象（polyparasitism），这种现象在消化道寄生虫中较为普遍。不同虫种生活在同一微环境中，会出现相互制约或相互协同的复杂关系，增强或减弱各自的致病作用，从而影响临床表现。如蛔虫、鞭虫、钩虫同时寄生于肠道可加重寄生虫对宿主的损害；此外，蛔虫、钩虫感染对蓝氏贾第鞭毛虫的生长繁殖起抑制作用，而微小膜壳绦虫寄生则有利于蓝氏贾第鞭毛虫的生存。

4. 幼虫移行与幼虫移行症 某些蠕虫的幼虫侵入宿主后可在宿主体内移行，依据入侵宿主的类型（正常宿主或非适宜宿主）分为正常移行和幼虫移行症。

(1) 正常移行：蠕虫幼虫侵入正常宿主体内后，必须经循环系统、呼吸系统或其他组织的移行，才能到达寄生部位发育为成虫。如蛔虫、钩虫的幼虫需经血液和肺部移行，才能到达小肠寄生，虽可引起肺炎、哮喘等症状，但属于正常移行。

(2) 幼虫移行症：某些蠕虫的幼虫侵入非适宜宿主（人），不能发育为成虫，长期以幼虫形式存活并在皮下、组织、器官间移行，引起局部或全身性病变，称为幼虫移行症（larva migrans）。根据幼虫在体内移行的部位不同，可分为内脏幼虫移行症和皮肤幼虫移行症两种类型。

1) 内脏幼虫移行症（visceral larva migrans）：是指侵入人体的幼虫在内脏窜扰，以内脏器官损害为主。如人不是犬弓首线虫的适宜宿主，人误食犬弓首线虫的感染性虫卵，其幼虫可在内脏组织窜扰移行，造成内脏功能损害，甚至死亡。此外，广州管圆线虫和斯氏并殖吸虫也是常见的引起内脏幼虫移行症的病原体。

2) 皮肤幼虫移行症（cutaneous larva migrans）：是指幼虫侵入后主要在皮下游走，皮肤可出现红疹或游走性包块，以皮肤损害为主。如曼氏迭宫绦虫裂头蚴和巴西钩口线虫均可引起皮肤幼虫移行症，禽类的血吸虫可引起人的尾蚴性皮炎，斯氏并殖吸虫童虫可引起的游走性皮下结节或包块。

无论是皮肤或内脏幼虫移行症，临床上均可出现明显的症状和体征，感染者在器官损害的同时常伴有嗜酸性粒细胞增多、血中丙种球蛋白及 IgE 水平升高的特点。

5. 异位寄生 有些寄生虫在常见寄生部位以外的组织或器官寄生，这种现象称异位寄生（ectopic parasitism），异位寄生引起的损害称异位损害（ectopic lesion）。如卫氏并殖吸虫正常寄生于肺内，有时也可侵入脑、肝、皮下等其他器官。日本血吸虫虫卵通常沉积在肝脏和肠壁，也可在脑、肺等处发现。寄生虫异位寄生和异位损害增加了其对宿主的危害和临床诊断的复杂性，因此了解寄生虫的异位寄生现象，对于疾病的诊断和鉴别诊断有重要意义。

6. 机会致病 免疫功能正常的人体感染某些寄生虫（如刚地弓形虫、隐孢子虫）可不表现临床症状，呈隐性感染状态，当机体抵抗力下降或免疫功能缺陷时，体内寄生虫可异常增殖，致病力增强，引起明显的临床症状和体征，这种现象称为机会致病（opportunistic pathogenesis），此类寄生虫为机会致病寄生虫（opportunisitic parasite）。弓形虫多为隐性感染，但当长期服用免疫抑制剂、患恶性肿瘤、先天性或后天性免疫缺陷均可使隐性感染转为急性重症，并可因弓形虫脑炎而死亡。机会寄生虫病也是造成艾滋病患者死亡的重要原因之一。

7. 人兽共患寄生虫病 有些寄生虫既可感染某些脊椎动物（包括野生动物和家畜），也可感染人，人和这些动物体内的寄生虫互为传染源，这种在人与脊椎动物之间自然传播的寄生虫病称为人兽共患寄生虫病（parasitic zoonosis）。常见的有华支睾吸虫病、卫氏并殖吸虫病、棘球蚴病、弓形虫病、旋毛虫病等。

二、寄生虫病的临床表现

寄生虫病常见的症状和体征有发热、腹泻、贫血、肝大、脾大和过敏反应等。

1. **发热**　发热(fever)是许多寄生虫病最常见的临床表现。如疟疾、黑热病、急性血吸虫病、丝虫病、阿米巴肝脓肿、旋毛虫病、肺吸虫病和蠕虫幼虫移行症等常出现明显的发热症状。

2. **腹泻**　腹泻(diarrhea)是多种肠道寄生虫感染后可引起的临床表现。如溶组织内阿米巴原虫滋养体可侵入结肠壁,引起肠壁炎症溃疡,导致血液和黏液渗入肠腔内形成脓血便;布氏姜片虫可覆盖于小肠黏膜导致营养吸收障碍,肠功能紊乱出现腹泻;带绦虫寄生于小肠掠夺宿主营养、刺激肠黏膜,引起炎症反应、消化不良、腹泻等;可引起腹泻的寄生虫还包括隐孢子虫、血吸虫、蓝氏贾第鞭毛虫、旋毛虫、鞭虫和粪类圆线虫等。

3. **贫血**　钩虫、疟原虫和杜氏利什曼原虫感染可引起宿主严重的贫血(anemia)。如钩虫寄生在人体肠道吸血,可使人体长期慢性失血,从而导致患者出现低色素小细胞型贫血;疟原虫除直接破坏红细胞外,还可引起脾功能亢进和免疫溶血,造成红细胞的减少,而导致患者贫血;杜氏利什曼原虫引起的黑热病,全血象减少性贫血是重要症状之一,即血液中红细胞、白细胞及血小板都减少,这是由于脾功能亢进,血细胞留存在脾内,并大量遭到破坏所致。

4. **营养不良和发育障碍**　寄生虫在宿主体内直接或间接地夺取宿主营养,以维持其生长、发育和繁殖。若宿主自身的营养状况较差,可出现营养不良(malnutrition),甚至低蛋白血症。某些寄生虫还可导致儿童不同程度的发育障碍(developmental disorders),严重者可引起侏儒症(如晚期血吸虫病的侏儒型)。

5. **肝大**　肝大(hepatomegaly)是寄生虫性肝损害常见的体征。许多寄生在肝脏或胆管的寄生虫,常引起肝脏损伤并出现相应的症状和体征。如日本血吸虫虫卵沉积在肝脏,引起虫卵肉芽肿和肝纤维化;此外,肝大还是华支睾吸虫病患者、黑热病患者的重要体征之一。

6. **脾大**　因寄生虫直接或间接损害脾脏而引起脾大(splenomegaly),如黑热病、疟疾、脾棘球蚴病、血吸虫病均可出现脾大或巨脾症。

7. **过敏反应**　寄生虫感染后,常引起荨麻疹、血管神经性水肿、支气管哮喘等过敏症状,严重者可因全身小血管扩张而导致过敏性休克。许多蠕虫感染可引起过敏反应:如血吸虫尾蚴入侵皮肤引起尾蚴性皮炎;蛔虫肺内移行引起的蛔蚴性哮喘和荨麻疹;包虫囊液引起的过敏性休克等。

8. **嗜酸性粒细胞增多**　外周血及局部组织内嗜酸性粒细胞增多(eosinophilia)是蠕虫感染最常见的特征之一。寄生虫侵袭组织,可使外周血嗜酸性粒细胞增多,如蛔虫、并殖吸虫和管圆线虫感染;寄生虫在局部组织内死亡,则导致局部组织内嗜酸性粒细胞增多,如皮下犬钩口线虫感染。某些寄生虫侵犯中枢神经系统时,在宿主脑脊液中也可查见嗜酸性粒细胞,如猪囊尾蚴、广州管圆线虫在脑部寄生时。

9. **其他**　寄生虫病还可引起其他临床表现,包括皮肤损害、眼部损害、中枢神经系统损害等,这些临床表现与感染的寄生虫虫种及侵袭部位有关。

(汪　洋)

本章小结

寄生虫感染和寄生虫病具有宿主特异性、带虫者、慢性感染、隐性感染、多寄生现象、幼虫移行、异位寄生、机会致病及人兽共患等特点;寄生虫病常见的临床表现有发热、腹泻、贫血、营养不良、肝脾大、嗜酸性粒细胞增多等。

思考题

1. 举例说明寄生虫感染与寄生虫病的特点。
2. 试述寄生虫病的常见临床表现。

第五章　寄生虫病的流行与防治

学习目标

1. 掌握　寄生虫病流行的基本环节。
2. 熟悉　寄生虫病的流行特点及影响因素。
3. 了解　寄生虫病的防治原则。

寄生虫病流行与传播是指寄生虫由宿主排出开始，经外界环境（包括中间宿主和传播媒介）发育和 / 或增殖，再进入新宿主的过程。寄生虫病能否流行取决于是否具备流行的基本条件，此外，还受生物因素、自然因素和社会因素的影响。

一、寄生虫病流行的基本环节

寄生虫病在一个地区流行必须具备三个基本环节，即传染源、传播途径和易感人群。当这三个环节在某一地区同时存在并相互联系时，就会构成寄生虫病的流行，这个过程既是生物学现象，又与社会经济因素密切相关。

（一）传染源

传染源（source of infection）是指感染了寄生虫的人和动物能将体内某一发育阶段的虫体排出，且该虫体可直接或间接地进入另一个易感宿主体内继续发育，包括患者、带虫者和保虫宿主。例如，卫氏并殖吸虫病的传染源可以是痰液或粪便中有虫卵排出的人、犬、狼、狐狸等；疟疾的传染源为外周血中含疟原虫雌、雄配子体的疟疾患者；血吸虫病的传染源为能排出成熟虫卵的血吸虫患者或保虫宿主。

（二）传播途径

传播途径（route of transmission）是指寄生虫离开传染源后借助于某些传播因素侵入另一易感者的全过程。传播途径是寄生虫实现宿主更换、物种延续的必然生存方式。

1. 人体寄生虫病常见的传播途径

（1）经水传播：寄生虫的感染阶段（如感染期虫卵、包囊或幼虫）可污染水源，人因饮水或接触疫水而引起感染，且常引起人群的暴发流行。如饮用被蓝氏贾第鞭毛虫包囊污染的水常可引起贾第虫病；接触含血吸虫尾蚴的水体可感染血吸虫病。经饮水传播的寄生虫病发病特点为：病例分布往往与供水范围一致，不同性别、年龄或职业均可发病；经接触疫水传播的寄生虫病发病特点则为：病例均有疫水接触史，发病不仅有地区性和季节性的特点，而且有职业上的差别。

（2）经食物传播：食入被寄生虫感染阶段污染的食物，或生食、半生食含感染阶段的动物肉类而感染某些寄生虫病，这类疾病又称为食源性寄生虫病（food-borne parasitosis）。经食物传播的寄生虫病常具有患者曾共同分享某一食物，而未进食该食物者不发病的特点。如生食、半生食含寄生虫的肉类可感染链状带绦虫、旋毛形线虫、刚地弓形虫等；生食、半生食含活囊蚴的淡水鱼、溪蟹可感染肝吸虫病、肺吸虫病等；人因食入被溶组织内阿米巴包囊、似蚓蛔线虫感染期卵、细粒棘球绦虫虫卵污染的食物而感染疾病等。

(3)经土壤传播：有些土源性线虫(soil-transmitted nematodes)如蛔虫、钩虫等的虫卵需在土壤中发育至感染期，人因接触土壤而感染，其感染方式是经手口或经皮肤感染。如十二指肠钩虫和美洲钩虫在土壤中发育为丝状蚴，可经皮肤侵入感染。

(4)接触传播：有些寄生虫可通过人际间的接触而传播。如阴道毛滴虫经性接触传播；疥螨和蠕形螨可通过皮肤接触传播。

(5)虫媒传播：有些疾病需通过媒介节肢动物进行传播，也被称为虫媒病(vector-borne disease)。如疟原虫、丝虫、利什曼原虫和锥虫等寄生虫必须经过节肢动物体内的发育才能完成生活史，并通过节肢动物叮咬人传播给新的易感者；蝇可机械性传播贾第虫和阿米巴原虫等。

(6)经空气传播：一些寄生虫的感染期虫卵可借助于空气或飞沫经呼吸进入人体导致感染。如蠕形住肠线虫卵可飘浮在空气中，随呼吸进入人体而感染。

2. 寄生虫侵入人体的途径即感染途径有

(1)经口感染：大部分寄生虫主要通过被污染的食物、水或手等而经口感染。如蛔虫、鞭虫、溶组织内阿米巴、蛲虫、华支睾吸虫、猪囊尾蚴等。

(2)经皮肤感染：接触被寄生虫感染阶段污染的土壤或水体而感染。如钩虫、血吸虫等中。

(3)经媒介昆虫感染：寄生虫的感染阶段存在于节肢动物体内，人体被节肢动物叮咬吸血时而感染。如疟原虫、丝虫等。

(4)经胎盘感染：经胎盘感染又称垂直传播(vertical transmission)，病原体可由母体经胎盘传播给胎儿，造成先天性感染(congenital infection)，如刚地弓形虫、十二指肠钩虫等。

(5)经呼吸道吸入感染：如蛲虫、棘阿米巴等。

(6)经输血感染：有些寄生虫寄生在血液中，可经输血由感染该寄生虫的供血者传播给受血者。如疟原虫、利氏曼原虫等。

(7)经接触感染：包括皮肤接触和性接触感染，如阴道毛滴虫、疥螨等。

(三)易感人群

人群作为一个整体对某种寄生虫病的易感程度称为人群易感性，易感人群(susceptible person)是指对某种寄生虫缺乏免疫力或免疫力低下而处于易感状态的人群。一般来说，人体对寄生虫缺乏先天免疫力，寄生虫感染或隐性感染后可诱导机体产生一定的获得性免疫力，从而降低其易感性。但若体内的寄生虫被完全清除，这种免疫力也随之消失，使宿主重新处于易感状态。人群对寄生虫的易感性与机体免疫力、年龄等因素有关。如在血吸虫病流行区，儿童的免疫力一般低于成年人。

二、影响寄生虫病流行的因素

寄生虫具有在宿主体内寄生及在外界环境生存和发育的阶段，因此寄生虫病的流行受到自然因素、社会因素和生物因素的制约与影响。

1. 自然因素 自然因素是指能够影响寄生虫生长、发育和繁殖的自然条件，包括地理环境和气候因素，如温度、光照、湿度、雨量等。其中地理环境会影响到中间宿主的孳生与分布，间接地影响寄生虫病的流行。如肺吸虫的中间宿主溪蟹和蝲蛄适宜在山区小溪中生长，因此肺吸虫病常见于山区、丘陵地区；另外，气候条件也会影响寄生虫在外界发育，如钩虫幼虫需要在温暖潮湿的土壤中进行发育；血吸虫毛蚴的孵化、尾蚴的逸出除了需要有水外，还与温度、光照等条件有关，而适宜的温度又增加了人群接触疫水的机会，因而有利于血吸虫病的流行。

2. **生物因素**　中间宿主和传播媒介的存在是一些寄生虫病流行的必需条件，这些中间宿主和传播媒介的存在，对寄生虫病的流行与否起到决定性作用。如血吸虫要完成生活史需要中间宿主钉螺，我国钉螺只分布于长江流域及其以南地区，长江以北的自然条件不适宜钉螺的生存，所以中国北方地区无血吸虫病流行；蝇或蟑螂可机械性传播某些以虫卵和包囊为感染阶段的寄生虫从而使流行加重。因此有效防制这些节肢动物将有助于遏制此类寄生虫病的流行。

3. **社会因素**　社会因素包括社会制度、生产活动、生活条件、经济状况、居住环境、医疗卫生、防疫保健、卫生习惯、文化水平、宗教信仰及风俗习惯等所有与人类活动有关的因素。如贫困地区卫生条件、医疗保障较差，增加了寄生虫病流行的机会；两广地区人们喜食生鱼片而导致了肝吸虫病的流行。

自然因素、生物因素和社会因素三者共同影响寄生虫病的流行。自然因素和生物因素一般相对稳定，而社会因素不断发生变化，因此社会的进步、经济的发展、医疗卫生条件和防疫保健制度的完善以及人民群众科学、文化水平的提高，都对寄生虫病的流行起着主导性或决定性的作用。

三、寄生虫病流行的特点

寄生虫病的流行具有地方性、季节性和自然疫源性的特点。

1. **地方性**　寄生虫病的地方性(endemicity)是指在某些特定的自然或社会条件下，某种寄生虫病在某一地区持续或经常发生，且无需从外地输入的情况。常见的人体寄生虫病如疟疾、血吸虫病、黑热病、棘球蚴病(又称包虫病)、肝吸虫病等都具有明显的地方性特点，这些特点与当地的气候条件、传播媒介和中间宿主的分布、人群的生活习惯和生产方式密切相关。例如，旋毛虫病、猪带绦虫病在我国某些少数民族地区流行较为严重，与当地居民生食或半生食猪肉的习惯关系密切；钩虫病主要分布在淮河及黄河以南地区，而在气候干寒的西北地区则较少流行；而西北牧区的棘球蚴病却流行比较严重，这与当地的生产方式和环境有关。

2. **季节性**　某种寄生虫病的发病率在一年当中某些季节出现高峰，这种现象称为季节性(seasonality)。例如温暖潮湿气候(多为25~35℃)有利于蚊虫的生长、发育、繁殖及吸血活动，也有利于疟原虫在蚊体内的发育，当温度低于15~16℃或高于37.5℃时，疟原虫不能在蚊体内发育。因此，除海南外，我国疟疾流行有明显的季节性；钩虫感染多见于春、夏季节，因为春夏季节温暖潮湿的条件有利于钩虫卵及钩蚴在外界的发育；此外，人群的生产和生活活动因受季节影响也造成寄生虫感染的季节性，如急性血吸虫病往往发生于夏季，常因人们的农业生产或下水活动接触疫水而感染。

3. **自然疫源性**　在某些原始森林或荒漠地区，一些人兽共患寄生虫病(parasitic zoonosis)可在脊椎动物之间相互传播，当人进入该地区后，这些寄生虫病则可从脊椎动物传播给人，这种现象称为自然疫源性(natural-focus)，这种地区称为自然疫源地(natural focus)，这类无须人的参与而存在于自然界的人兽共患寄生虫病称为自然疫源性寄生虫病(如肺吸虫病等)。寄生虫病的这种自然疫源性，不仅反映了寄生虫在自然界中与宿主的适应过程，同时也体现了某些寄生虫病在流行病学和防治方面的复杂性。在进行有些野外活动，如地质勘探、探险、旅游等，或开发新的旅游区时，事先了解当地寄生虫病的自然疫源性是十分必要的。了解自然疫源性疾病，禁止捕捉野生动物，禁止食用野生动物，禁止将野生动物带入人口密集地区，是防止此类疾病在人间暴发流行的关键手段。此外，有些自然保护区的建立也可能形成新的自然疫源地。

四、寄生虫病的防治原则

寄生虫病防治的基本原则是控制寄生虫病流行的三个环节。

1. **控制传染源** 寄生虫病流行过程中，传染源是主要环节，控制和消灭传染源是寄生虫病防治的主要对策。

(1) 治疗患者或带虫者：通常采用病原学诊断或血清学检测等方法，对流行区居民进行普查、普治。常用的抗寄生虫药物有吡喹酮、阿苯达唑、甲苯咪唑、枸橼酸乙胺嗪、氯喹、乙氨嘧啶、青蒿素类药物和甲硝唑等。

(2) 处理保虫宿主：消除动物传染源，对有价值的保虫宿主如牛、猪等进行定期治疗或进行人畜同步化疗；对无经济价值或无保护价值又有害的保虫宿主如鼠可采取捕杀的办法进行处理。

(3) 加强寄生虫病监测：监测和控制来自流行区的流动人口是防止传染源输入和扩散的必要手段。

2. **切断传播途径**

不同寄生虫病的传播途径不尽相同，应根据寄生虫的生活史特点，结合当地的生产、生活方式，采取简便、有效的措施切断传播途径。

(1) 改造环境，消灭孳生地：可采用化学、物理或生物等方法控制和消灭中间宿主或传播媒介，如灭螺、灭蚊、灭蝇和灭鼠等。

(2) 加强粪便和水源管理：对粪便进行无害化处理，防止寄生虫污染食物、水源和土壤等。

(3) 防止"病从口入"：注意饮食和饮水卫生，改掉不良的饮食习惯；做好肉类和水产品的生物安全工作，防止食物感染。

3. **保护易感人群** 由于人类对寄生虫病大多缺乏先天性的免疫力，因此，积极对人群采取保护性措施对于控制寄生虫病流行具有重要意义。应积极开展宣传教育工作，提高群众防病意识，培养良好的个人卫生习惯和改变不良的饮食习惯，防止寄生虫病感染。必要时采取预防性服药或皮肤涂抹驱避剂等措施来避免寄生虫感染。此外，积极研制寄生虫病疫苗，将为保护易感人群提供最有力的技术保障。

由于大多数人体寄生虫的生活史较为复杂，同时影响寄生虫病流行的因素又较多，所以采取单一的防治措施往往难以奏效。目前因地制宜制订综合防治方案是控制和消灭寄生虫病的主要对策，实践证明，综合防治措施对控制中国寄生虫病的流行是切实有效的。

（汪 洋）

本章小结

寄生虫病的流行环节包括传染源、传播途径和易感人群；寄生虫病的流行受到自然因素、生物因素和社会因素的影响和制约；其流行特点是地方性、季节性和自然疫源性；综合防治是当前控制和消灭寄生虫病的主要对策。

思考题

1. 寄生虫病流行的三个基本环节是什么？
2. 寄生虫病的流行有何特点？影响因素有哪些？
3. 预防和控制寄生虫病的基本原则是什么？

第六章　医学原虫概论

学习目标

1. 掌握　世代交替概念、原虫致病特点。
2. 熟悉　原虫的特殊细胞器、生活史分型。
3. 了解　医学原虫的形态特点。

原虫(protozoa)是单细胞真核动物,能完成生命活动的全部功能,如摄食、代谢、呼吸、排泄、运动及生殖等。原虫属于原生动物亚界(Subkingdom Protozoa),其种类繁多,目前已发现约有65 000余种,其中大部分营自由生活,分布在海洋、土壤、水体或腐败物内。医学原虫是寄生在人体管腔、体液、组织或细胞内的致病及非致病性原虫,约40余种。因其对人类的危害性大,故在寄生虫学中占有非常重要的地位。

【形态】

原虫体积微小,2~200μm;形态多样,呈叶状、球形或不规则状;由细胞膜、细胞质和细胞核组成。

1. 细胞膜　原虫的细胞膜与其他生物膜基本相同,由1层或1层以上组成,具可塑性并嵌有蛋白质的脂质双分子层结构,包裹虫体,也称质膜或表膜(pellicle)。表膜外层膜蛋白和脂质常与多糖分子结合形成细胞被,又称糖萼(glycocalyx)。表膜具有受体、配体、酶类以及其他多种抗原成分,是寄生性原虫与宿主细胞和外环境直接接触的界面,参与原虫的营养、排泄、运动、感觉和侵袭等多种生物学功能,并引发宿主产生较强的免疫反应,也能使虫体逃避宿主免疫。

2. 细胞质　主要由基质、细胞器和内含物组成。基质均匀透明,主要成分是蛋白质,由微丝和微管支持原虫的形态,并与运动有关。有些原虫的基质均匀一致,有些原虫的基质有内、外质之分。外质(ectoplasm)呈均匀透明的凝胶状(gel-like),参与原虫的运动、摄食、营养、排泄、呼吸、感觉及保护等功能。内质(endoplasm)呈溶胶状(sol-like),内含细胞器、胞核和各种内含物,是新陈代谢的重要场所。

原虫既有与其他真核生物功能相同的细胞器,还有特殊的细胞器。按功能可分为:

(1)膜质细胞器:包括线粒体、内质网、高尔基体、溶酶体、动基体等,参与细胞的能量和合成代谢。溶酶体(lysosome)含有多种水解酶,对食物、有害物质、衰老或损坏的细胞器起分解作用。动基体(kinetoplast)的结构与线粒体的相似,并含有相似的酶类,因含有DNA,一般认为它是一种特殊类型的线粒体。如锥虫和利什曼原虫具有动基体,但所合成的DNA与细胞核合成的不同。有的虫种可缺少某种细胞器,如厌氧肠阿米巴等虫种多无线粒体;贾第虫不具备高尔基体和线粒体。

(2)运动细胞器:包括伪足(pseudopodium)、鞭毛(flagellum)、纤毛(cilium)等,主要与运动

有关,也可作为原虫分类的重要标志之一,具有相应细胞器的原虫分别称为阿米巴(amoeba)、鞭毛虫(flagellate)和纤毛虫。有些原虫具备其他特殊的运动器,如阴道毛滴虫具有波动膜(undulating membrane),蓝氏贾第鞭毛虫具有吸盘(sucking disk)等。

(3)营养细胞器:如胞口、胞咽、胞肛等,主要参与原虫的摄食和排泄功能,伸缩泡有调节虫体内渗透压的功能。

原虫胞质中含多种内含物,如食物泡、糖原泡和拟染色体(营养储存小体)以及虫体代谢产物,如疟原虫的疟色素等。特殊的内含物也可作为虫种的鉴别标志。

3. **细胞核** 由核膜、核质、核仁和染色质组成。核膜上的微孔是核内外物质交换的通道。染色质包含 DNA、蛋白质和少量的 RNA,而核仁主要由 RNA 组成。寄生性原虫多数为泡状核(vesicular nucleus),其特点为染色质少而呈颗粒状,分布于核质或核膜内缘,只含 1 个核仁。少数纤毛虫为实质核(compact nucleus),其特点为核大而不规则,染色质丰富,常含核仁 1 个以上。

【生活史】

医学原虫的生活史包括原虫生长、发育和繁殖等不同阶段,以及虫体从一个宿主传播到另一个宿主的全过程。原虫的生活史一般含有形态结构和生理功能不同的几个阶段或期,通常把在原虫活动、摄食、增殖的阶段称为滋养体(trophozoite),通常为寄生原虫的致病阶段。在环境不利情况下,滋养体分泌成囊物质,形成包囊(cyst),包囊不能运动而呈静止状态,是原虫的感染阶段。包囊通常对外界有较强的抵抗力。

根据医学原虫的传播方式,其生活史分为 3 种类型:

1. **人际传播型** 该类原虫的生活史简单,完成生活史只需 1 个宿主,经直接、间接接触或中间媒介在人群中传播。如阴道毛滴虫仅有滋养体 1 个阶段,通过性接触或间接接触传播;溶组织内阿米巴和蓝氏贾第鞭毛虫、纤毛虫等有滋养体和包囊 2 个阶段,通过污染的食物或饮水,经口感染。

2. **循环传播型** 该类原虫完成生活史需要两种以上脊椎动物作为终末宿主和中间宿主,并在二者之间进行传播。如刚地弓形虫在终宿主(猫或猫科动物)和中间宿主(人和多种动物)之间进行传播。

3. **虫媒传播型** 此类原虫完成生活史需在吸血昆虫体内生长发育,并进行有性或无性生殖,发育为感染阶段,再由昆虫媒介叮咬传播。如疟原虫、利什曼原虫和锥虫属于此类型。

【生理】

医学原虫的生理功能包括运动、摄食、生殖、营养和代谢。

1. **运动** 原虫的运动主要由运动细胞器完成。运动方式取决于其所具有的运动细胞器的类型,包括伪足运动、鞭毛运动和纤毛运动。无运动细胞器的原虫则以扭动或滑行的方式进行运动。

2. **生殖** 原虫的生殖方式主要有两种。

(1)无性生殖(asexual reproduction):包括二分裂,多分裂和出芽生殖。①二分裂(binary fission),细胞核先分裂为二,然后细胞质分裂,最后形成两个子体。如阿米巴原虫滋养体、阴道毛滴虫、杜氏利什曼原虫的繁殖。二分裂是原虫最常见的增殖方式。②多分裂(multiple fission),细胞核先经多次分裂,细胞质再分裂并包绕核,最后形成多个子体。如疟原虫的裂体增殖(schizogony)等。③出芽增殖(budding),母体先经不均等分裂,产生一个或多个芽体,最后经分化发育形成新个体。如弓形虫滋养体的内出芽增殖(endogenous budding),疟原虫在蚊体内的孢子增殖(sporogony)则属于外出芽增殖。

(2)有性生殖(sexual reproduction):原虫的有性生殖包括:①配子生殖(gametogony),为雌、雄配子结合形成合子的过程,如疟原虫在蚊体内的配子生殖。②接合生殖(conjugation),两虫体暂时地接合在一起，交换核质后分离，各自行二分裂增殖，如结肠小袋纤毛虫的生殖过程。

有些原虫的生活史中存在有性生殖和无性生殖两种方式交替进行的增殖现象，称为世代交替（alternation of generation），如疟原虫、弓形虫的生殖过程。

3. **摄食与代谢**　寄生性原虫可通过表膜渗透和扩散吸收小分子养料，大分子物质以胞饮（pinocytosis）摄取，如阿米巴原虫以伪足获取营养。有些原虫如疟原虫滋养体和结肠小袋纤毛虫还可通过胞口，以吞噬（phagocytosis）方式摄取固体食物。被摄入的食物经细胞内陷，在细胞质内形成食物泡，后者与溶酶体结合，经各种水解酶作用进行消化、分解和吸收。原虫代谢产物的排泄方式多样，如通过分泌泡、体表渗透等方式排出，结肠小袋纤毛虫可利用胞肛排出，疟原虫甚至通过增殖过程中虫体的裂解而释放代谢产物。

原虫的能量代谢包括有氧代谢（aerobic metabolism）、厌氧代谢（anaerobic metabolism）和兼性厌氧代谢。在血液、体液或细胞内寄生的原虫，主要行有氧代谢；在肠腔内寄生的原虫营兼性厌氧代谢或厌氧代谢。原虫可分解宿主体内的蛋白质，以合成自身的蛋白质。

【致病特点】

原虫致病的严重程度与虫种、株系、毒力、寄生部位、数量、宿主的免疫状态及与其他病原生物的协同作用有关，原虫对宿主的致病有以下特点：

1. **增殖作用**　侵入人体的原虫，增殖到一定数量后，引起被寄生组织、细胞破坏，导致出现临床症状。例如，疟原虫寄生在人类红细胞内大量增殖，引起红细胞大量破坏，从而导致患者产生贫血症状；蓝氏贾第鞭毛虫滋养体在宿主肠壁表面大量增殖可造成吸收功能受阻而致患者腹泻。有些原虫具有从原发病灶向邻近或远处组织播散的能力，从而累及多个器官。例如，利什曼原虫可在巨噬细胞内大量繁殖，胀破巨噬细胞，又侵入其他巨噬细胞；溶组织内阿米巴滋养体可以播散入血，侵入肝、肺、脑等器官引起脓肿。

2. **毒性作用**　寄生原虫的分泌物（包括多种酶类）、排泄物和死亡虫体的崩解物对宿主均有毒性作用，上述毒性物质可通过不同途径损伤宿主细胞、组织和器官。如溶组织内阿米巴滋养体可通过分泌的酶，破坏肠黏膜，导致肠壁溃疡。

3. **机会致病**　有些原虫感染免疫功能正常的宿主后并不出现明显的临床症状，呈隐性感染状态。当宿主的抵抗力下降或免疫功能不全时（如艾滋病患者、长期接受免疫抑制剂、晚期肿瘤患者），这些原虫繁殖力和致病力显著增强，患者出现明显的临床症状和体征，甚至危及生命。这类原虫被称为机会致病原虫（opportunistic protozoa），常见的机会致病原虫有弓形虫、隐孢子虫和蓝氏贾第鞭毛虫等。例如，弓形虫脑病为艾滋病患者晚期死亡的重要原因。

人体常见医学原虫及致病见表 6-1。

表 6-1　人体常见医学原虫及致病

虫种	感染期	感染方式	寄生部位	致病
溶组织内阿米巴 *Entamoeba histolytica*	四核包囊	经口	结肠壁、肝、肺、脑	肠阿米巴病、肠外阿米巴病
杜氏利什曼原虫 *Leishmania donovani*	前鞭毛体	雌性白蛉叮咬	单核巨噬细胞内	内脏利什曼病（黑热病）
布氏锥虫 *Trypanosoma brucei*	后期锥鞭毛体	舌蝇叮咬	血、淋巴、脑脊液	锥虫病
阴道毛滴虫 *Trichomonas.vaginalis*	滋养体	直接接触、间接接触	阴道、尿道、前列腺	阴道炎、尿道炎、前列腺炎
蓝氏贾第鞭毛虫 *Giardia lamblia*	四核包囊	经口	小肠	腹泻

续表

虫种	感染期	感染方式	寄生部位	致病
间日疟原虫 *Plasmodium.vivax*	子孢子	雌性按蚊叮咬	肝细胞、红细胞	间日疟疾
恶性疟原虫 *Plasmodium.falciparum*	子孢子	雌性按蚊叮咬	肝细胞、红细胞	恶性疟疾
微小隐孢子虫 *Cryptosporidium.parvum*	卵囊	经口	小肠	腹泻
刚地弓形虫 *Toxoplasma.gondii*	卵囊、包囊、假包囊	经口、输血、器官移植、经胎盘	有核细胞内	弓形虫病
结肠小袋纤毛虫 *Balantidium coli*	包囊	经口	结肠	消化功能紊乱

【常见原虫及其分类】

染色体核型、核酸序列构成、同功酶谱型或血清学谱型等分析技术已广泛应用于医学原虫的分类研究。目前形态学分类结合分子生物学分类是原虫种类鉴定重要的技术。原虫隶属原生动物亚界，其包括3个门即肉足鞭毛门(Phylum Sarcomastigophora)，如动鞭纲、叶足纲；顶复门(Phylum Apicomplexa)，如孢子纲，单倍期纲；纤毛门(Phylum Ciliophora)，如动基裂纲。根据运动细胞器的有无和类型将医学原虫归纳为阿米巴、鞭毛虫、纤毛虫和孢子虫四大类。常见医学原虫及其分类见表6-2。

表6-2　常见医学原虫及分类

纲 Class	目 Order	科 Family	属 Genus	种 Species
动鞭纲 Zoomastigophorea	动基体目 Kinetoplastida	锥虫科 Trypanosomatidae	利什曼属 *Leishmania*	杜氏利什曼原虫 *L.donovani* 热带利什曼原虫 *L.tropica* 巴西利什曼原虫 *L.braziliensis* 墨西哥利什曼原虫 *L.mexicana*
			锥虫属 *Trypanosoma*	布氏冈比亚锥虫 *T.brucei gambiense* 布氏罗得西亚锥虫 *T.brucei rhodesiense* 克氏锥虫 *T.cruzi*
	双滴虫目 Diplomonadida	六鞭毛科 Hexamitidae	贾第属 *Giardia*	蓝氏贾第鞭毛虫 *G.lamblia*
	毛滴虫目 Trichomonadida	毛滴虫科 Trichomonadidae	毛滴虫属 *Trichomonas*	阴道毛滴虫 *T.vaginalis* 口腔毛滴虫 *T.tenax* 人毛滴虫 *T.hominis*

续表

纲 Class	目 Order	科 Family	属 Genus	种 Species
			双核阿米巴属 *Dientamoeba*	脆弱双核阿米巴 *D.fragilis*
叶足纲 Lobosea	阿米巴目 Amoebida	内阿米巴科 Entamoebidae	内阿米巴属 *Entamoeba*	溶组织内阿米巴 *E.histolytica*
				迪斯帕内阿米巴 *E.dispar*
				哈氏内阿米巴 *E.hartmanni*
				结肠内阿米巴 *E.coli*
				齿龈内阿米巴 *E.gingivalis*
			内蜒属 *Endolimax*	微小内蜒阿米巴 *E.nana*
			嗜碘阿米巴 *Iodamoeba*	布氏嗜碘阿米巴 *I.butschlii*
		口腔棘阿米巴科 Acanthamoebidae	棘阿米巴属 *Acanthamoeba*	卡氏棘阿米巴 *A.castellanii*
	裂核目 Schizopyrenida	双鞭阿米巴科 Dimastiamoebidae	耐格里属 *Naegleria*	福氏耐格里阿米巴 *N.fowleri*
孢子纲 Sporozoa	真球虫目 Eucoccidiida	艾美虫科 Eimeriidae	等孢子虫属 *Isospora*	贝氏等孢球虫 *I.belii*
				纳塔尔等孢球虫 *I.natalensis*
		肉孢子虫科 Sarcocystidae	肉孢子虫属 *Sarcocystis*	猪人肉孢子虫 *S.suihominis*
				人肉孢子虫 *S.hominis*
		弓形虫科 Toxoplasmatidae	弓形虫属 *Toxoplasma*	刚地弓形虫 *T.gondii*
		隐孢子虫科 Cryptosporidae	隐孢子虫属 *Cryptosporidium*	微小隐孢子虫 *C.parvum*
		疟原虫科 Plasmodiidae	疟原虫属 *Plasmodium*	间日疟原虫 *P.vivax*
				三日疟原虫 *P.malariae*
				恶性疟原虫 *P.falciparum*
				卵形疟原虫 *P.ovale*
动基裂纲 Kinetofragminophorea	毛口目 Trichostomatida	小袋科 Balantidiidae	小袋属 *Balantidium*	结肠小袋纤毛虫 *B.coli*

（王光西）

本章小结

原虫是单细胞动物，结构简单，由细胞膜、细胞质、细胞核组成，具有生命活动的全部功能。医学原虫是寄生于人体腔道、体液、组织或细胞的致病及非致病性原虫。原虫的运动方式有：伪足运动、鞭毛运动、纤毛运动。营养摄取方式有：吞噬、吞饮、渗透、胞口摄食。生殖方式有：无性生殖(二分裂、多分裂等)、有性生殖(配子生殖、接合生殖)，世代交替，即一些原虫具有无性生殖和有性生殖相互交替的生殖方式。

原虫生活史：①人际传播型：生活史只需一个宿主；②循环传播型：生活史中需一种以上的脊椎动物宿主；③虫媒传播型：完成生活史需经吸血昆虫体内有性或无性繁殖。原虫致病特点：增殖作用；毒性作用；机会致病。

思考题

1. 简述医学原虫形态的基本结构。
2. 简述原虫的增殖方式。
3. 医学原虫的致病有哪些特点？

第七章 叶 足 虫

学习目标

1. 掌握 溶组织内阿米巴形态、生活史、致病、实验诊断。
2. 熟悉 溶组织内阿米巴的流行及防治原则。
3. 了解 结肠内阿米巴与溶组织内阿米巴的区别。致病性自生生活阿米巴的感染方式、致病特点、防治原则。

叶足虫属于肉足鞭毛门(Phylum Sarcomastigophora)的叶足纲(Class Lobosea),具有叶状伪足的运动细胞器为基本特征。生活史一般为活动的滋养体期和不活动的包囊期,营无性繁殖。此纲中,溶组织内阿米巴是致病性原虫,自生生活阿米巴如福氏耐格里阿米巴和棘阿米巴属等可偶尔侵入人体,造成严重的后果。

第一节 溶组织内阿米巴

溶组织内阿米巴(*Entamoeba histolytica* Schaudinn,1903)又称痢疾阿米巴,属内阿米巴科的内阿米巴属。主要寄生于结肠,引起阿米巴痢疾,并可侵犯肝、肺、脑等其他器官,引起肠外阿米巴病。迪斯帕内阿米巴(*Entamoeba dispar* Brumpt,1925)是与溶组织内阿米巴形态相同、生活史相似的另一虫种,感染后一般无临床症状。通过同工酶分析、ELISA 和 PCR 分析来鉴别迪斯帕内阿米巴与溶组织内阿米巴。

临床思维拓展

病案:患者,男,50 岁,慢性腹痛、腹泻,大便有时附有烂鱼肠状物 1 年余。曾在当地医院诊断为结肠炎,使用多种抗生素治疗无效而转院。入院后查体:患者消瘦,轻度贫血,右下腹有轻度压痛。大便为成形便,偶带少量黏液血样物。大便常规检查:RBC(+++),WBC(++),未发现阿米巴。患者有不洁饮食习惯。取粪便中黏液部分用生理盐水涂片法反复检查,查见溶组织内阿米巴滋养体,进一步用碘液涂片法检查粪便,查到溶组织内阿米巴包囊。诊断为慢性肠阿米巴病。用甲硝唑治疗后患者症状逐渐消失,痊愈出院。

问题与解析:

1. 本病例综合判断的依据是什么?
2. 本病例的病原学诊断方法有哪些?
3. 怎样治疗和预防本病?

(解析见数字资源)

【形态结构】

溶组织内阿米巴可分为滋养体、包囊两个发育阶段。

1. **滋养体(trophozoite)** 溶组织内阿米巴滋养体大小为12~60μm，形态多变而不规则，常伸出一伪足，作定向运动。外质透明，内质颗粒状，从有症状患者组织中分离出的滋养体，内质中常含有吞噬的红细胞。滋养体具有一个球形的泡状核，直径4~7μm。纤薄的核膜边缘有单层均匀分布、大小一致的核周染色质粒(chromatin granules)。核仁小，常居中，其与核膜间呈现网状的核纤维。但生活在肠腔或有菌培养基中的滋养体大小常为10~30μm，不含红细胞(图7-1)。

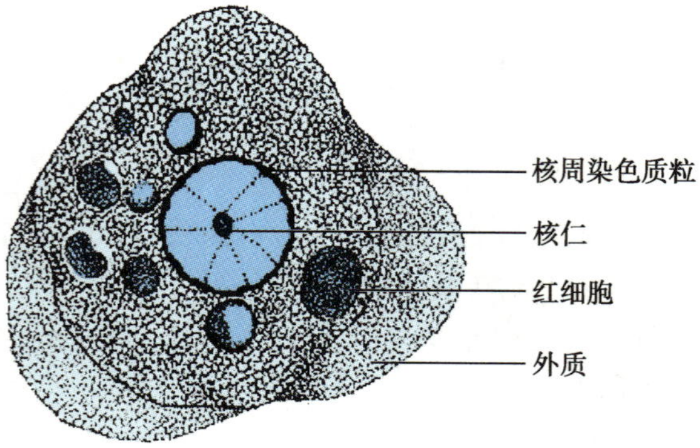

图7-1 溶组织内阿米巴滋养体模式图

2. **包囊(cyst)** 圆球形，直径10~20μm，铁苏木素染色后呈蓝褐色，核结构类似于滋养体，为泡状核；胞质中可见棒状、两端钝圆、黑色的拟染色体(chromatoid body)。糖原泡(glycogen vacuole)呈空泡状。碘液染色后包囊呈淡黄色，核膜与核仁均为浅棕色，拟染色体不着色，糖原泡呈浅黄色，边缘较模糊。未成熟包囊有1~2个核；成熟包囊有4个核，糖原泡和拟染色体消失(图7-2)。

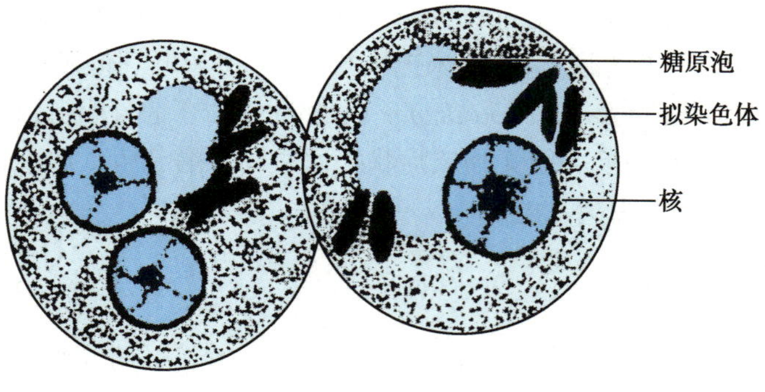

图7-2 溶组织内阿米巴包囊模式图

【生活史】

溶组织内阿米巴生活史的基本过程为包囊—滋养体—包囊。滋养体为活动、摄食和增殖阶段，也是致病阶段。包囊为不摄食、不繁殖的静止阶段。四核成熟包囊为感染期，经口感染。

当人摄入被成熟包囊污染的食物或饮水时，包囊通过胃到小肠，在小肠的碱性环境及消化酶的作用下，囊壁变薄，形成囊后期。随着囊内虫体伸缩活动，含有4核的阿米巴脱囊而出。迅速再分裂为8个滋养体。滋养体在结肠的上段摄食细菌，以二分裂法不断增殖。滋养体移行到横结肠后，由于肠内环境改变，如水分和营养物减少、粪便开始成形等，滋养体排出未消化的食物,体形逐渐团缩,停止活动变成近似球形的包囊前期(precyst),随后分泌囊壁形成1核包囊。滋养体在肠腔里形成包囊的过程称为成囊(encystation)。经2次核分裂形成四核包囊,随粪便排出。腹泻时,滋养体亦随粪便排出(图7-3)。

包囊在外界潮湿环境中可存活并保持感染性数日至1个月,但在干燥环境中易死亡。滋养体在外界自然环境中只能短时间存活,即使被吞食也会在通过上消化道时被消化液杀死。

在一定条件下,滋养体可侵入肠黏膜,破坏肠壁组织,吞噬红细胞,引起组织溶解和肠壁溃疡,产生原发病灶;侵入肠组织的滋养体也可进入肠壁血管,随血流播散至其他脏器如肝、肺、脑等;也可随坏死的肠壁组织脱落至肠腔,随肠内容物排出体外。在组织中和排出体外的滋养体不能形成包囊。

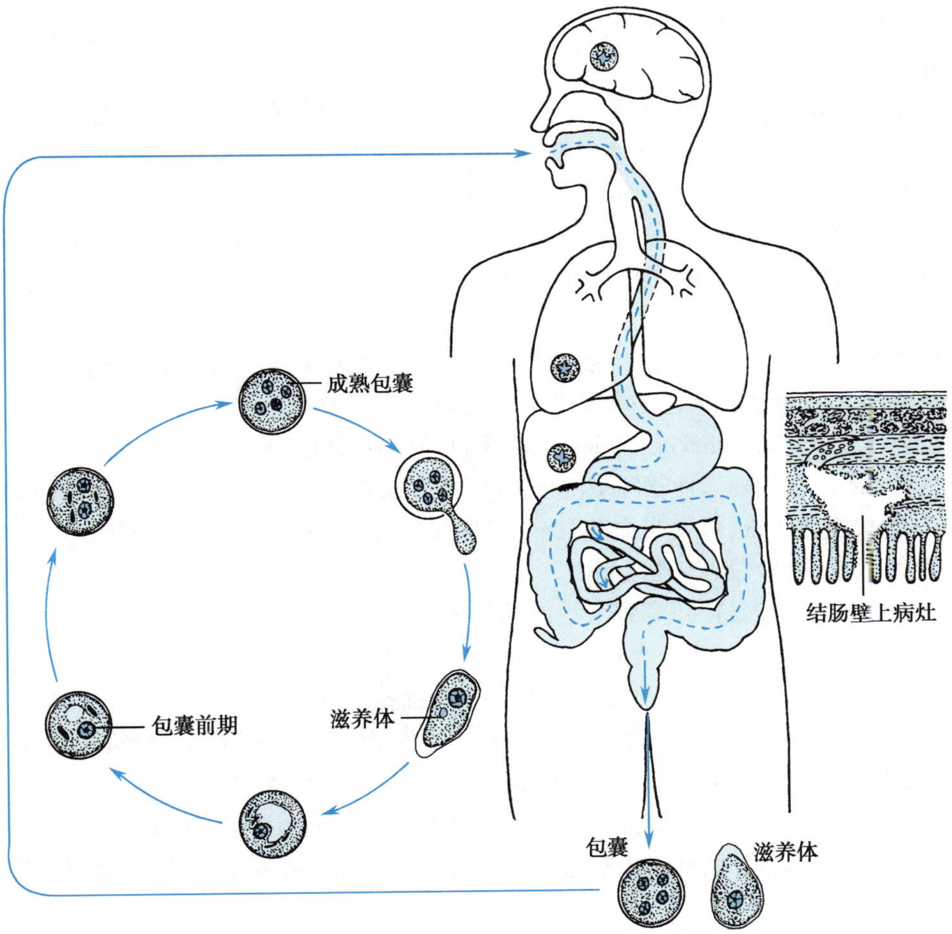

图 7-3 溶组织内阿米巴生活史示意图

【致病】

1. 致病机制 溶组织内阿米巴滋养体是致病阶段,滋养体具有侵袭宿主组织或器官的能力。滋养体表达的致病因子可破坏细胞外间质,具有接触依赖性的溶解宿主组织和抵抗补体的作用。溶组织内阿米巴滋养体表达多种毒力因子,如:半乳糖/乙酰氨基半乳糖可抑制性凝集素(Gal/GalNAc inhibitable lectin)、阿米巴穿孔素(amoeba pore)、半胱氨酸蛋白酶(cysteine proteinase)和脂磷酸聚糖分子(lipophosphoglycan molecules)。这些毒力因子的表达水平与溶组织内阿米巴的致病相关。溶组织内阿米巴凝集素介导滋养体吸附在结肠上皮细胞。穿孔素可使靶细胞形成孔状破坏,宿主细胞溶解。半胱氨酸蛋白酶是虫体最丰富的蛋白酶,可使靶细胞溶解或降解补体C3为C3a,从而抵抗补体介导的抗炎反应,也可降解血清型和分泌型IgA。

滋养体首先通过凝集素吸附在肠上皮细胞，接着分泌穿孔素和半胱氨酸蛋白酶破坏肠黏膜上皮屏障和穿破细胞，最终杀伤宿主肠黏膜上皮细胞和免疫细胞，引起溃疡。

营养不良、嗜酒、激素治疗、免疫力降低、应激等因素可诱导阿米巴的侵袭。

2. **病理变化** 溶组织内阿米巴感染可引起肠阿米巴病和肠外阿米巴病。

肠阿米巴病多发于盲肠或阑尾，也易累及乙状结肠和升结肠，偶可累及回肠。急性病例滋养体可突破黏膜肌层，引起液化坏死灶，形成的溃疡可深及肌层，并可与邻近的溃疡融合，引起大片黏膜脱落。典型的病变是口小底大的烧瓶样溃疡，溃疡间的黏膜正常或稍有充血水肿，这与细菌引起的弥漫性炎性病灶不同。除重症外，原发病灶仅局限于黏膜层。镜下可见滋养体、组织坏死伴少量的炎症细胞，以淋巴细胞和浆细胞浸润为主，由于滋养体可溶解中性粒细胞，故中性粒细胞极少见。阿米巴肿（amoeboma）是结肠黏膜对阿米巴刺激的增生反应，主要是组织肉芽肿伴慢性炎症和纤维化。虽仅 1%~5% 患者伴有阿米巴肿，但需与肿瘤进行鉴别诊断。

肠黏膜下层或肌层的滋养体进入静脉、经血行播散至其他脏器可引起肠外阿米巴病。其病理特征以无菌性、液化性坏死为主，周围以淋巴细胞浸润为主，极少伴有中性粒细胞，滋养体多见于脓肿的边缘。肠外阿米巴病以肝脓肿最为常见，病变早期滋养体侵入肝内小血管引起栓塞，继而出现急性炎症反应，以后病灶扩大，中央液化，脓肿大小不一，由坏死变性的肝细胞、红细胞、胆汁、脂肪滴、组织残渣组成。滋养体侵入其他组织，如肺、腹腔、心包、脑、生殖器官、皮肤等，亦可出现脓肿。

3. **临床表现** 阿米巴病的潜伏期 2~26 天不等，以 2 周多见。起病突然或隐匿，呈暴发性或迁延性，临床上分成肠阿米巴病和肠外阿米巴病。

（1）肠阿米巴病（intestinal amoebiasis）：临床过程可分急性期和慢性期。

急性期阿米巴病的临床症状轻重不一，轻症患者仅有间歇性腹泻，典型的阿米巴痢疾常有腹泻、一日数次或数十次，粪便带血和黏液，呈果酱色，奇臭，80% 患者有局限性腹痛、不适、胃肠胀气、里急后重、厌食、恶心、呕吐等。

急性暴发性痢疾则是严重和致命性的肠阿米巴病，常为儿科疾病。从急性期可突然发展成急性暴发型，患者有大量的黏液血便、腥臭，发热、低血压、广泛性腹痛、强烈而持续的里急后重、恶心、呕吐和出现腹水，约 60% 患者可发展为肠穿孔，亦可发展为肠外阿米巴病。

慢性阿米巴病表现为长期间歇性腹泻、腹痛、胃肠胀气和体重下降，可持续 1 年以上，甚至长达 5 年之久。有些患者出现阿米巴肿（ameboma），亦称阿米巴性肉芽肿（amebic granuloma），病变呈团块状损害而患者多无临床症状。在肠钡餐透视时酷似肿瘤，病理活检或血清阿米巴抗体阳性可助鉴别诊断。肠阿米巴病最严重的并发症是肠穿孔和继发性细菌性腹膜炎，呈急性或亚急性过程。

（2）肠外阿米巴病（extraintestinal amoebiasis）：阿米巴性肝脓肿（amebic liver abscess）患者以青年男性为多见，脓肿多见于肝右叶，且以右叶顶部为主。全部肠阿米巴病例中约 10% 的患者伴发肝脓肿。临床症状有右上腹痛并可向右肩放射，发热和肝大、伴触痛，表现为寒战、盗汗、厌食和体重下降，少数患者甚至可出现黄疸。肝脓肿穿刺可见巧克力酱样脓液，且检出滋养体。肝脓肿可破溃入胸腔（10%~20%）、腹腔（2%~7.5%）或心包，此时患者病死率很高。

阿米巴肺脓肿（amebic lung abscess）：多因肝脓肿内滋养体穿破膈肌侵入胸腔而继发，常发生于右肺下叶，临床症状主要有胸痛、发热、咳嗽和咳巧克力酱样的痰。X 射线检查可见渗出、实变或脓肿形成、积脓，甚至形成肺支气管瘘。脓液可破入气管引起呼吸道阻塞。若脓肿破入胸腔或气管，实施引流配合药物治疗十分重要，但死亡率仍近 15~30%。

阿米巴脑脓肿（amebic brain abscess）：约有 1.2%~2.5% 的患者可出现脑脓肿，而脑脓肿患者中 94% 合并有肝脓肿，往往是在中枢皮质的单一脓肿，临床症状有头痛、呕吐、眩晕、精神异常等。45% 的脑脓肿患者可发展成脑膜脑炎。阿米巴性脑脓肿的病程进展迅速，死亡率高。

皮肤、生殖器阿米巴病少见，常由直肠病灶播散到皮肤或会阴部引起，会阴部损害则会散布到阴茎、阴道甚至子宫；亦可因肝脓肿破溃而发生于胸腹部瘘管周围。

【免疫】

巨噬细胞介导的抗阿米巴免疫应答是宿主抗阿米巴感染的重要因素，体液免疫只起辅助作用。溶组织内阿米巴抗原可刺激机体 T 淋巴细胞产生 IL-2、TNF-α 和 IFN-γ，活化巨噬细胞和中性粒细胞，促其释放 NO 而杀伤阿米巴滋养体。在感染的早期，原虫分泌的抗原可诱发机体产生暂时免疫抑制，有利于虫体存活。抗阿米巴抗体虽可结合在虫体表面，但常被阿米巴的蛋白酶降解。

【实验诊断】

1. 病原学检查

(1) 生理盐水涂片法：是诊断肠阿米巴痢疾的最有效手段。该法可检出活动的滋养体。一般在黏液脓血便中滋养体多见，镜下可见溶组织内阿米巴滋养体运动活跃，且可见被吞噬的红细胞。有时可见菱形的夏科 - 雷登结晶。

如粪便受到尿液的作用，粪中的滋养体会迅速死亡，故应注意防止尿液等污染、保持 25~30℃以上的温度下快速检测；某些抗生素、致泻药或收敛药、灌肠液等均可影响虫体的生存和活动，从而影响检出率。

对肝脓肿穿刺液等亦可行涂片检查，穿刺和检查时应注意虫体多在脓肿壁上。

镜下滋养体与宿主肠组织细胞鉴别要点为：溶组织内阿米巴滋养体大于宿主肠细胞；胞核与胞质大小比例小于宿主肠细胞；滋养体胞质中可含红细胞和组织碎片。

(2) 碘液涂片法：用碘液代替生理盐水滴加于载玻片上，挑取米粒大小的粪便置于碘液中，调匀涂片，加盖玻片镜检。此法适于对慢性腹泻患者或带虫者成形粪便检查包囊。对某些慢性患者，粪检应持续 1~3 周，多次检查，以防漏诊。

(3) 体外培养：培养法比涂片法敏感，在诊断和保存虫种方面有重要意义。培养物常为粪便或脓肿抽出物。常用 Robinson 培养基。此法对亚急性或慢性病例检出率较高。

在粪便检查中，溶组织内阿米巴必须与其他肠道原虫相区别，尤其是结肠内阿米巴 (*Entamoeba coli*)、哈门氏内阿米巴 (*Entamoeba hartmani*) 和迪斯帕内阿米巴。

(4) 活体组织检查：主要针对慢性患者，以内镜直接观察肠黏膜溃疡病灶，从溃疡边缘取材；对肝脓肿患者，作肝穿刺，从脓肿壁边缘取材，做生理盐水涂片或病理切片，观察滋养体。

(5) 核酸诊断：核酸诊断是近年来发展较快且十分敏感和特异的诊断方法。结合特异性引物对从患者排泄物、脓肿穿刺物、活体组织等提取的 DNA 进行扩增反应，再对扩增产物电泳分析，以鉴别溶组织内阿米巴和其他阿米巴原虫。

2. 血清学诊断 约有 90% 的患者可用间接血凝试验 (indirect haemagglutination test, IHA)、ELISA 或琼脂扩散法 (AGD) 从血清检查到相应的特异性抗体。

3. 影像学诊断 对肠外阿米巴病，如肝脓肿用超声波、计算机断层扫描 (CT)、磁共振 (MRI) 检查，肺部病变用 X 射线检查。影像学诊断应结合血清学试验、DNA 扩增分析和临床症状等资料综合分析，作出早期、准确的诊断。

4. 鉴别诊断 肠阿米巴病应与细菌性痢疾相鉴别，后者起病急，发热，全身状态不良，粪便中白细胞多见，抗生素治疗有效，阿米巴滋养体阴性。肠阿米巴病还需与溃疡性结肠炎、克罗恩病、细菌性食物中毒、血吸虫病、肠结核、直肠癌、结肠癌等疾病鉴别。阿米巴性肝脓肿主要应与细菌性肝脓肿相鉴别，后者往往发生在 50 岁以上的人群，全身情况较差，伴发热、疼痛，既往有胃肠道疾病史，阿米巴滋养体检查阴性。阿米巴肝脓肿还应与肝癌、肝炎或其他脓肿相鉴别(参见数字资源)。

【流行】

溶组织内阿米巴病呈世界性分布,主要流行于热带和亚热带地区,如印度、印度尼西亚、撒哈拉沙漠、热带非洲和中南美洲。阿米巴病的分布与当地的气候条件、卫生条件和居民的营养状况有关。据国内2015年的调查,我国人群感染率0.06%。阿米巴痢疾仍属中国法定管理传染病。

1. **传染源**　慢性患者和带虫者粪便中排出的包囊是阿米巴病的主要传染源。包囊的抵抗力较强,在适当湿度环境条件下可生存数周,并保持有感染力,但对干燥、高温的抵抗力不强。通过蝇或蟑螂消化道的包囊仍具感染性。急性阿米巴痢疾患者以排滋养体为主,滋养体抵抗力极低,并可被胃酸杀死,故无传播作用。

2. **传染途径**　发达国家阿米巴病暴发流行主要是由于水源污染所致,在发展中国家则以粪口播散为主。人体感染的主要途径为经口感染,食入或饮用含有成熟包囊的粪便污染的食品、饮水或使用污染的餐具均可导致感染。另外,口(肛)性行为的人群,粪便中的包囊可直接经口侵入,故阿米巴病在欧、美、日等国家被列为性传播疾病(sexually transmitted disease, STD),我国尚未见报道,但应引起重视。

3. **易感人群**　阿米巴病的高危人群包括旅游者、流动人群、智力障碍人群、同性恋者,严重感染往往发生在儿童、孕妇、哺乳期妇女、免疫力低下的患者、营养不良或恶性肿瘤患者及长期应用肾上腺皮质激素的患者等。在某些热带和亚热带地区感染的高峰年龄为14岁以下儿童和40岁以上成人。近年来,溶组织内阿米巴的感染率在男性同性恋者中呈上升趋势,20世纪70年代报告为40%~50%,欧美、日本为20%~30%。欧美国家以迪斯帕内阿米巴感染为主,而日本同性恋者中则以溶组织内阿米巴感染为主。

【防治】

1. **治疗患者和带虫者**　甲硝唑(灭滴灵,metronidazole)为目前治疗阿米巴病首选药物,适用于急性或慢性肠阿米巴病患者。替硝唑(tinidazole)、奥硝唑(ornidazole)和塞克硝唑(secnidazole)也有一定作用。

对带包囊者的治疗应选择肠壁不易吸收且副作用少的杀灭包囊药物,如巴龙霉素(paromomycin)、喹碘方(Chiniofon)、二氯尼特(diloxanide)等。由于阿米巴表面凝集素可刺激HIV复制,故对HIV感染者无论是致病或不致病的阿米巴时均应予以治疗。

肠外阿米巴病的治疗应以甲硝唑为主,加用氯喹这一有效药物。对肝脓肿可采用药物治疗配以肝穿刺抽出脓液,效果更好。中药大蒜素、白头翁等也有一定疗效,且副作用小,但仅用中药较难达到根治的目的。

2. **预防**　阿米巴病是世界范围内的公共卫生问题,在治疗的同时还应采取综合措施防止感染,具体方法包括:管理粪便,因地制宜对粪便进行无害化处理,杀灭粪便中的包囊;保护水源和食物,避免污染;加强饮食服务行业卫生管理;消灭苍蝇、蟑螂等传播媒介;注意饮食饮水卫生和养成良好个人卫生习惯,防止病从口入。

第二节　致病性自生生活阿米巴

自然界有多种自生生活阿米巴(free-living amoebae),广泛存在于淡水、海水、土壤和腐败植物中,其中有些是潜在的致病原,可侵入人体的中枢神经系统、眼部和皮肤,引起严重损害甚至死亡,以双鞭毛阿米巴科的耐格里属阿米巴(*Naegleria*)和棘阿米巴属(*Acanthamoeba*)多见。

【形态与生活史】

1. **耐格里属阿米巴**　耐格里属阿米巴生活史中有滋养体和包囊两个阶段。滋养体又有阿米巴型和鞭毛型。阿米巴型滋养体细长，直径10~35μm，一般约15μm，虫体一端有单一圆形或钝性的伪足，运动活泼，另一端形成指状的伪尾区。滋养体的核为泡状核，核仁大而居中，核仁与核膜之间有明显的晕圈。胞质呈颗粒状，内含数个空泡、伸缩泡和食物泡。扫描电镜下可见虫体表面不规则，有折皱，具多个吸盘状结构，该结构与虫体的毒力、侵袭力和吞噬力有关。在不适环境或水中滋养体可发展成有2~9根鞭毛的鞭毛型。鞭毛型可作活泼运动，不取食，不分裂，亦不形成包囊。此型往往在24h后又转为阿米巴型。包囊呈圆形，直径7~10μm，囊壁光滑，上有微孔，胞核为单核，其形态与滋养体的核相似。包囊多在外环境形成，而在组织内不成囊（图7-4）。

人们接触受污染的水体（如游泳、嬉戏、洗鼻），阿米巴滋养体或包囊均可侵入鼻腔黏膜，在鼻内增殖，沿嗅神经上行，穿过筛状板进入颅内，引起原发性阿米巴性脑膜脑炎（primary amoebic meningoencephalitis，PAME）。

2. **棘阿米巴** 棘阿米巴属的阿米巴生活史包括滋养体和包囊两个阶段，滋养体呈长圆形，大小15~45μm，体表有细小的棘状伪足，做无定向缓慢运动，胞核呈泡状，无鞭毛型。包囊圆球形，直径9~27μm，具两层囊壁，外壁皱缩，内壁光滑。不同种的棘阿米巴包囊形态大小各异，有圆球形、星形、六角形、多角形等（图7-5）。

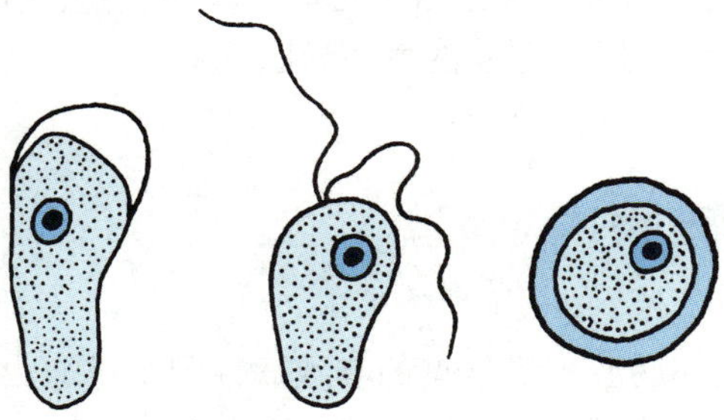

图7-4 耐格里属阿米巴模式图

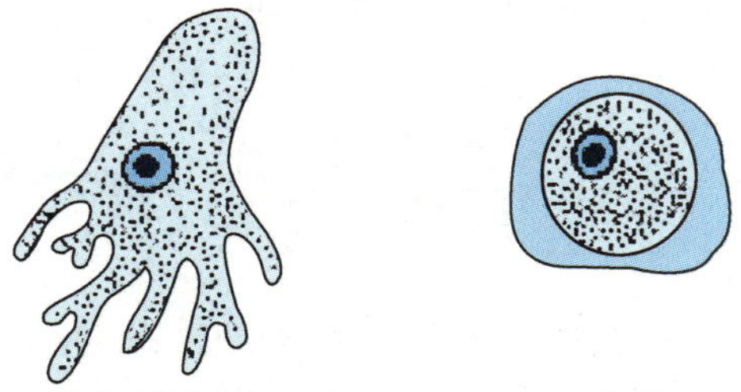

图7-5 棘阿米巴滋养体和包囊模式图

棘阿米巴属原虫多见于被粪便污染的土壤和水体中，滋养体在外界不利条件下形成包囊，而在有利于生长的条件下脱囊形成滋养体。滋养体可经皮肤黏膜损伤、穿透性角膜外伤、损伤的眼结膜、呼吸道及生殖道侵入人体，寄生于脑、眼、皮肤等部位，血行播散至中枢神经系统。

【致病】

耐格里属阿米巴中致病的主要是福氏耐格里阿米巴，自1961年首次报道，至今全世界已有近200例，多见于健康儿童与青壮年。本病潜伏期1~7天，早期以上呼吸道症状为主，伴高热、呕吐，1~2天后即出现脑水肿征象，迅速转入瘫痪、谵妄、昏迷，患者常在1周内死亡。往往引起儿童或未成年者的原发性阿米巴性脑膜脑炎，病理切片可见类似细菌性脑膜炎的特征，以中性粒细胞浸润为主，少数为嗜酸性粒细胞、单核细胞或淋巴细胞，宿主组织中仅可检出滋养体而无包囊。

引起人体致病的棘阿米巴有7种，最常见的是卡氏棘阿米巴，感染主要发生在抵抗力低下的人群，如虚弱、营养不良、应用免疫抑制剂或艾滋病病患者。滋养体可经损伤的皮肤、眼角膜、呼吸道或生殖道侵入人体，引起阿米巴性皮肤损伤、阿米巴角膜炎（amoebic keratitis，AK）和肉芽肿性阿米巴性脑炎（granulomatous amebic encephalitis，GAE）。棘阿米巴引起肉芽肿性阿米巴性脑炎以占位性病变为主。多呈慢性过程，潜伏期较长，脑脊液中以淋巴细胞为主，病灶中滋养体和包囊同时存在。肉芽肿性改变为其病理特征。棘阿米巴引起的阿米巴性皮肤损害主要是慢性溃疡，75%的艾滋病患者有此并发症。由于棘阿米巴包囊耐干燥，可随尘埃飘起，通过污染角膜而致慢性或亚急性角膜炎和溃疡。患者眼部有异物感、畏光、流泪、视力模糊等症状，反复发作可致角膜溃疡甚至角膜穿孔。近年来随着角膜接触镜的使用，棘阿米巴角膜炎的发病率逐渐增多。

狒狒巴拉姆希阿米巴也可引起肉芽肿性阿米巴性脑炎。

【实验诊断】

1. **病原学检查**　脑脊液（cerebrospinal fluid，CSF）或病变组织直接涂片可见中性粒细胞数增加，涂片中还可见活动的滋养体。也可取脑脊液、眼的排泄物、角膜刮取物或活检的病变角膜涂布在有大肠杆菌的琼脂平板上进行培养，一般 3~7 天可见滋养体或包囊。近年来也有开始应用 PCR 技术检测患者分泌物中的阿米巴 DNA 或进行 DNA 探针诊断。

2. **免疫学检查**　采用间接血凝试验、间接荧光抗体试验等，但一般无法作出早期诊断。

【防治】

对自生生活阿米巴引起的中枢神经系统感染，用两性霉素 B 静脉给药，可缓解临床症状，但死亡率仍高达 95% 以上。肉芽肿性阿米巴性脑炎患者可用喷他脒（pentamidine）合并口服磺胺药治疗。阿米巴性角膜炎的治疗可用抗阿米巴的眼药，严重者可考虑角膜成形术或角膜移植。皮肤阿米巴病患者应保持皮肤清洁，同时以喷他脒治疗。为预防致病性自生生活阿米巴的感染，应加强卫生宣教，避免在不流动的水中游泳，在温泉浸泡洗浴时应避免鼻腔接触水，启用长期未用的自来水时应首先放去水管内的积水。角膜接触镜佩戴者应加强自我防护。此外，还应重点加强婴幼儿和免疫力低下或艾滋病患者的防治，及时治疗皮肤、眼等的棘阿米巴感染。

第三节　其他阿米巴

结肠内阿米巴（*Entamoeba coli* Grassi，1879）是人体肠腔内最常见的非致病性阿米巴原虫，多与溶组织内阿米巴平行感染。其形态与溶组织内阿米巴相似，滋养体直径为 15~50μm，胞核内有大而偏位的核仁和大小不一、排列不齐的核周染色质粒；胞质呈颗粒状，内含空泡、食物泡、细菌和酵母菌等，但不含红细胞。滋养体以多个短小的伪足做迟缓移动。

包囊比溶组织内阿米巴大，直径为 10~35μm，核 1~8 个，核的结构与滋养体相似，成熟包囊含有 8 个泡状核，未成熟包囊的胞质内常含糖原泡和草束状的拟染色体（图 7-6）。

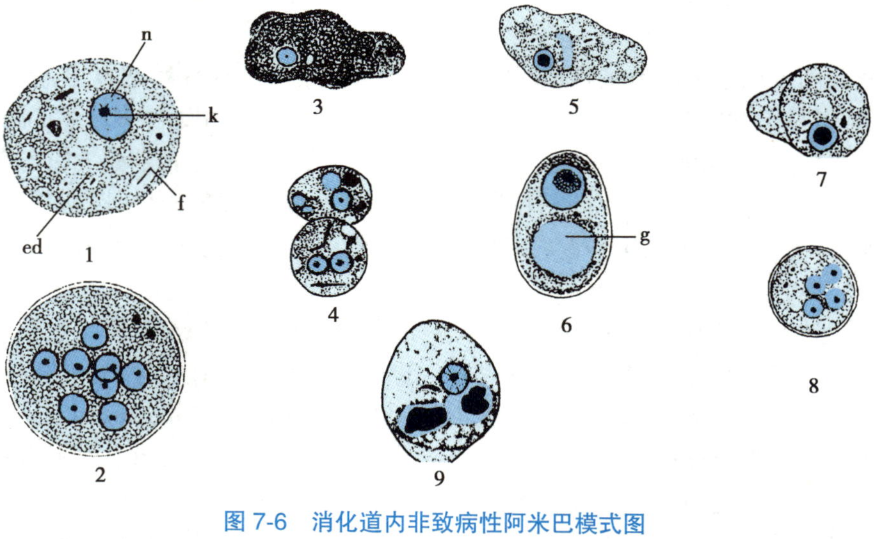

图 7-6　消化道内非致病性阿米巴模式图

1. 结肠内阿米巴滋养体；k. 核仁；n. 核周染粒；ed. 内质；f. 食物泡；2. 结肠内阿米巴包囊；3. 哈门内阿米巴滋养体；4. 哈门内阿米巴包囊；5. 布氏嗜碘阿米巴滋养体；6. 布氏嗜碘阿米巴包囊；g. 糖原泡；7. 微小内蜒阿米巴滋养体；8. 微小内蜒阿米巴包囊；9. 齿龈内阿米巴滋养体

结肠内阿米巴生活史同溶组织内阿米巴，当成熟包囊被人吞食后，在小肠内脱囊，经数次胞质分裂后形成8个滋养体，在结肠黏膜皱褶内以二分裂繁殖，不侵入组织，感染者亦无临床症状。粪便检查时应注意与溶组织内阿米巴相鉴别。该虫呈世界性分布，但以热带、亚热带地区多见。人因食入被包囊污染的水或食物而感染。

详细内容参见数字资源。

（王光西）

本章小结

溶组织内阿米巴滋养体内质和外质分明、内有被吞噬红细胞、伪足明显。感染期为四核包囊，经口感染。寄生于人结肠，也可侵入肠壁、肝、肺、脑等。以接触溶解方式破坏宿主靶细胞，致肠阿米巴病（阿米巴结肠炎），病理特点：口小底大呈烧瓶状的溃疡。病变可分布在整个结肠，以回盲部和乙状结肠为多。肠外阿米巴病（阿米巴肝脓肿、阿米巴肺脓肿、阿米巴脑脓肿）。病原学诊断：生理盐水涂片法查滋养体、碘液涂片法查包囊。治疗首选药物甲硝唑（灭滴灵），注意饮食饮水卫生防止感染。

思考题

1. 溶组织内阿米巴滋养体和包囊分别有哪些特点？
2. 简述溶组织内阿米巴生活史的基本过程。
3. 溶组织内阿米巴对肠道的致病过程如何？
4. 溶组织内阿米巴的病原学诊断方法有哪些？

第八章 鞭 毛 虫

学习目标

1. 掌握 杜氏利什曼原虫、蓝氏贾第鞭毛虫、阴道毛滴虫的形态、生活史、致病和诊断。
2. 熟悉 杜氏利什曼原虫、蓝氏贾第鞭毛虫、阴道毛滴虫的流行及防治原则。
3. 了解 布氏锥虫和枯氏锥虫、人毛滴虫、口腔毛滴虫、脆弱双核阿米巴、蠊缨滴虫的形态、生活史、致病、诊断、流行与防治原则。

鞭毛虫是主要以鞭毛作为运动细胞器的原虫，属于肉足鞭毛门（Phylum Sarcomastigophora）动鞭纲（Class Zoomastigophorea）。鞭毛虫种类繁多，分布广泛，生活方式多样。营寄生生活的鞭毛虫主要寄生于宿主的消化道、泌尿生殖道、血液及组织内，并以纵二分裂法繁殖。生活史均有滋养体阶段，有些虫种可形成包囊，如蓝氏贾第鞭毛虫。

寄生人体的常见鞭毛虫有十余种，其中利什曼原虫、锥虫、蓝氏贾第鞭毛虫及阴道毛滴虫对人类危害较大。

第一节 杜氏利什曼原虫

利什曼原虫属于动基体目（Order Kinetoplastida）、锥体亚目（Suborder Trypanosomatina）、锥体科（Family Trypanosomatidae）、利什曼属（*Genus Leishmania*）。利什曼原虫各虫种的生活史环节相似，有前鞭毛体（promastigote）和无鞭毛体（amastigote）两个时期。前者寄生于白蛉的消化道内，后者寄生于人和脊椎动物的单核巨噬细胞内，可引起利什曼病。根据临床表现，利什曼病可分为 3 种类型：①内脏利什曼病（visceral leishmaniasis，VL），主要由杜氏利什曼原虫[*Leishmania donovani*（Laeveran & Mesnil，1903）Rose，1903]所引起。该虫体由 Leishman 于 1901 年、Donavan 于 1903 年先后发现，而后 Rose 于 1903 年将其命名。患者皮肤常有暗黑的色素沉着，并有发热，故称“kala-azar”，即黑热病。②黏膜皮肤利什曼病（mucocutaneous leishmaniasis，MCL），由巴西利什曼原虫（*L.braziliensis*）所致。③皮肤利什曼病（cutaneous leishmaniasis，CL），主要由热带利什曼原虫（*L.tropica*）和墨西哥利什曼原虫（*L.mexicana*）所致。在我国，杜氏利什曼原虫是主要致病虫种。

临床思维拓展

病案：患儿，女，5岁，甘肃省陇南市宕昌县人，3个月前无明显诱因出现发热，体温最高达40.5℃，伴有乏力、气短。入院后查体：体温（T）39.4℃，脉搏（P）108次/min，呼吸（R）19次/min，血压（BP）75/56mmHg，神清、精神差，重度贫血貌。肝脏于肋下2cm，可触及，质地中等，表面光滑，无压痛。脾脏于肋下8cm，可触及，质地中等，表面光滑，无压痛。双下肢指凹性水肿，其他未见异常。血常规示：白细胞 1.08×10^9/L、中性粒细胞 0.32×10^9/L、红细胞 2.18×10^{12}/L、血红蛋白55g/L、血小板 41×10^9/L。肝功能示：白蛋白14.6g/L、球蛋白46.6g/L、β-2微球蛋白7.5mg/L，血沉40mm/h。入院后给予抗感染、升白细胞、输血治疗，但症状无明显缓解。后行骨髓穿刺，涂片中镜检发现大量杜氏利什曼原虫，遂明确诊断内脏利什曼病。后给予抗感染治疗，输注去白悬浮红细胞、血浆和人白蛋白营养支持治疗，并静脉滴注葡萄糖酸锑钠1个疗程。治疗后病情明显好转，查体肝脏未触及，脾脏明显回缩，于肋下3cm，可触及。患者出院后于当地医院继续给予葡萄糖酸锑钠治疗1个疗程，B超复查脾脏明显缩小。1年后随访，病情无复发。

问题与解析：

1. 该病例中患者主要临床症状和体征是什么？
2. 结合该病例，讨论黑热病如何进行诊断？

（解析见数字资源）

【形态结构】

杜氏利什曼原虫可分为无鞭毛体和前鞭毛体两个发育阶段。

1. **无鞭毛体** 又称利杜体（Leishman-Donovan body，LD body），寄生于人和其他哺乳类动物的单核吞噬细胞内。虫体卵圆形，大小为（2.9~5.7）μm ×（1.8~4.0）μm。经瑞特染液或吉姆萨染液染色后，细胞质呈淡蓝色或淡红色。内有一个较大的圆形核，呈红色或淡紫色。动基体位于核旁，着色较深，细小、杆状（图8-1）。虫体前端从颗粒状的基体（basal body）发出一根丝体（rhizoplast）。基体和根丝体在普通显微镜下难以区分。

2. **前鞭毛体** 又称鞭毛体，寄生于白蛉消化道内，成熟的虫体呈梭形或长梭形，大小为（14.3~20）μm ×（1.5~1.8）μm，核位于虫体中部，动基体在前部，基体在动基体之前，由此发出一根伸出体外的鞭毛，为其运动器官（图8-1）。前鞭毛体运动活泼，鞭毛不停地摆动，在培养基内常以虫体前端聚集成团，排列成菊花状。

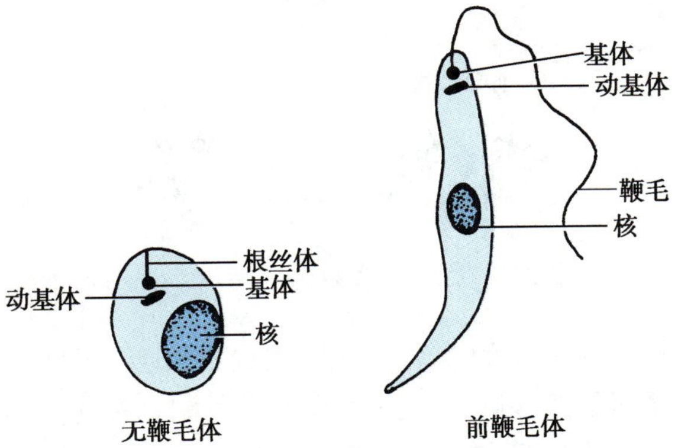

图8-1 杜氏利什曼原虫模式图

【生活史】

杜氏利什曼原虫生活史需要两个宿主，即白蛉和人或其他哺乳类动物，犬是其重要的保虫宿主。前鞭毛体寄生于白蛉胃内，是感染阶段。无鞭毛体寄生在人或哺乳类动物的巨噬细胞内，是致病阶段。感染方式是白蛉叮刺吸血。

1. **在白蛉体内发育**　当雌性白蛉叮刺患者或受感染的动物宿主时，血液或皮肤内含无鞭毛体的巨噬细胞被吸入胃内，经 24h 无鞭毛体发育为早期前鞭毛体。此时虫体卵圆形，部分虫体鞭毛已伸出体外。48h 后发育为粗短或梭形的前鞭毛体，此时鞭毛亦由短变长。至第 3、4 天出现大量成熟前鞭毛体，活动力明显增强，并以二分裂法繁殖。在数量剧增的同时，虫体逐渐向白蛉前胃、食管和咽部移动。1 周后具有感染力的前鞭毛体大量聚集在口腔及喙。当白蛉叮刺健康人时，前鞭毛体随白蛉唾液进入人体。

2. **在人体内的发育**　当感染有前鞭毛体的雌性白蛉叮刺人时，前鞭毛体随白蛉的唾液进入人体皮下组织。部分前鞭毛体被多形核白细胞吞噬消灭，部分则被吞噬进入巨噬细胞，而后虫体逐渐变圆，失去鞭毛的体外部分，向无鞭毛体转化。此时在巨噬细胞内形成含虫空泡。虫体在含虫空泡内不但可以存活，且能进行分裂繁殖，最终导致巨噬细胞破裂。逸出的无鞭毛体又被其他巨噬细胞吞入，重复上述增殖过程（图 8-2）。

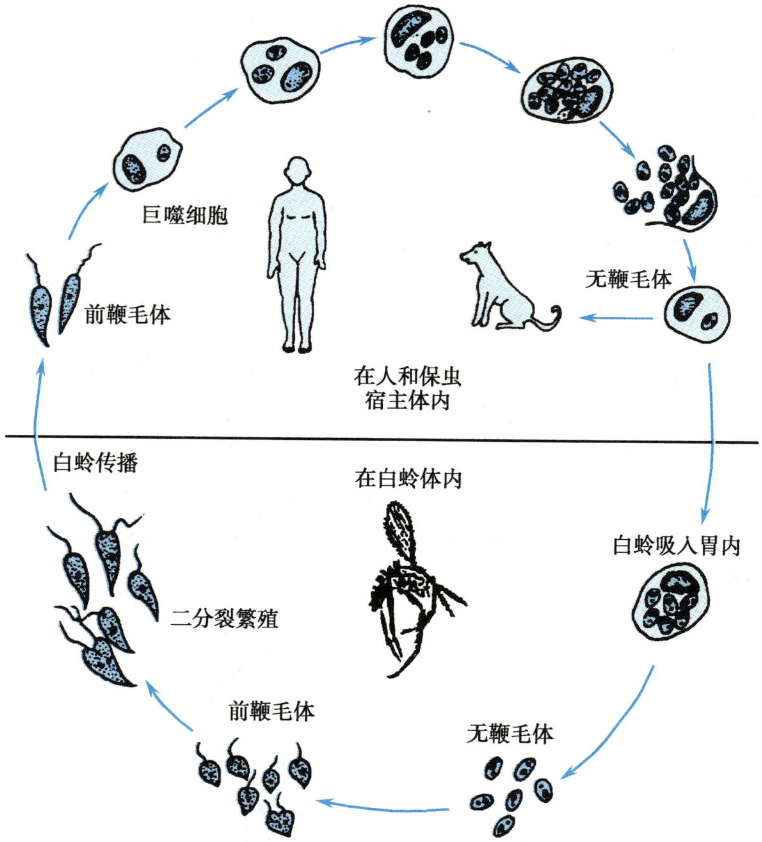

图 8-2　杜氏利什曼原虫生活史示意图

体外实验研究表明：前鞭毛体的能动性只增加接触机会，不是主动入侵巨噬细胞，而是黏附于巨噬细胞，随巨噬细胞的吞噬活动进入胞内。黏附途径主要分两种：一种为配体 - 受体结合途径，前鞭毛体质膜中的糖蛋白（GP63）是利什曼原虫表面抗原的主要成分，同时也是巨噬细胞上 C3b 受体的配体，前鞭毛体可通过 GP63 多肽链上的“黏性”序列 Arg-Gly-Asp 与巨噬细胞上的 C3b 受体结合，介导前鞭毛体入侵巨噬细胞。另一种黏附途径为前鞭毛体吸附的抗体或补体分别与巨噬细胞表面的 Fc 或 C3b 受体结合途径。此外，前鞭毛体从体表脱落的一种糖耦合物，称排泄因子（excretory factor，EF），也参与了结合巨噬细胞。

【致病】

1. 内脏利什曼病（黑热病） 内脏利什曼病三大症状：长期不规则发热，脾、肝、淋巴结肿大和贫血。人体感染杜氏利什曼原虫后，经过 4~7 个月或最长 10~11 个月的潜伏期，即可出现全身性症状和体征。患者若不加以适当治疗，大都在发病后 1~2 年病情恶化而死亡。

（1）发热：是黑热病最重要症状之一，常午后或夜晚发热，体温可达 39℃以上，多为长期不规则发热，常呈双峰热型，病程可达数月。

（2）脾、肝、淋巴结肿大：由于无鞭毛体在脾、肝、淋巴结、骨髓等器官的巨噬细胞内繁殖，使巨噬细胞大量破坏和增生，从而导致脾、肝、淋巴结肿大，以脾大最为常见（95% 以上），一般在初次发热半个月后即可触及，随病程进展至 2~3 个月，平均在左肋缘下约 10cm，可触及；也有脾大超过脐部，甚至接近耻骨上方，后期则因网状纤维结缔组织增生而变硬。肝脏肿大者约 89.9%，但不如脾脏显著，多在 1~3 个月后在右肋缘下或剑突下触及。

（3）贫血：是内脏利什曼病的重要症状，由于脾功能亢进，血细胞在脾内大量被破坏，造成红细胞、白细胞及血小板减少。此外，免疫性溶血也是产生贫血的重要原因。贫血在发病初期不明显，但随病程发展而逐渐加重，晚期患者多有严重的贫血。红细胞计数多在 2×10^{12}/L 以下或更低，血红蛋白明显下降。由于肝脏受损，白蛋白合成减少；再加上患者肾脏功能受损，尿中白蛋白增加，以致血浆白蛋白减少；而浆细胞大量增生，血清丙种球蛋白明显增高，导致白蛋白 / 球蛋白比例倒置。患者常因血小板减少而发生鼻出血和齿龈出血。晚期患者面部两颊可出现色素沉着。

（4）常见并发症：由于全血细胞减少、免疫功能受损，患者可并发急性粒细胞缺乏症及各种感染性疾病，如肺炎、坏疽性口炎（俗称走马疳）等，是导致患者死亡的重要原因。

2. 淋巴结型内脏利什曼病 淋巴结型内脏利什曼病（lymph glands visceral leishmaniasis，LGVL），又称淋巴结型黑热病，患者无黑热病病史，病变局限于淋巴结，表现为全身多处淋巴结肿大，尤以腹股沟和股部最多见，其次是颈部、腋下和上滑车，再次是耳后、锁骨上和腋窝处，一般如花生米和蚕豆大小，局部无明显压痛和红肿。摘取淋巴结做连续切片，常可查见利什曼原虫。患者一般情况大多良好，少数可有低热和乏力，肝、脾很少触及，嗜酸性粒细胞常增多，多数患者可自愈。本病在北京、新疆先后有过报道，在内蒙古额济纳旗荒漠黑热病疫区较常见。

3. 黑热病后皮肤利什曼病 黑热病后皮肤利什曼病（post-kala-azar dermal leishmaniasis，PKDL），又称皮肤型黑热病，部分内脏利什曼病患者用锑剂治疗过程中，或治愈后数年甚至十余年后，在面部、四肢或躯干等部位出现许多含有利什曼原虫的皮肤结节，结节呈大小不等的肉芽肿，或呈暗色丘疹状，常见于面部及颈部，有的酷似瘤型麻风。皮肤型黑热病在中国多出现于平原地区。自 20 世纪 50 年代至今已报道 100 余例。据统计，有 55% 的病例为皮肤与内脏损伤同时发生，35% 发生在内脏病变消失多年之后，另有 10% 既未查见内脏感染，又无黑热病病史。

4. 皮肤利什曼病 皮肤利什曼病（cutaneous leishmaniasis，CL）见于我国新疆克拉玛依地区，主要有丘疹、斑块、溃疡和结节性痒疹 4 种皮症，少数呈脓疱和脓疱疮样。患者以青壮年为主，媒介为硕大白蛉吴氏亚种，其病原体为婴儿利什曼原虫（*L.infantum*）或称杜氏利什曼原虫婴儿亚种（*L.donovani infantum*）。

【实验诊断】

1. 病原学检查

（1）穿刺检查

1）涂片法：以骨髓穿刺涂片法最为常用。髂骨穿刺简便安全，原虫检出率为 80%~90%。也可做淋巴结活检，穿刺部位多选肿大的淋巴结，如腹股沟、肱骨上滑车、颈淋巴结等，检出率约为 46%。脾脏穿刺检出率较高，达 90%~99.3%，但不安全，一般少用或不用。取上述穿刺物涂片染色镜检，如查见无鞭毛体即可确诊。

2）培养法：用无菌方法将上述穿刺物接种于 NNN 培养基，置 22~25℃温箱内。约 1 周后若在培养物中查见运动活泼的前鞭毛体，即可判为阳性结果。此法较涂片法敏感，但需较长时间。

3）动物接种法：把穿刺物接种于易感动物（如金地鼠，BALB/c 小鼠等）体内，1~2 个月后取肝、脾做印片或涂片，瑞特染液染色镜检。如查见无鞭毛体即可确诊。

(2) 皮肤活组织检查：在皮肤结节处用消毒针头刺破皮肤，取少许组织液，或用手术刀刮取少许组织做涂片，染色镜检。如查见无鞭毛体即可确诊。

2. 免疫学诊断

(1) 抗体检测：可采用 ELISA、间接血凝试验（IHA）、对流免疫电泳（CIE）、间接荧光试验（IF）等方法；斑点 -ELISA 的阳性率也较高，但抗体检测方法常与其他疾病出现交叉反应，在诊断利什曼病上有局限性，且抗体短期内不易消失，不宜用于考核疗效。

(2) 循环抗原检测：单克隆抗体 - 抗原斑点试验（monoclonal antibody-antigen spot test，McAb-AST），诊断黑热病的阳性率可达 97.03%，假性率仅 0.2%。敏感性、特异性和重复性均好，且简单可行、仅需微量血清，必要时还可做定量测定。该法可确定现行感染、用于考核疗效。

(3) 快速试纸法（dipstick assay）：将利什曼原虫重组抗原 rk39 制备成 dipstick 试纸条，用于美洲内脏利什曼病的诊断，阳性率高达 100%。该法操作简便易行、携带方便，2~5min 内即可获得结果。

3. 分子生物学方法

(1) PCR 方法：以动基体小环 DNA 基因序列设计特异性引物，可用于利什曼病的诊断，理论上可检测 0.1 个原虫 /ml 血液。本方法检测利什曼原虫效果好，敏感性、特异性均高，特别适合用于合并 HIV 感染的利什曼病诊断。

(2) kDNA 探针杂交法：该法敏感、特异，取材方便，可用于犬利什曼病现场流行病学调查。

4. 鉴别诊断 应注意与播散型组织胞浆菌病相鉴别。该病大多数发生在南方诸省、区，临床表现有发热、肝脾大、贫血、血小板及白细胞减少等，与黑热病极相似。组织胞浆菌寄生于巨噬细胞内或胞外，较杜氏利什曼原虫无鞭毛体稍大，细胞周围有一圈未被染色的亮圈，为该菌胞壁，菌体内有一弯月形染红色的原浆块，无动基体类似结构。

此外，感染马尔尼菲青霉菌（*Penicillium marneffei*）的患者骨髓或淋巴结内可查见与利什曼原虫相似的真菌孢子，应注意鉴别。临床诊断还需与儿童白血病和恶性组织细胞病（恶性组织细胞增生症）鉴别。

【流行】

利什曼病在世界范围内分布很广，主要流行于印度和地中海沿岸国家。1949 年以前，黑热病曾在我国长江以北广泛流行。据 1951 年调查，估计全国共有 53 万利什曼病患者，经大规模防治，我国黑热病流行取得有效控制，1958 年我国宣布基本消灭了黑热病。近年来，在新疆、甘肃、四川、陕西、山西和内蒙古等 6 个省（区）仍有散发黑热病。2001—2004 年在全国 31 个省、市、自治区开展利什曼病现状调查，共检测了 16 295 人，发现患者 96 例，患病率为 0.59%，其标化患病率为 0.44%。2005—2010 年我国上报利什曼病病例 2 450 例，平均每年发病人数约 408 例，其中以新疆、甘肃和四川的患者最多。近年来，我国上报利什曼病病例在 200~250 例左右，并且有输入性病例报道。

根据传染源不同，黑热病在流行病学上可大致分为 3 种类型：即人源型、犬源型和自然疫源型。

(1) 人源型：又称平原型，多见于平原地区，分布在黄淮地区的苏北、皖北、鲁南、豫东及冀南、鄂北、陕西关中和新疆南部的喀什等地。犬很少感染，患者为主要传染源，以青少年感染为主。传播媒介为家栖型中华白蛉和新疆长管白蛉。这些地区利什曼病已被控制，近年未再发现新病例，但偶可发现皮肤黑热病。

(2)犬源型：又称山丘型，多见于山丘地区，分布于甘肃、青海、宁夏、川北、陕北、冀东北、辽宁和北京市郊各县。患者散在，流行区16岁以下发病较多，5岁以下婴幼儿感染率较高，成人很少得病。犬为主要传染源，感染率可达20%~30%。传播媒介为近野栖型中华白蛉，这类地区是我国目前黑热病防治的重点。

(3)自然疫源型：又称荒漠型，多分布在新疆和内蒙古的某些荒漠地区。患者主要为婴幼儿，2岁以下患者占90%以上。进入本地区的外来成人常易感染。病例散发或流行，传染源可能是野生动物，尚需进一步证实。传播媒介为野栖蛉种，主要是吴氏白蛉，其次为亚历山大白蛉。

【防治】

采取查治患者，杀灭病犬和消灭传播媒介白蛉的综合防治措施。

1. **治疗患者**　葡萄糖酸锑钠(斯锑黑克，Stibiihexonas)是目前治疗黑热病的首选药物。经锑剂反复治疗无效的患者，临床上称抗锑剂病例，可用喷他脒(pentamidine)、二脒替(stilbamidine)、两性霉素B(amphotericin B)、米特复星(miltefosine)等药物治疗，或与锑剂联合使用，效果更佳。

2. **杀灭病犬**　在犬源型黑热病流行区，必须对犬进行管理，定期普查，早发现、早捕杀病犬，同时对健康犬应采取切实有效的防护措施，避免感染。

3. **消灭传播媒介**　疫区内可对人口居住集聚地和发病较集中的村落进行溴氰菊酯(12.5~25mg/m^2)滞留喷洒灭蛉，可有效阻断传播途径。同时加强个人防护，正确使用防蛉设施，如纱窗、纱门、蚊帐、灭蛉器、驱避剂等，减少或避免白蛉叮咬。

(王卫杰)

第二节　锥　虫

锥虫(Trypanosoma)属血鞭毛原虫(hemoflagellate protozoa)。寄生于人体的锥虫有两种类型：一种类型是布氏冈比亚锥虫(*Trypanosoma brucei gambiense* Dutton，1902)和布氏罗得西亚锥虫(*T.b.rhodesiense* Stephens & Fanthan，1901)，它们是非洲锥虫病(African trypanosomiasis)或非洲昏睡病(African sleeping sickness)的病原体；另一种类型是枯氏锥虫(*T.cruzi* Chagas，1909)，引起美洲锥虫病(American trypanosomiasis)，又称恰加斯病(Chagas' disease)。

一、布氏冈比亚锥虫和布氏罗得西亚锥虫

布氏冈比亚锥虫和布氏罗得西亚锥虫同属布氏锥虫复合体(*T.brucei* complex)，属人体涎源性锥虫，其传播媒介是舌蝇(*Glossina*)。布氏冈比亚锥虫分布于西非和中非河流或森林地带，而布氏罗得西亚锥虫主要分布于东非的热带草原及湖岸的灌木和植丛地带。两种锥虫在形态、生活史、致病及临床表现等方面具有共同特征。

1. **形态结构**　两种布氏锥虫寄生于人体内的阶段是锥鞭毛体(trypomastigote)，具有多态性，可分为细长型和粗短型(图8-3)。细长型长20~40μm，宽1.5~3.5μm，前端较尖细，有一长达6μm的游离鞭毛；粗短型长15~25μm，宽3.5μm，游离鞭毛不足1μm，或不游离。锥鞭毛体有1个细胞核，位于虫体中央稍偏处。动基体呈腊肠型，位于虫体近末端，内含DNA，一端常生出细而长的线粒体。鞭毛起自基体，伸出虫体后，与虫体表膜相连。当鞭毛运动时，表膜伸展，即成波动膜。在吉姆萨或瑞特染色血涂片中，锥鞭毛体胞质呈淡蓝色，核居中，呈红色或红

紫色；动基体为深红色，点状；波动膜为淡蓝色；细胞质内有深蓝色的异染质颗粒。

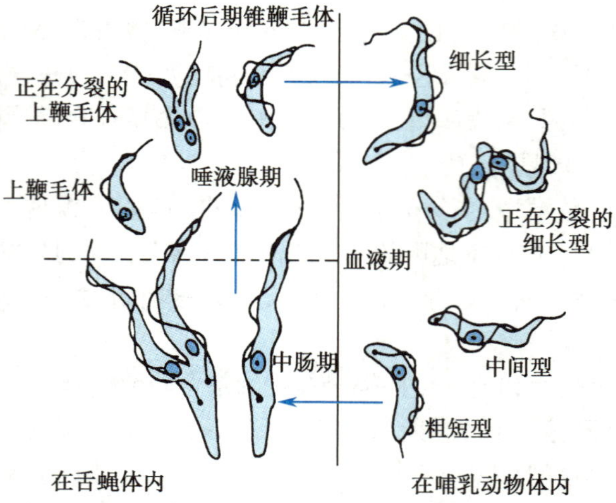

图 8-3　布氏锥虫生活史示意图

2. 生活史　在病程早期，锥鞭毛体存在于血液、淋巴液内，晚期可侵入脑脊液。在两型锥鞭毛体中，仅粗短型对舌蝇有感染性。患者血液内锥鞭毛体被舌蝇吸入体内，在中肠内进行繁殖，发育为细长型锥鞭毛体，以二分裂法增殖。在感染后约 10 天，锥鞭毛体从中肠、前胃、下咽至唾液腺，附着于细胞上，并转变为上鞭毛体（epimastigote）。经分裂增殖最后转变为循环后期锥鞭毛体（metacyclic trypomastigote），其外形短粗，无鞭毛，对人具有感染性。当受染舌蝇刺吸人血时，循环后期锥鞭毛体随涎液进入人体皮下组织，转变为细长型，经繁殖后进入血液。

3. 致病　两种布氏锥虫感染所致病程不尽相同。布氏冈比亚锥虫病呈慢性过程，病程数月至数年；布氏罗得西亚锥虫病则呈急性过程，病程为 3~9 个月。有些患者在中枢神经系统未侵犯之前，即已死亡。锥虫侵入人体后的病理过程和临床表现包括：

（1）初发反应期：锥鞭毛体在侵入的局部增殖，引起淋巴细胞、组织细胞、少量嗜酸性粒细胞和巨噬细胞浸润，导致局部红肿，称锥虫下疳（trypanosomal chancre），其在被舌蝇叮咬后约 1 周出现，初为结节，以后肿胀，形成硬结，有痛感，持续约 3 周后消退。

（2）血淋巴期：感染后 5~12 天，锥虫进入血液和组织间淋巴液，出现锥虫血症，可引起脾大和全身淋巴结肿大，是该期的主要特征。肿大淋巴结质坚韧，无压痛，不粘连，直径约 1cm，称 Winterbottom 征，在冈比亚锥虫病较明显。患者还可出现发热、头痛、关节痛、肢体痛及心肌炎、心外膜炎及心包积液等症状。其他体征有深部感觉过敏（Kerandel 征）等。

（3）脑膜脑炎期：发病数月或数年后，锥虫可侵入中枢神经系统。常见病变为弥漫性软脑膜炎，脑皮质充血和水肿，神经元变性，胶质细胞增生。患者主要表现为个性改变，呈无欲状态。以后出现异常反射，深部感觉过敏、共济失调、震颤、痉挛、嗜睡，最后昏睡。

4. 诊断　病原学检查：取患者血液涂片染色镜检。当血中虫数多时，锥鞭毛体以细长型为主，血中虫数因宿主免疫反应而减少时，则以粗短型居多。必要时取淋巴液、脑脊液、骨髓穿刺液、淋巴结穿刺物等做涂片检查。此外，取上述标本进行动物接种也是一种有用的检查方法。

5. 流行与防治　布氏冈比亚锥虫的主要传染源为患者和带虫者。牛、猪、山羊、犬等动物可能是保虫宿主。主要传播媒介是须舌蝇（*Glossina palpalis*）、拟寄舌蝇（*G.tachinoides*）和棕足舌蝇（*G.fuscipes*）。这类舌蝇在沿河流或植物稠密地带孳生。

布氏罗得西亚锥虫的传染源是人（猎人、渔民和采集工人），非洲羚羊、牛、狮、鬣狗等动物为保虫宿主。主要传播媒介为刺舌蝇(*G.morsitans*)、淡足舌蝇(*G.pallidipes*)及丝舌蝇(*G.swynnertoni*)。这类舌蝇孳生在东非热带草原和湖岸矮林地带及草丛地带。

治疗药物舒拉明钠(suramin)和喷他咪对非洲锥虫病早期治疗有效。对已累及中枢神经系统的病例,可使用硫砷嘧啶治疗。同时,可改变舌蝇孳生环境,如清除灌木林和喷洒杀虫剂等措施控制媒介传播。

二、枯氏锥虫

枯氏锥虫,又称克氏锥虫,属人体粪源性锥虫,是枯氏锥虫病即恰加斯病的病原体,主要分布于南美和中美,故又称美洲锥虫。传播媒介是锥蝽。

1. **形态结构** 枯氏锥虫因寄生环境不同,有3种不同形态:无鞭毛体、上鞭毛体和锥鞭毛体。无鞭毛体存在于细胞内,圆形或卵圆形,大小为2.4~6.5μm,有核和动基体,鞭毛很短或无。上鞭毛体存在于锥蝽的消化道内,纺锤形,长约20~40μm,动基体在核的前方,游离鞭毛自核的前方发出。锥鞭毛体存在于宿主血液或锥蝽的后肠内(循环后期锥鞭毛体),大小(11.7~30.4)μm×(0.7~5.9)μm,游离鞭毛自核的后方发出。在血液内,外形弯曲如新月状。

2. **生活史** 锥蝽从人体或哺乳类动物(如犬、狐、松鼠、家鼠等)吸入含有锥鞭毛体的血液后,锥鞭毛体在前肠内失去游离鞭毛,转变为无鞭毛体,以二分裂增殖。而后转变为球鞭毛体(sphaeromastigote)进入中肠,发育为上鞭毛体。上鞭毛体出现于直肠,并附于上皮细胞上,虫体变圆发育为循环后期锥鞭毛体,为感染阶段。当受染的锥蝽吸血时,循环后期锥鞭毛体随锥蝽粪便经皮肤伤口或黏膜进入人体。

循环后期锥鞭毛体侵入人体组织细胞内,转变为无鞭毛体,经二分裂增殖后形成假包囊(其内含数百个无鞭毛体),随后经上鞭毛体转变为小而活动的锥鞭毛体,锥鞭毛体破假包囊而出,进入血液,再侵入新的组织细胞。

此外,宿主还可通过输血、母乳、胎盘或食入被传染性锥蝽粪便污染的食物而获得感染。

3. **致病** 潜伏期为1~3周,此期无鞭毛体在细胞内增殖,是主要致病阶段,锥鞭毛体在细胞之间传播。致病过程分急性期和慢性期。

(1)急性期:锥虫侵入部位的皮下结缔组织出现炎症反应,叮咬局部出现结节,称为恰加斯肿(Chagoma)。如侵入部位在眼结膜,则一侧性眼眶周围水肿、结膜炎及耳前淋巴结炎(Romana征),为急性恰加斯病的典型特征。锥虫侵入组织后的主要临床表现为头痛、倦怠、发热、广泛的淋巴结肿大及肝脾大,伴有呕吐、腹泻或脑膜炎症状,还可有心动过缓、心肌炎等心脏症状。此期持续4~5周,大多数患者自急性期恢复后进入隐匿期,有些患者则转变为慢性期。

(2)慢性期:常出现在感染10~20年后,主要病变为心肌炎,食管与结肠出现肥大和扩张,继之形成巨食管(megaesophagus)和巨结肠(megacolon),患者进食和排便均感极度困难。心脏病变是此期最常见的后遗症和致死原因。慢性期,血中和组织内很难找到锥虫。

4. **诊断** 在急性期,血中锥鞭毛体数量多,可采用血涂片染色镜检。在隐匿期或慢性期,血中锥虫少,可用血液接种鼠体或用NNN培养基培养,或试用接种诊断法,即用人工饲养的未受感染的锥蝽幼虫饲养受检者血液,10~30天后检查锥蝽幼虫肠道内有无锥虫。也可采用免疫学方法辅助诊断。对于检测虫数极低的血液标本,可采用PCR及DNA探针方法以提高检出率。

5. **流行与防治** 恰加斯病主要流行于中美洲和南美洲居住条件较差的农村地区,是自然疫源性疾病和人兽共患寄生虫病。多种哺乳动物宿主作为枯氏锥虫的保虫宿主,如狐、松鼠、食蚁兽、犰狳、犬、猫、家鼠等。

目前常用的治疗药物有硝基呋喃(nitrofuran)类衍生物硝呋莫司(nifurtimox),可抑制虫血症,减轻临床症状,降低死亡率,对急性期有一定效果。

预防本病的重要措施包括:改善居住条件和房屋结构,防止锥蝽在室内孳生和栖息;滞留喷洒杀虫剂杀灭室内锥蝽;加强对孕妇和献血者锥虫检查等,尽量消灭保虫宿主。

(王卫杰)

第三节　蓝氏贾第鞭毛虫

蓝氏贾第鞭毛虫(*Giardia lamblia* Stile,1915,亦称 *G.intestinalis* 或 *G.duodenalis*)简称贾第虫,主要寄生于人或哺乳动物的小肠,引起以腹泻和消化不良为主要症状的贾第虫病(giardiasis)。本虫体偶尔也可侵入胆道系统引起胆囊炎、胆管炎等炎性病变。1681 年,荷兰学者 van Leeuwenhoek 首先在自己的腹泻粪便中发现本虫体。自 20 世纪 70 年代以来,贾第虫病在世界各地不断流行或暴发流行,现已被列入危害人类健康的十种主要寄生虫病之一。贾第虫在旅游者中易感染并引起腹泻,因此也称旅游者腹泻。由于贾第虫病可与艾滋病合并感染,近年来更加引起广泛重视。

临床思维拓展

病案:患儿,4 岁,不明原因腹痛、腹泻、厌食,病程 1 个月。在当地县医院诊断为肠炎,用抗生素、助消化药物治疗效果不佳而转院。患儿入院后查体:消瘦,精神欠佳,自觉乏力,腹痛、腹胀、呕吐、嗳气,大便每天 2~6 次,稀便或水样便,无脓血。实验室检查:白细胞计数 9.9×10^9/L,中性粒细胞比例 0.70,淋巴细胞比例 0.19,嗜酸性粒细胞比例 0.11;红细胞计数 3.5×10^{12}/L,血红蛋白 113g/L。大便常规检查:黄色水样便,白细胞偶见,脂肪球(++)。初检未见寄生虫,经复查检测到贾第虫滋养体,后诊断为贾第虫腹泻,用甲硝唑治疗,每天 15mg/kg,分 3 次口服,服药 7 天后痊愈出院。

问题与解析:

1. 分析该患儿误诊为肠炎的原因。
2. 患儿诊断为贾第虫腹泻的临床和实验室依据各是什么?
3. 如何预防本病?

(解析见数字资源)

【形态结构】

贾第虫发育分为滋养体和包囊两个阶段。

1. **滋养体**　虫体呈纵切倒置的半个梨形,两侧对称,背部隆起,腹面扁平。虫体长 9~21μm,宽 5~15μm,厚 2~4μm。腹面前半部向内凹陷形成吸器,分左右两个,虫体借此吸附于宿主肠黏膜。虫体前部中线两侧各有一个细胞核,关于核内是否具有核仁,学者们曾争论不一,近期的研究表明核内确有核仁结构。虫体有前侧、后侧、腹侧和尾鞭毛各 1 对,4 对鞭毛均发自两核之间的基体,虫体借助鞭毛摆动作活泼的翻滚运动。1 对平行的轴柱由前向后纵贯虫体中部与尾鞭毛相连接,将虫体分为均等的两半。1 对半月形的中体(median body)与轴柱 1/2 处相交(图 8-4)。

2. **包囊**　呈椭圆形,长 8~14μm,宽 7~10μm,囊壁厚,与虫体间有明显间隙。未成熟包囊有 2 个细胞核,成熟包囊有 4 个核,多偏于包囊的一端。囊内还可见中体、鞭毛等早期结构(图 8-4)。

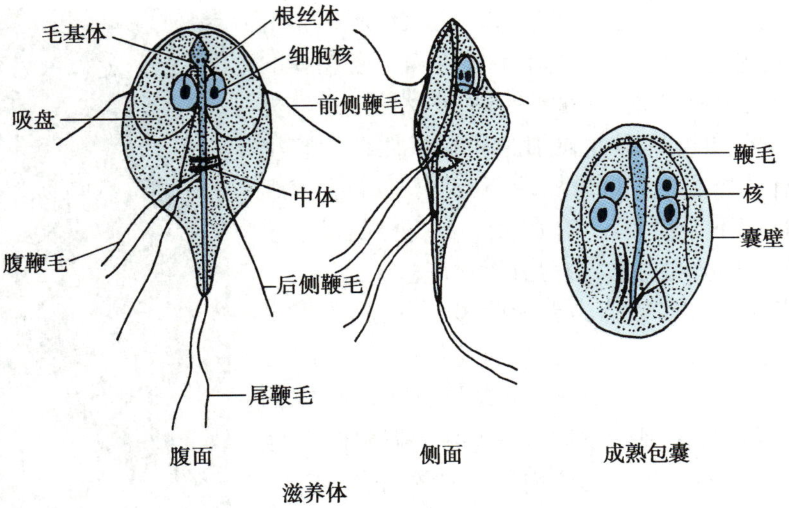

图 8-4 蓝氏贾第鞭毛虫滋养体、包囊模式图

【生活史】

蓝氏贾第鞭毛虫生活史简单,有滋养体和包囊两个阶段。成熟的四核包囊随污染的食物和饮水进入人体后,在十二指肠脱囊转变为 2 个滋养体。滋养体主要寄生于十二指肠或空肠内,偶尔也可进入胆囊或者其他部位,靠吸器吸附在肠壁上,以纵二分裂法进行繁殖。部分滋养体落入肠腔,因环境改变,在回肠后段或大肠内形成包囊,随粪便排出体外。一般包囊只见于成形粪便内,滋养体见于腹泻粪便内。贾第虫繁殖能力极强,一次正常粪便中可有包囊 9 亿个,一次腹泻粪便中滋养体可超过 140 亿个。包囊的抵抗力强,在水中和温度较低环境中可存活数天至 1 月之久。另外,多种动物(海狸、牛、羊、犬)可作为保虫宿主,引起人和动物之间的交叉感染。

【致病】

1. 致病机制 贾第虫的致病机制目前尚不完全清楚,一般认为与虫株毒力、宿主营养状况、免疫状态以及共生环境等因素有关。

(1) 虫株毒力:贾第虫有多种基因型或分离株。Nash 等(1987)报告,用致病力较强的 GS 株包囊感染志愿者,10 名志愿者均获得感染,且有 5 人出现了临床症状,而用致病力较弱的 ISR 株感染另 5 名志愿者,则无一人受染。此外,他们还用 GS 株可表达 72kDa 和 200kDa 表面抗原的 2 个克隆株分别感染志愿者,结果接受表达 72kDa 表面抗原克隆株的 4 名志愿者全被感染,而另一组中的 13 名志愿者中仅 1 人受染。这些实验说明不同虫株以及相同虫株表达不同表面抗原的克隆株之间的毒力是不同的。

(2) 宿主丙种球蛋白缺乏:丙种球蛋白缺乏大多为后天性,少数为先天性,丙种球蛋白缺乏者不仅对贾第虫易感,还可导致慢性腹泻和吸收不良。有学者认为,IgA 缺乏是导致贾第虫病的重要原因。胃肠道分泌的 IgA 与胃肠道内原虫的清除有关。研究表明,贾第虫滋养体能分泌降解 IgA 的蛋白酶,因而得以在小肠内寄生和繁殖。

(3) 宿主二糖酶缺乏:在贾第虫病患者和感染动物体内,二糖酶均有不同程度的缺乏。动物实验显示,当宿主二糖酶不足时,滋养体可直接损伤小鼠的肠黏膜细胞,导致肠绒毛变短甚至扁平,提示二糖酶缺乏可能是小肠黏膜病变加重的原因,也是引起腹泻的重要因素。

(4) 其他:大量滋养体覆盖于肠黏膜上(图 8-5)和吸器对肠黏膜表面的机械性损伤,可致肠绒毛萎缩;虫体分泌物和代谢产物对肠黏膜微绒毛的化学性损伤,影响了肠黏膜的吸收功能,使维生素 B_{12}、乳糖、脂肪和蛋白质等吸收减少。

(5)病理改变：一般情况下，滋养体不侵入小肠黏膜上皮组织，如有大量虫体寄生时，虫体不仅阻隔了肠黏膜的吸收面积，还可侵入肠黏膜。小肠黏膜呈典型的卡他性炎症改变，黏膜固有层可见中性粒细胞和嗜酸性粒细胞浸润，上皮细胞有丝分裂相数目增加，绒毛变短变粗，上皮细胞坏死脱落，黏膜下派伊尔小结(Peyer patches)明显增生等。这些病理改变是可逆的，治疗后即可恢复。

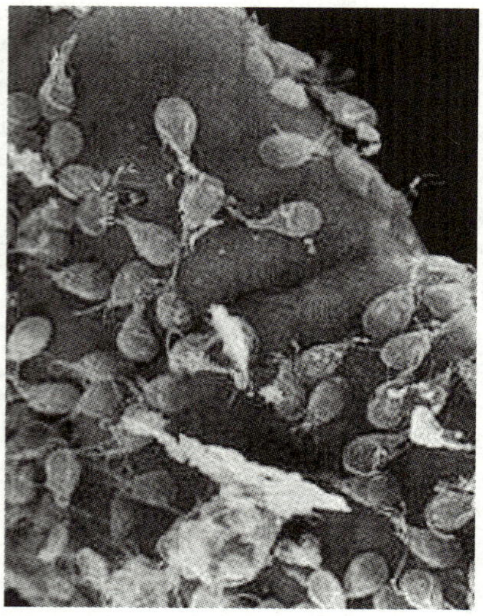
图 8-5　吸附于小肠黏膜表面的滋养体扫描电镜图

2. **临床表现**　大多数感染者无明显症状，称为带虫者。少数感染者出现临床症状。感染后潜伏期一般为 1~2 周。急性期主要表现为恶心、厌食、上腹及全身不适，或伴低热、寒战。此后，可出现暴发性恶臭水泻，胃肠胀气，呃逆和上中腹部痉挛性疼痛。粪便内偶见黏液，极少带血。亚急性或慢性患者比较多见，表现为间歇排恶臭味软便(或呈粥样)、伴腹胀、痉挛性腹痛，或有恶心、厌食、嗳气、烧心、头痛、便秘和体重减轻等症状。严重感染的患儿病程可持续数月甚至数年，表现为周期性稀便、甚臭、吸收不良、脂肪泻、衰弱和体重减轻等，数年不愈可致营养不良、贫血及身体发育障碍。贾第虫偶可侵入胆道系统，可引起胆囊炎、胆管炎，临床上表现为上腹部疼痛、食欲减退、肝肿大和脂肪代谢障碍等。

3. **免疫**　宿主非特异性免疫，如乳汁内的游离脂肪酸及肠黏膜本身对贾第虫感染均具有不同程度的防御作用。

贾第虫抗原主要有分泌抗原和表面抗原两种。分泌抗原为虫体的排泄 - 分泌物，表面抗原为细胞表面的蛋白质，多富含半胱氨酸蛋白(cysteine-rich proteins)，为表面变异蛋白(variant surface protein)。表面抗原发生变异可能是虫体逃避宿主免疫攻击的一种方式。一些虫株的表面抗原可通过抵抗宿主蛋白水解酶的水解作用来逃避宿主的免疫攻击。

宿主的体液和细胞免疫效应对贾第虫感染均有不同程度的保护作用。血内特异性 IgG 和 IgM 抗体通过补体(C1 和 C9)依赖的细胞毒作用杀伤滋养体；肠道内特异性分泌型 IgA 抗体对虫体有清除作用；受染母亲乳汁中特异性 IgG 和 IgA 抗体对婴儿有保护作用。宿主体内的细胞免疫反应可能是通过抗体依赖性细胞介导的细胞毒作用(antibody-dependent cell-mediated cytotoxicity，ADCC)发挥作用。

【实验诊断】

1. **病原学检查**

(1)粪便检查：简单而可靠。急性期取新鲜粪便标本做生理盐水涂片，显微镜下检查滋养体。慢性期可用 2% 碘液直接涂片、硫酸锌浮聚法或醛 - 醚浓集法，在患者成形粪便内查包囊。由于包囊排出具有间断性，应隔日查一次，连续查三次以上，可提高检出率。

(2)十二指肠液或胆汁检查：对粪检阴性又疑为贾第虫病患者，可取十二指肠引流液，做生理盐水直接涂片或离心浓集法检查滋养体，阳性率较高。

(3)肠检胶囊法：禁食后，受检者吞下装有尼龙线的胶囊，胶囊溶解 3~4h 后，囊内尼龙线达到十二指肠和空肠，滋养体可黏附在尼龙线上，缓慢拉出尼龙线，刮取黏附物镜检，查活的滋养体。

(4)小肠活体组织检查：用纤维内镜在小肠 Treitz 韧带附近钳取黏膜组织，先做压片初检，再经固定后吉姆萨染色镜检，滋养体染成紫色，而小肠上皮细胞呈粉红色，二者容易鉴别。但此法不易被患者接受，故很少使用。

2. **免疫学检查**　ELISA 法诊断贾第虫病有较高的敏感性和特异性，阳性率可达

75%~81%。有学者用纯培养的滋养体制备成可溶性抗原，对有症状的贾第虫感染者进行检测，抗体阳性率为75%左右，而用DOT-ELISA法检测贾第虫病患者，其敏感性为100%、特异性为93.8%。间接荧光抗体试验（IFAT）阳性率可达81%~97%，有症状患者阳性率高于无明显症状者，其特异性较强，重复性也较好。对流免疫电泳法（CIE）检测贾第虫抗原，可用于早期诊断、考核药物疗效及流行病学调查，阳性率可达90%左右，与粪检阳性的符合率高达98.5%，敏感性和可靠性与粪检类似。间接血凝试验(IHA)检测患者体内贾第虫抗体，操作简便，敏感性高，但特异性和重复性较差。单克隆抗体荧光法检测粪便中的抗原，敏感性高，可用于筛查疑似贾第虫感染，该方法若检测出粪便或其他样品中抗原，提示为现症感染。

3. **分子生物学检查** 用生物素标记的贾第虫滋养体全基因组DNA或用放射性物质标记的DNA片段制成DNA探针检测，具有较高的敏感性和特异性。PCR检测贾第虫的敏感性和特异性均很高，可检出2pg的贾第虫滋养体基因组DNA。

【流行】

贾第虫病呈世界性分布，据估计全球感染率约为1%~20%。本虫在发达国家和发展中国家均有广泛流行。美国将贾第虫称为“头号肠道寄生虫”，1965—1981年间，美国曾有53次贾第虫病的暴发流行，累计病例达20 039例。加拿大贾第虫的人群感染率为4%~10%，澳大利亚城市居民感染率为5.7%。在英国，贾第虫病被列为必须报告的传染病之一，年发病率位于传染病的首位。贾第虫病在发展中国家流行也十分严重，感染人数估计为2.5亿，尤其在经济落后和卫生状况差的国家和地区，如泰国、印度、斯里兰卡、埃及、土耳其、津巴布韦等国的感染率均较高，有报道土耳其居民贾第虫的感染率达69.5%。

贾第虫在我国各地人群均有流行，感染率约1%~10%。蒋则孝等1988—1991年对全国30个省（市、区）726个县市1 477 742人进行贾第虫感染调查，结果贾第虫的感染率为2.52%，其中新疆的感染率最高（9.26%），其次为西藏（8.22%）和河南（7.18%），而吉林、辽宁、内蒙古等省（自治区）的感染率则较低。

贾第虫病的传染源为粪便内含有包囊的患者、带虫者及保虫宿主，其中无症状的包囊携带者是主要传染源，动物保虫宿主包括野生动物（如河狸、美洲驼、狼等）、家养动物（如猫、犬、牛、马、羊、猪等）。贾第虫包囊对外界环境有较强的抵抗力，除3%苯酚和2%碘酒对包囊有较强的杀灭作用外，许多常用消毒剂在标准浓度下对包囊无杀灭作用。贾第虫包囊在日常调味品，如酱油、醋中的存活率也较高，而且对低温的耐受力也较强，在4℃可存活2个月以上，在37℃尚可存活4天。贾第虫病的主要传播途径是经水传播，饮用水被污染是造成本病暴发和流行的主要原因。食物传播是贾第虫传播的另一途径，食物污染主要来自感染贾第虫的食物操作者或管理者，蔬菜被含有贾第虫包囊的水体污染也可导致传播。此外，贾第虫还可通过人-人接触传播。幼儿园、小学以及家庭成员间由于人与人之间的接触，导致经“手—口”途经传播。同性恋者的肛交方式可导致包囊的传播，因此贾第虫病在欧美等国家也是一种性传播疾病。另外，苍蝇、蟑螂等昆虫在某些情况下也可能成为传播媒介。任何年龄的人群对贾第虫均易感，但儿童、年老体弱者、免疫功能不全者及男同性恋者尤其易感。

【防治】

积极治疗患者和带虫者，减少传染源；加强人和动物宿主粪便管理，防止水源污染；对自来水要进行常规处理，防止水源性贾第虫病的暴发；注意个人卫生和饮食卫生，不生食蔬菜或未削皮的水果，旅游者的饮水应煮沸后饮用。艾滋病患者及其他免疫功能低下者，均应接受防止贾第虫感染的预防和治疗措施。治疗贾第虫病的常用药物有甲硝唑（灭滴灵）、呋喃唑酮（痢特灵）、替硝唑等，巴龙霉素也有较好的治疗效果，尤其适用于感染贾第虫的妊娠期妇女。

（卢致民）

第四节 阴道毛滴虫

阴道毛滴虫(*Trichomonas vaginalis* Donne,1837)简称阴道滴虫,主要寄生于女性阴道、尿道以及男性尿道、前列腺内,可引起滴虫性阴道炎(trichomonas vaginitis)、尿道炎或前列腺炎,是一种以性传播为主的传染病。本虫呈全球性分布,人群感染较普遍。

临床思维拓展

病案:患者,女性,32岁,已婚。自述近半月白带增多,泡沫状、有腥臭味,外阴瘙痒难忍、烧灼感,偶而尿频、尿痛,并有性交痛。因严重影响其工作和生活,遂到医院妇科就诊。妇科检查:外阴红肿,阴道壁黏膜充血、水肿,阴道内大量灰白色分泌物,泡沫状,伴有腥臭味。自阴道后穹隆取分泌物做生理盐水涂片,显微镜下查到活动的滋养体,遂确诊为滴虫性阴道炎。给予抗滴虫治疗,医生建议夫妻双方同查、同治。患者接受建议积极配合治疗。1周后症状明显好转,10天后恢复正常。阴道分泌物复查,阴道滴虫阴性。

问题与解析:

1. 试述滴虫性阴道炎的发病机制和临床表现。
2. 试述滴虫性阴道炎的传播方式和预防措施。

(解析见数字资源)

【形态结构】

阴道毛滴虫生活史过程中仅有滋养体而无包囊。

活的滋养体无色透明,有折光性,体态多变,活动力强。固定染色后呈椭圆形或梨形,体长7~23μm,宽5~15μm。虫体前1/3处有1个椭圆形泡状细胞核,核上缘有5颗毛基体排列成环状,由此发出5根鞭毛,其中4根前鞭毛,1根后鞭毛。虫体外侧前1/2处有一波动膜,是细胞质延伸形成的极薄膜状物,其外缘与向后延伸的后鞭毛相连,但后鞭毛不游离于波动膜之外。虫体借助鞭毛和波动膜作螺旋式运动。1根轴柱(axostyle),纤细透明,由前向后纵贯虫体中央,自后端伸出体外。虫体胞质内有深染的颗粒,是该虫特有的氢化酶体(hydrogenosome)(图8-6)。

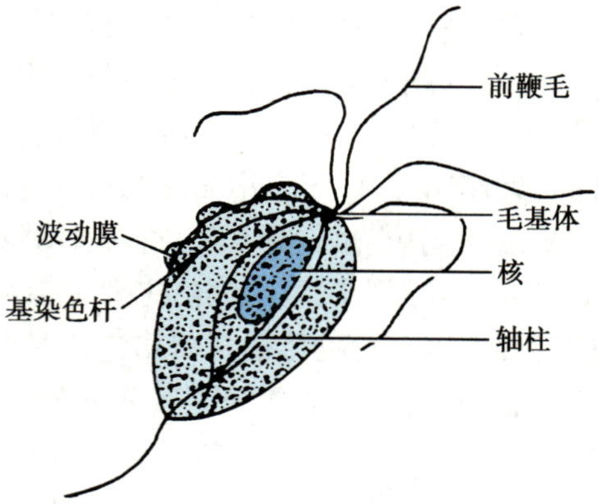

图8-6 阴道毛滴虫滋养体模式图

【生活史】

阴道毛滴虫生活史只有滋养体,无包囊期。滋养体主要寄生于女性阴道,尤以后穹隆处多见,偶尔可以侵入尿道、子宫等部位;男性感染一般寄生于尿道、前列腺,也可侵及睾丸、附睾或包皮下组织。虫体以渗透、吞噬或吞饮的方式获取营养,并以纵二分裂方式繁殖。滋养体既是繁殖阶段,也是感染阶段和致病阶段,其对外界的抵抗力较强,可通过直接接触或间接接触的方式在人群中传播。

【致病】

1. **致病机制** 阴道毛滴虫的致病力与虫株毒力、宿主生理状态、免疫力、内分泌以及阴道内环境等密切相关。阴道内菌群较复杂，包括正常菌群、条件致病菌或致病性微生物，这些微生物相互间具有拮抗作用。其中，乳酸杆菌在阴道的生物屏障和酸性环境的维持及抗感染等方面起到主要作用。健康女性阴道内有大量乳酸杆菌，是阴道正常菌群中最重要的益生菌成员，其可酵解阴道黏膜上皮细胞内糖原产生乳酸，使阴道内保持酸性环境（pH 3.8~4.4），能抑制其他细菌的生长繁殖，这种生态效应称为“阴道的自净作用”。阴道滴虫寄生于阴道内，可消耗阴道上皮内糖原，妨碍乳酸杆菌的酵解作用，降低乳酸浓度，使阴道内 pH 由原来的酸性转为中性或碱性，从而破坏了“阴道的自净作用”，使虫体得以大量繁殖并促进继发性细菌感染，加重炎症反应。

体外实验表明，本虫对阴道上皮细胞的破坏为接触依赖性细胞病变效应（contact-dependent cytopathic effect）。虫体通过接触并黏附于靶细胞后发挥杀伤作用。实验证明，虫体表面至少有 4 种蛋白参与该杀伤方式的细胞黏附过程。其次，虫体可吞噬阴道上皮细胞，也是其致病因素之一。此外，虫体的鞭毛还可分泌细胞离散因子（cell-detaching factor），其可促进靶细胞解离。滴虫病的症状还受阴道内雌激素浓度的影响，雌激素浓度越高，症状越轻，反之亦然。滴虫感染与宫颈癌的关系受到关注。滴虫感染可以增加艾滋病的传播风险。当母体患有滴虫性阴道炎时，婴儿出生可患上滴虫性结膜炎或呼吸道滴虫感染。

滴虫性阴道炎的主要病理学改变为阴道壁黏膜充血、水肿，上皮细胞变性脱落，白细胞浸润等。

2. **临床表现** 大多数女性感染阴道毛滴虫后无临床表现或症状轻微，成为带虫者。约 50% 的无症状带虫者可在半年内出现症状。滴虫性阴道炎患者主要症状有白带增多呈泡沫状，伴有特殊气味，外阴瘙痒、烧灼感，性交痛等。妇科检查可见外阴红肿，阴道壁黏膜充血、水肿，阴道内分泌物增多、从少量稀薄到大量稠厚不等，子宫颈充血、水肿，少数患者子宫颈弥漫性糜烂、点状出血，称为“草莓状宫颈”。若合并细菌感染，白带可呈脓液状、黏液状或水状。若侵犯泌尿道可出现尿频、尿急、尿痛等尿道刺激症状，为滴虫性尿道炎。阴道滴虫如侵犯膀胱，可致滴虫性膀胱炎，常导致排尿困难。

男性感染者多无明显临床表现，常被忽视，成为带虫者，导致伴侣的连续重复感染。部分感染者可引起尿道炎、前列腺炎、附睾炎等，表现为尿痛、夜尿、前列腺肿大及触痛，尿道口痒感或有少量分泌物。阴道毛滴虫能吞噬精子，分泌物阻碍精子存活，导致不孕不育。

【实验诊断】

1. **病原学检查** 在阴道分泌物、尿液沉淀物或前列腺液中查到滋养体为确诊依据。

（1）生理盐水直接涂片法：用消毒的棉拭子从阴道后穹隆及阴道壁取分泌物，做生理盐水涂片，显微镜下可以观察到活的滋养体。标本送检时要注意保温，以防虫体死亡。

（2）涂片染色法：涂片经瑞特或吉姆萨染色后镜检，可观察虫体结构、阴道细胞和微生物相，了解清洁度。

（3）离心沉淀法：疑似滴虫性尿道炎患者，可将尿液离心沉淀后涂片镜检。

（4）培养法：主要用于可疑感染，镜检阴性者。将分泌物接种于肝浸液培养基中，37℃培养 48 小时后镜检。检出率高，但耗时长。

2. **免疫学检查** 常用的免疫学检查方法有酶联免疫吸附试验（ELISA）、间接血凝试验（IHA）、胶乳凝集试验（LAT）、间接免疫荧光试验（IFA）等。

3. **分子生物学检验** DNA 探针技术、PCR 可用于阴道滴虫感染的诊断。

【流行】

阴道毛滴虫呈世界性分布，据统计，全世界每年阴道毛滴虫感染者超过 2 亿。该病在我国的流行也很广泛，各地感染率不同，一般为 5%~20%，以 20~40 岁的女性感染率最高。传染源为滴虫性阴道炎患者、带虫者及男性感染者。传播途径有直接传播和间接传播两种方式。前者主要通过性交传播，后者主要通过使用公共浴池、各种浴具、游泳池、租用泳衣、坐式马桶或被阴道毛滴虫污染的衣物、器械等传播。另外，家庭成员间互用浴盆及医源性交叉感染也可导致间接传播。阴道毛滴虫在外界环境中有较强的抵抗力，如在半干燥环境中可生存 14~20h，-10℃至少可存活 7h，在潮湿的毛巾、衣裤中能存活 23h，2~3℃水中可存活 65h，40℃水中能存活 102h，在 46℃水中能生存 20~60min，在普通肥皂水中也能生存 45~150min。因此，若不注意预防，在人群中可通过多种间接传播的方式引起感染及流行。阴道毛滴虫在冷藏保存的精液中可存活，人工授精可能引起滴虫感染。

【防治】

开展卫生宣教，注意个人卫生和经期卫生，不用公共浴具，提倡淋浴，慎用公共坐式马桶，避免不洁的性生活是预防本病的主要措施。积极开展普查普治，及时治疗患者和无症状带虫者，以减少和控制传染源。常用的口服药为甲硝唑(灭滴灵)，每次 200mg，3 次 /d，7 天为一疗程；或每次 400mg，2 次 /d，共 5 天。局部治疗可用 1∶5 000 高锰酸钾、1% 乳酸、0.5% 醋酸等冲洗阴道以保持清洁和酸性环境。局部用药有甲硝唑、香葵油精栓剂或扁桃酸栓等，可以提高疗效。出现外阴瘙痒症状时，可用中药外阴洗剂坐浴，切勿搔抓，以免外阴皮肤黏膜破损，继发细菌感染。治疗期间禁止性生活，夫妻双方需同时治疗方可根治。

（卢致民）

第五节 其他鞭毛虫

其他鞭毛虫，如：人毛滴虫、口腔毛滴虫、脆弱双核阿米巴、蠊缨滴虫，详细内容见数字资源。

（卢致民）

本章小结

本章介绍了寄生于人体常见的鞭毛虫，其中对人体危害较大有杜氏利什曼原虫、锥虫、蓝氏贾第鞭毛虫、阴道毛滴虫等。

杜氏利什曼原虫寄生于人和脊椎动物的单核巨噬细胞内，犬是其重要的保虫宿主。生活史包括 2 个阶段：前鞭毛体和无鞭毛体，前者是感染阶段，后者是致病阶段。带有前鞭毛体的白蛉叮咬吸血感染人，在人单核巨噬细胞内发育为无鞭毛体并进行二分裂繁殖。患者可出现长期不规则发热、肝脾大、淋巴结肿大、贫血等症状。病原学诊断包括：骨髓穿刺涂片法查无鞭毛体、培养法查前鞭毛体、动物接种法查无鞭毛体。治疗首选药物葡萄糖酸锑钠，并注意杀灭病犬、消灭白蛉。

布氏冈比亚锥虫和布氏罗得西亚锥虫为非洲锥虫病或称非洲昏睡病的病原体，经舌蝇吸血传播。患者可表现为发热、全身性淋巴结肿大及中枢神经系统症状。病原体检查可取患者血液、淋巴液、脑脊液或骨髓穿刺物镜检或动物接种。枯氏锥虫是美洲锥虫病或恰加斯病的病原体，经锥蝽传播，虫体经皮肤伤口或黏膜感染人，引起侵入部位恰加斯肿及心肌炎、脑炎等症状，病原学检查可采用血涂片和动物接种等方法。

蓝氏贾第鞭毛虫生活史中有滋养体和包囊两个时期，滋养体为倒置的梨形，前部 2 个细胞核，虫体前、后、腹侧和尾部各有 1 对鞭毛。滋养体寄生于小肠上段、胆囊，其落入肠腔后随肠内容物下行至回肠下段及结肠时形成包囊，随宿主粪便排出。包囊椭圆形，含 2~4 个细胞核，四核包囊为感染阶段，人摄入含有四核包囊的食物和饮水而感染，可引起腹泻及胆囊炎。其诊断方法有：粪便检查、十二指肠引流液检查、肠检胶囊法。治疗可用甲硝唑、呋喃唑酮、替硝唑等。

阴道毛滴虫生活史只有滋养体。滋养体梨形，寄生于女性的阴道及尿道、男性的尿道及前列腺，以二分裂法繁殖。滋养体为感染阶段，以直接或间接接触方式传播，可引起滴虫性阴道炎、尿道炎、前列腺炎。其诊断方法有生理盐水涂片法、涂片染色法、培养法。治疗口服药为甲硝唑，局部用药有甲硝唑、香葵油精栓剂等，夫妻双方需同时治疗。

思考题

1. 描述杜氏利什曼原虫前鞭毛体和无鞭毛体的形态特点。
2. 简述杜氏利什曼原虫生活史的基本过程。
3. 简述杜氏利什曼原虫的致病机制和主要临床表现。
4. 黑热病的病原学诊断方法有哪些？
5. 比较布氏锥虫和枯氏锥虫生活史和致病机制的不同。
6. 简述蓝氏贾第鞭毛虫包囊与溶组织内阿米巴包囊的形态结构鉴别。
7. 蓝氏贾第鞭毛虫的寄生部位、致病阶段、感染阶段、感染方式各是什么？
8. 简述阴道毛滴虫引起阴道炎的发病机制。
9. 简述滴虫性阴道炎的实验室诊断方法。

第九章　孢　子　虫

学习目标

1. 掌握　疟原虫红内期、弓形虫滋养体及隐孢子虫卵囊的形态特征、生活史、致病及实验诊断。

2. 熟悉　疟原虫种类、疟原虫及弓形虫的防治原则。

3. 了解　孢子虫纲原虫的特点及种类；疟原虫、弓形虫其他时期的形态与超微结构、营养代谢、免疫特点及流行情况；其他孢子虫，如肉孢子虫、等孢球虫、微孢子虫及人芽囊原虫的危害。

孢子虫属顶复门、孢子虫纲(Class Sporozoa)。全部营寄生生活，生活史较复杂，生殖方式包括无性和有性生殖。无性生殖有裂体增殖及孢子增殖，而有性生殖是通过雌雄配子结合进行的配子生殖。以上两种生殖方式可以在一个宿主或分别在两个不同宿主体内完成，但无性发育的类型和数量及有性分化的差异在各个虫种之间有明显不同。对人体危害较严重的孢子虫主要有疟原虫(*Plasmodium*)、弓形虫(*Toxoplasma*)和隐孢子虫(*Cryptosporidium*)，其他孢子虫，如肉孢子虫(*Sarcocystis*)、等孢球虫(*Isospora*)等也可寄生于人体，引起危害。

第一节　疟　原　虫

疟原虫属于真球虫目(Eucoccidiida)、疟原虫科(Plasmodidae)、疟原虫属(*Plasmodium*)。

疟原虫是疟疾的病原体。疟疾是一种由疟原虫所致的严重危害人类健康的寄生虫病，在中国俗称“打摆子”。疟原虫种类繁多，虫种宿主特异性强，在两栖类、爬行类、鸟类、哺乳动物体内寄生的疟原虫大约有150余种，其中至少有22种见于灵长类宿主。但不同种类的疟原虫其生物学特性有显著差异。常见寄生于人类的疟原虫主要有4种，即间日疟原虫(*Plasmodium vivax*)、恶性疟原虫(*Plasmodium falciparum*)、三日疟原虫(*Plasmodium malariae*)和卵形疟原虫(*Plasmodium ovale*)，分别引起间日疟、恶性疟、三日疟和卵形疟。间日疟原虫、恶性疟原虫和卵形疟原虫均专性寄生于人体，而三日疟原虫既可感染人，也可感染非洲猿类。另外几种猴疟原虫如诺氏疟原虫(*Plasmodium knowlesi*)、吼猴疟原虫(*Plasmodium simium*)、食蟹猴疟原虫(*Plasmodium cynomolgi*)、许氏疟原虫(*Plasmodium schwetzi*)和猪尾猴疟原虫(*Plasmodium inui*)等也有感染人体的报道，其中诺氏疟原虫导致东南亚多次暴发流行疟疾，目前已被公认为是第五种可以感染人体的疟原虫。在我国流行的疟原虫主要为间日疟原虫，其次为恶性疟原虫，三日疟原虫已少见，卵形疟原虫极为罕见，迄今为止仅有几例报道。

疟疾是人类一种古老的疾病，从公元前 2 700 年的中国到 19 世纪的欧洲，每一个文明典籍中都有关于疟疾流行的记录。人们认为，疟疾流行与坏的空气有关，因此，国外古籍中称疟疾为“bad air”，后来意大利学者称疟疾为“malaria”。我国早在 3 000 多年前的殷商时代，人们已经对疟疾的症状就有所认识，称疟疾为“瘴气”，其意与“malaria”相近。直到 1880 年，法国军医 Laveran 首先在恶性疟患者血液中发现了疟疾的病原体—疟原虫；而英国科学家 Manson 和英国军医 Ross 在印度开展的相关工作证实了按蚊是疟疾的传播媒介，并阐明了疟原虫在按蚊体内的生活周期。在随后的近 50 年的时间内，人们逐渐发现疟原虫在侵入红细胞之前有一个肝内裂体增殖阶段，也就是红细胞外期。1977 年由 Lysenko 等提出子孢子休眠学说。

临床思维拓展

病案：患者，男，52 岁，福建人，在缅甸打工，2005 年 7 月 30 日回国，8 月 17 日因发热伴呃逆乏力 10 天入院。入院后查体：T 39.6℃，P 81 次 /min，R 22 次 /min，BP 92/63mmHg，巩膜轻度黄染，双肺呼吸音清，未闻及干湿啰音，巴宾斯基（Babinski）征和脑膜刺激征阴性；脾大；胸片正常；血常规 PLT 3.7×10^9/L，Hb 121g/L，WBC 8.4×10^9/L。采患者静脉血，在做血生化检测同时制作疟疾血片，瑞特染色，镜检发现疟原虫。根据临床症状及血中疟原虫形态，确诊为恶性疟。即给予蒿甲醚片 600mg，5 天分服，患者很快康复，出院 1 个月后随防，未复发。

问题与解析：

1. 本病例综合判断的依据是什么？
2. 本病例的病原学诊断方法有哪些？
3. 怎样治疗和预防本病？

（解析见数字资源）

【形态结构】

作为单细胞原生生物，疟原虫的基本结构包括核、胞质和胞膜，但其形态在发育的各个时期均存在明显的差别。其形态主要以红细胞内期为代表。

1. 疟原虫入侵宿主细胞时期的形态特征

（1）子孢子：侵入肝细胞内的子孢子（sporozoite）形态细长，呈 C 形或 S 形，长约 11μm，直径为 1.0μm。顶端较平，后端钝圆，体表光滑。表膜（pellicle）由一外膜、双层内膜和一层表膜下微管组成。整个表膜基本上被环子孢子蛋白（circumsporozoite protein，CSP）所覆盖，膜下微管自极环向后延伸至核或稍越过核而终止。子孢子的前端顶部有一向内凹入的顶杯（anterior cup），即顶突。在顶突的周围有 3~4 个极环。细胞核一个，长形。有一对电子致密的棒状体，可能开口于顶环。在核的前方或后方，有数量很多的微线体，呈圆形、卵圆形或长形（图 9-1）。

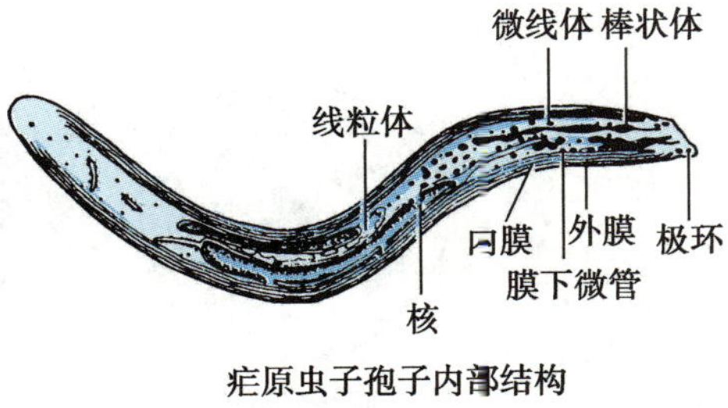

图 9-1　疟原虫子孢子模式图

（2）裂殖子：红细胞内期裂殖子（merozoite）呈卵圆形，大小随虫种略有不同，平均长 1.5μm，直径 1μm。表面有复合膜包绕，虫体前端有一顶突。侧面表膜有一胞口，红内期各期原虫通过胞口摄取宿主细胞质（图 9-2）。

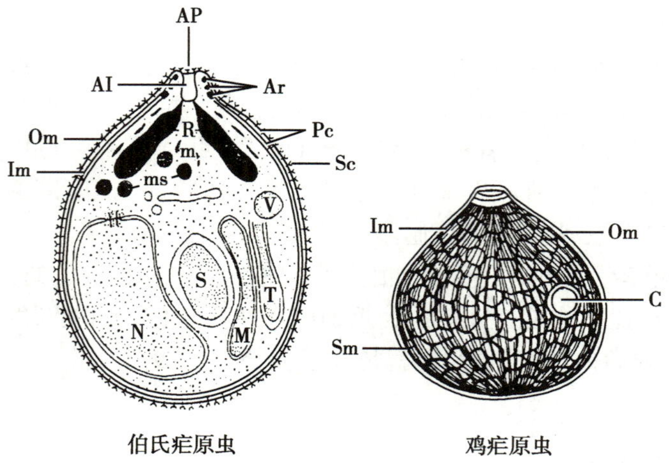

图 9-2　疟原虫裂殖子模式图

AP：顶突；Ar：极环；Om：外膜；Sc：表被；m：微线体；V：小泡；S：球形体；T：舌形结构；AI：顶凹；Pc：复合表膜；Im：内膜；R：棒状体；ms：微球体；N：核；M：线粒体；C：胞口；Sm：膜下微管

2. **疟原虫在肝细胞内发育时期的形态**　关于疟原虫在肝细胞内发育没有明确的分期，大致包括肝期未成熟和成熟裂殖体两个时期。感染第 7 天的间日疟原虫的成熟裂殖体，直径可达 42μm，胞质内含空泡，内含有裂殖子 12 000 个；感染第 6 天的恶性疟原虫的成熟裂殖体，最大直径可达 60μm，胞质无空泡，内含裂殖子约 40 000 个。裂殖子呈圆形或椭圆形，由核和少量的细胞质组成。

3. **疟原虫在红细胞内发育时期的形态**　红细胞内的疟原虫一般分为 3 个主要发育期，滋养体、裂殖体（schizont）和配子体（gametocyte）。血涂片经吉姆萨或瑞特染液染色后，核呈紫红色，胞质为天蓝至深蓝色。早期滋养体以后各期虫体内有消化分解血红蛋白后的最终产物——疟色素（malarial pigment）的沉积，疟色素呈棕黄色、棕褐色或黑褐色。5 种人体疟原虫的基本结构相同，但发育各期的虫体形态又各有不同（表 9-1）。另外，被寄生红细胞的形态有无变化以及变化的特点，对鉴别疟原虫种类很有帮助（图 9-3、见文末彩图 1）。

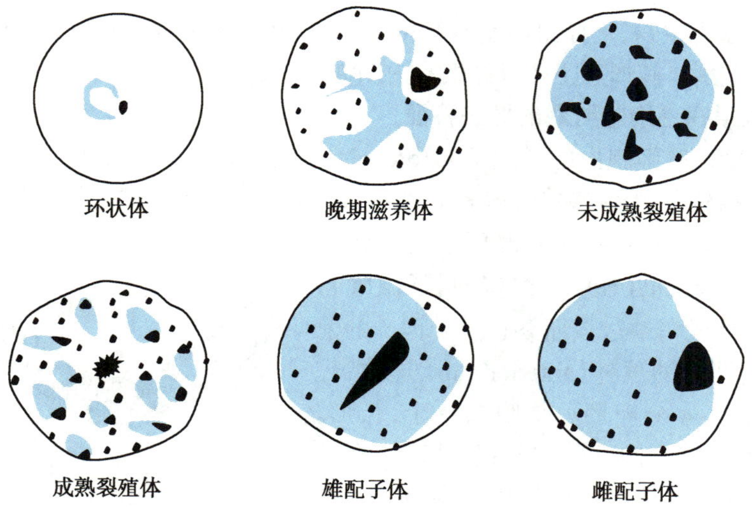

图 9-3　间日疟原虫在红细胞内发育各期的模式图

（1）滋养体：为疟原虫在红细胞内摄食和生长、发育的阶段。滋养体有早、晚期之分。早期滋养体胞核小，胞质少，中间有空泡，虫体多呈环状，故也称为环状体（ring form）。随后虫体长大，胞核增大，胞质增多，有时伸出伪足，胞质中开始出现疟色素，此时的虫体称为晚期滋养体，也称大滋养体。间日疟原虫和卵形疟原虫寄生的红细胞开始变大、变形，颜色变浅，常有细小但明显的红色薛氏点（Schüffner's dots）；被恶性疟原虫寄生的红细胞有粗大的紫褐色茂氏点（Maurer's dots）；被三日疟原虫寄生的红细胞可有微细的淡紫色齐氏点（Ziemann's dots）。

（2）裂殖体：晚期滋养体发育成熟，核开始分裂，但虫体的胞质尚未分裂，此时虫体进入早期裂殖体时期或称为未成熟裂殖体时期；随后核经反复分裂，胞质也随之分裂，每一个核都被部分胞质包裹，形成裂殖子，疟色素集中成团，虫体即发育为成熟裂殖体时期。

（3）配子体：疟原虫经过数次裂体增殖后，部分裂殖子发育为配子体。即侵入红细胞中的裂殖子发育长大，核增大而不再分裂，胞质增多而无伪足，最后发育成为圆形、卵圆形或新月形的个体，称为配子体。配子体有雌、雄（或大、小）之分，如间日疟原虫雌（大）配子体较大，胞质致密，疟色素多而粗大，核致密而偏于虫体一侧或居中；雄（小）配子体较小，胞质稀薄，疟色素少而细小，核质疏松、较大、位于虫体中央。

表 9-1 五种疟原虫薄血膜形态鉴别

	间日疟原虫	恶性疟原虫	三日疟原虫	卵形疟原虫	诺氏疟原虫
红细胞的变化	除早期滋养体外，其余各期均胀大、色浅，晚期滋养体时期红细胞膜上出现较多薛氏小点	正常大小甚或略小，红细胞膜上出现粗大的茂氏小点	正常或略小，红细胞膜上偶见淡紫色、微细的齐氏小点	正常或略大，红细胞呈卵圆形，边缘呈伞矢状，有较多薛氏小点	与三日疟原虫近似
早期滋养体	胞质少，淡蓝色，环约占红细胞直径的 1/3，有 1 个核，偶见 2 个	环状体小，约为红细胞直径的 1/5，也有大小如间日疟环状体的；核 1~2 个，常可见 2~3 个疟原虫挤在 1 个红细胞内，常位于红细胞边缘	环较粗，大小约为红细胞直径的 1/3；有 1 个核；很少在 1 个红细胞内见到 2 个疟原虫	与三日疟原虫近似	形态与恶性疟原虫近似；但环稍大而粗，约为红细胞直径的 1/5~1/4
晚期滋养体	1 个核，胞质增多且不规则，呈阿米巴样，有明显空泡；有黄棕色疟色素，分散于细胞质中	圆形体小，胞质多，无明显空泡，疟色素集中，呈黑褐色	体小，圆形或带状，横贯红细胞；1 个核；疟色素呈粗大颗粒状，分布于虫体边缘	较三日疟原虫大，圆形，无明显空泡；1 个核；疟色素似间日疟原虫，但粗大、量少	与三日疟原虫近似
未成熟裂殖体	有两个以上的核，胞质随核分裂更不规则，无空泡；疟色素开始集中	核开始分裂；胞质多，不规则；疟色素集中，呈黑褐色	核开始分裂，疟色素深褐色，分布不均匀	小，圆形或卵圆形；核开始分裂；疟色素分布不均匀，呈深黄色	与三日疟原虫近似
成熟裂殖体	红细胞被虫体充满，有裂殖子 12~24 个，无固定排列形式；在裂殖子之间可见集中成块状的疟色素	虫体小，有裂殖子 8~26 个，排列无规律，疟色素集中成团	虫体比红细胞小；裂殖子 6~12 个；排列成花瓣状；疟色素集中，深褐色	有 6~14 个裂殖子，排列无规律；疟色素深褐色，集中	与三日疟原虫近似；但裂殖子可多达 16 个

续表

	间日疟原虫	恶性疟原虫	三日疟原虫	卵形疟原虫	诺氏疟原虫
雄配子体	虫体圆形，略小于此时的红细胞，胞质蓝色，核大而疏松，位于中央；疟色素分散于胞质中	腊肠形，两端钝圆；胞质蓝而略带红色；核疏松位于中央；疟色素分散状	圆形，略小于正常红细胞；胞质浅蓝；核红色，大而疏松，位于中央；疟色素分散	形态与三日疟近似；疟色素近似间日疟原虫	与间日疟原虫近似；疟色素呈黑色颗粒状
雌配子体	虫体圆形，胀满此时的红细胞，胞质蓝色，核小而致密且偏位；疟色素分散	新月状；胞质蓝色；核致密，位于中央；疟色素黑色，位于核周	圆形，与正常红细胞等大；胞质浅蓝色；核红色，小而致密；疟色素分散	形态与三日疟近似；疟色素近似间日疟原虫	与间日疟原虫近似；疟色素呈黑色颗粒状

【生活史】

寄生于人体的5种疟原虫生活史基本相同，需要人和雌性按蚊两个宿主。在人体内先后寄生于肝细胞和红细胞内，在肝细胞内，进行裂体增殖，在红细胞内，除进行裂体增殖外，还开始了有性生殖，配子体形成；在蚊体内，完成配子生殖，继而进行孢子增殖（图9-4）。

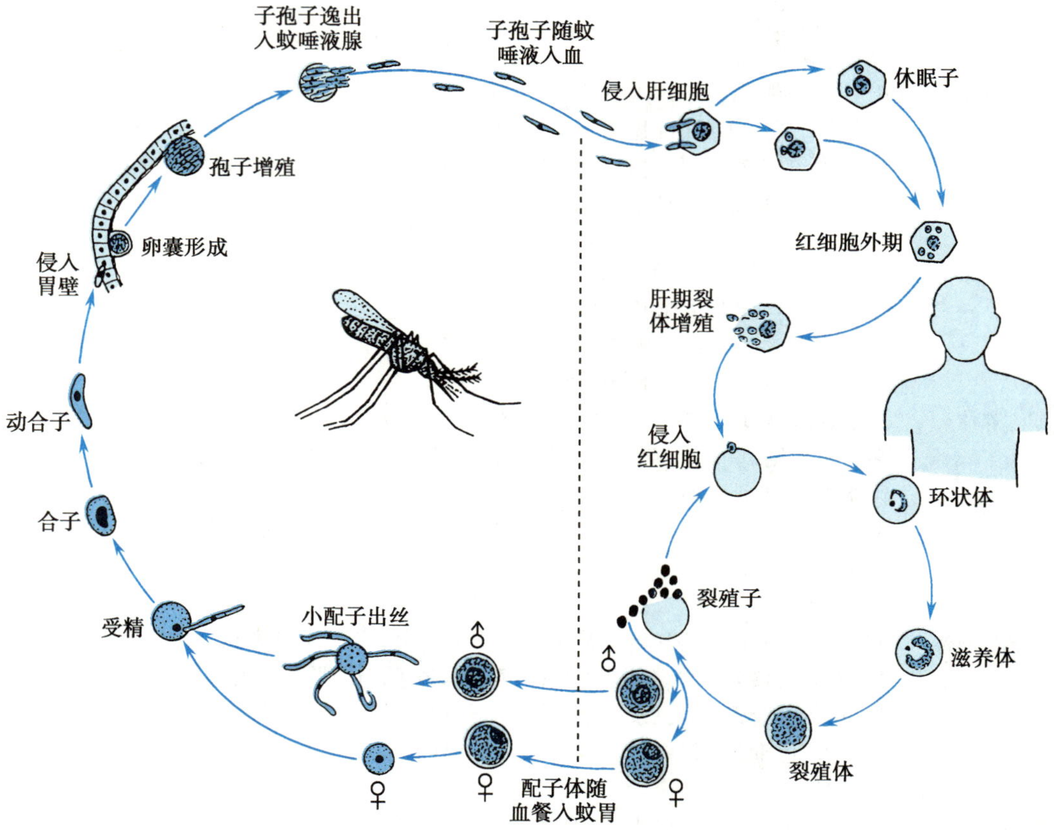

图9-4　疟原虫生活史示意图

1. **在人体内的发育**　分肝细胞内的发育和红细胞内的发育两个时期。

（1）红细胞外期（exo-erythrocytic stage）：简称红外期。当唾腺中带有成熟子孢子的雌性按蚊刺吸人血时，子孢子随唾液进入人体内。从子孢子进入皮下，经血液到侵入肝细胞大约需要30min。研究证实，子孢子在肝细胞内发育前，需要穿越3个肝细胞，导致肝细胞坏死。肝细胞坏死则可诱导肝细胞生长因子(hepatocyte growth factor,HGF)的分泌,促进子孢子在第4个肝细胞纳虫空泡内裂体增殖发育为红细胞外期裂殖体。成熟的红细胞外期裂殖体内含数以万计的裂殖子,并以裂殖子小体(merosome)形式,从肝细胞中出芽逸出。裂殖子小体进入外周血后,释放出裂殖子,一部分裂殖子被巨噬细胞吞噬,其余部分侵入红细胞,开始红细胞内期的发育。间日疟原虫完成红细胞外期的时间平均约8天,恶性疟原虫平均约6天,三日疟原虫约为11~12天,卵形疟原虫约9天。

间日疟原虫和卵形疟原虫的子孢子具有遗传学上不同的两种类型,即速发型子孢子(tachysporozoites)和迟发型子孢子(bradysporozoites)。进入肝细胞内的子孢子若能迅速进行裂体增殖,这种子孢子称为速发型子孢子;若肝细胞内的子孢子需经过一段或长或短(数月至年余)的休眠期后,才完成红细胞外期的裂体增殖,这种子孢子称为迟发型子孢子,亦被称之为休眠子(hypnozoite)。恶性疟原虫、三日疟原虫和诺氏疟原虫无休眠子。

(2)红细胞内期(erythrocytic stage):简称红内期。红细胞外期的裂殖子从肝细胞释放出来,进入血流后很快侵入红细胞。裂殖子侵入红细胞的过程包括以下步骤:①裂殖子通过特异部位识别和附着于红细胞膜表面受体;②红细胞膜在环绕裂殖子处凹陷形成纳虫空泡;③裂殖子入侵完成后,纳虫空泡密封。在入侵过程中裂殖子的细胞表被脱落于红细胞中(疟原虫入侵红细胞的过程见数字资源)。

侵入红细胞后的裂殖子先形成环状体,继而发育为大滋养体、未成熟裂殖体和成熟裂殖体,成熟裂殖体胀破红细胞,裂殖子快速逸出进入血液,其中一部分被单核细胞、巨噬细胞吞噬,另一部分再侵入其他正常红细胞,进入新的红细胞内期的裂体增殖过程(图9-5)。完成一代红细胞内期裂体增殖,间日疟原虫约需48h,恶性疟原虫约需36~48h,三日疟原虫约需72h,卵形疟原虫约需48h。恶性疟原虫的早期滋养体在外周血液中经十几小时的发育后,使被寄生的红细胞结构发生变化,易与血管内皮细胞发生黏附,逐渐隐匿于微血管、血窦或其他血流缓慢处,继续发育成晚期滋养体及裂殖体,在一般情况下,这2个时期在外周血液中不易见到。

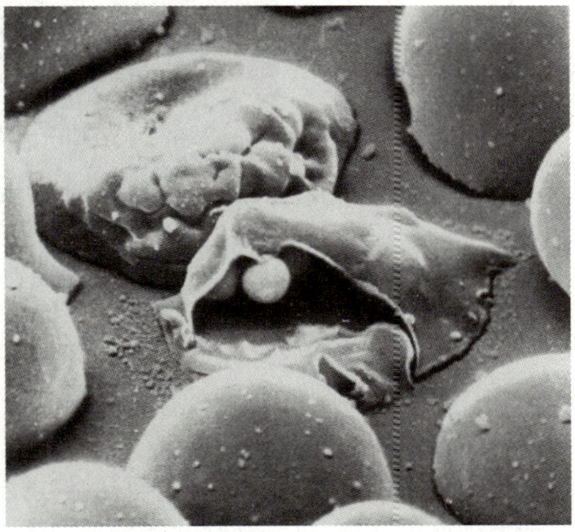
图9-5 疟原虫感染的红细胞及裂殖子释出扫描电镜图

疟原虫在红细胞内经几代裂体增殖后,部分裂殖子侵入红细胞后不再进行裂体增殖而是发育成雌、雄配子体,这是疟原虫有性生殖的开始。恶性疟原虫的配子体主要在肝、脾、骨髓等器官的血窦或微血管里发育,成熟后始出现于外周血液中,约在无性体(如环状体)出现后7~10天才见于外周血液中。配子体需在雌性按蚊胃中才可继续发育,否则在人体内经30~60天即衰老变性而被吞噬细胞清除。

不同疟原虫寄生于红细胞的不同发育期,间日疟原虫和卵形疟原虫主要寄生于网织红细胞,三日疟原虫多选择寄生于较衰老的红细胞,而恶性疟原虫可寄生于各发育期的红细胞。

2. 疟原虫在按蚊体内的发育 当雌性按蚊吸血时,患者或带虫者红细胞内发育的各期疟原虫随血液进入蚊胃,仅雌、雄配子体能在蚊胃内继续发育,其余各期原虫均被消化破坏。在蚊胃内,雌配子体(female gametocyte)逸出红细胞后,进行一次减数分裂,发育为不活动的雌配子(macrogamete),在蚊胃中,雄配子体(male gametocyte)通过出丝现象形成雄配子(microgamete)。雄配子在蚊胃中游动,与雌配子相遇后,钻进雌配子体内,受精形成合子(zygote)。合子胞质向一端伸展拉长,形成可活动的动合子(ookinete)。动合子能分泌几丁质酶原,得以穿过胃壁上皮细胞或细胞间隙,停留于蚊胃基底膜下并分泌囊壁形成球形的卵囊(oocyst)。卵囊内的核和胞质反复分裂进行孢子增殖,从成孢子细胞(sporoblast)表面芽生子孢子,可形成数以万计的子孢子。子孢子可从卵囊壁微孔钻出或随卵囊破裂释出,随蚊血淋巴移行、集中于按蚊唾液腺内。当受染蚊再吸血时,子孢子即可随唾液进入人体,又开始在人体内的发育(图 9-6)。在最适条件下,疟原虫在按蚊体内发育成熟所需时间:间日疟原虫约为 9~10 天,恶性疟原虫约为 10~12 天,三日疟原虫约为 25~28 天,卵形疟原虫约为 16 天。

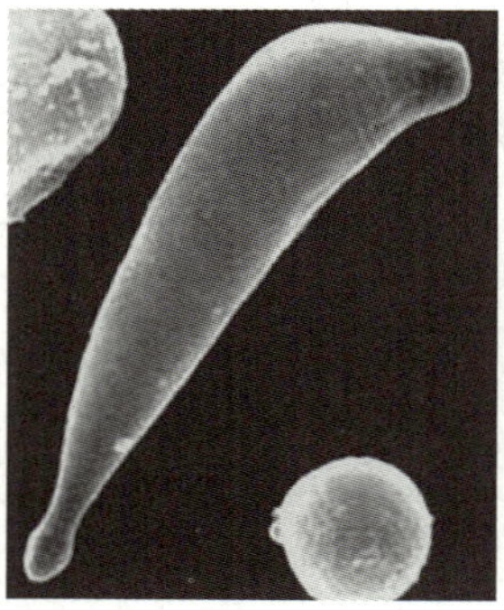

动合子

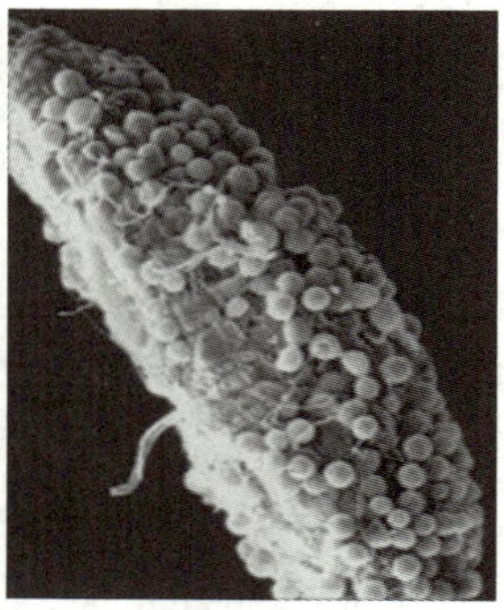

蚊胃上的卵囊

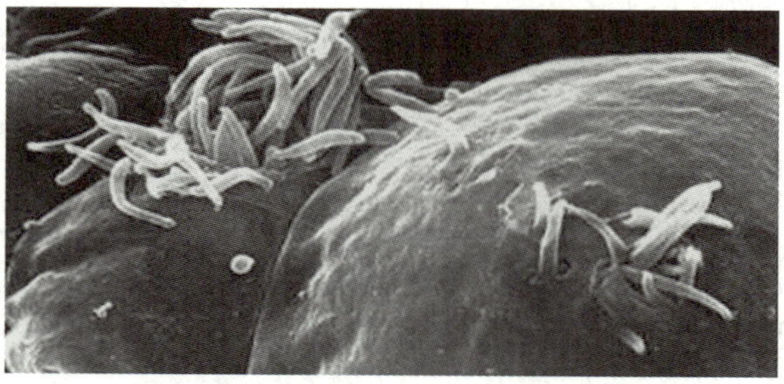

成熟卵囊及子孢子逸出

图 9-6　疟原虫动合子与卵囊扫描电镜图

疟原虫在蚊体内发育受多种因素影响,诸如配子体的数量、成熟程度、活性、雌雄配子体的比例,蚊体内生化条件、蚊体对入侵疟原虫的免疫反应性,以及外界温、湿度变化等。

【营养代谢】

疟原虫寄生于人体,可通过表膜的渗透、经胞口以吞饮方式摄取营养。在肝细胞内寄生的红细胞外期疟原虫,以肝细胞的胞质为营养。在红细胞寄生的疟原虫,其营养主要是摄取红细胞内的血红蛋白和血浆中的营养物质。

1. **葡萄糖代谢**　红细胞内期疟原虫的糖原储存很少,而葡萄糖是疟原虫红细胞内期主要的能量来源,大量的葡萄糖来自血浆。疟原虫主要以糖酵解的方式进行葡萄糖代谢而获取能量,但还有其他代谢途径获得能量,如磷酸戊糖途径。葡萄糖 -6- 磷酸脱氢酶(G-6-PD)是磷酸戊糖途径的限速酶,而疟原虫所需要的 NADPH 主要来源于受染疟原虫红细胞的磷酸戊糖途径,当感染者红细胞内 G-6-PD 缺乏时,可影响疟原虫分解葡萄糖而导致虫体发育障碍。

2. **蛋白质代谢**　疟原虫从宿主红细胞内的血红蛋白水解产物获得氨基酸,其次还来自宿主的血浆和红细胞内的氨基酸及有机物碳。血红蛋白在食物泡内的酸性肽链内切酶和氨基肽酶的协同作用下,消化分解为珠蛋白和血红素。珠蛋白在酶的作用下再分解为几种氨基酸以供合成虫体自身蛋白质。留下的血红素经聚合酶作用聚合形成疟色素,疟色素不被溶解和吸收而留在食物泡的壁上。在红细胞内裂体增殖过程中,疟色素逐渐融合成团,随着裂体增殖完成和红细胞破裂被释放进入血流。

3. **核酸代谢** 疟原虫没有从头合成嘌呤的途径，仅依靠一个补救途径利用现有的嘌呤碱基和核苷酸。相反的是，疟原虫能从头合成嘧啶核苷酸，疟原虫利用对氨基苯甲酸（PABA）和三磷酸鸟苷（GTP）经某些酶的作用，可合成二氢叶酸（DHF），DHF 再被二氢叶酸还原酶还原成具有活性的辅酶 - 四氢叶酸（THF）。在疟原虫的多种生物合成途径中，PABA、THF 等都是很重要的辅助因子。一旦宿主的细胞中缺乏 PABA，则影响 THF 的生成，其体内寄生的疟原虫的生长繁殖会发生障碍。

4. **脂类代谢** 疟原虫完全依赖于宿主提供脂类、脂肪酸及胆固醇，游离脂肪酸和胆固醇来源于宿主血浆，胆固醇对维持疟原虫及受染细胞的膜的完整性具有重要作用。红细胞内疟原虫所需的脂类可由摄入的葡萄糖的代谢产物组成，其中主要为磷脂。

研究疟原虫的营养代谢，对抗疟药的筛选和使用有重要意义。如乙胺嘧啶是二氢叶酸还原酶的抑制剂，可抑制四氢叶酸的合成，而影响疟原虫嘧啶的合成，从而影响疟原虫在红细胞内的裂体增殖。

【致病】

疟原虫的主要致病阶段是红细胞内期的裂体增殖期。致病力强弱与侵入的虫种、数量和人体免疫状态有关。

1. **潜伏期** 指疟原虫侵入人体到出现临床症状的间隔时间，包括红细胞外期原虫发育的时间和红细胞内期原虫经几代裂体增殖达到一定数量所需的时间。潜伏期的长短与感染的疟原虫种株、子孢子数量和机体的免疫状态等相关。恶性疟的潜伏期为 7~27 天；三日疟的潜伏期为 18~35 天；卵形疟的潜伏期为 11~16 天；间日疟的短潜伏期株为 11~25 天，长潜伏期株为 6~12 个月或更长。由输血感染诱发的疟疾，因没有红外期的发育，所以潜伏期一般较短。

2. **疟疾发作** 一次典型的疟疾发作（paroxysm）包括为周期性寒战、高热和出汗退热三个连续阶段，是机体的一种全身表现，早期无特异性。发作是由红细胞内期疟原虫裂体增殖所致，当经过几代红细胞内期裂体增殖后，血中疟原虫的密度达到发热阈值，如间日疟原虫为 10~500 个 /μl 血，恶性疟原虫为 500~1 300 个 /μl 血。红细胞内期成熟裂殖体胀破红细胞后，大量的裂殖子、疟原虫代谢产物及虫体的功能或结构蛋白质、变性的血红蛋白进入血流，其中一部分被巨噬细胞、中性粒细胞吞噬，刺激这些细胞产生内源性热原质，红细胞碎片作为外源性致热源与内源性致热源共同作用于宿主下丘脑的体温调节中枢，引起发热。随着血内刺激物被吞噬和降解，机体通过大量出汗，体温逐渐恢复正常，机体进入发作间歇期。由于红细胞内期裂体增殖是发作的基础，因此发作具有周期性，此周期与红细胞内期裂体增殖周期一致。典型的间日疟和卵形疟隔日发作 1 次；三日疟为隔 2 天发作 1 次；恶性疟隔 36~48h 发作 1 次。若感染了不同批次的同种疟原虫，寄生的疟原虫增殖不同步时，发作间隔则无规律，如初发患者。另外，不同种类的疟原虫混合感染时发作也多不典型，一般经过几次发作后，侵入红细胞量多的批次逐渐占优势，从而表现出有规律的周期性发作。疟疾发作次数主要取决于患者治疗适当与否及机体免疫力增强的速度。若机体对疟原虫产生的免疫力增强，大量原虫被消灭或增殖受限，发作可自行停止。

3. **再燃和复发** 疟疾患者初发停止后，在无再感染的情况下，短期内患者又出现疟疾发作的现象，称为疟疾再燃（recrudescence），这可能与宿主抵抗力和特异性免疫力的下降及疟原虫的抗原变异有关，导致体内残存的少量红细胞内期疟原虫重新大量繁殖，再次引起疟疾发作。疟疾复发（relapse）是指疟疾初发患者红细胞内期疟原虫已被消灭，未经蚊媒传播感染，经过数周或一年，又出现疟疾发作，称复发。关于复发机制目前仍未阐明清楚，普遍认为子孢子休眠学说可以解释这种现象，复发是由于肝细胞内的休眠子复苏，裂体增殖释放裂殖子进入红细胞繁殖引起疟疾发作。恶性疟原虫和三日疟原虫由于无迟发型子孢子，因而只有再燃而无复发。间日疟原虫和卵形疟原虫既有再燃，又有复发。

4. **贫血**　疟疾发作数次后，可出现贫血，尤以恶性疟为甚。怀孕妇女和儿童最常见，流行区胎儿的早产或高死亡率与孕妇的严重贫血密切相关。疟疾患者的贫血程度常超过疟原虫直接破坏红细胞的程度，因此，疟疾贫血的原因除了疟原虫直接破坏红细胞外，还与下列因素有关：①脾功能亢进，吞噬大量正常的红细胞。②骨髓造血功能受到抑制。红细胞生成减少，可能与疟原虫抗原刺激 $CD4^+$ T 细胞产生的 IFN-γ 和巨噬细胞集落因子等物质，从而刺激巨噬细胞分泌大量 TNF-α，TNF-α 的高表达直接抑制骨髓造血功能。③免疫病理损伤。由于疟原虫在红细胞内的寄生使红细胞隐蔽的抗原暴露，刺激机体免疫系统产生抗自身红细胞的抗体，导致红细胞的破坏；此外，宿主产生特异抗体后，形成抗原抗体免疫复合物附着在红细胞上，免疫复合物与补体结合，使红细胞膜发生显著变化而具有自身免疫原性，并引起红细胞溶解或被巨噬细胞吞噬。免疫病理损伤也是导致部分感染者出现黑尿热、疟性肾病等重症疟疾的原因。

5. **脾大**　初发患者多在发作 3~4 天后，脾开始肿大，长期不愈或反复感染者，脾大十分明显，可达脐下。主要原因是脾充血和单核 - 巨噬细胞增生。早期经积极抗疟治疗，脾可恢复正常大小。慢性患者，由于脾包膜增厚，组织高度纤维化，质地变硬，虽经抗疟根治，也不能恢复到正常。

在非洲或亚洲某些热带疟疾流行区，部分感染者可出现“热带巨脾综合征”，可能是由疟疾的免疫应答异常所引起，患者脾脏持续性增大，多伴有肝大、门脉高压、脾功能亢进、全血细胞减少等症状，同时血中 IgM 水平增高。

6. **凶险型疟疾**　凶险型疟疾死亡率高，绝大多数由恶性疟原虫所致，但间日疟原虫引起的脑型疟国内外已有报道。凶险型疟疾对流行区儿童、无免疫力的旅游者和流动人口损害严重，主要包括严重贫血、呼吸窘迫综合征、脑型疟疾（cerebral malaria，CM）和急性肾衰竭等。一般，在儿童中比较多见贫血、低血糖症和惊厥等表现，而脑型疟疾和呼吸窘迫综合征在所有的年龄组几乎都有。凶险型疟疾来势凶猛，若不能及时治疗，死亡率很高。

脑型疟疾是儿童和无免疫力成人患者（如艾滋病）的主要死亡原因，临床上以中枢神经系统症状为主，如剧烈头痛、谵妄、抽搐、惊厥、昏迷、同时体温高达 40~41℃、但个别感染者也可能发热不明显，患者常因昏迷继发感染而死亡。目前，可阐释脑型疟的发病机制学说有脑血管阻塞学说和免疫因子学说，早期的研究认为脑型疟的发生是由感染疟原虫红细胞黏附于脑部微血管内皮细胞，导致血管的阻塞和周围脑组织的缺氧和出血引起的；随后的研究发现，脑型疟发生的重要机制，也与免疫细胞所介导的免疫病理有关，如患者体内产生的疟原虫特异性 $CD8^+$ T 细胞迁移到脑血管内皮后，通过颗粒酶和穿孔素介导脑部微血管内皮的损伤，以及感染疟原虫红细胞在脑血管内皮的黏附同时介导了脑型疟的发生，说明这种 $CD8^+$ T 细胞介导免疫病理和感染疟原虫红细胞的机械堵塞之间存在相互调节。

7. **输血性疟疾**　由于受血者接受了疟原虫感染者的新鲜血液所致，一般潜伏期较短，较少有复发现象。

8. **其他类型疟疾**　疟疾感染还可引起胃肠型疟疾和孕妇疟疾。胃肠型疟疾症状不典型，常见胃肠不适、恶心、呕吐、腹泻、腹痛、便秘等表现，有时有肝病症状，经及时治疗，肝功能可在数周内恢复。孕妇疟疾与孕妇在妊娠时免疫力降低有关，多由隐性感染转为显性感染，出现临床症状发作，易出现子痫等危险，影响胎儿，应及时给予抗疟治疗。

【免疫】

1. 人体对疟原虫的免疫力

（1）先天抵抗力：有少部分人群表现出先天不感染或不易感某种疟原虫，这种抵抗力与宿主是否感染无关，而是与宿主的种类和遗传背景相关。

如 Duffy 抗原阴性人群对间日疟原虫感染具有先天抵抗性，原因在于间日疟原虫裂殖子在红细胞膜上的受体恰好是 Duffy 血型抗原，而 90% 以上的西非黑人和美国黑人为 Duffy 抗原阴性血型，缺少间日疟原虫受体决定簇，因而间日疟原虫不能入侵 Duffy 血型抗原阴性的西非黑人的红细胞。

血红蛋白 HS 型：在非洲，等位基因为血红蛋白 S 型（镰刀状）和 A 型杂合的疟疾患儿的原虫血症和死亡率均明显低于 AA 型的疟疾患者。异型的血红蛋白影响了疟原虫黏附内皮细胞、入侵红细胞及其在红细胞内的发育能力；甚至还能提高宿主的抗疟原虫免疫应答水平。

G-6-PD 缺乏：G-6-PD 缺乏者具有抵抗重症恶性疟原虫的能力，其机制主要是 G-6-PD 缺乏后，不能提供 NADPH 给疟原虫，抑制了疟原虫核酸合成，或影响了疟原虫的氧化还原状态，导致虫体发育障碍。

(2) 固有免疫：宿主的抗疟原虫感染免疫应答反映在疟原虫感染的不同时期存在比较大的差别。机体主要通过固有免疫攻击持续时间较短的红外期疟原虫，随着按蚊叮咬侵入皮下的子孢子激活宿主固有免疫细胞如 γδT、NK 和 NKT 细胞，固有免疫细胞分泌的 IFN-γ 能在感染早期抑制肝细胞内疟原虫的发育。当疟原虫进入红细胞后，在红内期感染早期，疟原虫的糖基化磷脂酰肌醇（GPI）、疟色素或疟色素 - 疟原虫 DNA 复合物首先被宿主体内的巨噬细胞、树突状细胞(DC)等固有免疫细胞表面的 TLR(Toll-like receptor)2/4、TLR9 分别识别，然后机体释放 IL-12、TNF-α 和 IL-6 等炎症因子，同时可通过调理素非依赖途径吞噬感染疟原虫的红细胞，共同参与感染疟原虫红细胞的清除。一旦适应性免疫建立后，一方面可通过抗体中和裂殖子阻止其侵入红细胞，促进巨噬细胞通过调理素依赖途径吞噬感染疟原虫红细胞；另一方面则可通过活化的疟原虫特异的 $CD4^+T$ 细胞分泌的 IFN-γ，增强巨噬细胞对疟原虫的杀伤作用。

(3) 适应性免疫：适应性免疫在抗疟原虫红内期感染中发挥极其重要的作用，是机体控制疟原虫感染的主要效应机制，疟原虫抗原来源于虫体表面和内部，但保护性抗原主要在虫体表面，各种状态下的子孢子、红外期裂殖子、红内期裂殖子及感染的红细胞表面均有抗原。由于疟原虫生活史复杂，不同发育期之间既有共同抗原，又有期特异性抗原，其抗原组分也有差异，不同虫株间也有抗原差异，所以其免疫效应有种、期和株的差异性。

1) 细胞免疫：在疟疾感染过程中，细胞免疫具有重要的作用。疟原虫抗原刺激 $CD4^+$ T 细胞产生 IFN-γ，增强巨噬细胞对红细胞内疟原虫的杀伤作用；也可见宿主体内的 $CD8^+$ T 细胞数量增高，通过 Fas/FasL 依赖途径，对疟原虫的增殖具有抑制作用。

2) 体液免疫：体液免疫在疟疾保护性免疫中仍具有重要作用，通常疟疾流行区成人的 IgG 水平明显高于非流行区。当出现原虫血症后，血液中抗体（IgG/IgM/IgA）水平明显升高，此时可结合游离的裂殖子，与虫体或红细胞表面抗原结合形成免疫复合物后，可改变虫体的黏附、影响虫体膜功能、介导 ADCC 效应及吸引巨噬细胞吞噬，故抗体主要针对游离在细胞外的疟原虫发挥作用，而对已入侵红细胞内的疟原虫难以发挥攻击作用。

(4) 疟原虫的免疫逃避和带虫免疫：疟原虫与宿主在长期的协同进化中并存，为了抵御宿主的免疫攻击，疟原虫已经在长期的进化过程中演变出多种免疫逃避和抑制策略。

1) 免疫逃避：某些疟原虫，如恶性疟原虫，为了躲避脾脏的免疫攻击，在经过几个裂体增殖周期后，黏附在内脏微血管内皮不再进入脾脏，以逃避脾脏的清除作用。另外，抗原变异也是疟原虫逃避宿主免疫的重要策略，表现为各地理株疟原虫之间的表面蛋白等出现高度的多态性或者不同疟原虫克隆之间所表达的 *Var* 基因也不尽相同，因此，针对某一种 *Var* 基因所产生的抗体就不能识别新的 *Var* 基因，从而使疟原虫得以逃避宿主的免疫攻击。

2) 免疫抑制：在红内期感染过程中，疟原虫能明显的抑制宿主树突状细胞（DC）的交叉递呈能力，而毒力不同的疟原虫株则能不同程度的抑制 DC 活化 $CD4^+$ T 细胞能力。有研究证实，红内期疟原虫也能通过抑制 DC 的成熟，从而抑制原虫特异性 $CD8^+$ T 细胞的活化。另外，红内期疟原虫还能通过其诱导宿主产生的 IFN-γ 诱导活化了的疟原虫特异 $CD4^+$ T 细胞和浆细胞的凋亡。

人类感染疟原虫后产生的免疫力能抵抗同种疟原虫的再感染，但同时血液中又有低水平的疟原虫血症，这种免疫状态称为带虫免疫（premunition）。疟原虫的这种带虫免疫特点在一定程度上解释了流行区疟疾患者反复感染而不能获得完全免疫的现象，而疟原虫这种带虫免疫的存在则可能与其很强的免疫逃避和免疫抑制能力之间密切相关。

2. **按蚊抗疟原虫免疫**　与脊椎动物和哺乳动物不同的是，按蚊缺乏 T、B 淋巴细胞，因此只有固有免疫而没有适应性免疫。在按蚊体内，当疟原虫动合子穿过蚊胃上皮时，能激发按蚊胃局部和系统的免疫应答。一方面，按蚊能通过产生 NO 裂解侵入蚊胃上皮细胞内动合子，另一方面，则能通过抗菌肽和前酚氧化酶级联反应等杀灭和清除蚊体内的疟原虫，从而抑制疟原虫在按蚊体内的发育。

【实验诊断】

1. **病原学检查**　厚、薄血膜染色镜检查疟原虫是目前最常用，也是最为可靠的方法，可鉴别疟原虫种类。最好在服药以前取外周血检查，染色方法采用吉姆萨或瑞特染色。薄血膜中疟原虫形态完整、典型，容易识别和鉴定，但容易漏检。厚血膜由于原虫比较集中，易检获，但虫种鉴别较困难。因此，最好一张玻片上同时制作厚、薄两种血膜。除重症疟疾外，恶性疟原虫的大滋养体和裂殖体在外周血中一般难以查到，恶性疟发作时可查到环状体，约 10 天后可查到配子体；间日疟或三日疟在发作后数小时至 10 余小时采血能查到疟原虫红细胞内各期。镜检法检到疟原虫即可确诊，但其准确性受到原虫密度、制片和染色技术、服药后原虫变形或密度下降、取血涂片的时间，以及检查者的责任心和经验等诸多因素的影响。

2. **免疫学检查**　检测血清抗体常用的方法有间接荧光抗体试验、间接血凝试验和酶联免疫吸附试验（ELISA）等。主要用于疟疾的流行病学调查、防治效果评估及输血对象的筛选，而在临床上仅作辅助诊断用。而利用血清学方法检测疟原虫的循环抗原能更好地说明受检对象是否有活虫感染，目前主要采用快速免疫诊断试剂（rapid diagnostic tests，RDTs）检测受检者外周血中的循环抗原，该法快速、操作简单易行、敏感性和特异性均接近于厚、薄血膜镜检法的结果。

3. **分子生物学检测**　采用 PCR 技术扩增疟原虫不同种属的基因，可鉴别虫种，如国内学者采用套式 PCR 技术扩增间日疟原虫 SSU rRNA 基因 120bp 的特定片段，其敏感性达 0.1 原虫 /μl 血，敏感性高，而且可区分虫种，主要针对低原虫血症和疑似患者的检查。分子生物学检测需要较好的实验条件和技术，故推广应用仍受到限制。

临床表现典型的疟疾，诊断并不困难，但有 1/3 以上的患者，其症状常不典型，给诊断带来困难。需与发热和肝脾大为特点的其他疾病相鉴别。

【流行】

1. **流行概况**　疟疾是严重危害人类健康的疾病之一，也是全球广泛关注的重要公共卫生问题，降低疟疾发病率，减轻疟疾疾病负担已列入联合国千年发展目标（UN Millennium Development Goals）。目前世界上仍有 90 多个国家处于疟疾流行区，《2018 年世界疟疾报告》全面概述了截至 2017 年底全球抗击疟疾工作的进展情况，据估计，2017 年全球共发生 2.19 亿疟疾病例，大部分病例发生在非洲区域，约有 2 亿病例占 92%，东南亚区域约 5%，地中海区域约 2%；2017 年，全球约有 43.5 万人死于疟疾，近 93% 的疟疾死亡病例出现在非洲区域和印度等国家。全球疟疾流行虫种以恶性疟原虫和间日疟原虫为主，但绝大部分为恶性疟原虫。不同虫种呈现明显的地区分布差异，在非洲地区的 99.7% 的虫种为恶性疟原虫，东南亚和西太平洋地区以间日疟原虫感染率为高。恶性疟原虫致病程度高，易发展成重症疟疾而死亡。

疟疾也是严重危害我国人民身体健康和生命安全、影响社会经济发展的重要虫媒传染病。

近70年来，在各级政府的重视和领导下，我国疟疾防治工作取得了显著成效，20世纪50年代初期，全国75%县市有疟疾的流行，发病人数每年约3 000万以上；70年代初发病约2 400多万，到目前已减少到几万例，严重流行区的范围已大幅度缩小，除云南、海南两省外各省已消除了恶性疟，2017年中国首次实现了本地疟疾病例零报告。

由于疟疾流行因素复杂，具有传播快、易反复的特点，加上近年来部分地区防治工作力度有所削弱，经费投入不足以及流动人口和周边一些国家疫情对我国边境地区的影响。2000年以来我国疟疾疫情出现回升，部分地区出现暴发疫情。目前，全国有21个省、自治区、直辖市存在疟疾传播，其中，云南、海南两省的疟疾流行仍较为严重，中部地区的苏、鲁、豫、皖、鄂5省疟疾流行尚未得到有效控制，许多省受到输入性恶性疟的威胁，防治工作形势依然十分严峻。

根据我国疟疾流行状况，中国疟疾流行区被划分为3类，即高传播地区、疫情不稳定地区和疫情基本控制地区。高传播地区包括云南的边境地区及海南的中南部山区，此类地区呈现恶性疟和间日疟混合流行的特点，主要以大劣按蚊和微小按蚊为媒介；疫情不稳定地区包括安徽、湖北、河南、江苏等省的部分地区，此类地区仅有间日疟流行，以中华按蚊和嗜人按蚊为主要传播媒介；除上述两类地区外的其他地区属于疫情基本控制地区，此类地区疟疾流行已得到控制。

2. 流行环节

（1）传染源：外周血中有配子体的患者和带虫者是疟疾的传染源。间日疟原虫的配子体常在原虫血症后2~3天出现，恶性疟原虫配子体在外周血中出现较晚，要在原虫血症后7~11天才出现。影响配子体传染性的因素主要有：血液中配子体的数量，配子体的成熟程度，雌、雄配子体的比例及配子体的“体质”。血中带红细胞内期疟原虫的献血者也可通过供血传播疟疾。

（2）传疟媒介：按蚊是疟疾的传播媒介，我国主要的传疟按蚊是中华按蚊、嗜人按蚊、微小按蚊和大劣按蚊，其次日月潭按蚊、麦赛按蚊和萨卡洛按蚊在我国也能传播疟疾。

（3）易感人群：一般来说，人类对疟原虫普遍易感，但除外某些遗传因素对某种疟原虫表现出不易感的人群及高疟区婴儿可从母体获得一定的抵抗力。疫区人群因长期反复多次的疟疾感染，机体已对疟原虫产生保护性免疫力，因此在疟区成人疟疾发病率低于儿童，而外来的无免疫力的人群，初次感染常可引起疟疾暴发。

疟疾的流行除需具备上述三个基本环节外，其传播强度受自然因素和社会因素的影响。自然因素中以温度和雨量最为重要，适合的温度和雨量对按蚊的数量和吸血活动及原虫在按蚊体内的发育有影响。由于全球气候变暖，虫媒的传播季节延长是疫情回升的原因之一。社会因素如政治、经济、文化、卫生水平及人类的社会活动等直接或间接地影响疟疾的传播与流行。近年来，我国有些地区疫情上升与流动人口增加、特别是出入境人员增加有关，导致输入病例增多，引起传染源扩散。

【防治】

人类在1946年采用DDT杀灭成蚊的试验取得成效后，使消灭疟疾成为可能。在1955年第8次世界卫生大会上，把以前提出的控制疟疾策略改为消灭疟疾策略。随着时间的推移，杀虫剂的使用导致耐药蚊种的出现、杀虫剂造成的环境污染以及生态平衡等问题，最终使全球灭疟规划受到严重挫折。1978年第31次世界卫生大会决定把对疟疾的防治对策改回到控制的策略。在这20年间经历的这两次策略大转变，不仅反映了疟疾问题的复杂性，同时亦体现人们对疟疾作斗争的认识在不断提高。2015年5月，世界卫生大会通过了WHO《2016—2030年全球疟疾技术战略》，该战略制定了到2030年将全球疟疾负担降低90%的目标，同时为指导各国努力加快消除疟疾提供了一个全面战略框架。

我国目前的疟疾防治策略是执行“因地制宜、分类指导、突出重点”的方针，采取相对应的综合性防治措施。经过几十年的努力，我国的疟疾防控工作取得了举世瞩目的成效，《中国消除疟疾行动计划（2010—2020年）》提出：到2015年底，除云南边境地区和海南中南部山区的高传播地区各县(市、区)外,全国其他流行县(市、区)均要达到消除疟疾的目标,2020 年底,达到全国消除疟疾的目标。

目前主要从以下几方面进行疟疾的防控:

1. **抗疟药物** 按抗疟药对疟原虫不同虫期的作用,可将其分为杀灭红细胞外期裂殖体及休眠子的药物以抗复发,如伯氨喹;杀灭红细胞内裂体增殖期的药物以抗临床发作,如氯喹(chloroquine)、奎宁(金鸡纳霜)、咯萘啶(pyronaridine)、青蒿素(artemisinin)类药物和杀灭子孢子的药物以预防感染,如乙胺嘧啶(pyrimethamine)。其中由我国科学家屠呦呦发现的青蒿素及其衍生物是目前治疗疟疾最有效的抗疟药。

青蒿素的发现和研究,是人类在防治疟疾的历史进程中的一件大事,也是继喹啉类抗疟药后的重大突破。目前,一种以青蒿素为基础的复方制剂已经成为疟疾的标准治疗方案,尤其针对恶性疟原虫引起的无并发症疟疾,世卫组织建议使用青蒿素为基础的联合疗法。重症疟疾应该使用可注射青蒿琥酯,患者只要可以口服药物就应立即进行完整青蒿素为基础的联合疗法治疗。因此 WHO 已将青蒿素和相关制剂列入"基本药品"目录。

(1)预防疟疾的药物:WHO 建议高危人群可以采取药物预防措施抑制疟疾的血液感染期,以防罹患疟疾。常用的预防性抗疟药有氯喹,对抗氯喹的恶性疟,可用甲氟喹(mefloquine)或哌喹加乙胺嘧啶或乙胺嘧啶加伯氨喹(primaquine)或磺胺多辛加乙胺嘧啶。为维持血药浓度,一般在进入流行区两周前服用预防药,逗留期间每周服用一次,离开流行区后继续服用四周。但每种预防性服药不宜超过半年。

(2)治疗疟疾的药物:应包括对现症感染者的治疗(杀灭红细胞内期疟原虫)和疟疾发作休止期感染者的治疗(杀灭红细胞外期休眠子)。休止期的治疗是指对在 1~2 年内有疟疾史者和带虫者的治疗,以控制间日疟的复发和减少传染源。

对间日疟、三日疟、卵形疟的现症患者,可用氯喹加伯氨喹,如对上述药物已有抗药性,则可采用青蒿素类药物联合使用;抗间日疟复发(休止期治疗)可用伯氨喹加乙胺嘧啶,青蒿琥酯加伯氨喹效果更佳。恶性疟患者可单服氯喹,抗氯喹的恶性疟则宜联合用药,如哌喹加磺胺多辛(sulfadoxine)、咯萘啶加磺胺多辛及伯氨喹、复方蒿甲醚片等,单用青蒿琥酯、蒿甲醚、双氢青蒿素等也有一定疗效。治疗重症疟疾(如脑型疟)首选青蒿素类药物,如蒿甲醚油剂肌注、青蒿琥酯钠静注或静注双氢青蒿素加二盐酸喹啉;此外,青蒿素类药物的栓剂适用于不能口服药物的患者。上述各种抗疟药物必须足量并服完全程才能达根治疟疾的目的。

2. **蚊媒控制** 媒介控制在疟疾控制和消除阶段均发挥了重要作用,目前最主要的两种媒介控制措施有室内滞留喷洒(IRS)和长效药浸蚊帐(LLIN),2017 年非洲疟疾风险人群中约有半数得到药浸蚊帐的保护,而 2010 年时为 29%。另外,还可以结合环境治理、个人防护和幼虫控制等手段控制蚊媒。

3. **疟疾疫苗** 疟疾疫苗是在全球范围内控制疟疾和最终消除疟疾的必要手段,根据作用时期的不同,疟疾疫苗主要有红外期疫苗、红内期疫苗和蚊期传播阻断疫苗。根据疫苗形式,疟疾疫苗主要有亚单位疫苗和全虫减毒疫苗两种。经过近 50 多年的努力,目前进入临床研究阶段的红外期、红内期和蚊期传播阻断疫苗已有近 40 种。虽然减毒或灭活全虫疟疾疫苗能诱导宿主产生较好的保护性免疫,但是受疟原虫来源的限制,全虫疫苗的稳定性和有效性还受保存和运输的影响,终究很难大规模地推广应用。亚单位疫苗仍然是疟疾疫苗的首选形式,遗憾的是迄今为止仍然没有有效的亚单位疟疾疫苗问世。RTS,S/AS01(RTS,S)是迄今为止唯一一种对幼儿带来部分保护的疟疾疫苗,它的作用对象是恶性疟原虫,所以疟疾疫苗的研制任重而道远。

4. **建立疟疾监测与响应体系** 各疟疾流行区国家和地区应建立完善的疟疾监测系统,如继续维持完整的疟疾防控机构,确保各项防控措施到位;对疑似疟疾病例开展实验室检测;不仅有基于纸质版的病例报告系统，还应建立网络报告系统，建立大数据平台；逐步建立以病例为中心的监测响应体系，及时并准确开展干预措施，从而及时阻断疟疾传播和流行。《2016-2030年全球疟疾技术战略》中建议将监测转化成核心干预措施。

（张 静）

第二节 刚地弓形虫

刚地弓形虫（*Toxoplasma gondii*）简称弓形虫，由法国学者 Nicolle 和 Manceaux 于 1908 年在北非刚地梳趾鼠的肝、脾单核细胞内发现，因虫体呈现弓形，故命名为刚地弓形虫。其广泛存在于自然界，人类与多种动物均可感染，致人兽共患的弓形虫病（toxoplasmosis），该病是一种机会致病寄生虫病，在免疫系统健全的个体中无明显的症状，因其增殖受到免疫系统的有效控制，而是以隐性和慢性感染的形式在细胞内存活下来。当宿主免疫功能低下时，则可引起严重的后果。另外，弓形虫可以通过胎盘引起先天性弓形虫病（congenital toxoplasmosis）。

临床思维拓展

病案：患者，女，43 岁，因左眼视力下降 10 余天来医院就诊。既往身体健康，否认动物接触史。眼科检查：右眼矫正视力 1.0，左眼矫正视力 0.05，右眼眼前节及眼底基本正常。左眼眼前节、玻璃体未见明显异常。黄斑区近中心凹处见局灶性黄白色病灶，边界模糊。荧光素眼底血管造影（FFA）检查，早期病灶处荧光遮蔽，晚期黄斑拱环血管轻微渗漏。光相干断层扫描检查（OCT），左眼黄斑区视网膜增厚，视网膜层间少量强反射病灶和弱反射囊腔，视网膜神经上皮局限性浅脱离。辅助检查：弓形虫抗体 IgG、IgM 阳性；巨细胞病毒、风疹病毒、单纯疱疹病毒抗体 IgG 阳性，IgM 阴性。血常规、肝肾功能、类风湿因子、自身抗体、人类白细胞抗原 B27、红细胞沉降率、C 反应蛋白以及乙肝、丙肝、梅毒、艾滋病病原体等检查结果正常。诊断：左眼获得性眼弓形虫病。给予复方磺胺甲噁唑口服治疗。治疗后 3 周，左眼黄斑区仅隐约见到较淡的黄色病灶，黄斑区视网膜厚度降低，矫正视力提高至 0.1。治疗 16 天后，因患者出现全身皮疹改为螺旋霉素、克林霉素联合糖皮质激素治疗。治疗 6 周后停药。随访 8 个月，期间患者主动要求监测血清弓形虫抗体变化。初次检测后 1~2 个月，弓形虫 IgM 抗体均为阳性；初次检测后 3.5 个月，弓形虫 IgM 抗体转为阴性；初次检测后 6.5 个月，弓形虫 IgM 抗体仍为阴性。末次随访时，左眼矫正视力提高至 0.2；眼底可见黄色瘢痕；OCT 检查可见黄斑区视网膜外层萎缩，椭圆体带结构破坏。

问题与解析：

1. 本病例综合判断的依据是什么？
2. 本病例的病原学诊断方法有哪些？
3. 怎样治疗和预防本病？

（解析见数字资源）

【形态结构】

弓形虫在其生活史中有 5 个发育阶段，即滋养体、包囊、裂殖体、配子体和卵囊。其中对人体致病和传播有重要意义的为滋养体、包囊和卵囊（图 9-7）。

1. **滋养体** 指在中间宿主细胞内分裂繁殖的虫体，包括速殖子（tachyzoite）和缓殖子（bradyzoite）。

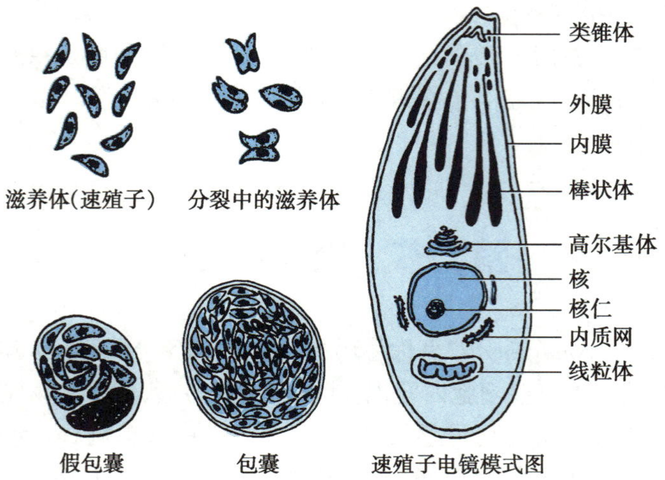

图 9-7　刚地弓形虫形态模式图

游离的速殖子呈香蕉形或半月形，一端较尖，一端钝圆；一边扁平，另一边较膨隆；长 4~7μm，最宽处 2~4μm，平均为 1.5μm × 5.0μm。经吉姆萨染剂染色后可见胞质呈蓝色，核呈紫红色，位于虫体中央；在核与尖端之间有染成浅红色的颗粒，称副核体。在急性感染期，滋养体常散在于腹腔渗出液或血流中，单个或成对排列。在细胞内寄生的虫体以二分裂、多分裂及内二芽殖等方式不断增殖，一般可增至数个至数十个，这个被宿主细胞膜包绕的虫体集合体称假包囊(pseudocyst)，假包囊中的滋养体称作速殖子。此期的虫体与弓形虫病急性发作有关，是致病阶段。

2. **包囊**　呈圆形或椭圆形，直径 5~100μm，具有一层富有弹性的坚韧囊壁，内含数个至数百个虫体，囊内的滋养体又称缓殖子，其形态与速殖子相似，但比速殖子小，核稍偏后。缓殖子分裂缓慢，并分泌蛋白在其周围形成致密基质，修饰含虫空泡，最终形成包囊壁。包囊可长期在组织内生存，是弓形虫慢性致病阶段，也是中间宿主之间或中间宿主与终宿主之间的主要感染来源。

3. **卵囊**　亦称囊合子，刚从猫粪便中排出的卵囊为圆形或椭圆形，大小为 10~12μm，稍带绿色，具两层光滑透明的囊壁，内充满均匀小颗粒。在体外适宜的温度和湿度下发育迅速，几小时后开始孢子化(sporolate)，此时囊内颗粒收缩，与两端囊壁形成半月状空隙，24h 后发育为 2 个孢子囊，每个孢子囊内含 4 个新月形子孢子。

【生活史】

弓形虫生活史包括有性生殖和无性增殖阶段，全过程需两种宿主，猫和猫科动物是终宿主，虫体在其体内进行有性生殖，同时也进行无性生殖，故猫及猫科动物也是弓形虫的中间宿主。有性生殖只限于在猫科动物小肠上皮细胞内进行，此称肠内期发育；无性增殖在肠外组织细胞内进行，此称肠外期发育；在其他动物或人体内只进行无性生殖，这些动物是中间宿主。弓形虫对中间宿主的选择极不严格，绝大多数哺乳动物、人、家禽都是易感中间宿主；对寄生组织的选择也无特异亲嗜性，除红细胞外的有核细胞均可寄生(图 9-8)。

1. **在中间宿主体内的发育**　当猫粪内的卵囊或动物肉类中的包囊或假包囊被中间宿主如人、羊、猪、牛等吞食后，在肠内分别逸出子孢子、缓殖子或速殖子，随即侵入肠壁经血或淋巴进入全身各器官组织，如脑、淋巴结、肝、心、肺、肌肉等器官组织的有核细胞和网状内皮系统的细胞。虫体侵入宿主细胞是主动的，侵入所需时间及侵入能力随虫株的毒力不同而有差异。速殖子繁殖迅速，可在 48h 内破坏宿主细胞，当宿主细胞被胀破后虫体又侵入新的宿主细胞，如此继续不断地循环。在免疫功能正常的机体，部分速殖子侵入细胞后，增殖速度减慢，转化为缓殖子，分泌成囊物质形成包囊。包囊在宿主体内可存活数月、数年，甚至终生。包囊的形成与弓形虫所处的外部环境以及所引起的基因表达密切相关，一般在宿主获得免疫力后的慢性期出现。当机体免疫功能低下或长期应用免疫抑制剂时，组织内的包囊可破裂，释出缓殖子，进入血流和新的组织细胞继续发育增殖并转变为速殖子。

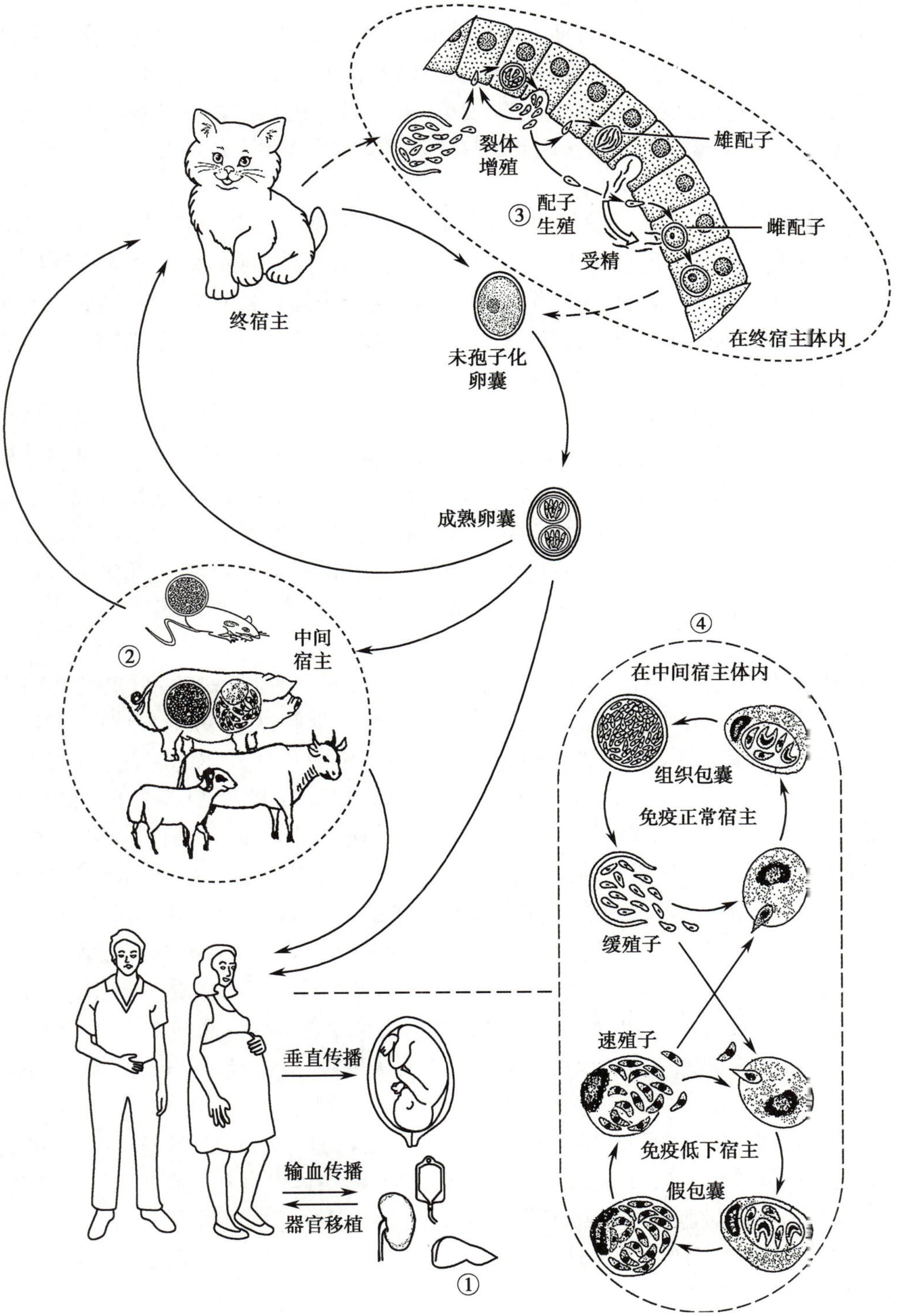

图 9-8　弓形虫生活史示意图

2. **在终宿主体内的发育**　猫或猫科动物捕食动物内脏或肉类组织时，将带有弓形虫包囊或假包囊的肉吞入消化道而感染，此外食入或饮入外界被成熟卵囊污染的食物或水也可获得感染。子孢子、缓殖子或速殖子均在小肠内逸出，主要在回肠部位侵入小肠上皮细胞发育增殖，经3~7天，上皮细胞内的虫体形成多个核的裂殖体，随后释出裂殖子，再侵入新的肠上皮细胞形成第二代裂殖体。经数代增殖后，部分裂殖子可发育为雌、雄配子体，继续发育为雌、雄配子。雌、雄配子受精成为合子，最后发育成卵囊。卵囊从破裂的肠上皮细胞内逸出进入肠腔，随粪便排出体外，新排出的卵囊不具感染性，在适宜的温度、湿度环境条件下经2~4天即发育为具有感染性的卵囊。猫吞食不同发育期虫体后排出卵囊的时间不同，通常吞食包囊后约3~10天就能排出卵囊，而吞食假包囊或卵囊后约需20天以上。卵囊具双层囊壁，对外界抵抗力较大，对酸、碱、消毒剂均有相当强的抵抗力，在室温可生存3~18个月，猫粪内可存活1年，对干燥和热的抗力较差，80℃ 1min即可杀死，因此加热是防止卵囊传播最有效的方法。

【致病】

1. 致病机制 弓形虫的侵袭作用除与虫体毒力有关外，宿主的免疫状态亦起着重要作用，因此弓形虫病的严重程度取决于寄生虫与宿主相互作用的结果。根据虫株的毒力、繁殖速度、包囊形成与否及对宿主的致死率等，刚地弓形虫可分为强毒和弱毒株系。RH株是国际上公认的强毒株代表；Beverley株为弱毒株代表。大多数虫株即使经多次培养传代，其毒力也不会发生改变。近年研究表明，以下毒力因子与弓形虫侵入宿主细胞和致病有关：

(1) 弓形虫的表膜蛋白抗原：表膜蛋白抗原(surface antigen，SAG)为镶嵌于细胞膜的糖基化磷脂酰肌醇(GPI)锚定蛋白质，由SAG基因家族编码。研究发现该家族成员与弓形虫侵入、黏附及细胞毒性密切相关。其中SAG1在介导弓形虫速殖子入侵宿主细胞以及引发宿主免疫反应的过程中发挥了重要作用。SAG2和SAG3在虫体胞膜上的位置与SAG1靠近，协助SAG1使虫体迅速入侵。目前SAG1基因还可用来诊断弓形虫病；在疫苗方面，现已证实，SAG1是一个极有潜力的、对急慢性弓形虫病都有保护性作用的抗原，可作为弓形虫分子疫苗的潜在候选基因。

(2) 棒状体蛋白：棒状体蛋白(rhoptry protein，ROP)是一种出现在弓形虫尖端的棒状细胞器，在弓形虫入侵宿主细胞中起重要作用，首先定位在细胞器上，并参与纳虫空泡的形成。ROP也是一类蛋白质家族，有11种，研究较多的是ROP1和ROP2。ROP1有增强弓形虫入侵宿主细胞的作用，因此也把ROP1称为穿透增强因子(PEF)；ROP2蛋白定位于纳虫空泡表面，介导纳虫空泡与宿主细胞内线粒体和内质网接触，在弓形虫生活史各个阶段均可表达。

(3) 致密颗粒蛋白：又称致密颗粒抗原(dense granules antigen，GRA)，致密颗粒中至少有7种蛋白(GRA1~7)，致密颗粒蛋白在虫体生长发育过程中不断地分泌进入含虫空泡，发挥对含虫空泡的调理作用，致密颗粒蛋白也是包囊壁的主要成分。GRA1在修饰调理含虫空泡的结构中起重要作用，也可能具有钙离子缓冲剂的作用；以GRA2缺陷型弓形虫感染小鼠，并不形成急性感染而形成慢性感染，证实了GRA2在体内感染及急性期诊断的作用。GRA4可诱导产生以细胞免疫为主的免疫应答及对弓形虫攻击感染的部分保护作用，也是一种潜在的候选疫苗。

(4) 微线体蛋白：微线体散布于虫体前端棒状体周围，是弓形虫的另一具分泌功能的细胞器。研究已表明微线体蛋白(microneme protein，MIC)与虫体对宿主细胞的识别和结合有关，并且在虫体侵入宿主细胞的早期起作用。当虫体与细胞接触时，虫体内的Ca^{2+}水平升高，刺激贮存在顶端的MIC释放到虫体外，与宿主细胞受体相互作用、识别、黏附宿主细胞，在入侵细胞的过程中发挥着重要作用。

2. 病理改变 速殖子是弓形虫急性感染的主要致病阶段，其在细胞内增殖，导致细胞破裂后，逸出的速殖子再侵入新的细胞，如此反复破坏，导致局部组织坏死并伴有以单核细胞浸润为主的急性炎症反应，是弓形虫病最基本的病理改变。坏死病灶可被新的细胞取代，也可被纤维瘢痕取代。

包囊在宿主体内一般反应轻微不引起炎症反应，是慢性感染的主要阶段。包囊因缓殖子增殖而体积增大，挤压器官，可致功能障碍。当宿主免疫系统受损，细胞免疫功能低下时，包囊破裂，释放出缓殖子，一部分缓殖子可侵入新的细胞形成包囊或转变为速殖子，多数缓殖子被宿主免疫系统所破坏。游离的缓殖子可刺激机体产生迟发型超敏反应，使其所在器官形成肉芽肿，周围伴有淋巴细胞、浆细胞和中性粒细胞浸润。在肉芽肿病变处通常难以找到弓形虫，但在其边缘及附近组织内却可发现游离的弓形虫。

局灶性损害也可引起继发性病变，如血管的炎症可造成血管栓塞，引起组织梗死，多见于重症患者的脑部。胎儿被感染，脑内常见大片梗死，继之发生钙化，同时也引起发育障碍，如眼发育停滞导致小眼畸形；病变常累及大脑导水管，在其狭窄部形成阻塞，造成脑积水。

弓形虫引起的病理改变归纳起来可分三种类型：①急性期，速殖子在宿主细胞内增殖引起的坏死病灶；②慢性期和隐性感染时，包囊破裂引起宿主的迟发型超敏反应，形成细胞浸润的肉芽肿病变；③弓形虫引起局部的继发性梗死性病灶。

3. 临床表现 弓形虫抗体广泛存在于人群中，但临床上弓形虫病患者却相对较少，说明绝大多数感染都是隐性的。弓形虫病分先天性和获得性两类：

(1)先天性弓形虫病：母亲在孕期感染弓形虫，虫体可经胎盘血流传播给胎儿。在孕早期感染，可造成孕妇流产、早产、畸胎或死产，畸胎发生率高。在孕中期或孕后期感染，受染胎儿或婴儿多数表现为隐性感染，有的出生后数月甚至数年才出现症状。据研究表明，婴儿出生时出现症状或发生畸形者病死率为12%，而存活中80%有精神发育障碍，50%有视力障碍。以脑积水、大脑钙化灶、视网膜脉络膜炎和精神、运动障碍为先天性弓形虫病典型症候。此外，可伴有全身性表现，在新生儿期即有发热、皮疹、呕吐、腹泻、黄疸、肝脾大、贫血、心肌炎、癫痫等。融合性肺炎是常见的死亡原因。

(2)获得性弓形虫病：可因虫体侵袭部位和机体反应性不同而呈现不同的临床表现，常见类型如下：①多脏器损害型，如引起肝脏和心脏损害等。②淋巴结肿大型，是最常见的临床类型之一。以颌下和颈后淋巴结肿大多见，可伴有长时间的低热、疲倦、不适等症状。③脑型，在免疫功能低下者，常累及脑，表现为脑炎、脑膜脑炎、癫痫和精神异常等。④眼型，以视网膜脉络膜炎多见，表现为视力突然下降，或出现斜视、虹膜睫状体炎、葡萄膜炎、视力障碍等。双侧性病变多见。国内报告的267例获得性弓形虫病中，多脏器损害40例，占14.981%；脑型72例，占26.966%；淋巴结肿大型39例，占14.607%；眼弓形虫病22例，占8.249%，其中视网膜脉络膜炎8例，黄斑部病变6例。人体感染弓形虫后多为隐性感染状态，一旦发生恶性肿瘤、器官移植、长期接受放射治疗、应用免疫抑制剂或免疫缺陷者，可激活体内弓形虫大量增殖，可使隐性感染转为急性或亚急性，常可引起脑膜炎、肝炎、肺炎、心肌心包炎、广泛性肌炎、关节炎、肾炎和腹膜炎等严重的全身性弓形虫病，甚至致死。艾滋病患者常并发弓形虫病脑炎而死亡。

【免疫】

1. 抗原 弓形虫表面抗原家族庞大，速殖子、缓殖子、子孢子都存在大量的表面抗原，并随着弓形虫生活阶段的不同，其表面抗原也不完全相同。主要包括SAGl(P30)、SAG2(P22)、SAG3(P43)、SAG4(P18)、SAG5等，另外，SAGl相关序列家族(SAGl-related sequences，SRS)的SRS3(P35)、BSR4(P36)具有较好的免疫原性，重组P35抗原常被作为区分急性和慢性感染的标志。而重组SAG2抗原，有较高的抗原性，能诱导免疫保护力，是被用基因工程方法表达和研究得最多的虫体成分，其重组DNA可进行核酸疫苗试验，重组蛋白也可用作诊断试剂，具有潜在的候选疫苗分子的价值。

2. 免疫效应 弓形虫在免疫功能健全的人群体内，多呈隐性感染状态，引起带虫免疫；弓形虫感染常发生于免疫缺损的宿主，而感染本身又可以诱导免疫抑制，进一步降低宿主的免疫状态，形成病情不断发展的恶性循环。

(1)细胞免疫：在宿主抗弓形虫感染免疫中起主导作用，细胞免疫的状态决定宿主感染弓形虫后的发展趋势和转归。宿主抗弓形虫感染的获得性免疫应答，主要是通过诱导 T 淋巴细胞和巨噬细胞产生多种生物活性的细胞因子而发挥免疫调节作用。

（2）体液免疫：在感染早期，一般 IgM 和 IgA 先升高，但逐渐衰减，而随后 1 个月 IgG 滴度越来越高，并维持较长时间，IgG 能通过胎盘传至胎儿，IgM 则不能，如在新生儿体内查出特异性 IgM 则说明有先天性弓形虫感染。特异性抗体的保护作用不明显，尤其在急性期，弓形虫抗体不起决定作用。

【诊断】

1. 病原学检查

（1）涂片染色法：取急性期患者的腹水、胸腔积液、羊水、脑脊液或血液等离心，取沉淀物作涂片，或采用活组织穿刺物涂片，经吉姆萨染色后，镜检弓形虫滋养体。此法简便，但阳性率不高，阴性者不能排除，须进一步检查。此外也可用 HE 染色的组织切片检查，此时用免疫酶或荧光染色法加以鉴定，可提高虫体的检出率。

（2）动物接种分离法或细胞培养法查找滋养体：采用敏感的实验动物如小白鼠，将离心后体液接种于腹腔内，1 周后剖杀，取腹腔液镜检，阴性需盲目传代至少 3 次，样本亦可接种于离体培养的单层有核细胞。

2. 免疫学检查　由于弓形虫病原学检查确诊较为困难，所以免疫学试验是目前较为常用的诊断手段和参考依据，目前常用下列血清学诊断方法：

（1）染色试验（dye test，DT）：为经典的血清学方法，具有良好的特异性、敏感性和重复性。采用活的滋养体在有致活因子的参与下与样本内特异性抗体作用，使虫体表膜破坏不为着色剂亚甲蓝所染。镜检见 60% 虫体不被蓝染者为阳性，虫体多数被蓝染者为阴性。

（2）间接血凝试验（IHA）：有较好的特异性和敏感性，操作简易，适用于流行病学调查。

（3）间接免疫荧光抗体试验（IFA）：以整虫为抗原，采用荧光标记的二抗检测特异抗体。此法可测同型及亚型抗体，其中测 IgM 适用于临床早期诊断。

（4）酶联免疫吸附试验（ELISA）：用于检测宿主的特异抗体或循环抗原，诊断抗原包括速殖子可溶性提取物、排泄分泌抗原及各种重组抗原，检测靶标包括抗体（IgG、IgM、IgA）和循环抗原。目前，已有多种弓形虫感染诊断试剂盒广泛用于早期急性感染和先天性弓形虫病的诊断，标记物（胶体金和生物素 - 亲和素）的改进又进一步提高了检测的敏感性。

（5）免疫酶染色试验（IEST）：效果与 IFA 相似，重复性较好且试剂稳定，是现有检测弓形虫抗体方法中操作简便、反应时间短的一种方法，在弓形虫感染的诊断和流行病学调查中具有重要的应用价值。

另外，若母亲在怀孕期间出现了弓形虫血清学变化，为了明确胎儿是否被感染以及受损情况，可采用 B 超检查、羊水检查和胎血检查，以便采取相应措施，预防或减少不良后果的发生。

3. 分子生物学检查　弓形虫核酸检查方法包括常规 PCR、RT-PCR、巢式 PCR、DNA 芯片技术（又称 DNA 微阵列 DNA microarray、基因芯片 gene chip）等。常用的 DNA 靶标包括 B1 基因或 529bp 的重复序列、内部转录间隔序列（ITS-1）和 18S rDNA 序列，此外，环介导等温扩增法（LAMP）也可用于人类和动物样本以及水样本中的弓形虫检测。理论上，核酸检测适用于急性期感染，不适于慢性弓形虫感染。

4. 影像学检查　X 线或 CT 等仅可提示组织病变，须结合其他检查指标协同诊断。

（弓形虫检查结果分析见数字资源）

【流行】

1. 流行概况　该病为动物源性疾病，广泛分布于全世界五大洲的各地区，许多哺乳动物、鸟类是本病的重要传染源，家猫（主要是流浪猫）排出的卵囊是人和动物感染的主要来源之一，有的地区猫及猫科动物感染率高达 80% 以上，家畜中猪感染率最高，其次为牛。可食用的肉类感染相当普遍，鲜奶和禽蛋也有感染。野生类中的狼、狐狸、野猪等40多种，家禽类中的鸡、鸭、鹅等，以及52种啮齿动物都存在弓形虫感染。人群感染也相当普遍。弓形虫感染率与猫及猫科动物感染率成正比。据血清学调查，人群抗体阳性率为25%~50%，个别地区高达80%，估计全球约有10亿人被弓形虫感染，且多数属隐性感染。我国人群弓形虫感染率为5%~10%，其中普通人群弓形虫抗体阳性率为8.2%，孕妇为8.6%，但某些类型癌症患者抗体阳性率可达16.8%。造成广泛流行的原因主要有：①滋养体、包囊以及卵囊具有较强的抵抗力。滋养体在血浆中能存活35天，在血清中能存活30天，涂抹在玻璃片上能存活3h，在75%乙醇中能存活10min；包囊在–196℃的甘油保存液中可长期存活，猪肉中的包囊在冰冻状态下可存活35天；卵囊在室温下存活3~18个月，在猫粪中存活46天，在自然界常温常湿条件下可存活1~1.5年。②多种生活史期都具感染性。③中间宿主广泛。④在终宿主之间、中间宿主之间、终宿主与中间宿主之间均可互相传播。⑤包囊可长期生存在中间宿主组织内。⑥卵囊排放量大，被感染的猫，一般每天可排出1 000万个卵囊，排囊可持续约10~20天。

2. **流行环节**

(1) 传染源：动物是本病的主要传染源，猫及猫科动物是重要传染源。人经胎盘的垂直传播具有传染源的意义。

(2) 传播途径：有先天性和获得性两种。前者指胎儿在母体经胎盘而感染；后者主要经口感染，如食入未煮熟的含弓形虫的肉制品、蛋品、奶类而感染。曾有因喝生羊奶而致急性感染的报告。经损伤的皮肤和黏膜也是一种感染途径，实验室人员需加注意。此外，接触被卵囊污染的土壤、水源亦为重要的途径。国外已有经输血、器官移植而发生弓形虫病的报道。节肢动物携带卵囊也具有一定的传播意义。

(3) 易感人群：人群普遍易感。胎儿和婴幼儿、肿瘤和免疫功能缺陷或受损患者更易感。人通常无性别上的易感差异，但有随接触机会增多而上升的趋势。在职业分布上，动物饲养员、屠宰工人、猎人、剥兽皮工人、弓形虫实验室工作人员以及兽医等，接触弓形虫的机会较多而容易受感染。本虫与艾滋病患者关系密切，约有5%~10%的艾滋病患者合并弓形虫感染。

【防治】

1. **弓形虫病预防** 预防措施包括：①加强饮食卫生管理，强化肉类食品卫生检疫制度；②教育群众不吃生或半生的肉、蛋、奶制品，加热食物尤其是肉类是防治弓形虫感染最有效的方法；③孕妇或正在备孕的妇女不与宠物密切接触、不要接触猫粪，且定期作弓形虫常规检查，以减少先天性弓形虫病的发生；④大力开展卫生宣传教育，增强对弓形虫危害和预防知识的了解；⑤加强对家畜、家禽和可疑动物的监测、隔离。

2. **药物治疗** 从20世纪60年代以来，治疗弓形虫的药物一直在探索之中。其中磺胺嘧啶（sulfadiazine）和乙胺嘧啶（pyrimethamine）的联合应用一直是弓形虫病的标准治疗方案，对增殖期弓形虫有抑制作用，但疗程长，且二者均为叶酸抑制剂，能抑制骨髓的造血功能。阿奇霉素（azithromycin）可到达所有组织细胞和弓形虫包囊内，能杀死弓形虫速殖子和包囊。罗红霉素（roxithromycin）可作用于弓形虫核糖体而发挥抑虫效应，有利于杀灭细胞内的弓形虫。另外，还有强力霉素、林克霉素、氯林克霉素、二氢叶酸还原酶抑制剂类及多种细胞因子等可试用。对确诊为初次感染的孕妇，应立即服用螺旋霉素（spiramycin），可减少弓形虫的母婴垂直传播。若已确诊胎儿感染弓形虫，则应立即改为乙胺嘧啶、磺胺嘧啶与螺旋霉素交替应用。螺旋霉素毒性低且不能通过胎盘，具有安全、毒副作用小，口服吸收好，组织中浓度高，排泄缓慢等优点，有望被广泛应用于各类弓形虫病的治疗。由于化学药物有诸多缺陷，我国学者正致力于挖掘中药以开发高效低毒的抗弓形虫药物，现已发现青蒿素及其衍生物、大蒜素、扁桃酸、白藜芦醇、金丝桃素等对弓形虫的增殖有直接或间接的抑制作用，但其作用机制及临床效果评价还有待进一步的研究。

3. **疫苗** 在缺乏理想治疗药物的情况下，弓形虫疫苗开发尤为迫切。动物接种疫苗可减少卵囊排放、提高牲畜产量，减少肉制品中包囊数量以降低人类感染的风险。目前有商业兽用减毒活疫苗，尚无人用的弓形虫疫苗问世。

（张　静）

第三节　隐孢子虫

隐孢子虫（*Cryptosporidium* Tyzzer，1907）是一类体积微小的球虫类寄生原虫，广泛存在于人类及动物体内，是重要的机会致病原虫，引起隐孢子虫病（cryptosporidiosis）。这是一种以腹泻为主的人畜共患原虫病，属新发传染病，2004 年被 WHO 列为世界六大腹泻病之一。经分子遗传学及生物学研究表明，隐孢子虫属有许多不同的种，迄今已确认的隐孢子虫有 20 余种，目前仅发现人隐孢子虫（*C.hominis*）和微小隐孢子虫（*C.parvum*）对人体有致病性。

【形态结构】

隐孢子虫生活史中有滋养体、裂殖体、配子体、合子和卵囊 5 个阶段。成熟卵囊是本虫的感染期，随宿主粪便排出体外，在临床上具有病原学诊断的意义。

卵囊呈圆形或椭圆形，直径为 4~6μm，成熟卵囊内含 4 个子孢子和 1 个残留体（residual body）。子孢子呈月牙形。包囊未经染色不易看清，经改良抗酸染色后，卵囊呈玫瑰红色，残留体则呈暗黑(棕)色颗粒状，中间有一空泡，粪膜背景为蓝绿色(图 9-9)。

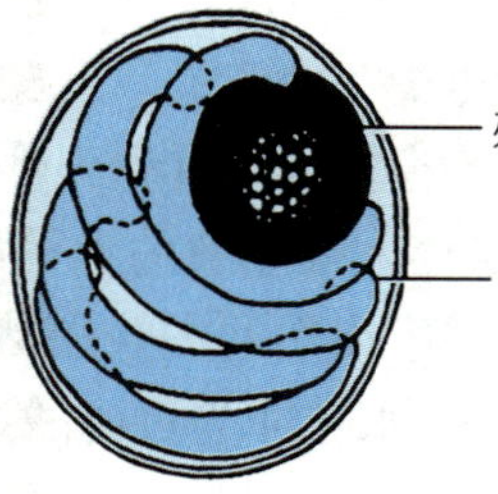

图 9-9　隐孢子虫卵囊模式图

【生活史】

隐孢子虫生活史简单，完成生活史只需一个宿主，发育过程包括裂体增殖、孢子增殖和配子生殖 3 个阶段（图 9-10）。虫体在宿主体内的发育时期为内生阶段。卵囊随宿主粪便排出体外即具有感染性，是唯一的感染阶段。

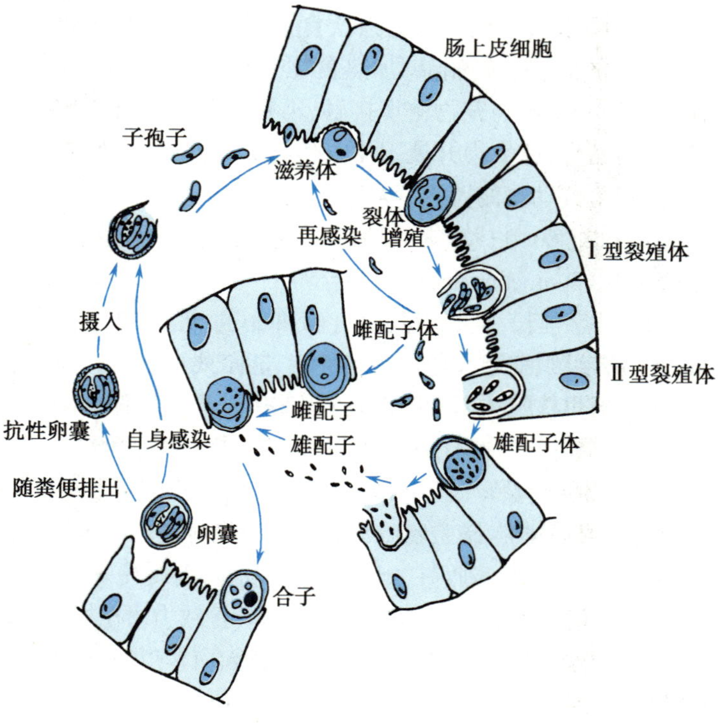

图 9-10　隐孢子虫生活史示意图

卵囊随污染的食物或水经口进入宿主体内，在消化液作用下，子孢子在小肠脱囊而出，随后黏附并侵入肠上皮细胞，形成含虫空泡（parasitophorous vacuole）。虫体在含虫空泡内开始裂体生殖，发育为滋养体，经3次核分裂后发育为Ⅰ型裂殖体，含8个裂殖子。裂殖子被释出后侵入其他的肠上皮细胞，一部分可继续无性生殖形成Ⅰ型裂殖体，另一部分发育为第二代滋养体，经2次核分裂发育为Ⅱ型裂殖体，内含4个裂殖子。此裂殖子被释放后，侵入新的肠上皮细胞，发育为雌、雄配子体，进入有性生殖阶段。雌、雄配子体发育为雌、雄配子，雄配子体产生16个雄配子，雌、雄配子经配子生殖，形成合子，合子发育为卵囊，进入孢子生殖阶段。

卵囊有厚壁（占80%）和薄壁（占20%）之分，薄壁卵囊子孢子逸出后直接侵入同一宿主新的肠上皮细胞，继续裂体生殖，造成宿主自体内重复感染。厚壁卵囊在宿主肠上皮细胞内或肠腔内发育成熟后（含4个子孢子）随宿主粪便排出。完成整个生活史需5~11天。

【致病】

1. 致病机制 隐孢子虫主要寄生于宿主肠上皮细胞的刷状缘层的含虫空泡内。主要寄居部位是空肠近端，严重者可扩散至整个消化道。寄生数量多时，可导致肠上皮细胞出现广泛性病理损伤，如肠绒毛萎缩、变短、变粗、融合、移位和脱落，肠上皮细胞老化、脱落速度加快，肠黏膜表面出现许多凹陷样或火山口样溃疡。固有层有粒细胞、淋巴细胞和浆细胞浸润现象。

隐孢子虫致病机制目前尚不完全清楚，可能与多种因素有关。隐孢子虫寄生导致肠黏膜广泛受损，黏膜表面积减少，影响肠上皮细胞物质转运以及糖类代谢相关酶的活性，造成小肠吸收障碍和消化不良，特别是脂肪和糖类吸收功能严重障碍，导致患者持续性腹泻、失水、电解质紊乱。

2. 临床表现 隐孢子虫病的严重程度与宿主免疫功能和营养状况有关，免疫功能正常者症状一般较轻，具有自限性，而免疫功能低下人群，如艾滋病患者和婴幼儿，感染往往较严重，容易造成死亡。患者临床上表现出一定的潜伏期、然后出现急性期症状，多数持续1~2周，少数患者迁延1~2个月或转为慢性期。

(1)潜伏期：本病潜伏期为2~28天，多数为7~10天。

(2)急性期：免疫功能正常者症状较轻，通常表现为自限性急性水样腹泻，一般无脓血，每日排便2~20余次；病程长短不一，通常7~14天，最短1~2天。免疫功能缺陷者腹泻严重，常表现为霍乱样水泻。重症儿童可出现喷射性水样便，排便量多，常伴有厌食、恶心、呕吐、腹痛、腹胀、食欲缺乏、口渴、发热和头痛等症状。

(3)慢性期：病程以20~60天者占多数，有的长达数年。免疫功能缺陷者病情重，症状明显，不能自愈，常表现为持续性霍乱样水泻，每日腹泻数次至数十次，排便量每日达3~6L，最多可达17L，常伴剧烈腹痛，水、电解质紊乱和酸中毒。

艾滋病患者感染隐孢子虫后，如不及时治疗，可发展为顽固霍乱样腹泻，患者严重脱水、电解质紊乱、营养不良。同时，虫体还可广泛播散到胆道、胰腺、肝和呼吸道等肠外器官，并发隐孢子虫性胆囊炎、胆管炎、胰腺炎和肺炎。播散型隐孢子虫病不易早期诊断，多在尸解时被发现。本病为晚期艾滋病患者的常见并发症之一，也是导致其死亡的重要原因之一，病死率达50%。

儿童营养不良或伴随水痘、麻疹和巨细胞病毒等病毒感染时，也会因暂时性免疫功能异常而并发隐孢子虫病，引起严重的慢性腹泻。

【实验诊断】

1. 病原学检查 粪便或呕吐物经直接涂片或集卵法后染色检出卵囊即可确诊。注意与环孢子虫和微孢子虫鉴别。常用染色方法有：

(1)金胺-酚染色法：染色后在荧光显微镜下观察，卵囊呈圆形，明亮乳白色略带黄绿色荧光，中央淡染，似环状，囊壁薄。低倍镜下为圆形小亮点，卵囊多时犹如晚间繁星，遍布整个视野。此法简便敏感，适用于批量检查，但需荧光显微镜，不适于基层卫生机构使用。

（2）改良抗酸染色法：染色后背景为蓝绿色，卵囊呈玫瑰红色，圆形或椭圆形，囊壁薄，内部结构清晰，可见 1~4 个月牙形或梭形子孢子，有时可见棕色残留体。此法对比性强，但粪便中多存在非特异性红色抗酸颗粒，形同卵囊，难以鉴别。

（3）金胺 - 酚改良抗酸染色法：是目前最佳的方法，优化了改良抗酸染色法。此法用光学显微镜观察，卵囊形态同改良抗酸染色法一致，呈玫瑰红色，但非特异性颗粒呈蓝黑色，可明显区分卵囊与非特异性颗粒，有利于查找卵囊，提高检出率。

2. 免疫学检查

（1）粪便标本免疫学检查：采用单克隆抗体快速免疫层析检测试条检测粪便中卵囊抗原，快捷简便，易操作；采用间接荧光抗体试验（IFAT）检测粪便中卵囊抗原，需在荧光显微镜下观察，本法特异性高、敏感性好，适用于轻度感染者诊断和流行病学调查；采用 ELISA 技术检测粪便中卵囊抗原，具有高度特异性和敏感性，无需显微镜。

（2）血清标本免疫学检查：常采用 IFAT 和 ELISA 等技术，具有高度特异性和敏感性，可用于隐孢子虫病的辅助诊断和流行病学调查。

3. 分子生物学检测　方法包括 PCR、巢式 PCR、RT-PCR、基因芯片技术等。取新鲜粪便样本或 -20℃保存样本，提取核酸，检测隐孢子虫特异性 DNA。PCR 方法特异性强、敏感性高，还可鉴别虫种。采用巢式 PCR 检测粪便中隐孢子虫特异性 DNA，其敏感性可达 0.1pg，相当于每克粪便中含 5 个卵囊即可被检测到，并且无交叉反应。基因芯片技术可用于隐孢子虫病诊断和基因型鉴别。

4. 鉴别诊断　注意本病与阿米巴痢疾、细菌性痢疾、贾第虫病、微孢子虫病、环孢子虫病、等孢子虫病、霍乱和轮状病毒腹泻等疾病相鉴别。对于儿童、老人和免疫功能受损的水样性腹泻患者，经抗生素治疗无效且排除贾第虫感染者，应考虑隐孢子虫感染的可能。

【流行】

1. 分布　呈全球性分布，大洋洲、北美、南美、亚洲与非洲以人隐孢子虫感染为主，欧洲以微小隐孢子虫感染为主。自 1907 年 Tyzzer 于实验小鼠体内首次发现隐孢子虫以来，至少 300 个地区发现了隐孢子虫，在欧洲和北美洲人群平均感染率为 1%~3%，亚洲为 5%，非洲高达 10%。

我国自 1987 年韩范等首次在南京发现人感染隐孢子虫以来，陆续在国内部分地区发现隐孢子虫病患者，流行病学数据显示在中国至少有 17 个省市发现了人感染隐孢子虫，感染率在 1.4%~10.4% 之间。近年来本病感染率在国内呈上升的趋势。

2. 流行特点

（1）地理分布：农村多于城市；沿海港口多于内地；经济落后、卫生状况差的地区多于发达地区；畜牧区多于非牧区。

（2）季节分布：全年都有发病，温暖潮湿季节发病率较高。

（3）人群分布：一般年龄越小，感染率和发病率越高，两岁以下婴幼儿发病率最高；男女间无明显差异；旅游者多于非旅游者。

3. 流行环节

（1）传染源：隐孢子虫病患者、无症状带虫者、隐孢子虫感染的动物是主要传染源。多数患者在症状消失后，仍能排出卵囊，并可持续数天至数周。牛、猪、狗等动物是畜牧地区和农村地区的重要动物源性传染源。

（2）传播途径：主要经粪 - 口方式感染，人因食入或饮入被隐孢子虫卵囊污染的水源和食物而感染。本病为人畜共患病，人与动物可以相互传播，但人与人接触而误食隐孢子虫卵囊是本病最重要的传播方式。人群隐孢子虫病暴发流行的主要原因是水源污染，隐孢子虫对臭氧、加氯消毒有很强的抵抗力，很容易突破集体供水系统的过滤和消毒环节，造成隐孢子虫病水源性暴发。

(3)易感人群：人对隐孢子虫普遍易感。婴幼儿、免疫功能受损者(如长期使用免疫抑制剂者、抗肿瘤药物治疗者)和免疫功能低下者(如艾滋病患者、各种引起免疫功能下降的基础病患者等)更易感染。

【防治】

防止本病流行的基本措施是加强人畜粪便管理、注意个人卫生。防止患者、病畜及带虫者的粪便污染食物和饮水，保护免疫功能缺陷或低下的人群，增强其免疫力，避免与患者病畜接触。

目前，对隐孢子虫病尚无特效药物治疗，一般通过提高患者的免疫力进行治疗。对免疫功能正常患者，多采用对症和支持疗法，纠正水、电解质紊乱。对免疫功能受损者，应提高其免疫力，及时停用免疫抑制剂等。目前认为临床症状治疗的首选药是硝唑尼特。此外，氯苯胍、磺胺二甲基嘧啶和乙酰螺旋霉素也有一定效果，国内应用大蒜素治疗婴幼儿隐孢子虫感染性腹泻，也具有一定疗效。

(汪　洋)

第四节　其他孢子虫

其他孢子虫主要包括肉孢子虫、贝氏囊等孢球虫、微孢子虫、人芽囊原虫和巴贝虫。

肉孢子虫(*Sarcocystis*)种类较多，人因食入生的或未熟肉类而感染，引起人类肉孢子虫病，患者主要表现为消化道症状。该病是一种重要的人畜共患寄生虫病，流行广、危害大。

贝氏囊等孢球虫(*Cystoisos belli* wenyon，1923)是等孢球虫中最主要的病原体，主要寄生于人体小肠，引起囊等孢球虫病，患者出现发热、腹泻等症状，易感者主要见于免疫功能低下者或旅行者。

微孢子虫(*Microsporidia*)是一类专性细胞内寄生性真核生物，其生物学分类地位尚存争议。迄今已发现15种微孢子虫可感染人体，引起人类微孢子虫病，是引起艾滋病患者腹泻的重要病原体。

人芽囊原虫(*Blastocystis hominis*)是一种常见的消化道寄生原虫，主要寄生在人体肠道回盲部，引起腹痛、腹泻等消化道症状。人芽囊原虫呈世界性分布，主要分布于热带地区和发展中国家。

巴贝虫(*Babesia*)是一类广泛寄生于哺乳动物和人体红细胞内的重要致病原虫，导致宿主红细胞破坏溶解，引起巴贝虫病。该病主要通过蜱虫叮咬传播，也可通过血液或胎盘垂直传播。

详细内容见数字资源。

(汪　洋)

本章小结

寄生于人体的几种疟原虫生活史基本一致，均需要人和按蚊两个宿主，生活史较复杂，世代交替。疟原虫对人类的主要感染期是子孢子，进入人体后，先进入肝细胞内进行裂体增殖，接着进入红细胞内进行裂体增殖和形成配子体；按蚊叮咬疟疾感染者后，疟原虫在按蚊体内完成有性生殖和孢子增殖。人类亦可因输血等途径感染红细胞内期疟原虫而致病。疟原虫的主要致病阶段是在红细胞内进行的裂体增殖期。有潜伏期，典型的疟疾发作表现为周期性寒战、高热、出汗退热三个阶段，周期性与疟原虫在红细胞内的裂体增殖周期一致，有再燃和复发两种特殊形式的发作。除发作症状外，其他症状有贫血、脾大、脑型疟等。恶性疟常导致凶险性疟疾，可致命。人体感染疟原虫后表现为带虫免疫。从受检者外周血通过厚、薄血膜吉姆萨或瑞特染色镜检是目前临床最常用的方法，是确诊的依据。疟疾主要在热带和亚热带地区流行，我国海南和云南是疟疾流行最严重的地区。治疗药物有氯喹、伯氨喹、青蒿素类衍生物等，可联合用药。初次进入流行区的人群可预防性服用抗疟药。防蚊、灭蚊，加强监测是预防的关键措施。

刚地弓形虫是一种重要的机会致病原虫，寄生于人和多种恒温动物及少数变温动物的有核细胞内，引起人畜共患的弓形虫病。生活史复杂，猫科动物是终末宿主，中间宿主多，相互间可传播。感染后是否致病与免疫功能密切相关，且临床表现无特异性，婴幼儿感染以弓形虫脑病为重。病原学及免疫学检查协同诊断本病，呈世界性分布，人群抗体阳性率高。本病重在预防，减少与动物的密切接触和不食用未熟肉类及乳类，以乙胺嘧啶为首选药物。

隐孢子虫卵囊呈圆形或椭圆形，内含 4 个子孢子和 1 个残留体。成熟卵囊为感染期，经口感染，在宿主小肠内进行裂体增殖、配子生殖和孢子生殖。隐孢子虫寄生过程中导致宿主产生水样腹泻、腹痛，一般无脓血。诊断方法为粪便直接涂片染色法查卵囊。目前尚无特效药物，首选药为硝唑尼特。治疗一般采用对症治疗、提高免疫力等方法。

思考题

1. 简述疟疾的发作特点及原因。
2. 简述疟疾的再燃和复发。
3. 简述疟疾的防治原则及具体的防治措施。
4. 弓形虫感染后有哪些表现？
5. 隐孢子虫卵囊有哪些特点？
6. 简述隐孢子虫生活史的基本过程。
7. 隐孢子虫的病原学诊断方法有哪些？

第十章 纤 毛 虫

学习目标

了解 结肠小袋纤毛虫的形态、生活史、致病与诊断。

纤毛虫属于纤毛门动基裂纲，是以纤毛作为运动细胞器的原虫，大多数纤毛虫生活史的各个阶段都有纤毛（cilium），有些虫种的某阶段纤毛可缺如。纤毛短而密，排列略倾斜，因此纤毛在虫体表面有节律的顺序摆动时，使虫体以螺旋形旋转的方式向前运动。虫体也可依靠纤毛逆向摆动而改变运动方向。

纤毛虫约1万多种，分布广泛，大多数营自生生活，少数可寄生于无脊椎动物和脊椎动物的消化道内。纤毛虫以横二分裂进行无性生殖，以接合生殖方式进行有性生殖。纤毛虫中对人体有危害的仅结肠小袋纤毛虫一种。

结肠小袋纤毛虫

结肠小袋纤毛虫（*Balantidium coli* Malmsten，1857）是人体最大的寄生原虫。该虫主要寄生在猪和人的结肠内，也可寄生在回肠，侵犯、破坏肠黏膜及黏膜下组织，形成溃疡或脓肿，引起结肠小袋纤毛虫痢疾（balantidial dysentery），是一种人兽共患寄生虫病。

【形态结构】

结肠小袋纤毛虫生活史有滋养体和包囊两个发育阶段，包囊为感染阶段。

1. **滋养体** 滋养体呈椭圆形，无色透明或淡灰略带绿色，大小为（30~150）μm×（25~120）μm。虫体外被表膜，表膜下为透明外质和颗粒状内质，体表布满纤毛，略倾斜，使虫体做旋转式运动。虫体前端有一凹陷形成胞口，下接胞咽，呈漏斗状，虫体后端有一不明显的胞肛，虫体内有食物泡，中部和后部各有一个伸缩泡（contractile vacuole），用于调节渗透压。苏木精染色后可见虫体中部有一个肾形大核和一个圆形小核，后者位于前者的凹陷处（图10-1）。

2. **包囊** 包囊呈圆形或卵圆形，直径为40~60μm，新鲜包囊呈淡黄色或淡绿色，囊壁分两层，厚而透明，囊内有大、小核和伸缩泡等结构，大核呈腊肠形（图10-1）。

【生活史】

结肠小袋纤毛虫主要感染人和猪。包囊随污染的食物或水经口进入宿主体内，在宿主胃肠道消化液作用下脱囊溢出滋养体。滋养体移行至宿主结肠定居，以淀粉、细菌及肠壁细胞等为食，迅速生长，以横二分裂方式进行繁殖。有时滋养体也进行接合生殖，即两个滋养体通过胞口连接，交换部分核质后再分开，之后再进行二分裂法繁殖。在一定条件下，滋养体也可侵入肠黏膜及黏膜下组织。

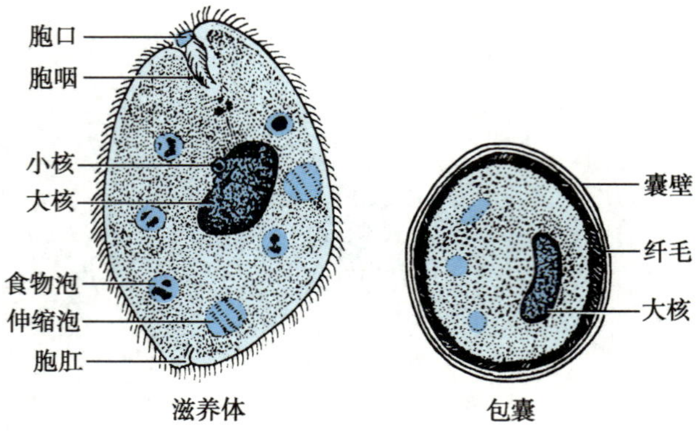

图 10-1　结肠小袋纤毛虫滋养体、包囊模式图

滋养体随着肠内容物不断下移，肠内环境变化，水分减少，一部分滋养体逐渐变圆，分泌出囊壁将虫体包围起来形成包囊，包囊随粪便排出体外。滋养体也可随宿主粪便排到外界，在适宜条件下形成包囊。滋养体抵抗力较弱，在粪便中可生存 10 天左右。人体内的滋养体一般很少形成包囊，而在猪体内的滋养体则可形成大量包囊。

【致病】

滋养体主要寄生在结肠。虫体大量增殖，通过机械性刺激、分泌透明质酸酶等，损伤肠黏膜及黏膜下组织，造成肠道炎症及烧瓶状溃疡，引起痢疾。其病理变化同溶组织内阿米巴类似，溃疡周围有嗜酸性粒细胞和淋巴细胞浸润。继发细菌感染时，病变程度加重，重症病例可出现大面积结肠破坏和脱落，有时可深达肌层，诱发肠穿孔、腹膜炎等。滋养体偶可见侵袭肠外组织，如肝、肺、盆腔或泌尿生殖器官等。

临床表现可分为三型：无症状型、急性型和慢性型。多数感染者为无症状带虫者。急性型为痢疾型，常突然发病，可有腹痛、腹泻和黏液便，有时伴脓血，有里急后重感，每天排便可达十多次，病程短、有一定自限性。慢性型表现为周期性腹泻，粪便呈粥样或水样，常伴黏液，但无脓血。

【实验诊断】

粪便直接涂片法检查到滋养体或包囊即可确诊。虫体较大、一般不易漏检。由于滋养体排出呈间歇性，故检查时新鲜粪便多次送检可提高检出率。如有必要，还可采用乙状结肠镜进行活组织检查或用阿米巴培养基进行体外培养后镜检。

【流行】

结肠小袋纤毛虫呈世界性分布，多见于热带、亚热带地区。我国云南、广西、广东、福建、四川等 17 个省区都有散在病例报道。猪是常见的保虫宿主，一般认为人体感染主要来源于猪，患者常有猪的接触史。包囊是该虫的感染期，人的感染方式为食入被包囊污染的食物或水。包囊抵抗力较强，在室温下可存活 1~2 个月，但经阳光直射 3h 可杀死包囊。

【防治】

该病的防治原则与溶组织内阿米巴相似。除加强粪便管理，还要注意个人卫生和餐饮卫生，特别要注意搞好猪场卫生。治疗药物首选甲硝唑，小檗碱也有较好疗效。

（汪　洋）

本章小结

结肠小袋纤毛虫滋养体外被纤毛，可做螺旋式运动，包囊为感染期，经口感染。滋养体寄生于人和猪的结肠内，也可侵入肠黏膜下层，引起黏膜炎症和烧瓶状溃疡，患者多以腹痛、腹泻为主，偶见肠外其他组织感染。病原学诊断：粪便直接涂片法查滋养体、包囊。治疗药物首选甲硝唑，同时注意饮食饮水卫生。

思考题

1. 结肠小袋纤毛虫滋养体和包囊分别有哪些特点?
2. 简述结肠小袋纤毛虫生活史的基本过程。
3. 结肠小袋纤毛虫的致病机制及临床表现有哪些?
4. 结肠小袋纤毛虫的病原学诊断方法有哪些?

临床思维拓展

区别结肠小袋纤毛虫与溶组织内阿米巴的临床表现。

(答案见数字资源)

第三篇 医学蠕虫学

蠕虫(helminth)为多细胞无脊椎动物,因借助肌肉收缩作蠕状运动而被称为蠕虫。根据现代生物学分类,蠕虫包括环节动物门(Phylum Annelida)、扁形动物门(Phylum Platyhelminthes)、线形动物门(Phylum Nemathelminthes)和棘头动物门(Phylum Acanthocephala)所属的各种动物。医学蠕虫(medical helminth)是指与人体健康有关的蠕虫,主要包括吸虫纲(Class trematoda)、绦虫纲(Class cestoda)、线虫纲(Class nematoda)和后棘头虫纲(Class Metacanthocephala)的一些虫种。由蠕虫感染所致的疾病称蠕虫病(helminthiasis),以寄生蠕虫为研究对象的科学称蠕虫学(helminthology)。

第十一章 吸　　虫

学习目标

1. 掌握　华支睾吸虫、布氏姜片吸虫、卫氏并殖吸虫、斯氏并殖吸虫、日本裂体吸虫成虫及虫卵的形态、生活史、致病与实验诊断。
2. 熟悉　华支睾吸虫病、布氏姜片吸虫病、卫氏并殖吸虫病、斯氏并殖吸虫病、日本裂体吸虫病的流行与防治原则。
3. 了解　肝片形吸虫的形态、生活史、致病、诊断、流行与防治原则。

第一节 概　　论

吸虫(trematode)属扁形动物门(Platyhelminthes)的吸虫纲(Trematoda)。本纲下包括3个目,即单殖目(Monogenea)、盾腹目(Aspidogastrea)和复殖目(Digenea)。单殖目吸虫寄生于水生冷血脊椎动物,特别是鱼类体内;盾腹目吸虫寄生于软体动物、鱼类和龟、鳖等体内;寄生人体的吸虫都属复殖目。复殖目的吸虫种类繁多,生活史复杂,具有有性世代和无性世代交替的现象,无性世代在软体动物中寄生,有性世代大多在脊椎动物体内寄生。我国常见的人体寄生吸虫有华支睾吸虫、布氏姜片吸虫、肝片形吸虫、卫氏并殖吸虫、斯氏并殖吸虫和日本血吸虫等。

【形态结构】

在吸虫的生活史过程中,有虫卵、幼虫和成虫三个不同发育阶段,不同种吸虫的幼虫阶段又有多个不同的发育时期,形态结构也不相同,现将复殖目吸虫的成虫和虫卵的基本形态结构介绍如下。

1. 成虫　多数复殖目吸虫成虫背腹扁平,呈叶状或舌状,少数呈扁锥形或近圆柱形,两侧对称。大小依虫种而异,可从0.5mm至80mm不等。通常有2个吸盘,即前端的口吸盘(oral sucker）和后端的腹吸盘（ventral sucker），是虫体附着和运动的主要器官。口吸盘位于虫体顶端或亚顶端，包围着口孔；腹吸盘位于虫体腹面、口吸盘后侧，具体位置因虫种而异。虫体由体壁和实质组织构成，无体腔，各系统器官位于网状的实质组织中。生殖孔通常位于腹吸盘的前缘或后缘处，个别虫种具生殖吸盘。排泄孔位于虫体的末端（图 11-1）。

（1）体壁：由皮层（tegument）和皮层下的细胞体构成，为合胞体（syncytium）结构，覆盖于虫的体表。皮层为胞质性，无核也无细胞界线，从外向内由外质膜（external plasma membrane）、基质（matrix）与基质膜（basal plasma membrane）组成。皮层的表面有许多皱褶、体棘及感觉乳突等，其形态、数量和分布因虫种与部位而异。基质内含有线粒体、分泌小体。感觉器位于基质中，有纤毛伸出体表，另一端有神经突与神经系统相连。基质膜下为基层（basement layer），基层下为外环肌和内纵肌，虫体依靠肌肉的收缩，变换形状，具有在宿主体内吸附、移位等活动功能。吸虫的体壁具有保护虫体、吸收营养、运动和感觉等生理功能（图 11-2）。

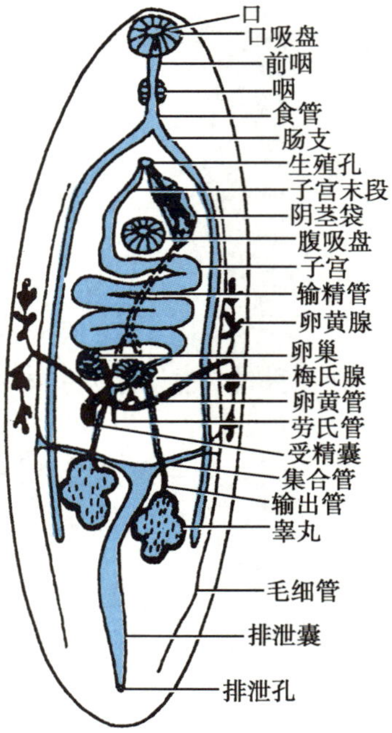

图 11-1　复殖吸虫成虫形态结构模式图

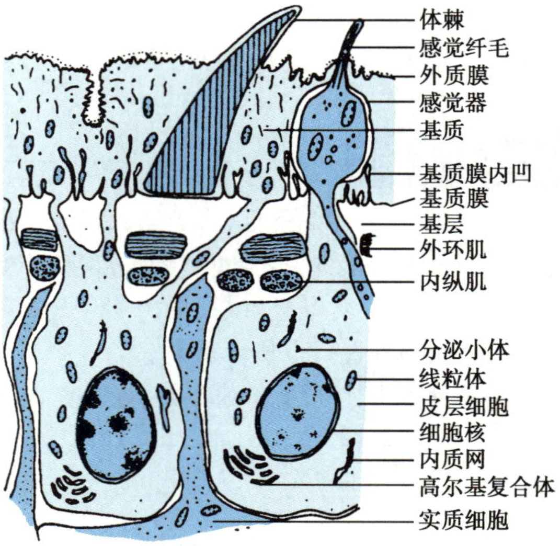

图 11-2　复殖吸虫成虫体壁结构模式图

（2）消化系统：由口、前咽（prepharynx）、咽（pharynx）、食管（esophagus）及肠管（alimentary tract）构成。口位于口吸盘中央，在虫体前端的腹面。前咽短小或缺如。咽为肌质构造，呈球状。食管为细管状，其两侧常有若干个单细胞腺体，各有管道通向虫体前端。肠管分左右两个肠支，向体后端延伸，绝大多数虫种的两条肠管在虫体后端形成封闭的盲端。少数吸虫的两肠支在体后融合成单一盲端。吸虫无肛门，未消化吸收的废物经口排出体外。

（3）排泄系统：位于虫体两侧，为对称的管状系统。由焰细胞（flame cell）、毛细管（capillary tubule）、集合管（collecting tubule）、排泄囊（excretory bladder）和排泄孔（excretory pore）组成（图 11-3）。焰细胞为凹形细胞，其内有细胞核、线粒体、内质网等。在凹入处有一束纤毛，活体显微镜观察时，纤毛颤动像跳动的火焰，因而得名（图 11-4）。纤毛颤动使液体流动，并形成较高的过滤压，促使含有氨、尿素、尿酸等废物的排泄液排出体外。复殖目吸虫的排泄孔只有一个，位于虫体的后端。

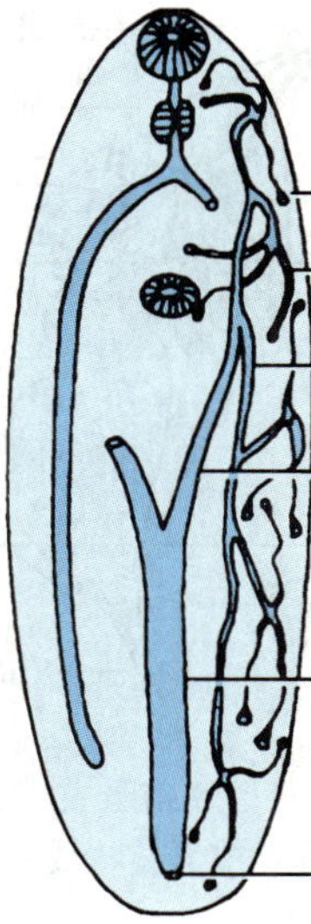

图 11-3 复殖吸虫排泄系统模式图

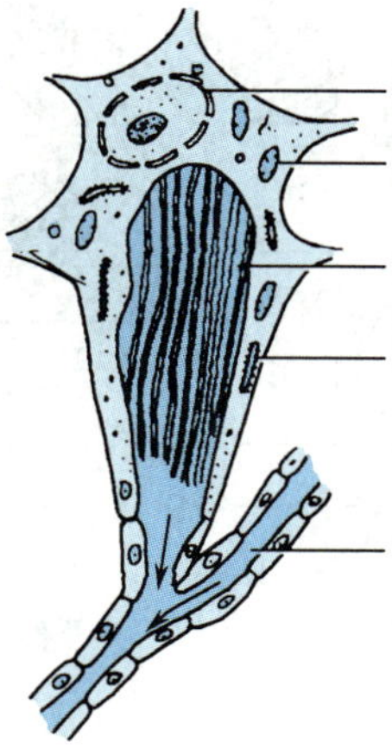

图 11-4 焰细胞结构模式图

(4)神经系统：复殖吸虫的神经系统不发达。在咽的两侧各有一个神经节，相当于神经中枢。神经节间彼此有背索相连。两个神经节各发出前后三条神经干，分布于背面、腹面及侧面。向后伸展的神经干，在几个不同的水平上皆有横索相连。感觉末梢由前后神经干发出到达口吸盘、咽、腹吸盘等器官，以及体壁外层中的许多感觉器，支配虫体的运动和感觉功能(图 11-5)。

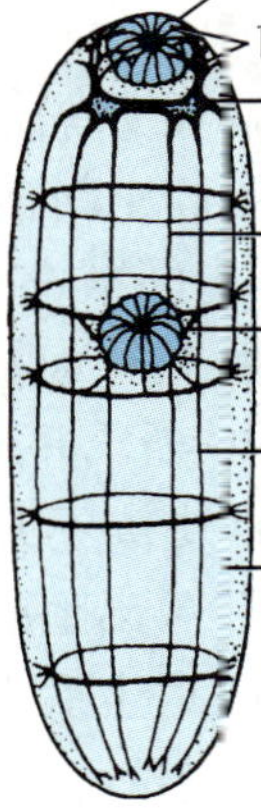

图 11-5 复殖吸虫神经系统模式图

(5)生殖系统：复殖吸虫中除了裂体科是雌雄异体外，其他均为雌雄同体。雌雄生殖孔开口于生殖窦(genital sinus)内，或各自由生殖孔开口。

1)雄性生殖系统：包括睾丸、输出管、输精管、贮精囊、射精管、阴茎袋、前列腺与阴茎。某些虫种的前列腺、阴茎袋、阴茎缺失。睾丸一般为 2 个，日本血吸虫睾丸为 7 个。睾丸在实质组织中的位置和形态因虫种而异，是虫种鉴别的重要依据。阴茎开口于生殖窦或生殖孔，交配时阴茎可经生殖孔伸出体外与雌性生殖器官的远端相交接。

2)雌性生殖系统：包括卵巢、输卵管、梅氏腺(Mehlis's gland)、卵模(ootype)、卵黄腺(vitelline gland)及子宫等。另外还有劳氏管(Laurer's canal)，其一端接受精囊或输卵管，另一端向背面开口或成为盲管。卵黄腺由许多卵黄泡组成。卵黄细胞或卵黄球由卵黄泡经小管、上下纵管、横卵黄管、卵黄囊进入卵黄总管。卵黄总管与输卵管汇合后在子宫的起点前，其周围有一群单细胞腺即梅氏腺，被梅氏腺包围的部分称卵模。

卵细胞由卵巢排出后，经输卵管进入卵模，卵黄球及卵壳物质亦随之进入，输卵管末端收缩使卵模关闭，经卵模的作用后，带有卵壳的虫卵形成，然后逐个由卵模推进子宫，并不断向远端移动，卵的成熟程度随移动而增加。卵细胞的受精可在卵壳形成之前或形成之后。各虫种卵壳的特殊形状为卵模收缩的结果(图 11-6，图 11-7)。

2. **虫卵** 虫卵为椭圆形，淡黄或金黄色。自终宿主体内排出体外时，有的内含卵细胞和卵黄细胞，如布氏姜片吸虫卵；有的内含幼虫，如华支睾吸虫卵；有的卵内还附有胚膜、腺体分泌物等，如日本血吸虫卵。多数吸虫卵一端有卵盖，幼虫发育成熟后从卵盖孵出。日本血吸虫

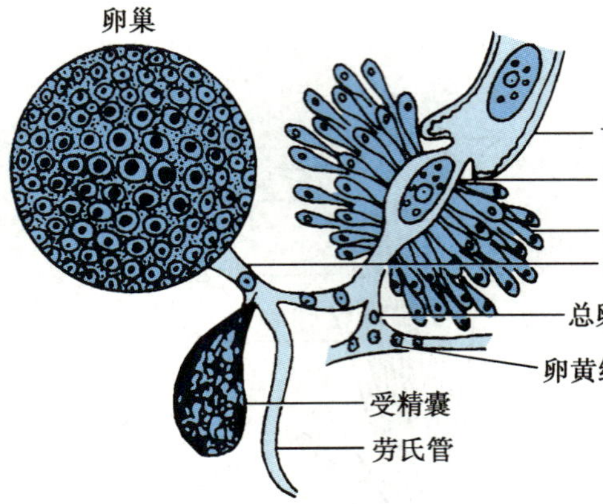

图 11-6　复殖吸虫成虫卵巢 - 卵模结构模式图

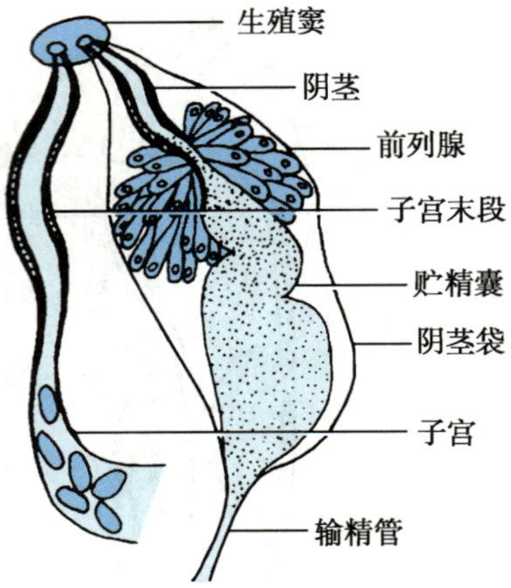

图 11-7　复殖吸虫成虫生殖系统末端结构模式图

卵无卵盖，幼虫孵出时，卵壳纵向裂开。卵壳还可向外形成肩峰、侧棘、小突起等附加结构。虫卵形态和结构是寄生虫实验诊断的重要依据。

【生活史】

复殖吸虫的生活史复杂，不但具有世代交替，还有宿主的转换。成虫为有性世代。无性世代包括虫卵(egg)、毛蚴(miracidium)、胞蚴(sporocyst)、雷蚴(redia)、尾蚴(cercaria)和囊蚴(metacercaria)等发育阶段。有的虫种从尾蚴期已开始有性世代，如异形异形吸虫。宿主的转换包括终宿主和中间宿主的转换。除日本血吸虫等少数虫种外，多数吸虫在无性世代也需转换宿主，第一中间宿主为淡水螺类或其他软体动物，第二中间宿主依虫种而异，可为鱼类或节肢动物。终宿主多为人和脊椎动物。某些虫种的幼虫期可通过转续宿主进入终宿主体内，如卫氏并殖吸虫、斯氏并殖吸虫等。

吸虫生活史离不开水。虫卵必须入水后才能进一步发育。虫卵在水中孵出毛蚴或被软体动物吞食后孵出毛蚴。毛蚴周身披有纤毛，运动活跃，体内有顶腺、头腺、胚细胞等结构。毛蚴进入中间宿主后发育为胞蚴。胞蚴无消化器官，其内胚球反复分裂，发育成多个雷蚴，从母体逸出。雷蚴体内胚球再分化发育为多个子雷蚴及尾蚴。胞蚴和雷蚴可以不止一代，有的虫种可继续产生三、四代雷蚴，每代雷蚴都同时含有尾蚴及下一代雷蚴。尾蚴成熟后从母体逸出，借助尾部的摆动，在水中游动，侵入第二中间宿主体内或在某些物体表面结囊形成囊蚴。囊蚴经口进入终宿主消化道，幼虫脱囊形成童虫，移行至寄生部位发育为成虫。裂体科的吸虫(如血吸虫)无雷蚴和囊蚴期，尾蚴在水中经皮肤直接侵入终宿主，经童虫发育为成虫。

适宜宿主的不同器官组织能为吸虫提供不同发育期所需的营养物质，吸虫能识别不断改变的连续刺激，从而按一定移行途径到达定居部位。非适宜宿主不能提供必需的营养物质及生理信号，因而出现异常的移行，导致幼虫移行症，如斯氏并殖吸虫。

【生理】

吸虫在其种系演化过程中，为适应寄生生活的需要，除在形态、结构上发生了一系列相应的变化外，既未丧失自生生活的某些特性，也产生了适应宿主内环境变化的生理功能。

吸虫的营养主要来源于宿主的肠内容物、肠黏膜、血液或组织液等。消化过程主要在吸虫肠内(细胞外)进行，有的吸虫兼有细胞外和细胞内消化。吸虫与宿主体液间有一层变动着的界面称营养界面，既存在于虫体的体表，也存在于虫体消化管道的内面，气体(如氧)和小分子物质可经此界面直接进入虫体，如葡萄糖、氨基酸、维生素、核苷等可以通过体表皮层被虫体吸收。吸虫的代谢产物，有的通过排泄系统，有的通过皮层排出体外。

吸虫的能量主要来源于无氧糖酵解，即使在氧含量充足的血液中也是如此，临床上可以利用这一生理特点研制杀虫药物。葡萄糖和糖原等碳水化合物被认为是吸虫的重要能量来源。大多数寄生吸虫的成虫主要依靠糖的无氧酵解获得能量。某些虫种的幼虫期，还能从有氧代谢中获得一定能量，以满足快速生长的需要，如日本血吸虫。氧主要是由体表、消化道内壁或其他与氧接触的部位进入体内，经体液扩散，或由血红蛋白携带到所需器官。氧还是合成卵壳等物质所必需的成分。

蛋白质普遍存在于吸虫组织中，主要为结构蛋白、游离蛋白和酶三大类。蛋白质除作为虫体的重要结构成分外，还参与多种酶促反应并维持虫体运转；构成吸虫的保护因子、毒素、激素、氨基酸储备；参与调节渗透压及氧、二氧化碳的运输。吸虫合成蛋白质的氨基酸从消化道或体表吸收。成虫体内虽有蛋白质分解代谢，但并非能量的主要来源。

脂类在吸虫组织中具有多种功能，既是细胞膜的主要结构组分，又是重要的能量储备形式，部分脂类也是细胞色素链和膜运转机制中的组分之一，类固醇在代谢调节中起决定性作用。吸虫所需脂肪酸全部从宿主获得，吸虫本身只有加长某些脂肪链的功能。

吸虫的主要排泄产物有氨和少量的尿素、尿酸、氨基酸、脂类等。

【分类】

我国常见的人体吸虫分类及寄生部位见表 11-1。

表 11-1 我国常见的人体吸虫分类及寄生部位

科 family	属 genus	种 species	寄生部位	感染途径
后睾科 Opisthorchiidae	支睾属 *Clonorchis*	华支睾吸虫 *Clonorchis sinensis*	肝胆管	经口
片形科 Fasciolidae	姜片属 *Fasciolopsis*	布氏姜片吸虫 *Fasciolopsis buski*	小肠	经口
	片形属 *Fasciola*	肝片形吸虫 *Fasciola hepatica*	肝胆管	经口
并殖科 Paragonimidae	并殖属 *Paragonimus*	卫氏并殖吸虫 *Paragonimus westermani*	肺	经口
		斯氏并殖吸虫 *Pagumogonimus skrjabini*	皮下、肝等	经口
裂体科 Schistosomatidae	裂体属 *Schistosoma*	日本裂体吸虫 *Schistosoma japonicum*	门脉-肠系膜静脉	经皮肤
异形科 Heterophyidae	异形属 *Heterophyes*	异形异形吸虫 *Hheterophyes*	小肠	经口
棘口科 Echinostomatidae	棘隙属 *Echinochasmus*	日本棘隙吸虫 *Echinochasmus japonicus*	小肠	经口

（陈兴智）

第二节 华支睾吸虫

华支睾吸虫是中华分支睾吸虫[*Clonorchis sinensis*（Cobbold，1875）Looss，1907]的简称，又称肝吸虫（liver fluke）。成虫主要寄生于终宿主肝胆管内，引起华支睾吸虫病（clonorchiasis），又称肝吸虫病。1874 年首次在印度加尔各答一名华侨体内发现本虫。1878 年我国发现首例患者。1975 年在我国湖北省江陵县西汉古尸、战国楚墓古尸内相继发现本虫虫卵，证明华支睾吸虫病在我国至少已有 2 300 多年的历史。

临床思维拓展

病案：患者，男，49 岁，广西人。主诉：无明显诱因出现右上腹疼痛不适 1 周，持续性疼痛伴阵发加重，多在夜间加重，伴发热。有多次食生鱼、醉虾史。体检：生命体征平稳，皮肤巩膜中度黄染，右上腹有压痛，无反跳痛。实验室检查：肝吸虫抗体阳性。丙氨酸氨基转移酶（ALT）81U/L，天门冬氨酸氨基转移酶（AST）68U/L，γ- 谷氨酰转移酶（γ-GGT）225U/L，直接胆红素 11.2μmol/L。辅助检查：CT 提示胆囊结石、胆总管结石并胆管扩张。入院后行经内镜逆行胰胆管造影（ERCP），术中见胃窦黏膜局灶增生，表面粗糙。选择性胆管插管，造影见胆管上段扩张，直径约 1.2cm；胆管内 0.7cm 左右充盈缺损影。然后行十二指肠乳头括约肌切开术（EST）以解除胆管梗阻；行鼻胆管引流术（ENBD），在导丝引导下球囊扩张后应用取石网篮清理胆管结石及胆泥，留置鼻胆管 1 根。鼻胆引流管内可见多条寄生虫活体间断排出，引流物镜检见较多虫卵。确诊为华支睾吸虫感染。最后行腹腔镜下胆囊切除。术中腹腔镜探查发现胆囊肿大明显，胆囊壁增厚，胆囊颈部约 0.9cm 大小结石。病理检查：慢性胆囊炎伴胆固醇性息肉形成合并胆石症。给予患者口服吡喹酮抗寄生虫治疗，辅以抗生素、补液、抑酸等治疗。出院诊断：胆总管结石伴急性胆管炎、胆囊结石伴急性胆囊炎、华支睾吸虫感染。

问题与解析：

1. 本例患者华支睾吸虫感染诊断的依据是什么？
2. 本例患者的肝脏是否受到损伤，为什么？

（解析见数字资源）

【形态】

1. **成虫** 虫体狭长，背腹扁平，前端较窄，后端钝圆，形似葵花籽仁，体表无棘。虫体大小为（10~25）mm × （3~5）mm。活体肉红色，固定后呈灰白色。口吸盘位于体前端，腹吸盘位于体腹面、距前端约 1/5 处，略小于口吸盘。消化道由口、咽、食管和肠支构成。口位于口吸盘的中央，咽呈球形，食管短，其后分为两肠支。肠支较直，沿虫体两侧延伸至后端，末端为盲端，不汇合。排泄囊为一略带弯曲的长袋，前端到达受精囊水平处，并向前端发出左右两支集合管，排泄孔开口于虫体末端。生殖系统为雌雄同体。雄性生殖系统有睾丸 1 对，呈分支状，前后排列于虫体后 1/3 处。从睾丸各发出 1 条输出管，向前约在虫体中部汇合成输精管，通入储精囊，经射精管开口于腹吸盘前缘的生殖腔。雌性生殖系统有卵巢 1 个，分叶状，位于睾丸之前。输卵管自卵巢发出，依次连接受精囊、劳氏管和总卵黄管，延伸至远端的卵模。受精囊呈椭圆形，位于卵巢与睾丸之间。劳氏管细长，弯曲，一端接受精囊和输卵管，另一端开口于虫体背面，可能是交配器官。卵模之前为充满虫卵的子宫，盘绕向前，开口于生殖腔。卵黄腺呈滤泡状，分布于虫体两侧，从腹吸盘向下延至受精囊水平，左右卵黄管合并成总卵黄管，开口于卵模腔（图 11-8）。

2. **虫卵** 形似芝麻，前端较窄，有明显的卵盖，卵盖周缘的卵壳增厚隆起形成肩峰；后端钝圆，有一结节样小突起，称小疣或小棘。虫卵黄褐色，平均大小为 29μm × 17μm，是人体蠕虫卵中最小者。自终宿主粪便排出时，卵内含成熟的毛蚴，毛蚴头端无纤毛，体纤毛与卵壳内壁相接触（图 11-8、见文末彩图 2）。

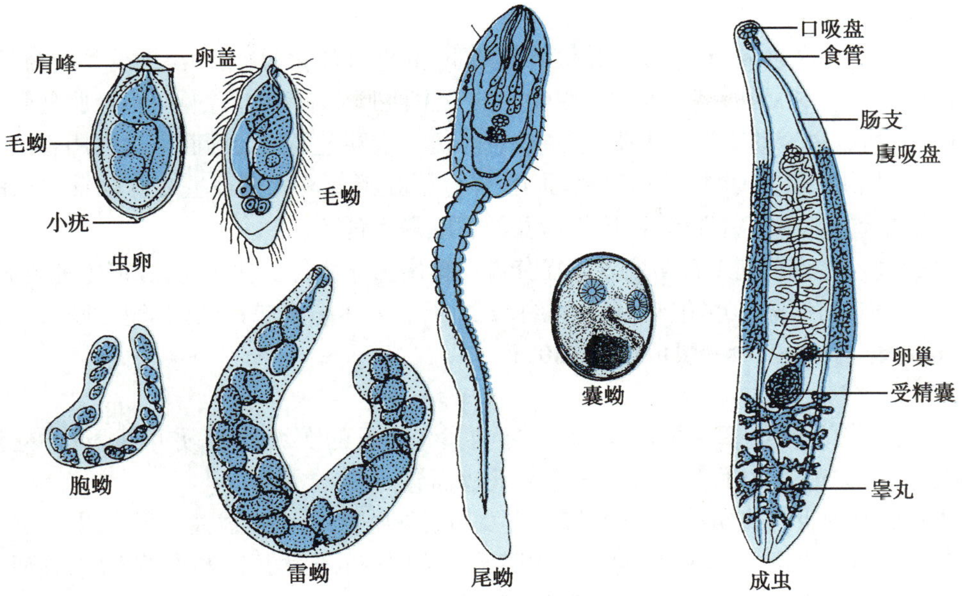

图 11-8 华支睾吸虫各期形态模式图

【生活史】

华支睾吸虫生活史具有典型的复殖吸虫生活史特征，包括虫卵、毛蚴、胞蚴、雷蚴、尾蚴、囊蚴、童虫和成虫等发育阶段（图 11-9）。第一中间宿主为淡水螺类，如豆螺、沼螺、涵螺等，第二中间宿主为淡水鱼、虾。终宿主为人和肉食类哺乳动物（狗、猫等）。

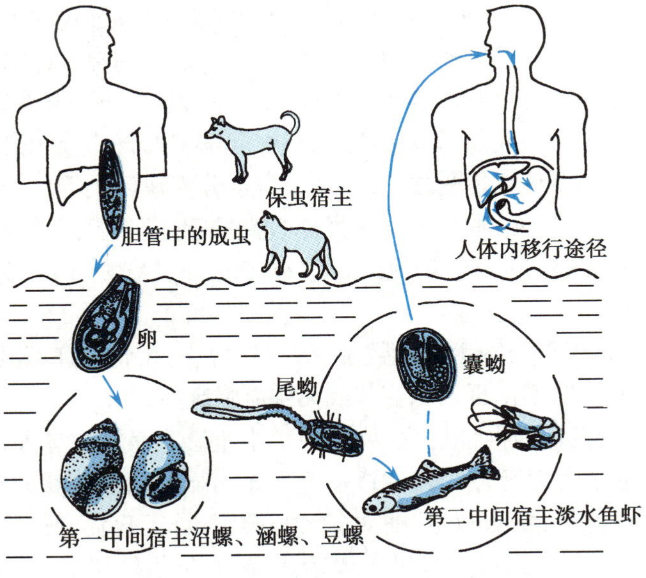

图 11-9 华支睾吸虫生活史示意图

成虫寄生于人或肉食类哺乳动物的肝胆管内，严重时也可在胆囊、胆管内寄生，偶可侵犯胰腺管等。产出的虫卵随胆汁进入消化道，随粪便排出体外。每条成虫日平均排卵量可超过 2 400 个。虫卵进入水中，被第一中间宿主淡水螺吞食，在螺消化道孵出毛蚴，毛蚴穿过肠壁，在螺体内发育为胞蚴，再经胚细胞分裂增殖，形成许多尾蚴，成熟的尾蚴从螺体逸出，在水中游动，可存活 1~2 天。尾蚴在水中遇到适宜的第二中间宿主（淡水鱼、虾类），侵入其皮下、肌肉等组织，发育成囊蚴。囊蚴呈椭圆形，大小 138μm × 150μm，有两层囊壁，内含 1 条后尾蚴，在鱼体可存活 3 个月到 1 年。

活囊蚴被终宿主食入，在小肠消化液的作用下，囊壁被软化，其内幼虫的酶系统被激活，幼虫活动加剧，在十二指肠内破囊而出。脱囊后的童虫逆胆汁流动的方向移行，经胆总管至肝胆管，逐渐发育为成虫。动物实验表明，童虫也可经血管或穿过肠壁经腹腔直达肝胆管内。即使将囊蚴注入动物腹腔，幼虫同样能破囊而出，移行至肝胆管。成虫寄生在肝胆管内以胆管黏膜、组织液、黏蛋白、多核白细胞、淋巴细胞及红细胞等为食物。

从囊蚴进入终宿主到发育为成虫并在其粪便排出虫卵所需要的时间，因宿主种类而异，人约需 1 个月，狗、猫约需 20~30 天，鼠平均约需 21 天。人体感染成虫的数量差别较大，最多报道为 21 000 条。成虫寿命一般可达 20~30 年。

【致病】

1. 致病机制　华支睾吸虫引起的病变主要发生在肝的次级胆管，亦可累及肝外胆管、胆总管、胆囊及胰腺管等，其程度因感染轻重和病程而异。

成虫在胆管内吸附或蠕动，破坏胆道上皮及黏膜下血管，并吸食血液。虫体的分泌物、代谢产物的刺激和机械性阻塞作用，引起胆管内膜及胆管周围的超敏反应和炎性反应，表现为胆管壁上皮细胞不断脱落、增生和纤维化，管壁变厚，管腔变窄，甚至堵塞，引起胆汁淤滞，梗阻上方的胆管出现局限性扩张，严重者出现阻塞性黄疸。由于胆汁流通不畅，易合并细菌感染，常导致胆管炎、胆囊炎或胆管肝炎。如伴有腺体大量增生，亦可形成胆囊息肉。淤滞的胆汁中，可溶性葡萄糖醛酸胆红素在细菌性 β- 葡萄糖醛酸苷酶的作用下，形成难溶的胆红素钙，并与虫卵、死亡的虫体碎片、脱落的胆管上皮细胞等形成胆管结石，在胆石核心常可找到虫卵。在本病流行区，因胆囊炎、胆石症手术的患者中，常见本虫的感染，时有胆囊切除术后从 T 型引流管排虫的案例。

华支睾吸虫寄生还可引起肝实质病变，常以肝左叶为主。扩张的小胆管及胆汁的外渗，压迫肝内血管，使邻近肝细胞发生缺血和坏死，纤维组织向胆管伸展，包围小叶，并散布于肝细胞间，最后形成肝硬化，出现肝功能障碍。研究表明，肝损伤的机制与多种因素有关，除机械性作用外，脂质过氧化物、黏附分子、某些细胞因子（白细胞介素 -2、肿瘤坏死因子等）均可参与对肝细胞的损伤。肝受损可使消化及营养吸收不良，引起宿主的营养或代谢紊乱，重者造成机体各器官的功能障碍。若脑垂体功能受损，则因生长激素分泌缺乏或不足，导致侏儒症。

文献资料显示，华支睾吸虫的感染，可诱发原发性肝癌，尤其是胆管癌。2009 年，WHO 国际癌症研究署（International Agency for Research on Cancer，IARC）将华支睾吸虫确定为胆管细胞癌的致癌物（1 类）。

2. 临床表现　临床表现与寄生虫的数量、病程长短、有无合并症以及患者的身体功能状态等因素有关。轻度感染时不出现临床症状或无明显临床症状。

华支睾吸虫病一般表现为慢性过程，反复多次小量感染是其主要原因；急性期如未得到及时有效的治疗，也可演变为慢性。轻度感染者可无明显的临床症状，或有较轻的消化系统症状；中度感染者出现低热、食欲减退、消瘦、乏力、腹泻、肝区疼痛、肝大等临床表现；重度感染时，多因一次食入大量华支睾吸虫囊蚴所致，潜伏期 1 个月左右，起病急骤，以发热、上腹部疼痛、腹泻、肝肿大为主要表现，伴血中嗜酸性粒细胞增多。长期慢性感染可伴有多种并发症。重度感染者症状明显加重，可形成肝硬化和门静脉高压。晚期常因上消化道出血、肝昏迷，或由于长期腹泻导致脱水和电解质平衡紊乱而死亡。儿童重度感染可伴有明显的生长发育障碍，甚至形成侏儒症。据报道，华支睾吸虫病的并发症和合并症多达 21 种，主要有胆管炎、胆囊炎、胆管肝炎、胆石症、胰腺炎和肝硬化等，极易被误诊。

【实验诊断】

华支睾吸虫病的症状缺乏特异性，对可疑患者应详细询问病史，了解其是否来自或到过流行区，有无生食或半生食鱼、虾的习惯；结合临床症状和体征，有针对性地进行各种辅助检查，病原学检查可确诊。

1. **病原学检查** 在粪便或十二指肠液中检获虫卵是确诊的依据。一般在感染后1个月，在粪便中可发现虫卵。

(1)涂片法：粪便直接涂片法简便易行，但由于所用粪便量少，虫卵小，轻度感染者易漏检，反复多次检查可提高检出率。定量透明法(Kato-Katz，甘油纸厚涂片透明法)，可定性，也可定量，检出率达95%以上，在进行大规模流行病调查中，被认为是最有效的粪检方法之一。

(2)集卵法：本法较直接涂片法检出率高，包括沉淀集卵法和漂浮集卵法，前者检出率高于后者。

(3)十二指肠液或胆汁引流检查：将引流液离心沉淀后检查虫卵，亦可引流出活成虫，检出率接近100%。但本法操作较复杂，患者一般不愿意接受，适用于疑难病例的诊断。华支睾吸虫卵与异形异形吸虫卵、横川后殖吸虫卵极为相似，应注意仔细鉴别；另外还要注意与服用灵芝及其制品的患者粪便中的灵芝孢子相鉴别。

2. **免疫学检查** 具有辅助诊断意义。近年来随着酶、同位素、生物素和胶体金等标记技术的发展和应用，大大提高了检测血清抗体或抗原的敏感性和特异性。

常用的方法有皮内试验(IDT)和酶联免疫吸附试验(ELISA)。IDT的优点在于普查时起过筛作用，从而减少粪检的工作量。ELISA具有简便快速、敏感性高、特异性强、样品用量少、判断结果容易等优点，既能检测血中抗体，又可检测循环抗原，阳性率可达88.8%~98.31%，是符合现场需要的较为理想的免疫诊断方法。近年来，一些改进的ELISA有效地提高了免疫学检测效果，可根据具体情况选用。此外，还有间接血凝试验(IHA)、间接荧光抗体试验(IFAT)、对流免疫电泳(CIE)、金标免疫渗滤法(DIGFA)、斑点免疫金银染色(Dot-IGSS)等方法。

3. **影像学检查** B型超声图像上呈多种异常改变，如肝内光点粗密欠均，弥漫性中小胆管不同程度扩张、胆管壁粗糙、增厚，回声增强，出现双轨征或“小等号”样声像。尽管特异性不强，仍具有一定诊断和疗效考核的价值。有资料报道，华支睾吸虫病具有特征性CT表现，CT、MRI还能反映虫体的活动。

4. **其他检查方法** 包括血常规、肝功能检测等。可见不同程度的贫血，嗜酸性粒细胞增多，血沉加快，血清ALT、AST等活力增高，血浆总蛋白和白蛋白减少，白蛋白/球蛋白比例倒置。PCR、实时荧光PCR检测技术也可用于本病诊断。一些学者已从华支睾吸虫cDNA文库中，筛选出目的基因，在细菌中表达后，研制出能被华支睾吸虫患者及感染动物血清识别的重组抗原，对本病的诊断具有潜在的应用价值。

【流行】

华支睾吸虫主要分布在亚洲，如中国、日本、韩国、朝鲜、越南和东南亚国家，以及俄罗斯远东地区。随着移民的迁入，一些非流行区和包括北美、西欧的发达国家，病例报告也越来越多。近年来，华支睾吸虫病的流行和危害得到国际上的重视，2010年WHO在“全球被忽视热带病首次报告”中，发布了17种(组)“被忽视的热带病”，本病位列其中；在2013年第二次报告中，仍位列其中。

我国除新疆、内蒙古、甘肃、青海、西藏、宁夏等尚未报道外，在27个省(市、区)均有不同程度的流行。南方以广东和广西，特别是珠江三角洲一带为重度流行区。北方以黑龙江、吉林、辽宁等省流行严重。长江流域、黄淮流域及部分丘陵地带呈轻、中度流行。根据2001—2004年全国人体重要寄生虫病现状调查报告，华支睾吸虫病感染率为0.58%，比1990年全国第一次寄生虫病调查的感染率(0.31%)上升了75%，其中广东、广西、吉林3省(区)分别上升了182%、164%和630%。广西的一些县、市，本病的感染率接近50%。我国华支睾吸虫病呈点片状流行和分布特点，有一定的家庭聚集性。亦为最有代表性的食源性寄生虫病，在流行区该病已成为严重的公共卫生问题。

1. **传染源** 能排出华支睾吸虫卵的患者、带虫者、受感染的保虫宿主均可作为传染源。

在大多数流行区，人、畜、兽3种传染源并存。保虫宿主种类多，活动范围广，感染率较高，是本病重要的传染源。除常见的猫、狗、猪、鼠类外，还有牛、兔、貂、水獭、獾、鸭、鼬、狐狸、狼及豺等30余种动物。任何食鱼的哺乳动物均有可能感染，由于猫、狗摄食鱼、虾的机会多，故感染率普遍高，感染度也严重，在本病的传播中起重要作用。豚鼠、大鼠、海狸鼠、长爪沙鼠、家兔、恒河猴、仓鼠等多种哺乳动物可作为易感的动物模型。

2. **传播途径** 粪便处理不当，如直接在水中刷洗粪桶、在鱼塘上建造厕所及动物随意便溺等，使虫卵有机会入水，此为该病传播的重要环节；水中同时存在第一、第二中间宿主，是虫卵得以继续发育的必要条件；生食或半生食含活囊蚴的鱼、虾，是本病主要感染方式。

已证实有12种淡水螺可作为华支睾吸虫的第一中间宿主。常见的有：纹沼螺（*Parafossarulus striatulus*）、长角涵螺（*Alocinma longicornis*）和赤豆螺（*Bithynia fuchsianus*），均为河渠、沟塘中小型螺蛳，适应能力强。螺类的感染程度各地报道不一，且感染率随季节变化，毛蚴感染赤豆螺一般以5~10月为高。

第二中间宿主为淡水鱼、虾类。已证实的淡水鱼宿主有19科74属145种，我国有112种，分属17科63属。其中绝大多数为鲤科淡水鱼，以草鱼（白鲩，*Ctenopharyngodon idellus*）、青鱼（黑鲩，*Mylopharyngodon piceus*）、鲤鱼（*Cyprinus carpio*）、鲢鱼（*Hypophthalmichthys molitrix*）、鳙鱼（大头鱼，*Aristichthys nobilis*）、鲮鱼（*Cirrhinus molitorella*）、鳊鱼（*Parabramis pekinensis*）和鲫鱼（*Carassius auratus*）等最为重要。野生小型鱼类如麦穗鱼（*Pseudorasbora parva*）、克氏鲦鱼（*Hemiculter kneri*）等，不仅感染率高，感染度也较重，尤其是麦穗鱼，在某些地区其感染率可高达100%，如中国台湾日月潭地区、黑龙江东部地区。华支睾吸虫囊蚴可遍布鱼的体表和体内，以背部肌肉和鱼皮分布最多。此外，细足米虾（*Caridina nilotica gracilipes*）、巨掌沼虾（*Macrobrachium superbum*）、中华长臂虾（*Palaemonstes sinensis*）等淡水虾体内也可有囊蚴寄生。

3. **易感人群** 人群对本虫普遍易感，关键因素是生食或半生食鱼、虾习惯。一般男性感染者多于女性。各年龄段人群均可感染。平原水网型地区以成人为主，年龄多分布在20~50岁之间。山地丘陵型以儿童多见。成人感染方式以食“鱼生”为主，如我国广东、香港和台湾等地居民有食生鱼片、鱼生粥或烫鱼片的习惯，东北地区的居民有生拌鱼肉佐酒的习惯。儿童感染则与在野外食用未烧烤熟透的鱼、虾有关。此外，食入“醉虾”，切生鱼和熟食的刀、砧板不分，用盛生鱼的器皿盛熟食，抓鱼后不洗手，或用口叼鱼，均有可能食入活囊蚴。在河边剖杀鱼，将鱼内脏和鱼鳃等废弃物丢入水中，都可增加宿主因饮生水被感染的风险。

实验证明，1mm厚鱼片中的囊蚴，在60℃、70℃和90℃水中，分别需15s、6s和1s方可被杀死。囊蚴在食醋（含醋酸浓度3.36%）中可存活2h，在酱油（含NaCl 19.3%）中可存活5h。其他鱼生蘸料，如大蒜汁、辣椒浸液短时间内不能杀死本虫囊蚴。在烧、烤、烫或蒸全鱼时，因温度和时间不足，或鱼肉过厚，囊蚴得以存活。

【防治】

1. **控制传染源** 积极治疗患者和带虫者。首选药物为吡喹酮（praziquantel），具有疗程短，疗效高，在体内吸收、代谢、排泄快等优点。也可用阿苯达唑治疗，或阿苯达唑与吡喹酮配伍应用。阿苯达唑在不良反应和患者的依从性方面优于吡喹酮。近年来研发的抗肠道线虫新药三苯双脒（tribendimidine），对华支睾吸虫病的疗效与吡喹酮相似，且副作用较小。同时要加强对保虫宿主的管理，不用生鱼、虾喂食猫、犬、猪等动物，大力捕杀鼠等保虫宿主，以减少和消灭传染源。

2. **切断传播途径** 加强粪便管理，防止粪便入水，粪便作为肥料使用要经无害化处理。禁止在鱼塘上或周围修建厕所，定期治理鱼塘、灭螺。

3. **保护易感人群** 进行健康教育，普及本病的防治知识；改变饮食习惯，不食生或未熟的鱼、虾；掌握正确的烹调方法，注意生、熟食品的厨具要分开使用。

（陈兴智）

第三节 布氏姜片吸虫

布氏姜片吸虫[*Fasciolopsis buski*(Lankester,1857) Odhner,1902]简称姜片虫,隶属于片形科姜片属,是寄生于人体小肠内的一种大型吸虫,可引起姜片虫病(fasciolopsiasis)。本虫病主要流行于亚洲,故又称亚洲大型肠吸虫(giant asian intestinal fluke)。

姜片虫是人类认识最早的寄生虫之一。我国东晋时期就有关于姜片虫的记载,隋代名医巢元方在"诸病源候论"中对该虫进行了形象描述:赤虫状如生肉,片如鸡肝。不同流行区群众对该虫有不同俗称,如绍兴称"猫舌头虫",萧山称"老姜片",广东称"挞沙鱼"。1843 年,Buski 在伦敦航海医院一具印度水手尸体的十二指肠内发现本虫;1857 年,Lankester 对其形态作了初步描述。

临床思维拓展

案例:患者,女性,46 岁,云南人。主诉:腹胀、腹痛,肛门停止排便和排气 50 多小时。病史:有食水生植物的生活习惯和 2~3 年的肠道慢性炎症表现。入院查体:体温 37.6℃,脉搏 88 次 /min,呼吸 22 次 /min,血压 14.5/9.6kPa(1mmHg=0.133kPa)。腹部膨胀,可见肠型和蠕动波,有轻度压痛和反跳痛,在腹中部可触及团块。绞痛发作时,肠鸣音亢进。实验室检查:白细胞 14×10^9/L,血红蛋白 170g/L,红细胞压积 0.59。辅助检查:X 线检查提示小肠扩张伴有气液面影,在扩张肠曲上可见团块状阴影。诊断为急性肠梗阻,行手术治疗。术中腹腔中有 400ml 渗出液,在空肠起始部充满虫体,回肠处也有少量虫体,共取出虫体 147 只。取出的虫体似肉片状,血红色,活力很强,可伸缩变形、蠕动。将部分进行虫体压片、固定、染色、封片后进行测量,长多在 35~45mm 之间,宽多在 9~20mm 之间;显微镜下观察可见其腹吸盘明显大于口吸盘,肠支于腹吸盘前分为 2 支,延伸至虫体后端终止于盲端,虫体后部 2 个睾丸呈珊瑚状。确定该虫为布氏姜片虫,故该患者临床诊断为姜片虫致肠梗阻。术后两周后痊愈出院。

问题与解析:

1. 本例患者肠梗阻的诊断依据是什么?
2. 该患者行手术治疗的目的是什么?
3. 患者的肠梗阻的病因是什么?

(解析见数字资源)

【形态结构】

1. **成虫** 虫体肥厚,背腹扁平,椭圆形,前窄后宽,大小为:(20~75) mm × (8~20) mm,厚为 0.5~3mm,体表有体棘,是人体最大的一种寄生吸虫。两吸盘相距很近,口吸盘亚顶端,直径约 0.5mm,腹吸盘紧靠口吸盘后方,呈漏斗状,肌肉发达,较口吸盘大 4~6 倍,肉眼可见。口孔在口吸盘中,咽和食管短;肠支在腹吸盘前分为左右两支,呈波浪状,其间有 4~6 处对称性弯曲,向后延至体末端,终止于盲端(图 11-10)。

雄性生殖系统有睾丸 2 个,高度分支如珊瑚状,前后排列于虫体后 1/2。两个睾丸各发出 1 条输出管,向前延伸至虫体的前半部汇合为输精管。输精管进入长袋状的阴茎袋内并扩大形成贮精囊。阴茎袋内含贮精囊、射精管、前列腺和阴茎。雌性生殖系统有一个分叶状的卵巢,卵巢位于体中部稍前方,分 3 瓣,每瓣再 2 支。无受精囊,有劳氏管。卵黄腺较发达,分布于虫体两侧。输卵管自卵巢发出,依次连接劳氏管、卵黄总管,然后进入卵模。由卵模开始向虫体前端形成子宫，子宫盘曲在腹吸盘和卵巢之间。两性生殖系统均开口于腹吸盘前缘的生殖腔。

2. 虫卵　呈长椭圆形，大小为(130~140)μm × (80~85)μm，是人体最大的蠕虫卵，淡黄色，卵壳薄而均匀，一端有一不明显的小盖。卵内含有一个卵细胞和约 20~40 个卵黄细胞（图 11-10、见文末彩图 2）。

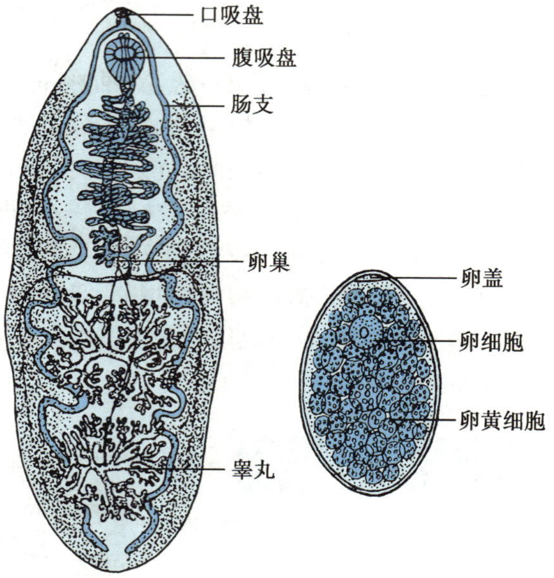

图 11-10　姜片虫成虫和虫卵模式图

【生活史】

姜片虫的生活史，包括虫卵、毛蚴、胞蚴、母雷蚴、子雷蚴、尾蚴、囊蚴和成虫等发育阶段。中间宿主是扁卷螺，国内查见感染姜片虫幼虫期的扁卷螺类有：大脐圆扁螺（*Hippeutis umbilicalis*）、尖口圈扁螺（*Hippeutis cantori*）、半球多腺扁螺（*Polypylis hemisphaerula*）及凸旋螺（*Gyraulus convexiusculus*）等。菱角、荸荠、茭白、水浮莲、浮萍等水生植物为其传播媒介，终宿主是人和猪（包括野猪）。

姜片虫成虫寄生在终宿主小肠上段，成虫在小肠内自体或异体受精，每天可产卵 15 000~25 000 个。虫卵随粪便排入水中，在适宜温度（26~32℃）下经 3~7 周的发育孵出毛蚴。毛蚴的孵出受光线的影响，光照促进毛蚴的孵出。毛蚴在水中遇到中间宿主扁卷螺即侵入其淋巴间隙中，经胞蚴、母雷蚴、子雷蚴等阶段发育并繁殖形成许多尾蚴，自螺体陆续逸出。在螺体内的发育约需 1~2 个月。尾蚴在水中吸附于水生植物等物体的表面，分泌成囊物质包裹其体部，脱去尾部而成囊蚴。囊蚴呈扁圆形，平均大小为 216μm × 187μm，光镜下可见两层囊壁：外壁薄厚不均，脆弱易破；内壁光滑，厚度均匀，透明而较坚韧。囊内后尾蚴的排泄囊两侧的集合管中含许多折光颗粒，具有特征性。终宿主因食入或饮水摄入活的囊蚴后，在消化液和胆汁作用下，后尾蚴逸出并附于十二指肠或空肠上段的黏膜上吸取营养，约经 1~3 个月发育为成虫。在猪体观察，感染后 5~7 个月内产卵量最多，一天约可产 25 000 个卵，9 个月后排卵数渐减少，估计姜片虫的寿命，在猪体不超过两年，在人体最长可达 4 年半（图 11-11）。

【致病】

1. 致病机制　姜片虫成虫的致病作用，主要由机械性损伤和虫体代谢产物引起的变态反应造成。姜片虫的吸盘发达、吸附力强，可使被吸附的黏膜坏死、脱落，肠黏膜发生炎症、点状出血、水肿以至形成溃疡或脓肿。病变部位可见中性粒细胞、淋巴细胞和嗜酸性粒细胞浸润，肠黏膜分泌增加。

姜片虫虫体大，除与人体争夺营养外，吸附在肠壁时遮盖肠壁黏膜，妨碍肠壁对营养物质的吸收与消化，当体内虫体较多时，可出现不同程度的营养不良和消化功能紊乱。另外，大量虫体的寄生也可堵塞肠腔，引起肠梗阻或肠穿孔。

2. 临床表现　本病的潜伏期为 1~3 个月。轻度感染者可无明显症状，占感染者的 8.40%~30.40%。

主要临床表现为精神萎靡、倦怠无力等一般症状和腹痛、腹泻、呕吐等消化道症状。消化道症状出现于早期，腹痛多在上腹部或右季肋下部或脐部，多于早晨空腹或进食后，以隐痛为主，少数为剧痛或绞痛。腹泻一天数次，一般为消化不良性便，排便量多，稀薄而臭，或腹泻与便秘交替出现。虫体游离在肠腔可出现肠梗阻症状。在营养不足又反复中度感染的病例，尤其是儿童，可出现低热、消瘦、贫血、水肿、腹水以及智力减退和发育障碍等，少数可因衰竭而死。

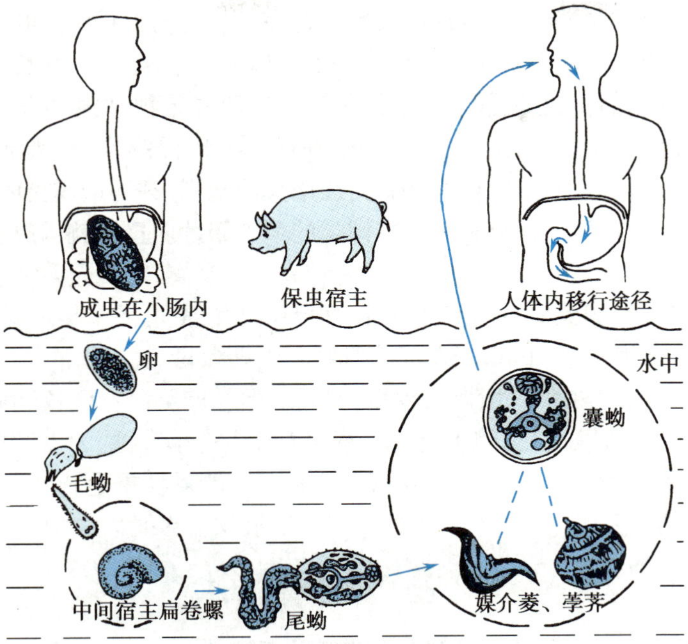

图 11-11 布氏姜片虫生活史示意图

【实验诊断】

检查粪便中虫卵是确诊姜片虫感染的主要依据。常用方法有直接涂片法和沉淀法。

因姜片虫卵大，容易识别，用直接涂片法即可查出绝大多数患者，但轻度感染的病例往往易漏检。应用浓集方法可提高检出率，常用的有离心沉淀法及水洗自然沉淀法；定量透明厚涂片法（即改良加藤氏法）的检出效果与沉淀法相仿，既可定性检查，又可进行虫卵记数，以了解感染度。镜检时，注意与肝片吸虫卵和棘口吸虫卵鉴别。患者中亦常有从粪便中排出成虫或偶尔呕吐出成虫的现象，根据成虫的形态特征即可鉴定，做出诊断。

免疫学方法对早期感染的诊断或大面积普查有较好价值。常用的有 IDT、ELISA、IFA 等。

【流行】

姜片虫病是人、猪共患的寄生虫病，主要分布于亚洲的温带和亚热带的一些国家，如中国、日本、印度、孟加拉国、缅甸、越南、老挝、泰国、印度尼西亚、马来西亚、菲律宾。在我国已发现有人或猪姜片虫病流行的地区有：浙江、福建、广东、广西、云南、贵州、四川、湖南、湖北、江西、安徽、江苏、上海、山东、河北、陕西和台湾等省、市、自治区。根据第一次全国寄生虫病调查（1988—1992）显示，我国人群感染率为 0.169%。人姜片虫病主要流行于种植菱角及其他可供生食的水生植物、地势低洼、水源丰富的地区，猪姜片虫病流行于种植和以水生青饲料喂猪的地区。我国姜片虫病的流行多见于东南沿海的平原水网地区、湖泊区及江河沿岸的冲积平原和三角洲地带，以及内陆的平原及盆地。

1. **传染源** 人和猪是主要的传染源。猪是最重要的保虫宿主。野猪和猕猴也有过自然感染的报告，亦可作为传染源。

2. **传播途径** 粪便污染水源是造成本病流行的重要因素。我国农村地区以人畜粪便作为农作物的肥料，使粪便中的虫卵极易进入田地、沟渠和池塘而污染水源。

可作为姜片虫中间宿主的扁卷螺达 13 种，在我国得到证实的有 4 种，即尖口圆扁螺、半球多腺扁螺、凸旋螺和大脐圆扁螺。以前两种分布较广。扁卷螺适应性较强，分布广泛，沼泽、水田、沟渠、池塘及缓流的小河边都可孳生。在上述水边或水上建厕所、猪舍为螺感染姜片虫毛蚴提供了便利条件。

生食菱角、荸荠、茭白等水生植物是人的主要感染方式，尤其在收摘菱角时，边采边食易于感染。在城镇集市上购得的菱角也有活的囊蚴。曾在一只菱角上找到688个囊蚴。如为保鲜经常在菱角上洒水，囊蚴生活力可保持较久。对上述植物的采摘、运输和加工也易感染。实验证实姜片虫尾蚴可在水面上成囊，如自然水体中存在此种情况，则饮用生水可能引起感染。

用含有活囊蚴的青饲料（如水浮莲、水萍莲、蕹菜、菱叶、浮萍等）喂猪是感染的主要原因。将猪舍或厕所建在种植水生植物的塘边、河旁，或用粪便施肥，都可造成粪内虫卵入水的机会。另一方面，这种水体含有机物多，有利于扁卷螺类的孳生繁殖。这样就构成了姜片虫完成生活史所需的全部条件。

实验证明，28~30℃时，囊蚴在湿纸上可活10天以上，5℃可活1年。囊蚴不耐高热，对干燥的抵抗力也很弱，在沸水中1min，或阳光下曝晒1天即死亡。

3. 易感人群 人姜片虫病一般以青少年为多见，但在严重流行区各年龄组的感染率均很高，这主要取决于感染姜片虫囊蚴的机会。人感染姜片虫有季节性，因虫卵在水中的发育及幼虫期在扁卷螺体内的发育繁殖均与温度有密切关系。一般夏秋季是感染的主要季节；而南方早一些、长一些，北方迟一些、短一些。江浙一带水生植物上囊蚴以8~10月为多，而此时正是菱角等水生果品成熟的季节。

【防治】

1. 控制传染源 防止人和猪粪便通过各种途径污染水体，加强对人和猪的姜片虫病普查普治工作。目前治疗患者和病猪的最有效的药物是吡喹酮。

2. 切断传播途径 加强粪便管理，防止其中的虫卵进入水中是切断传播途径的有效方法。不要将厕所、猪舍建在池塘、水田和沟河边。用粪便施肥要经过无害化处理。不用被囊蚴污染的青饲料喂猪。

3. 保护易感人群 在流行区大力开展卫生宣教，普及本病的防治知识。关键措施是不生食未经刷洗及沸水烫过的菱角、荸荠、茭白等水生果品，不喝河塘的生水。

（陈兴智）

第四节 肝片形吸虫

肝片形吸虫（*Fasciola hepatica* Linnaeus，1758）又称牛羊肝吸虫，是一种寄生在牛、羊和其他哺乳动物胆管内的常见寄生虫。人亦可感染，引起肝片形吸虫病（fascioliasis hepatica）。肝片形吸虫与姜片虫同属片形科（Fasciolidae）、片形属（Fasciola），有9个种，以肝片形吸虫和巨片形吸虫两种最重要，是大型吸虫之一。

临床思维拓展

案例：患者，男，24岁，贵州人，农民。主诉：反复右上腹痛、腹泻、乏力2月余。询问病史：患者就诊前，在浙江省务工6年，夏秋季喜生食和半生食水生植物茭白、红菱，平均每周食1~2次，夏天喜欢在打工处湖水里游泳，湖水较为清洁。查体：全身皮肤、巩膜黄染，浓茶样尿。实验室检查：丙氨酸氨基转移酶88U/L，天冬氨酸氨基转移酶55U/L，总胆红素383.4μmol/L，结合胆红素211.5μmol/L，间接胆红素167.5μmol/L，总胆汁酸235.86μmol/L；血常规：嗜酸性粒细胞10.8%。辅助检查：磁共振胰胆管造影提示肝胆管、肝管、胆总管多发结石，慢性胆管炎、慢性胆囊炎，胆囊颈部结石性嵌顿。诊断为梗阻性黄疸，胆管结石。行剖腹探查术、胆囊切除术，术中发现患者胆总管内有活体寄生虫6条，长约1.5cm、宽约0.9cm、厚约0.2cm，虫体呈棕红色，背腹扁平，前端突出部呈锥形。某医学院寄生虫学教研室鉴定为肝片形吸虫。术后，给予三氯苯达唑 500mg/d，顿服，连服 2 天，同时对症治疗，多次复查大便镜检未查见虫卵，患者恢复良好出院。

问题与解析：

1. 患者腹痛、腹泻的原因是什么？
2. 患者梗阻性黄疸是怎样形成的？
3. 患者可能感染肝片形吸虫的方式是什么？

（解析见数字资源）

【形态结构】

1. **成虫** 虫体成叶片状，背腹扁平，雌雄同体。大小约 30mm × 13mm。活体呈棕红色，固定后呈青灰色。肝片形吸虫与姜片虫成虫在形状、颜色和大小方面都十分相似。其区别在于：①成虫较姜片虫狭长，前端有明显的突出，称头锥；②腹吸盘不及姜片虫的发达，位于腹面头锥基部水平的中线上；③体表密布细小鳞片状皮棘，可随虫龄增长逐渐脱落；④肠支有很多侧分支，呈树枝状；⑤睾丸 2 个，高度分支，前后排列在虫体中部、卵巢之后；⑥卵巢 1 个，较小，分支较细，位于腹吸盘后右侧（图 11-12）。

2. **虫卵** 虫卵与姜片虫卵亦相似，呈椭圆形，淡黄褐色，平均大小 140μm × 75μm。卵壳薄，分两层，一端有一小盖，较姜片虫卵盖略大。卵内充满许多卵黄细胞，但卵细胞不易见到。卵壳周围可见胆汁染色颗粒附着（图 11-12）。

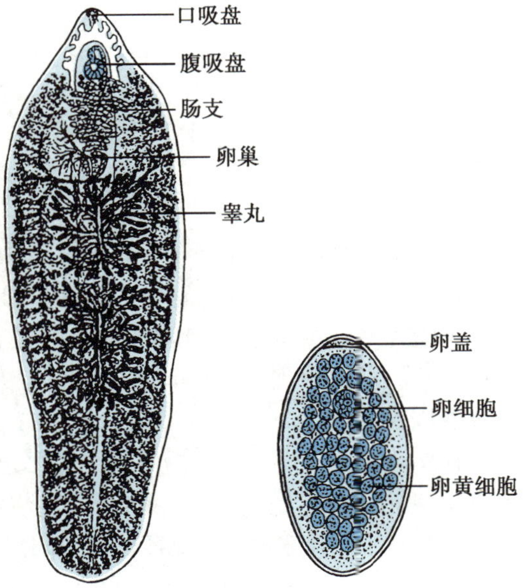

图 11-12 肝片形吸虫成虫和虫卵模式图

【生活史】

成虫寄生在牛、羊及其他草食动物和人的胆管内，有时在猪和牛的肺内也可见到。中间宿主为椎实螺类，在中国以截口土蜗为最重要。

成虫排出的虫卵随胆汁进入消化道，随宿主的粪便一起排出体外。虫卵入水，在适宜的温度下经过 2~3 周发育成毛蚴。毛蚴从卵内孵出，当遇到中间寄主锥实螺，即迅速地穿进其体内进入肝脏，发育成胞蚴，然后经母雷蚴和子雷蚴阶段的发育和增殖，形成大量尾蚴。尾蚴成熟后逸出螺体，附着在水生植物上形成囊蚴。活的囊蚴被终宿主食入或通过饮水摄入后，在小肠内脱囊的后尾蚴穿过肠壁，经腹腔侵入肝脏并最终进入胆管。幼虫在移行的过程中，可以停留在肺、脑、眼眶、皮下等处异位寄生。自囊蚴感染到成虫产卵最短需 10~11 周。成虫日产卵量约 20 000 个。成虫在绵羊体内可存活 11 年，牛体内存活期短，为 9~12 个月，在人体内的寿命可长达 12 年（图 11-13）。

【致病】

1. **致病机制** 肝片形吸虫引起的损害主要有两个方面：①童虫移行期，在穿过肠壁时不断破坏组织和摄取组织为食导致肠道损伤，在肝脏实质中移行时以肝细胞为食可引起广泛的损伤性肝炎；②成虫有胆管寄生期间，对胆管的机械性刺激和代谢物的化学性刺激引起胆管炎症、胆管上皮增生及胆管周围的纤维化。近年来的研究证明，成虫寄生产生的大量脯氨酸在胆汁中的聚集可能是胆管上皮增生的重要原因。胆管纤维化可引起阻塞性黄疸，肝脏损伤可引起低蛋白血症和高球蛋白血症，胆管增生扩大可压迫肝组织引起萎缩、坏死以至肝硬化还可引起胆囊相应病变。

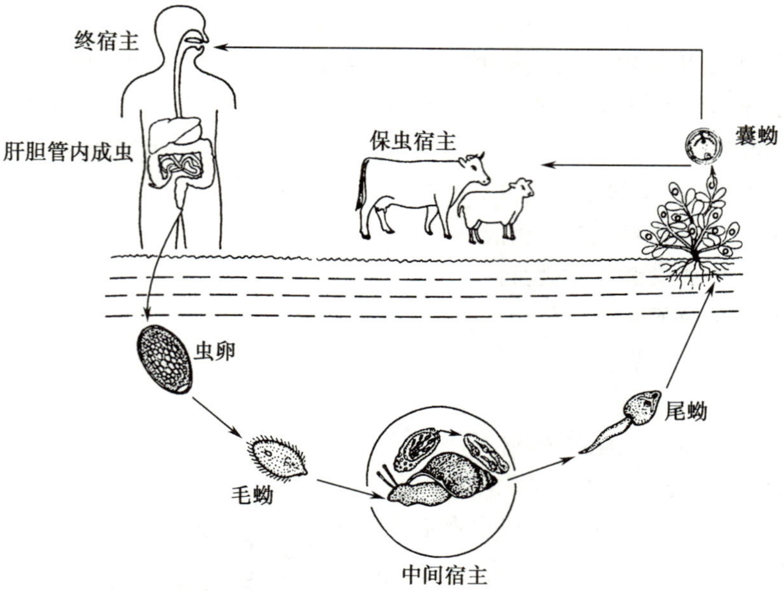

图 11-13　肝片形吸虫生活史示意图

2. **临床表现**　童虫移行和成虫寄生均能引起临床表现。潜伏期的长短因食入的囊蚴数量和宿主的反应而异，可从数日至 2~3 个月不等。临床表现可分为急性期、慢性期。

(1) 急性期：是童虫在组织中移行的过程，亦称侵入期。发生在感染后 2~12 周不等，突发高热、腹痛、肝区疼痛，并伴有胀气、呕吐、腹泻或便秘、贫血等表现。有些患者还可出现肺和皮肤超敏反应症状。

在感染后 4 个月左右，相当于虫体已进入胆管中，患者急性期症状减退或消失，在数月乃至数年内无明显不适，或稍有胃肠不适症状，此时或称潜隐期。但由于成虫在胆管内寄生，仍可造成胆管上皮细胞增生、胆管扩张或阻塞等慢性病变。

(2) 慢性期：是成虫在胆管内寄生引起胆管炎和胆管上皮增生的阶段，亦称阻塞期。主要有发热、乏力、上腹疼痛或胆绞痛、恶心、厌食脂肪食物、贫血、黄疸和肝大等表现。

(3) 异位损害：亦称肝外肝片形吸虫病。常见异位寄生部位有肺、胃、脑、眼眶以及皮下等处。患者常在手术后获确诊。在有生食牛、羊肝脏习惯的地方，虫体可寄生在咽喉部，引起咽部肝片吸虫病。

【实验诊断】

1. **病原学检查**　粪便或十二指肠引流沉淀检查发现虫卵可确诊，但应与姜片虫卵、棘口吸虫卵相鉴别。寄生虫体数量较少容易漏检。

2. **免疫诊断**　对急性期、胆管阻塞以及异位寄生患者，不能检获虫卵，可用免疫学方法检测患者血清中的特异性抗体，用以辅助诊断。如 ELISA、IHA 和 IFA 等方法均有较高的敏感性。

3. **其他检查**　血象检查白细胞总数和嗜酸性粒细胞均增多，尤其在急性期更明显；胆囊造影有时可发现肝片形吸虫；B 型超声波可显示不同程度肝大，肝实质不均匀，肝胆管扩张，胆囊壁肥厚，有时可发现胆道内肝片形吸虫呈现 0.3~0.5cm 圆形阴影。

【流行与防治】

1. **流行**　肝片形吸虫病是一种畜主人次型的人兽共患寄生虫病，呈世界性分布。国外有局部流行区存在。在中国，人群感染率为 0.002%~0.171%，散在分布于 15 个省、直辖市，其中以甘肃省的感染率为最高。肝片形吸虫是哺乳动物的寄生虫，食草动物中最为常见，家畜中牛、羊的感染率在 20%~60% 之间。

人因生吃水生植物（如水芹、茭白等）或喝生水而感染囊蚴，因生食或半生食牛、羊内脏（如肝)而感染其中的童虫。已报道可作为中间宿主的椎实螺类有7个属26个种,以截口土蜗最为重要,世界各地均有分布。在低洼潮湿的沼泽地,牛、羊等动物粪便污染环境,在有椎实螺存在的情况下,牛、羊等动物吃草时容易感染。

2. **防治** 治疗药物有三氯苯达唑(triclabendazole)、碘醚柳胺(rafoxanide)等。吡喹酮试用于本病的治疗,但据报道无明显效果。治疗动物的药物还有硝氯酚(niclofolan)、硫氯酚(别丁,bitin)等。

预防人体感染主要是注意饮食卫生,不生食水生植物,不饮生水。

(陈兴智)

第五节 并殖吸虫

并殖吸虫(Paragonimus)隶属于吸虫纲(Trematoda),复殖目(Digenea),并殖科(Paragonimidae),并殖属(*Paragonimus*)。因成虫雌雄性生殖器官左右并列而得名。成虫主要寄生于人及哺乳动物的肺脏,又称肺吸虫(lung fluke),引起的疾病称并殖吸虫病(paragonimiasis),也称肺吸虫病,属人兽共患寄生虫病。目前已报道的并殖吸虫有50余种(包括同物异名),其中32种是在中国报道的。

近年来经分子生物学及分子遗传学的研究,认为可以成为独立有效种或亚种的约为20余种。其中对人体具致病性的虫种至少有7种:卫氏并殖吸虫(*P.westermani*)、斯氏并殖吸虫(*P.skrjabini*)、异盘并殖吸虫(*P.heterotremus*)、宫崎并殖吸虫(*P.miyazakii*)、非洲并殖吸虫(*P.africanus*)、墨西哥并殖吸虫(*P.mexicanus*)和双侧宫并殖吸虫(*P.uterobilateralis*)。

在我国已报道的人体寄生并殖吸虫有卫氏并殖吸虫、斯氏并殖吸虫和异盘并殖吸虫三种。主要致病虫种有卫氏并殖吸虫和斯氏并殖吸虫,前者以引起肺型并殖吸虫病为主,后者以引起幼虫移行症为主。

一、卫氏并殖吸虫

卫氏并殖吸虫[*Paragonimus westermani*(Kerbert,1878)Braun,1899]是人体并殖吸虫病的主要病原,也是最早被发现的并殖吸虫。1877年由Westermani首先在印度虎肺中发现,1878年由Kerbert定名为卫氏二口吸虫,后由Braun将各种同物异名的肺吸虫统一命名为卫氏并殖吸虫。人体寄生的首例报告为1879年Ringer在我国台湾省的一位葡萄牙籍水手尸体肺部检获成虫。1930年在浙江绍兴报道我国大陆第1个病例。由于早期发现的成虫均寄居于宿主的肺内,故其俗名为肺吸虫。但后发现该虫可寄生、损害宿主的多个脏器和组织,目前已普遍采用并殖吸虫的名称。其致病以在肺部形成囊肿为主要病变,以咯烂桃样血痰和咯血为主要症状。

临床思维拓展

案例:患者,男,29岁。主诉:咳嗽、咳痰,伴游走性胸背酸痛2月。咳嗽以干咳为主,偶有少量白痰,病程中曾有过反复轻微腹痛、腹泻,无咯血。病史:患者发病前曾在湖北鄂州一次性生食螃蟹18只。查体:体温37.5℃,脉搏92次/min,呼吸19次/min。背部叩诊浊音,听诊呼吸音减低,语音传导减弱。右肩胛间区胸壁触及2.5cm×2.8cm大小、边界不清、表面皮肤正常、压痛明显的质硬包块,两日后此处包块消失而于右侧胸壁出现3.5cm×3.8cm大小类似包块。腹软,无压痛及反跳痛,肝、脾未见异常。实验室检查:外周血白细胞10.6×10^9/L,其中嗜酸性粒细胞增高达52%。胸腔积液外观黄褐色，稍混浊，较少泡沫，胸腔积液肺吸虫抗体阳性；入院后在大便及痰内查见肺吸虫卵。辅助检查：X线胸片示两侧胸腔积液伴两下肺部分不张，右中叶少许炎症。诊断肺吸虫病。予吡喹酮600mg，每日3次口服，疗程6天。症状好转出院，1周后复诊胸腔积液明显吸收，大便虫卵转阴。

问题与解析：

1. 患者为什么既有咳嗽、咳痰、胸腔积液的肺部症状，同时又有腹痛、腹泻的消化道症状？

2. 患者肺吸虫病的诊断依据是什么？确诊的证据是什么？

（解析见数字资源）

【形态】

1. **成虫** 虫体呈椭圆形、肥厚，体形随其伸缩蠕动而变化，背面稍隆起，腹面扁平。活体为暗红色。虫体长7~12mm，宽4~6mm，厚2~4mm，长宽之比多小于2∶1。光镜下观察可见虫体表披细小尖刀形或凿形体棘。口、腹吸盘大小相似，口吸盘位于虫体前顶端，腹吸盘位于虫体腹面中线前缘。消化系统始于口吸盘中央的口，后有短小的前咽和球状的咽，食管短，其后分为两支单管型的肠管，肠管弯曲，沿虫体两侧呈波浪形延伸至后端，止于盲端。

生殖系统为雌雄同体，雄性生殖系统由睾丸、输精管、贮精囊、射精管组成，开口于生殖腔。睾丸两个，呈手指状分支，左右并列于虫体后1/3处。雌性生殖系统由卵巢、输卵管、受精囊、卵黄总管、劳氏管、卵模、子宫组成，开口于生殖腔。卵巢1个，分5~6叶，形如指状，子宫盘曲成团，与卵巢左右并列于腹吸盘之后。卵黄腺分布于虫体两侧。

排泄管长袋形，前端达肠分支处，向后开口于虫体末端腹面的排泄孔。卵巢形态、口腹吸盘大小之比例、睾丸分支及长度是并殖吸虫形态鉴别的重要特征（图11-14）。

2. **虫卵** 椭圆形，金黄色。大小为(80~118)μm×(48~60)μm。一端有卵盖，较宽大，略倾斜，有时可见脱盖的卵。卵壳厚薄不匀，卵盖对侧的卵壳常增厚。卵内含1个卵细胞及10余个卵黄细胞。卵细胞常被卵黄细胞遮盖而不易辨识（图11-14、见文末彩图2）。

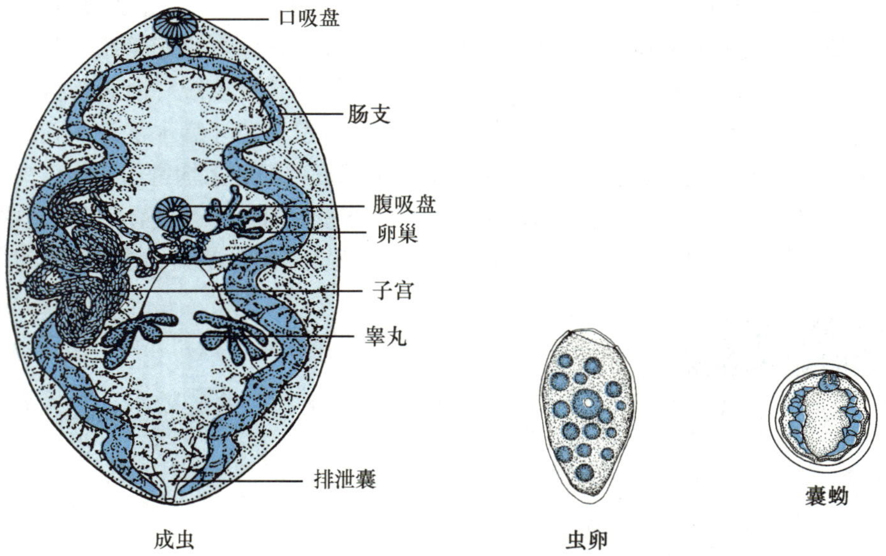

图11-14 卫氏并殖吸虫形态模式图

【生活史】

卫氏并殖吸虫的生活史包括卵、毛蚴、胞蚴、母雷蚴、子雷蚴、尾蚴、囊蚴、后尾蚴、童虫、成虫等阶段。终宿主包括人和多种肉食类哺乳动物。第一中间宿主为淡水螺类黑贝科和蜷科中的某些螺，第二中间宿主为淡水蟹和蝲蛄。

成虫主要寄生于肺脏，因所形成的虫囊与支气管相通，虫卵可经气管随痰排出或随痰吞咽后经消化道随粪便排出。虫卵入水后，在25~30℃条件下约经3周孵出毛蚴，遇到适宜的第一中间宿主淡水螺类，则主动侵入螺体，经胞蚴、母雷蚴、子雷蚴的发育和无性生殖，形成尾蚴。尾蚴体大，具球形短尾。成熟的尾蚴从螺体逸出主动侵入，或随螺体被第二中间宿主吞食而进入其体内，发育为囊蚴。囊蚴呈球形，乳白色，具两层囊壁，直径约300~400μm。终宿主因食入含活囊蚴的淡水蟹或蝲蛄而感染。

囊蚴进入终宿主小肠上段，在消化液的作用下，约经30~60min，后尾蚴脱囊而出，靠两个吸盘作强有力的伸缩运动和前端腺分泌物的作用，钻过肠壁进入腹腔，即为童虫。童虫徘徊于腹腔及各脏器之间，经1~3周移行窜扰后，由肝脏表面或经肝或直接从腹腔穿过膈肌进入胸腔而入肺，破坏肺组织在其中形成虫囊，最后在囊内逐渐发育成熟并产卵。肺部虫囊内一般有2个虫体成双寄居。童虫在移行过程中，还可侵犯肺以外的组织器官，引起异位寄生。有些童虫可终生穿行于宿主组织间直至死亡。自囊蚴进入终宿主到成熟产卵，一般约需2个多月。成虫在宿主体内一般可活5~6年，长者可达20年(图11-15)。

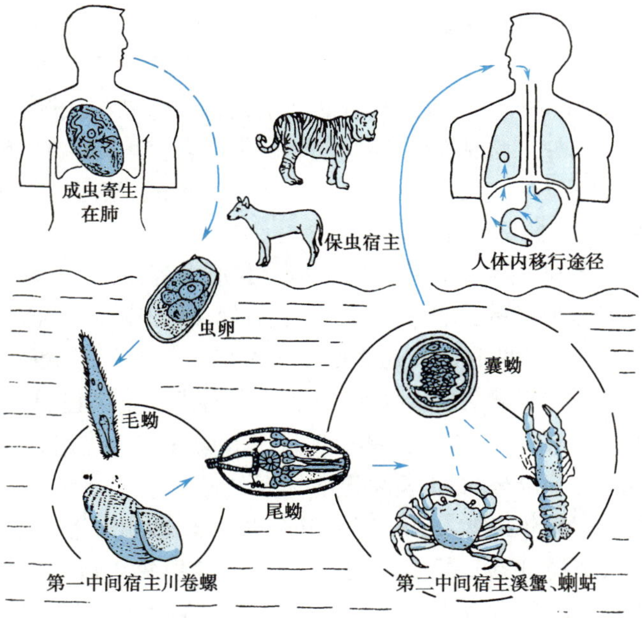

图11-15 卫氏并殖吸虫生活史示意图

【致病】

1. 致病机制 卫氏并殖吸虫的致病主要是由童虫在组织器官中移行、窜扰和成虫在组织内寄居造成的机械性损伤，以及代谢产物等引起的免疫病理反应所致。病理过程分为急性期和慢性期。

(1)急性期：主要因童虫移行所致。脱囊后的童虫穿过肠壁黏膜形成血性或脓性窦道，内含大量嗜酸性粒细胞；在腹腔移行可引起混浊或血性积液；进入胸腔可致胸膜炎及胸腔积液；在肝表面移行或穿过肝组织，引起局部出血、坏死。急性期多出现在食入囊蚴后数天至1个月左右，也有在第2天即出现症状。

(2)慢性期：虫体进入肺脏发育和寄生所致，其过程可分为3期。

1)脓肿期：虫体在肺组织移行，引起组织破坏、出血伴继发感染，形成隧道状或窟穴状病灶。病灶内有血液，并出现炎性渗出，继之病变周围产生肉芽组织，形成薄膜状脓肿壁。

2）囊肿期：脓肿内大量炎性细胞浸润、死亡、崩解和液化，形成赤褐色、黏稠性、果酱样液体，周围肉芽组织增生，囊壁变厚，形成囊肿。肉眼可见边界清楚的结节状虫囊。镜下检查可见坏死组织、夏科 - 雷登结晶和大量虫卵。因童虫有游走性，或囊肿之间互相沟通，易形成多房性囊肿。

3）纤维瘢痕期：虫体死亡或转移至他处，囊内容物逐渐被吸收或经支气管随痰咳出，囊腔被肉芽组织充填，继而纤维化形成瘢痕。

由于各虫体在组织内移行前后不一，以上三期病变可同时存在于同一器官中。

2. 临床表现　虫体移行窜扰、寄居，常累及全身多个器官，故临床表现复杂多样。根据病情及病变部位，可分为以下多种类型。

（1）急性卫氏并殖吸虫病：潜伏期短，数天至 1 个月。表现轻重不一，轻度感染者表现为食欲减退、乏力、腹痛、腹泻、低热、皮疹等；重度感染者在数小时即可出现症状，发病急，毒血症状明显，高热伴有胸闷、胸痛、咳嗽、气促等呼吸系统症状，或腹痛、腹泻、肝大、腹水等消化系统症状。血象检查白细胞增多，嗜酸性粒细胞明显升高，一般为 20%~40%，高者超过 80%。X 线显示边缘模糊的浸润性阴影。

（2）慢性卫氏并殖吸虫病

1）胸肺型：最常见。以咳嗽、胸痛、咳痰为主，痰呈带血的烂桃样脓痰，腥臭，以清晨为多，量多者可达数百毫升。痰中可见虫卵、夏科 - 雷登结晶及嗜酸性粒细胞。偶因损及血管而发生大咯血。虫体在胸腔窜扰时，可引起胸膜炎、胸腔积液、胸膜粘连，心包炎或心包积液。X 线显示肺内病灶处阴影边缘模糊，呈絮状或片状。易被误诊为肺结核或肺炎。

2）腹型：约占病例的 1/3。表现腹痛、腹泻、大便带血等症状。腹痛多为隐痛，部位不固定，以全腹或右下腹隐痛、腹泻为主。也可引起腹部器官广泛炎症、粘连，偶可引致腹膜炎，出现腹水。腹痛剧烈时易被误诊为急性阑尾炎。

3）肝型：儿童多见。以肝区疼痛、乏力、食欲减退、腹胀、腹泻为主，伴以肝脏肿大，但无压痛。肝功能可有轻度损害，以丙种球蛋白增高为主，以及由此导致的白蛋白与球蛋白比例的倒置。

4）皮下包块型：约占病例的 10%。潜伏期 2 个月以上。好发于腹壁、胸背、腰背、腹股沟等处，几乎所有人体表面各处都有出现肿块的可能。以游走性皮下包块为主要特征，即一处包块消失后，间隔一些时日又在附近或其他部位出现。有时在包块内可检出成虫和虫卵。结节呈单发，或多个成串，直径 1~6cm，皮肤表面正常。

5）脑脊髓型：约占病例的 10%~20%，多见于青少年。常同时合并肺部或其他部位病变。脑型表现为阵发性剧烈头痛、癫痫、瘫痪，以及颅内占位性病变或脑膜脑炎、视神经受损、蛛网膜下腔出血等症状。脊髓型患者较少见，受损部位在第 10 胸椎上下，表现为下肢麻木、腰痛、坐骨神经痛，继而下肢感觉或运动障碍，甚至截瘫等。

6）亚临床型：在流行区普查时较为多见。无明显的症状和体征，但有生食蟹或蝲蛄史，免疫学检测阳性，嗜酸性粒细胞增高，有时伴肝功能损害。这类患者可能为轻度感染，也可能是感染早期或虫体已消失的感染。

7）其他型：人体几乎所有器官均可受到侵犯，如眼部、膀胱、阴囊等处。有的患者可同时或先后有多种类型之损害。

【实验诊断】

1. 病原学检查　从患者痰液、粪便、体液中检出虫卵，或者从活组织中检出虫体、虫卵，都可确诊。

（1）痰液检查：取患者清晨第一口痰直接涂片法检查，或收集患者 24h 痰液加等量的 10% 氢氧化钠溶液，消化至痰液完全溶解，离心取沉淀物涂片镜检。

（2）粪便检查：取患者粪便以直接涂片法或集卵法检查虫卵。直接涂片法检出率很低，现已很少用。

(3)活组织检查:对疑似患者皮下包块进行手术摘除,查找虫体或虫卵。

2. 免疫学检查 有些患者在痰或粪便中难以查到虫卵,因此,免疫学检查成为辅助诊断的重要手段。

(1)皮内试验(intradermal test,IDT):此法简便易行,阳性符合率可达95%,但常有假阳性和假阴性,故常用于普查初筛,而不作为诊断依据。

(2)血清学检查:随着免疫学技术的发展,多种检测方法如ELISA、RIA、IHA、DIGFA及杂交瘤技术等被研究出来作为辅助诊断手段,其中ELISA为目前最常用的检测技术,阳性符合率可达90%~100%,但与布氏姜片吸虫、日本血吸虫和囊虫等蠕虫有轻度交叉反应。由于各种免疫学方法的特异性、敏感性和可重复性存在一定的差异,故同时采用2种以上方法检测,可提高诊断的准确性。

3. 分子生物学检查 PCR、实时荧光PCR和DNA探针等分子生物学检测技术已应用于本病诊断。

4. 影像学检查 X线检查、超声检查、CT等影像学检查适用于胸肺型及脑脊髓型患者。

【流行】

1. 分布 卫氏并殖吸虫分布广泛,日本、韩国、朝鲜、菲律宾、马来西亚、印度、泰国、俄罗斯以及非洲、南美洲均有报道。我国主要分布于浙江、江西、安徽、山东、辽宁、吉林、黑龙江等27个省、市、自治区。

2. 流行环节

(1)传染源:凡能排出虫卵的患者、带虫者和哺乳动物都是本病的传染源。本病属自然疫源性疾病,自然感染的保虫宿主种类繁多,包括虎、狮、云豹、狼、狐狸、猞猁、果子狸、食蟹獴,獾等野生动物和犬、猫等家养动物。感染的野生动物则是自然疫源地的主要传染源。

(2)传播途径:卫氏并殖吸虫的第一中间宿主为黑贝科(Pleuroceridae)的短沟蜷螺类和蜷科(Thiaridae)的川蜷螺类。第二中间宿主主要为水生节肢动物甲壳纲中的淡水蟹类和蝲蛄(*Cambaroides spp.*)。国内报告的蟹类宿主分别属于6个科,如石蟹(*Isolapotamon spp.*)、溪蟹(*Potamon spp.*)、华溪蟹(*Sinopotamon spp.*)、拟溪蟹(*Parapotamon spp.*)、华南溪蟹(*Huananpotamon spp.*)、绒螯蟹(*Eriocheir spp.*)等。蝲蛄类宿主为我国东北、朝鲜半岛及西伯利亚地区的第二中间宿主,我国共有4种,如北纬40°以北地区的东北蝲蛄(*Cambaroides dauricus*)、朝鲜蝲蛄(*C.simklis*)、锐刺蝲蛄(*C.schrenckii*)等。

这些螺与蝲蛄、蟹常共同栖息于水流清澈、卵石较多的山溪和河沟,故本病多流行于山区和丘陵地带。根据第二中间宿主种类可将疫区类型分为两类,即溪蟹型流行区和蝲蛄型流行区。我国大部分为溪蟹型流行区,其特点是疫区患者不多,呈点状分布,一经发现,很容易控制。而我国东北及朝鲜、俄罗斯远东地区则为蝲蛄型流行区,国内蝲蛄型流行区仅分布于东北3省,近年来也因当地蝲蛄的减少使感染及发病率都明显降低。需要指出的是,克氏原螯虾(*Procambarus clarkii*),俗称小龙虾,隶属于节肢动物门,甲壳纲,十足目,螯虾科,原螯虾属,小龙虾种,迄今尚未有其作为本虫第二中间宿主的报告。

本病属于食源性寄生虫病,其感染途径和方式有:①生食或半生食含囊蚴的蟹或蝲蛄为主要感染途径。在疫区有食生蟹、腌蟹、醉蟹、烤蝲蛄、蝲蛄酱、蝲蛄豆腐等习惯,其中的囊蚴未被杀死而导致食用者感染。实验表明,经盐、酒腌浸后,大部分囊蚴仍可存活。囊蚴浸在酱油(含盐16.3%)、10%~20%盐水或醋中时,部分囊蚴可存活24h以上;13~31℃经酒精度为52%的白酒1~5天浸泡的醉蟹体内的囊蚴对犬和猫仍具有感染能力;囊蚴耐低温,–27℃冰冻6h以上才能杀死蟹肉中的囊蚴。②加工蟹、蝲蛄时,活囊蚴污染了炊具、食具、饮水等,被人误食,或直接饮用含囊蚴的溪水、河水等而感染。③食入含活童虫的猪、鼠、鸡等转续宿主的肉类。常见的转续宿主有家猪、野猪、鼠、恒河猴、山羊、绵羊、家兔、豚鼠、鸡和鸟等。捕食转续宿主而感染是食肉类动物感染该寄生虫的很重要方式之一。

3. **易感人群** 人对卫氏并殖吸虫普遍易感，无年龄和性别差异。由于潜伏期长短不一，故发病无明显的季节性。不同人群感染率的差异是由于感染的机会不同形成的。

【防治】

1. **预防** 防治本病的关键是"防"。不生食或半生食蟹、蝲蛄及转续宿主的肉类，不饮生水；改变食品烹调方法，加工生熟食品的用具分开使用；不用生蟹、蝲蛄喂动物。改变食生蟹可"清凉败火""强身壮骨"等不科学的习俗。加强粪便和水源管理，不随地吐痰，防止虫卵入水。因此健康教育是控制本病最重要的措施。

2. **治疗** 治疗患者和带虫者，治疗或捕杀保虫宿主，以消灭或控制传染源。治疗首选药物为吡喹酮，此药对成虫的效果优于童虫。阿苯达唑、三氯苯达唑也被证实对本病具有良好的治疗效果。皮下包块或虫囊压迫脑脊髓者，可采用手术治疗。

二、斯氏并殖吸虫

斯氏并殖吸虫[*Pagumogonimus skrjabini* Chen，1959) Chen，1963]是1959年由陈心陶教授首次报道，命名为斯氏并殖吸虫(*Pagumogonimus skrjabini* Chen，1959)，1963年将其转隶于狸殖属(Pagumogonimus)下，更名为斯氏狸殖吸虫[*Pagumogonimus skrjabini*(Chen，1959) Chen，1963]。二者属同种异名。目前在虫种的确切分类上仍有争议。

斯氏并殖吸虫在国外尚未见报道。本虫为人兽共患以兽为主的致病虫种，人是非适宜宿主，感染后主要由童虫寄生或不断移行引起幼虫移行症。

临床思维拓展

案例：患者，女，37岁，贵州人，农民，仡族。主诉：腹壁皮下包块伴疼痛1月余，包块具游走性。病史：有生食或半生食螺类、蟹类，生食果子狸肉史。入院查体：生命征平稳，一般情况尚可，消瘦体质，神志清楚，心肺正常，中、下腹部触及数个散在性皮下包块，包块最大约3.0cm×2.5cm，边界不清质软，有触痛。实验室检查：血常规嗜酸性粒细胞增高，达3.49×10^9/L，尿、大便常规检查正常，胸片、心电图及肝功能均无异常。病理检查：取一皮下包块作病理检查显示：肉芽肿性炎症伴嗜酸性脓肿，其中见一虫体，大小约为2.3cm×4.0cm，灰黑色。虫体经鉴定为斯氏并殖吸虫童虫，确诊为斯氏并殖吸虫病，治疗以吡喹酮按每日体重20mg/kg，分2次口服，10天为1疗程，间隔1个月后再行第2疗程治疗。第2个疗程结束后随访，患者皮下结节全部消失。

问题与解析：

1. 患者感染斯氏并殖吸虫的可能原因是什么？
2. 本例患者治疗后为什么还要回访？

(解析见数字资源)

【形态】

1. **成虫** 活体呈肉红色，背侧隆起，腹面较平。固定后呈长梭形，两端较尖，最宽处在腹吸盘稍下水平，大小为(11.0~18.5) mm × (3.5~6.0) mm，长宽之比大于2.4 : 1。腹吸盘位于体前1/3处，略大于口吸盘。珊瑚状分支的卵巢，与盘曲的子宫并列于腹吸盘后。睾丸2个，分支状，左右并列于虫体后1/3处(图11-16)。

2. **虫卵** 虫卵与卫氏并殖吸虫卵相似，但略小，为(71~81)μm×(45~48)μm。

【生活史】

生活史与卫氏并殖吸虫相似。终宿主是猫科、犬科、灵猫科等多种野生或家养哺乳类动物如，猫、犬、豹猫、果子狸、野猪等。第一中间宿主为圆口螺科的小型及微型螺类，如拟钉螺(*Tricula spp.*)、小豆螺(*Bythinella spp.*)等，多栖息于溪流较小、流速缓慢的山沟中。第二中间宿主为淡水华溪蟹和石蟹。蛙、鸟、鸡、鸭、鼠、野猪、兔等可作为本虫的转续宿主。

人因生食或半生食含囊蚴的淡水蟹，或含童虫的转续宿主肉类而感染。人非本虫的适宜宿主，大多数脱囊童虫徘徊于组织器官之间，不能发育为成虫，但也有在肺中发育成熟并产卵的报道。

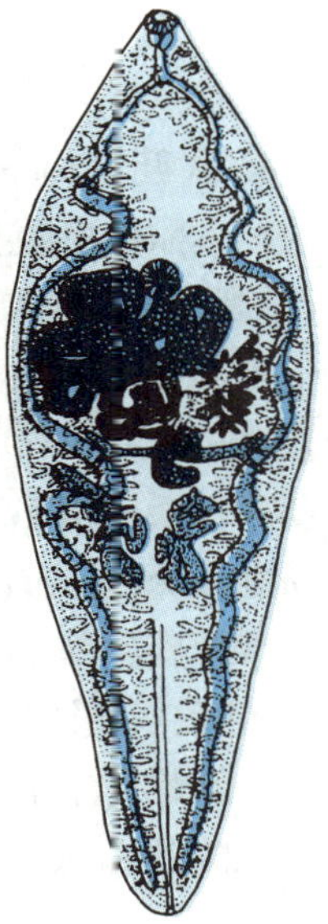

图 11-16 斯氏并殖吸虫成虫模式图

【致病】

在人体内，侵入的虫体不能发育成熟，大多数仍处于童虫状态，到处游窜，造成某些器官或全身损害，引起幼虫移行症。斯氏并殖吸虫引起的幼虫移行症可分为皮肤型与内脏型两种类型。

1. **皮肤幼虫移行症** 主要表现为游走性皮下结节或包块，包块多具游走性，一处包块消失后，隔一段时间又有附近或其他部位出现新的包块。患者中30%~60%有游走性包块史，常见于腹部、胸部或腰背部，也可见于头颈、四肢、腹股沟及阴囊等处。卫氏并殖吸虫的童虫和成虫也可引起皮下包块，但出现率较低，约为0.58%~19.6%。包块大小1~5cm，单个或成串出现；皮肤表面正常，边界不清，开始时质软，后期稍硬，触之稍可移动；具痒感或略具刺痛，无红肿；后期因结节纤维化可扪及条索状纤维。切开摘除的包块可见隧道样虫穴，有时可见童虫，镜检可见嗜酸性粒细胞肉芽肿、坏死渗出物及夏科-雷登晶体等。

2. **内脏幼虫移行症** 因幼虫侵犯脏器不同而表现各异。腹型以腹痛、腹泻、便血、腹内肿块为主；肝型表现为肝痛、肝大及ALT升高、白/球蛋白比例升高、γ球蛋白升高等；胸肺型可出现咳嗽、咳痰、痰中偶带血丝、胸痛及胸闷等症状；侵犯心包，可致血性心包积液，表现为心悸、气短等；脑型可出现类似脑膜炎、脑脓肿、脑瘤或蛛网膜下腔出血等症状；侵入眼可致眼球突出，视力障碍；侵犯其他部位，可出现相应的临床体征。在出现局部症状的同时，往往伴有低热、乏力、食欲下降等全身症状。血象嗜酸性粒细胞明显增高，可达80%以上。儿童患者症状更为明显，且多伴有肝大。因本病损害器官不定，且可能同时有多个器官受损，因此临床上误诊率相当高，应注意与肺结核、肺炎、肝炎、脑膜炎等鉴别。近年来也屡有报道斯氏并殖吸虫进入肺并发育成熟产卵，所引起的胸、肺部症状和体征与卫氏并殖吸虫引起者基本相似。

【实验诊断】

患者痰液及粪便内一般查不到虫卵，皮下结节活检童虫是确诊的依据。免疫学检查具有辅助诊断价值，包括皮内试验、ELISA、Dot-ELISA、DIGFA等。

【流行与防治】

国外尚未见斯氏并殖吸虫病例报道。我国分布于甘肃、陕西、山西、河南、四川、重庆、云南、贵州、湖南、湖北、浙江、江西、福建、广西、广东等15个省、市、自治区，以青海至山东连线以南地区为主。本病的传染源是果子狸、犬、猫等动物。在人迹罕至地区，流行于野生动物间，构成了本病的自然疫源地。人如果生食或半生食蛙、鸟、鸡、鸭、鼠、野猪、兔等转续宿主动物的肉，则有感染本虫的可能性。

流行因素及防治原则与卫氏并殖吸虫病相似。治疗首选药物吡喹酮。

（陈兴智）

第六节 裂体吸虫（血吸虫）

裂体吸虫（schistosome）成虫寄生于人或哺乳动物的静脉血管内，故又称血吸虫（blood fluke），亦称住血吸虫，所致疾病称血吸虫病（schistosomiasis）。隶属于扁形动物门、吸虫纲、复殖目、裂体科、裂体属。

寄生于人体的血吸虫主要有6种，即日本血吸虫（*Schistosoma japonicum* Katsurada，1904）、曼氏血吸虫（*S.mansoni* Sambon，1907）、间插血吸虫（*S.intercalatum* Fisher，1934）、湄公血吸虫（*S.mekongi* Voge et al，1978）、埃及血吸虫（*S.haematobium* Bilharz，1852）和马来血吸虫（*S.malayensis* Greer et al，1988）。其中以曼氏血吸虫、埃及血吸虫和日本血吸虫引起的血吸虫病分布最广、危害最大。

血吸虫病主要分布在亚洲、非洲和拉丁美洲地区，是严重危害人类健康的寄生虫病。在中国流行的是日本血吸虫病，20世纪70年代，从湖南长沙马王堆的西汉女尸（公元前186年）和湖北江陵的西汉男尸（公元前163年）体内均检获了典型的日本血吸虫虫卵，由此推断，早在2 100多年前，我国就已有日本血吸虫病流行。

一、日本血吸虫

临床思维拓展

病案：患者，男，28岁，江苏微山县人。主诉：发热、腹痛、脓血便1个月。现病史：3个月前患者乘船到湖北、湖南农村，由于天气炎热多次在河边、湖边洗澡洗脚，当时足、手臂等处皮肤有小米粒状的红色丘疹，发痒，有时出现风疹块，以为是蚊叮咬所致，几天后发热、咳嗽、咳痰，服用感冒片后明显好转。1个月后再次出现发热，伴“拉痢”有脓有血，每天2~4次，上腹部不适疼痛，食欲减退、消瘦，曾到乡卫生院就诊，认为是痢疾，多次服药无效，后到上级医院就诊。既往史：曾患过疟疾，经有效治疗，未再复发。查体：体温39℃，发育尚可，消瘦病容，神志清楚，心、肺（-），腹部稍膨胀，肝剑突下3cm，有压痛，脾可触及，四肢（-），体重60kg。化验：血常规白细胞 19.2×10^9/L，中性粒细胞48%，淋巴细胞35%，嗜酸性粒细胞17%，尿常规未见异常。胸部CT提示：未见异常。粪检毛蚴孵化（+），免疫学检查血吸虫抗体（+），确诊为血吸虫病。

问题与解析：

1. 您对患者的初步诊断是什么？判断依据是什么？
2. 如何确诊本病？
3. 检查日本血吸虫卵可采用哪些方法？
4. 应该如何预防血吸虫病？

（解析见数字资源）

【形态结构】

1. **成虫** 雌雄异体，但在宿主体内寄生时常呈雌雄合抱状态。虫体外观似线虫，细长，呈圆柱形。口、腹吸盘位于虫体前端，两者相距较近。消化系统包括口、食管、肠管等，食管短，无咽。肠在腹吸盘前分为左右两支，至体中部之后又汇合成单一肠管，以盲端终止于虫体后端。排泄系统和神经系统参见吸虫概述部分。

雄虫大小为(10~20) mm × (0.5~0.55) mm,乳白色,较短粗,背腹扁平,口、腹吸盘较发达。自腹吸盘以下虫体两侧向腹面卷曲形成抱雌沟(gynecophoral cana1),故虫体外观呈圆柱形。睾丸多为 7 个,椭圆形,呈串珠状排列于腹吸盘之后虫体背侧,每个睾丸发出一短小的输出管,汇合成输精管,向前通于贮精囊,生殖孔开口于腹吸盘后方。

雌虫大小为(12~28) mm × (0.1~0.3) mm。较细长,圆柱形,前细后粗,形似线虫。口、腹吸盘不及雄虫明显,因肠管内含有较多红细胞消化后残留的黑褐色或棕黑色的复合卟啉物质,故虫体外观呈黑褐色。雌虫常居留于抱雌沟内,与雄虫呈合抱状态。卵巢 1 个,呈长椭圆形,位于虫体中部肠支汇合处之前,其下部发出一输卵管,绕过卵巢向前。卵黄腺分布于虫体后半部单一肠管周围,发出的卵黄管在卵巢前与输卵管汇合成卵模,外有梅氏腺包绕并与子宫相接。子宫位于两肠管之间,开口于腹吸盘下方的生殖孔,内含虫卵 50~300 个(图 11-17)。

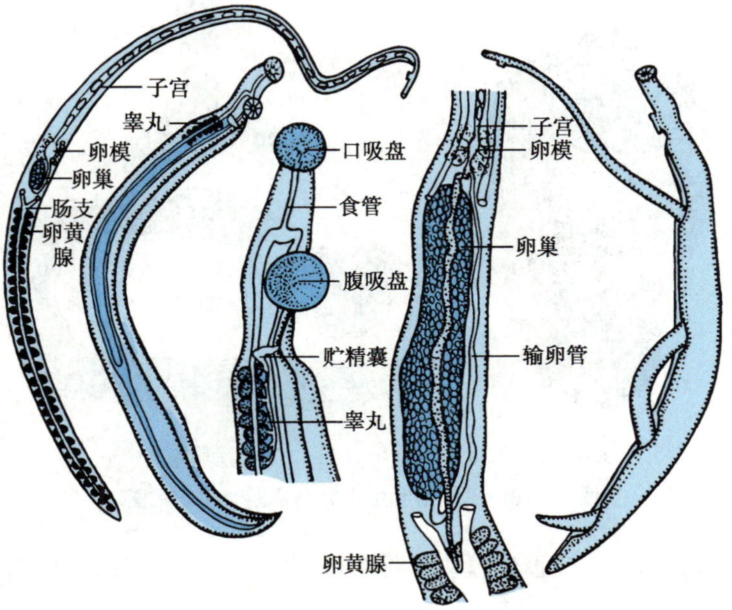

图 11-17 日本血吸虫成虫形态与结构模式图

2. **虫卵** 成熟虫卵大小为(70~105) μm × (50~80) μm,淡黄色,椭圆形,卵壳较薄且厚薄均匀,无卵盖,卵壳一侧有一小棘或侧刺。电镜下可见卵壳有微孔与外界相通。卵壳表面常附有许多宿主组织残留物(图 11-18、文末彩图 2)。卵壳内侧有一薄层胚膜,内含一毛蚴,毛蚴与卵壳间常可见到大小不等的圆形或椭圆形油滴状毛蚴分泌物,称可溶性虫卵抗原(soluble egg antigen,SEA),可由卵壳上的微孔释出。

3. **毛蚴** 虫体左右对称,大小约为 99μm × 35μm,游动时呈长椭圆形,静止或固定后呈梨形。全身被有纤毛,具有运动功能。体前部中央有一袋状顶腺,开口于前端的锥形顶突。顶腺两侧稍后各有一长梨形的侧腺或称头腺,开口于顶突的两旁。腺细胞分泌物含有中性黏多糖、蛋白质和酶等物质,是构成可溶性虫卵抗原的主要成分。

4. **尾蚴** 属叉尾型,长约 280~360μm,包括体部和尾部,尾部又为分尾干和尾叉。尾蚴的体部、尾干、尾叉长度分别约为 100~150μm、140~160μm、50~70μm。尾蚴全身被有小棘,并有许多单根纤毛的感觉乳突,外被一层多糖膜,称糖萼。体部前端为头器,内有一单细胞头腺。口孔位于虫体前端腹面。腹吸盘位于体部后 1/3 处,由发达的肌肉组成,具有较强的吸附能力。尾蚴的腹吸盘前后分别有 2 对前钻腺和 3 对后钻腺,为左右对称排列的单细胞腺体,前钻腺内含钙、碱性蛋白和多种酶类,具有粗大的嗜酸性分泌颗粒;后钻腺内含丰富的糖蛋白和酶,具有较细的嗜碱性分泌颗粒。5 对钻腺分别由 5 对腺管向体前端分左右 2 束通入头器，开口于其顶端的背侧（图 11-18）。

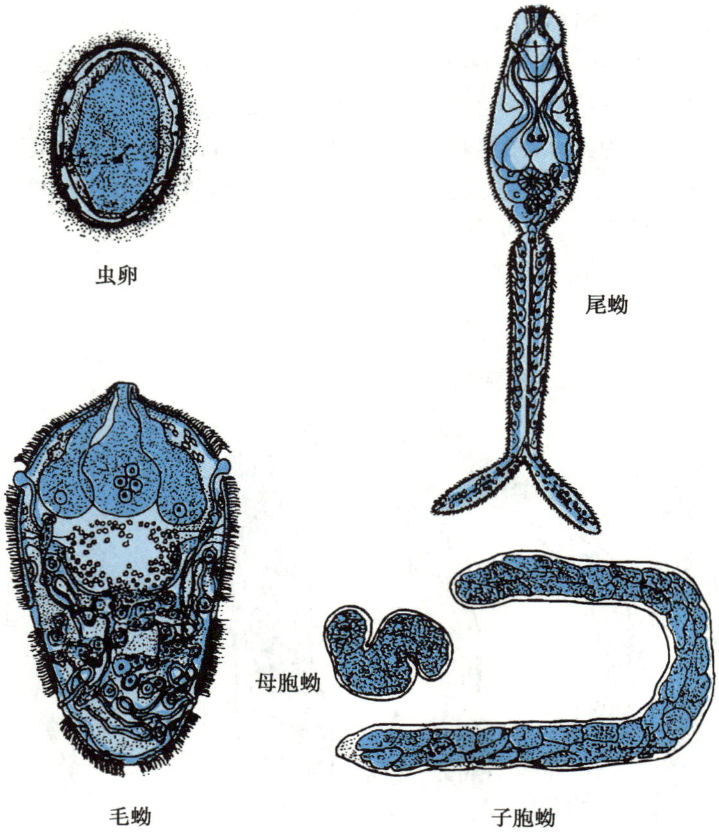

图 11-18　日本血吸虫虫卵及各期幼虫模式图

5. **童虫**　尾蚴侵入宿主皮肤时脱去尾部和体表糖萼，进入血流，在体内移行直至到达寄生部位，在发育为成虫之前均为童虫。

【生活史】

寄生人体的六种血吸虫生活史大致相同，现以日本血吸虫为例，阐明血吸虫的生活史。日本血吸虫的发育过程包括成虫、虫卵、毛蚴、母胞蚴、子胞蚴、尾蚴、童虫 7 个阶段。终宿主为人或其他多种哺乳动物，中间宿主为淡水螺类。

成虫寄生于终宿主的门脉 - 肠系膜静脉系统，雌虫在肠黏膜下层静脉末梢内产卵。一部分虫卵可循门静脉系统流至肝门静脉并沉积于肝组织内，一部分虫卵则沉积在肠壁小静脉内，发育成熟后可随宿主粪便排出体外。排出体外的虫卵如有机会入水后，在适宜的条件下卵内毛蚴孵出，若遇到中间宿主钉螺，则利用头腺分泌物的溶组织作用及纤毛的摆动和虫体的伸缩钻入螺体内，再经过母胞蚴、子胞蚴的无性繁殖阶段，分批发育为尾蚴。尾蚴成熟后自螺体逸出并常在水体的表层活动，当人或其他哺乳动物接触到含有尾蚴的水（疫水）时，尾蚴迅速侵入宿主皮肤转变为童虫。进入静脉或淋巴管的童虫随血流或淋巴液回流到右心，经肺由左心到主动脉、腹主动脉，在胃动脉、肠系膜上、下动脉的童虫，可再穿入小静脉随血流进入肝门静脉系统，雌、雄虫合抱移行到肠系膜下静脉，在此发育成熟，交配产卵（图 11-19）。

1. **成虫寄生、产卵**　日本血吸虫成虫寄生在终宿主的门脉 - 肠系膜下静脉内，血吸虫生长发育所需要的营养来源于宿主，通过体壁和肠道吸收营养。体壁主要摄取单糖、多种氨基酸和核苷类营养物质。虫体经口不断摄入宿主的红细胞，在肠道中红细胞被降解为血红蛋白，其中的珠蛋白进一步被降解为多肽和游离氨基酸，供虫体利用，核苷被虫体肠道上皮细胞吸收。血吸虫还具有能进一步降解血红素的血红素加氧酶和胆绿素还原酶的功能。

雌雄合抱（copulating schistosome）是血吸虫发育成熟的必要条件，通过合抱，来自雄虫的性信息素（pheromone）可通过体壁传递给雌虫，从而促进雌虫的生长、发育和产卵。此外，合抱的雌雄虫之间的物质交换和营养联系可促进双方的性发育成熟。若无雄虫，单性雌虫不能发育至性成熟，停留于童虫阶段，若无雌虫，单性雄虫虽可发育成熟，但所需时间较长，体形也较小。

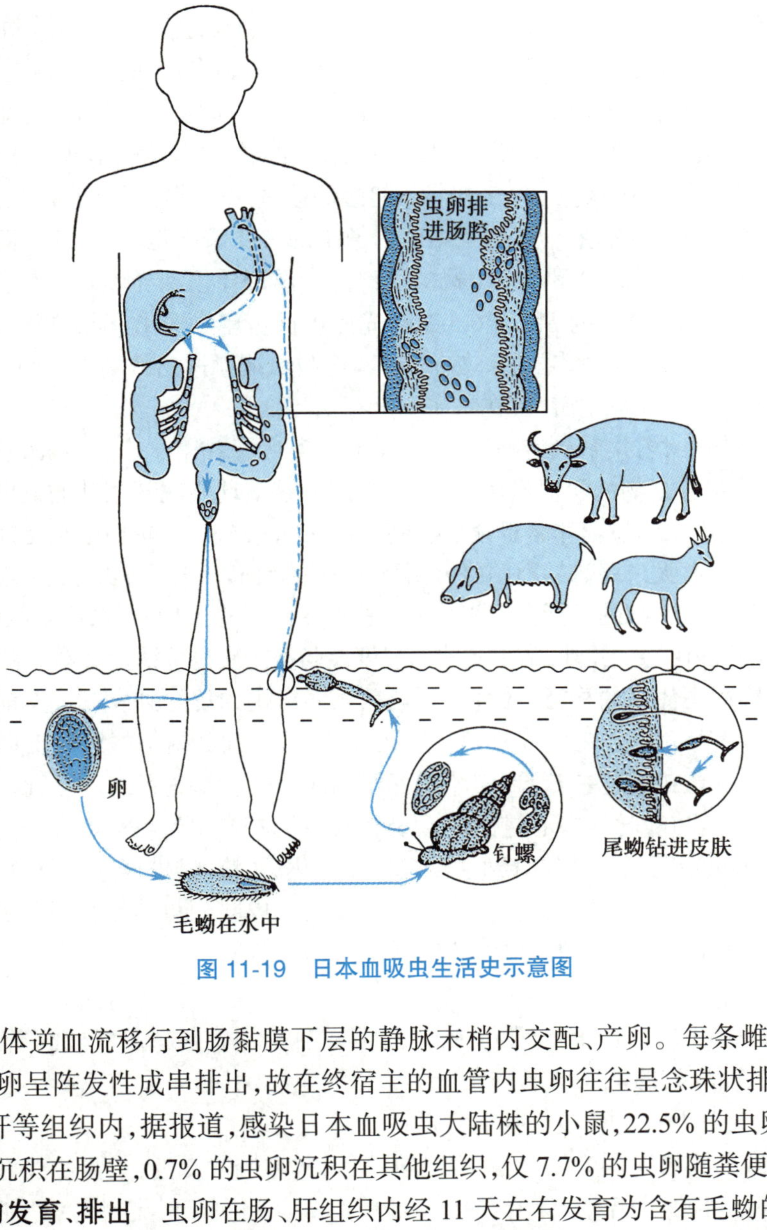

图 11-19 日本血吸虫生活史示意图

合抱的虫体逆血流移行到肠黏膜下层的静脉末梢内交配、产卵。每条雌虫每天产卵约 300~3 000 个，卵呈阵发性成串排出，故在终宿主的血管内虫卵往往呈念珠状排列。虫卵大部分沉积于肠、肝等组织内，据报道，感染日本血吸虫大陆株的小鼠，22.5% 的虫卵沉积在肝脏，69.1% 的虫卵沉积在肠壁，0.7% 的虫卵沉积在其他组织，仅 7.7% 的虫卵随粪便排出。

2. **虫卵的发育、排出** 虫卵在肠、肝组织内经 11 天左右发育为含有毛蚴的成熟虫卵，约 10~11 天后死亡，故虫卵在组织内的寿命为 21~22 天。沉积于肠组织内的虫卵成熟后，卵内可溶性虫卵抗原可通过卵壳微孔渗出，破坏血管壁，并使周围的肠黏膜组织发炎坏死，在血管内压和腹内压增加以及肠蠕动的作用下，虫卵可随肠壁坏死组织一起落入肠腔，随粪便排出体外。不能排出的虫卵逐渐死亡、钙化。

3. **毛蚴孵化** 成熟虫卵在血液、肠内容物或尿液中均不能孵化。随粪便排出体外的虫卵必须入水，在一定的条件下才能孵化。水的渗透压被认为是孵化的主要条件，在低渗透压的条件下，水分经卵壳进入卵内将卵壳胀破，毛蚴孵出。在清水中（渗透压接近 12mOsm/L）毛蚴的孵化率为100%，而盐浓度达1.2%时孵化完全被抑制。毛蚴的孵化还与pH、温度和光照等条件有关。孵化的最适pH为7.5~7.8，适宜温度为25~30℃。光照能加速毛蚴的孵化过程，在黑暗条件下孵化受抑制。

毛蚴孵出后利用其体表的纤毛在水中作匀速直线游动，遇障碍物便转折再作直线游动。日本血吸虫毛蚴具有向光性、向上性和向温性，因此多分布于水体的表层。毛蚴孵出后在水中一般能存活15~94h，但孵出的时间愈久，感染钉螺的能力愈低；温度愈高，毛蚴活动愈剧烈，死亡愈快。

4. 幼虫在钉螺体内的发育和无性繁殖　当毛蚴在其中间宿主钉螺周围游动时，钉螺分泌排泄物中的化学物质“毛蚴松”（miraxone）可吸引毛蚴在其头足部进行探索性游动，毛蚴接触钉螺后，利用其顶突附着于钉螺的软体组织，头腺和顶腺分泌的黏多糖和蛋白酶沿顶突定向流入钉螺体内，同时毛蚴借助纤毛的摆动和虫体的伸缩而钻入钉螺体内。随后脱掉毛蚴体表纤毛和外膜，胚细胞分裂，形成具有薄壁而充满胚细胞的母胞蚴，再经分裂、增殖形成许多子胞蚴，其体内的胚细胞分裂发育成许多尾蚴。一个毛蚴钻入钉螺后通过无性繁殖可产生成千上万条尾蚴。

5. 尾蚴的逸出与侵入宿主　尾蚴从螺体内逸出的首要条件是水，钉螺在潮湿的泥土或只有点滴露水的植物上也能逸出尾蚴。尾蚴的逸出与水温、pH值和光照等因素有关。尾蚴逸出的最适温度为20~25℃，合适的pH为6.6~7.8，光照可促进尾蚴逸出，全黑暗时无尾蚴逸出，尾蚴逸出数随光照度的增加而增多。在自然界，日本血吸虫尾蚴逸出的高峰时间为上午8~12时。尾蚴逸出后多集中于水面自主游动，在水中一般存活1~3天。

尾蚴在水中游动时若接触到终宿主皮肤，即利用其吸盘黏附于皮肤表面，然后借助头器伸缩的探查作用、钻腺分泌物的酶促作用、体部的强烈伸缩活动及尾部摆动的机械作用而迅速钻入皮肤。尾蚴钻入皮肤的过程非常迅速，实验发现，在20~25℃，日本血吸虫尾蚴侵入终宿主皮肤只需要10秒钟。血吸虫尾蚴的前钻腺分泌物可使角蛋白软化，降解皮肤表皮细胞间质、基底膜和真皮基质等；而后钻腺的糖蛋白分泌物遇水膨胀变成黏稠的胶状物，起着黏附皮肤、促使酶定向和避免酶流失等作用。此外，宿主皮肤的温度及脂类物质也可诱发尾蚴的钻穿行为。

6. 童虫在终宿主体内的移行、发育　尾蚴钻入终宿主的皮肤到发育成熟前称为童虫。童虫在宿主体内的移行途径按先后可分为从皮肤到肺、从肺到肝内门静脉分支以及从肝至肠系膜静脉3个阶段。童虫在宿主皮下组织作短暂停留后，即进入血管或淋巴管，随血流经右心、肺动脉到肺，然后经肺静脉入左心进入主动脉，再经肠系膜动脉穿过毛细血管进入肠系膜静脉、肝门静脉。童虫在肝门静脉发育到性器官初步分化后，雌、雄虫合抱，再移行到肠系膜下静脉及直肠静脉发育成熟、寄居、交配、产卵。从尾蚴钻入皮肤到虫体发育成熟并产卵，约需24天。成虫的平均寿命为4.5年，但曾有报道最长可达46年。

【致病】

血吸虫感染过程中，一方面尾蚴、童虫、成虫和虫卵会对宿主造成机械性损害，但更主要的是血吸虫不同虫期释放的抗原均能诱发宿主的免疫应答，引起一系列免疫病理变化。目前人们普遍认为血吸虫病是一种免疫性疾病。

1. 尾蚴所致的损害　尾蚴钻入宿主皮肤后可引起尾蚴性皮炎，主要表现为尾蚴侵入数小后局部皮肤出现点状红色丘疹，伴有瘙痒，1~5天消失。初次接触尾蚴者该反应不明显，重复接触尾蚴后反应逐渐加重，严重者可出现全身水肿及多形红斑。尾蚴性皮炎发生机制中既有速发型（Ⅰ型）超敏反应，也有迟发型（Ⅳ型）超敏反应。病理变化为局部毛细血管扩张充血，伴出血、水肿，嗜酸性粒细胞、中性粒细胞及单核细胞浸润。

2. 童虫所致的损害　童虫在宿主体内移行时，对所经过的器官可造成机械性损伤，出现血管炎，毛细血管栓塞、破裂、局部炎性细胞浸润和点状出血，特别是肺部，重者可出现出血性肺炎。患者可有发热、咳嗽、咯血、嗜酸性粒细胞增多、食欲减退、全身过敏反应等，这可能与童虫机械性损害和其代谢产物、死亡虫体崩解产物引起的超敏反应有关。

3. **成虫所致的损害** 成虫寄生于血管内，利用口、腹吸盘交替吸附于血管壁而作短距离移动，可引起静脉内膜炎或静脉周围炎。成虫的代谢产物，分泌、排泄物和不断更新脱落的表膜均可作为抗原释放入血流，与相应抗体形成免疫复合物，引起免疫复合物型（Ⅲ型）超敏反应。

4. **虫卵所致的损害** 虫卵是主要的致病虫期，主要沉积于肝内门静脉分支及结肠壁静脉内，以直肠、乙状结肠、降结肠为最多。成熟虫卵是血吸虫病的主要致病因子，所致的肉芽肿和纤维化是血吸虫病的主要病变。

当沉积在组织中的虫卵发育成熟后，卵内毛蚴分泌的 SEA 经卵壳微孔渗到周围组织中，经抗原提呈细胞（树突状细胞、巨噬细胞）吞噬处理，呈递给辅助性 T 细胞（Th），致敏的 Th 细胞再次受到相同抗原刺激后产生各种细胞因子如白细胞介素 -2（IL-2）、巨噬细胞游走抑制因子（MIF）、γ- 干扰素（γ-IFN）、嗜酸性粒细胞刺激促进因子（ESP）、中性粒细胞趋化因子（NCF）、成纤维细胞刺激因子（FSF）等，引起淋巴细胞、嗜酸性粒细胞、巨噬细胞、中性粒细胞及浆细胞趋向、集聚于虫卵周围，形成虫卵肉芽肿（Ⅳ型超敏反应），亦称虫卵结节。因日本血吸虫卵常成簇沉积于组织内，所以虫卵肉芽肿的体积较大。

虫卵肉芽肿在组织内一般经历 4 个阶段：①急性期：日本血吸虫产卵量大，急性期的虫卵肉芽肿易液化而形成嗜酸性脓肿。由于成熟虫卵周围有大量嗜酸性粒细胞浸润，伴有大量巨噬细胞，嗜酸性粒细胞易发生变性、坏死所致。有的虫卵周围出现许多浆细胞及放射状嗜酸性棒状体，是成熟虫卵分泌的 SEA 与相应抗体作用后形成的抗原 - 抗体复合物，环绕在虫卵周围，称何博礼现象（Hoeppli phenomenon）。②过渡期：虽然虫卵周围仍有大量炎性细胞浸润，包括嗜酸性粒细胞、淋巴细胞、巨噬细胞、浆细胞和中性粒细胞，但类上皮细胞开始出现，成纤维细胞包绕在虫卵结节周围。③慢性期：虫卵周围的坏死组织被清除，嗜酸性粒细胞、淋巴细胞逐渐减少，出现大量巨噬细胞和成纤维细胞。④瘢痕期：虫卵周围的坏死物质被吸收，虫卵发生破裂或钙化，成纤维细胞产生大量的胶原纤维，层层包绕使肉芽肿纤维化，形成瘢痕组织。

在肝脏，虫卵肉芽肿位于门脉分支的终端、窦前静脉，重度感染时门脉周围出现广泛的纤维化，肝切面上，围绕在门静脉周围长而白色的纤维束从不同的角度插入肝内，称为干线型纤维化（pipestem fibrosis）或管道型肝硬化（pipe-type liver cirrhosis）。肝脏缩小、表面出现大小不等的结节与结缔组织沟纹。由于窦前静脉的广泛阻塞，可导致门脉高压，引起肝、脾大，侧支循环建立和开放及腹水等症状，故称为肝脾型血吸虫病。肠壁病变较为明显和严重的部位是降结肠、乙状结肠和直肠。黏膜出现萎缩、溃疡、增生，有的部位可发生过度增生而形成息肉，虫卵沉积最多之处是黏膜下层，有大量的纤维组织和瘢痕组织，肠壁明显增厚，甚至引起肠腔狭窄。有学者认为肝脾型血吸虫病的发生与人类白细胞抗原（HLA）的不同表型有关，晚期血吸虫病患者与 HLA-B5 无明显相关性，而与 HLA-A1 显著相关，晚期血吸虫病肝硬化，巨脾腹水型者的 HLA-B13 和 HLA-A1 出现频率显著增高。

虫卵肉芽肿纤维化后形成相互连接的瘢痕，导致干线型肝纤维化和肠壁纤维化等，不断破坏这些组织的结构和功能，是导致慢性或晚期血吸虫病病变的主要原因。但虫卵肉芽肿将虫卵紧密包围，有利于破坏和清除虫卵，隔离虫卵所分泌的可溶性抗原中的肝毒抗原对邻近肝细胞的损害，减少可溶性抗原进入血液循环，从而避免局部或全身免疫性疾病的发生或加剧。

5. **免疫复合物所致的损害** 血吸虫的童虫、成虫的代谢产物、分泌物与排泄物、虫体表皮更新的脱落物、虫卵内毛蚴分泌物均可排入血液中，随血液循环至各组织，成为循环抗原。这些抗原既有阶段特异性，也有某些共同抗原成分，宿主对这些抗原可产生相应的抗体，形成免疫复合物。通常免疫复合物可被单核细胞或巨噬细胞吞噬、清除。但当抗原稍过剩时，可形成中等大小（19S）的免疫复合物，这些免疫复合物既不被单核细胞或巨噬细胞吞噬清除，也不能从肾脏滤过，在血液循环中停留较长时间后，可在组织中沉积，固定并激活补体，引起Ⅲ型超敏反应，损伤局部组织。病变主要出现在肾小球，引起肾小球肾炎，出现蛋白尿、水肿，严重时可出现肾功能衰竭。

【临床表现】

1. **急性血吸虫病**　常见于初次感染较大量尾蚴者，慢性患者再次大量感染尾蚴后亦可发生。发病多在夏秋季，6月至10月为高峰。潜伏期长短不一，平均为40天，少数病例潜伏期短于25天，最短者为14天。大多数于感染后5~8周出现症状，此时正是成虫大量产卵，卵内毛蚴向宿主血液循环释放大量抗原的时候，毛蚴释放的抗原引起宿主特异性抗体水平急剧升高，在抗原过剩的情况下，形成抗原抗体复合物，引起血清病样综合征。

临床上主要表现为畏寒、发热，淋巴结及肝大，常伴有肝区压痛，左叶肝大明显，表面光滑，质地较软。出现恶心、呕吐、食欲减退、腹痛、腹泻（黏液血便或脓血便）等消化道症状。呼吸系统症状有咳嗽，多表现为干咳，偶见痰中带血丝，甚至伴有气促、胸痛。重症患者可有神志迟钝、腹水、黄疸、消瘦、重度贫血等症状，常出现脾大。患者血清中循环免疫复合物常呈阳性，血中嗜酸性粒细胞增多，粪便中可查到虫卵或毛蚴孵化阳性。部分患者可能出现荨麻疹、支气管哮喘、神经血管性水肿、出血性紫癜等过敏性反应。

2. **慢性血吸虫病**　见于急性期症状消失而未经病原治疗者或反复轻度感染者。临床上可分为无症状（隐匿型）和有症状两类。隐匿型主要表现为隐匿型间质性肝炎，患者一般无明显症状，少数可有轻度的肝或脾大，但肝功能正常，免疫学检查呈阳性，此类患者在轻度流行区多见。有症状者最常见的症状为慢性腹泻或慢性痢疾，间歇性出现，伴腹痛，黏液血便，乏力，肝脾大，劳累、受凉后症状加重。肝、脾轻度肿大。病程长者可出现贫血，消瘦。血中嗜酸性粒细胞略增高。粪便虫卵量少，反复粪便检查可查到虫卵或毛蚴孵化阳性。直肠黏膜活检90%以上病例可查到虫卵。

3. **晚期血吸虫病**　由于患者反复或大量感染血吸虫尾蚴，未经及时、彻底治疗，一般经过2~10年可演变为晚期血吸虫病。患者出现肝纤维化、门脉高压综合征（脾大、侧支循环开放、腹水）、生长发育障碍或结肠显著肉芽肿性增殖。根据主要临床表现，我国将晚期血吸虫病分为腹水型、结肠增殖型、巨脾型和侏儒型。腹水型是晚期血吸虫病门脉高压与肝功能代偿失调的结果，常在上消化道出血、感染、过度劳累后诱发。严重腹水者可出现上腹部胀满不适、呼吸困难、脐疝、股疝、下肢或阴囊水肿、胸腔积液和腹壁静脉曲张。结肠增殖型又称结肠肉芽肿型，是一种以结肠病变为突出表现的临床类型，表现为腹痛、腹泻、便秘或便秘与腹泻交替出现，左下腹可触及肿块或条索状物，有轻压痛，严重者可发生不完全性肠梗阻。本型可能并发结肠癌。巨脾型指脾大超过脐平线或横径超过腹中线，质地坚硬并伴脾功能亢进。Ⅱ度脾大伴有脾功能亢进、门脉高压或上消化道出血者亦属此型。侏儒型是患者在儿童时期反复感染血吸虫，影响内分泌功能，其中以腺垂体和性腺功能减退最为明显，患者表现为身材矮小、面容苍老、无第二性征、性器官发育不良等，此型患者现已罕见。

晚期血吸虫病患者主要因合并上消化道出血、肝性脑病而死亡。上消化道出血是晚期血吸虫病最常见和最严重的并发症，出血部位多位于食管下段或胃底静脉，50%以上的晚期患者死于上消化道出血。并发肝性脑病者占晚期患者总数的1.6%~5.4%，以腹水型为最多，死亡率可高达70%以上。

4. **异位血吸虫病**　血吸虫成虫寄生在门脉系统以外的器官或组织，称为异位寄生（ectopic parasitism）。异位寄生的成虫产出的虫卵沉积于门脉系统以外的器官或组织，引起虫卵肉芽肿，所造成的损害称异位血吸虫病或异位损害（ectopic lesion）。当肝纤维化引起的门-腔静脉吻合支扩大时，肠系膜静脉内的虫卵也可能被血流带到其他组织器官，造成异位损害。异位损害多见于急性期患者或重症感染者。人体常见的异位损害部位是肺和脑，亦可见于皮肤、胃、结膜、甲状腺、心包、肾、肾上腺皮质、腰肌、生殖器及脊髓等组织或器官。

【免疫】

1. **抗原**　血吸虫在终宿主体内存在尾蚴、童虫、成虫、虫卵四个生活史阶段，每个时期的分泌物、排泄物、死亡虫体的崩解产物均具有抗原性，引起宿主产生相应的细胞和体液免疫应答。因此，血吸虫抗原成分十分复杂，血吸虫的不同种、株、期既具有共同抗原又具有各自的特异性抗原。特异性抗原在血吸虫病的免疫诊断、免疫病理和诱导宿主的保护性免疫方面均具有重要作用。

血吸虫抗原成分复杂，按照其化学成分可分为多肽、蛋白质、糖蛋白、脂蛋白和多糖等。按照抗原的来源可分为虫体抗原和排泄/分泌抗原，这些抗原可直接接触并致敏宿主的免疫细胞，是血吸虫诱导机体免疫应答产生、维持和调控的重要因素之一。其中，血吸虫的排泄/分泌抗原来源于活的虫体，是宿主体内有活虫体存在的标志，可作为免疫诊断的生物标志物。宿主体内的排泄/分泌抗原的量与虫体的感染负荷呈正相关，一旦感染终止，排泄分泌抗原会很快从宿主体内消失。因此，血吸虫的排泄分泌抗原是血吸虫活动性感染诊断的重要靶标，并且具有考核治疗效果的价值。排泄分泌抗原进入血流成为循环抗原，可诱发宿主的保护性免疫，也可形成免疫复合物引起免疫病理损伤。虫体抗原则包括虫体的表面抗原和内部抗原，虫体的表面抗原常是免疫攻击的靶抗原，具有良好的免疫原性，而内部抗原则主要指的是血吸虫内部结构中的某些成分，如副肌球蛋白等，也可诱发宿主产生保护性免疫应答。

2. **适应性免疫** 宿主感染血吸虫后可产生获得性免疫应答，对再感染可产生不同程度的抵抗力，表现为对再次入侵的童虫具有一定的杀伤作用，而对原发感染的成虫无影响，这种原发感染继续存在，而对再感染具有一定免疫力的现象称为伴随免疫（concomitant immunity）。目前认为，人类对血吸虫的获得性免疫机制可能主要是抗体依赖细胞介导的细胞毒性反应（ADCC），参与此免疫效应的成分主要有抗体、补体和效应细胞。所涉及的抗体主要有 IgG 和 IgE，效应细胞则主要包括巨噬细胞、嗜酸性粒细胞、中性粒细胞和肥大细胞。ADCC 的作用对象主要是幼龄童虫。因此，再感染时被攻击的靶对象主要是皮肤型和肺型童虫。一旦体内活成虫被药物杀灭或清除，这种抵抗力会随之消失。

3. **免疫逃避** 血吸虫能逃避宿主的免疫攻击，在免疫功能正常、并已建立获得性免疫应答的情况下，血吸虫成虫仍能在宿主体内长期生存并产卵，表明血吸虫具有逃避宿主免疫攻击的能力，其机制目前尚不完全清楚，可能是血吸虫与宿主长期共同进化过程中形成的。

4. **疫苗研究** 随着血吸虫基因组和转录组计划等的完成，结合高通量抗原筛选等新型生物技术的应用，新型疫苗研究有望取得新进展。但目前血吸虫疫苗的研究离临床应用尚有一定的距离，还需要进一步加强对血吸虫的生物学特性、血吸虫与宿主的相互关系以及混合抗原、非表面抗原、细胞免疫及佐剂等的深入研究。

【实验诊断】

1. **病原学诊断** 从粪便内检获虫卵或孵出毛蚴以及直肠黏膜活组织检查虫卵，是确诊血吸虫病的依据。但粪便检查方法对轻度感染者和晚期患者及经过有效防治的疫区感染人群常常会发生漏检。

(1) 粪便直接涂片法：此法操作简便，但虫卵检出率低，仅适用于急性感染者和重度感染者。

(2) 集卵法：包括尼龙袋集卵法和重力沉淀法。所用粪便量较多，取沉渣涂片镜检虫卵，检出率较直接涂片法高。尼龙袋集卵法适用于大规模普查，是推荐使用的基本方法之一，但应避免因尼龙袋处理不当而造成的交叉污染。

(3) 毛蚴孵化法：利用虫卵中的毛蚴在适宜条件下可孵出，且毛蚴在水中的运动具有一定特点而设计。在现场进行大规模粪便检查时，通常是把集卵法和毛蚴孵化法结合起来，多采取尼龙袋集卵法缩短集卵时间。由于孵化法采用全部粪便沉渣，因此检出率较直接涂片法高。

(4)透明法:利用甘油的透明作用使粪便涂片薄膜透明,以便易于发现虫卵的一类方法。常用的有加藤法、改良加藤法和集卵定量透明法。此类方法可作虫卵计数,因此可用于测定人群的感染度和考核防治效果。其中改良加藤法是目前我国血吸虫病病原学检查的基本方法之一。

(5)直肠黏膜活组织检查:对慢性特别是晚期血吸虫病患者,不易从粪便中查获虫卵,直肠镜活组织检查有助于发现沉积在肠黏膜内的虫卵,但发现虫卵只能证明感染过血吸虫,必须根据虫卵的死活来判断体内是否有活虫。对未经治疗的患者,检出的虫卵无论死活均有参考价值;而对有治疗史的患者,若所检出的虫卵为活卵或近期变性卵,则提示受检者体内有活动性感染,若为远期变性卵,表明受检者曾经有过血吸虫感染。

2. 免疫学诊断

(1)检测抗体:常用的方法有皮内试验(intradermal test,IDT)、酶联免疫吸附试验(enzyme linked immunosorbent assay,ELISA)、环卵沉淀试验(circumoval precipitin test,COPT),间接血凝试验(indirect haemagglutination test,IHA)、酶联免疫印迹技术(enzyme-linked immunoblotting,ELIB)、免疫酶染色试验(immunoenzymatic staining test,IEST)、斑点金免疫渗滤法(dot immunogold filtration assay,DIGFA)、间接荧光抗体试验(indirect fluorescent antibody test,IFT)、胶体染料试纸条试验(dipstick dye immunoassay,DDIA)、胶乳凝集试验(latex agglutination test,LA)。由于血清抗体在患者治愈后仍可维持较长时间,因此检测抗体不能区分是现症感染还是既往感染。但对于未经病原治疗的受检者,特异性抗体阳性对确诊意义较大。

(2)检测抗原:宿主血液中的循环抗原是由活虫所产生,虫体死亡后,循环抗原即会很快消失,因此检测循环抗原不仅能反映现症感染,还可考核疗效和估计虫荷。但循环抗原在血液中的含量通常很低,因此一般方法难以检出。目前检测方法有斑点 -ELISA,双抗体夹心 ELISA 等。

(3)检测循环免疫复合物(CIC):此法对晚期血吸虫病的诊断有较好效果。患者血清中存在 CIC,经酶解后用双向酶标对流检测特异性抗体和抗原。

3. 分子生物学检查 检测日本血吸虫的特异性 DNA 片段与病原学检测具有同样的确诊价值。常用的方法有聚合酶链反应(PCR)、反转录 - 聚合酶链反应(RT-PCR)、实时荧光定量 PCR(real-time PCR)、DNA 探针技术、环介导等温扩增技术(loop-mediated isothermal amplification,LAMP)等,特异性、敏感性高,快速简便,在血吸虫病的快速诊断中具有良好的应用前景,并显示较好的疗效考核价值。

4. 超声诊断 血吸虫卵沉积在肝脏引起肉芽肿继而发生干线型肝纤维化,是血吸虫病肝纤维化的特征性改变,可在超声诊断仪中显示出特征性图像。

【流行】

1. 地理分布和流行概况 日本血吸虫病主要流行于亚洲的中国、印度尼西亚、日本及菲律宾。日本已经消除了该病。中国是主要流行区之一,曾经流行于我国长江流域及其以南的湖南、湖北、广东、广西、江西、江苏、浙江、四川、福建、安徽、云南、上海等 12 个省、市、自治区,据估计,在 20 世纪 50 年代,累计感染者达 1130 余万人,受威胁人口 1 亿以上。中国台湾省内的日本血吸虫属动物株,仅有动物感染,尚未见人体病例报告。在中国共产党的领导下,经过 60 多年的努力,我国血吸虫病防治工作取得了举世瞩目的成就,截至 2015 年底,全国 12 个血吸虫病流行省(直辖市、自治区)中,已有广东、上海、福建、广西、浙江 5 个省(直辖市、自治区)达到血吸虫病传播阻断标准。已达到传播控制标准的有湖北、湖南、江苏、江西、四川、安徽及云南等 7 个省。全国共有 453 个血吸虫病流行县(市、区),总人口约 2.52 亿人;流行村共有 29 980 个,总人口约 6 861.30 万人。在我国的 453 个流行县(市、区)中,已有 343 个达到血吸虫病传播阻断标准,110 个达到血吸虫病传播控制标准。2015 年全国推算血吸虫患者 77 194 例,现存晚期血吸虫患者 30 843 例。

中国计划于2030年达到消除血吸虫病的目标。疫情数据分析显示,血吸虫病疫情进一步下降,全国已达到血吸虫病传播控制标准。但部分新达标地区疫情尚不稳定,仍需加大血吸虫病防治与监测工作力度。对于已经达到传播阻断标准的地区也不能放松对疫情和螺情的监控。

七律二首·送瘟神

毛泽东(1958.7.1)

读六月三十日《人民日报》,余江县消灭了血吸虫。浮想联翩,夜不能寐。微风拂晓,旭日临窗,遥望南天,欣然命笔。

其一

绿水青山枉自多,华佗无奈小虫何!
千村薜苈人遗矢,万户萧疏鬼唱歌。
坐地日行八万里,巡天遥看一千河。
牛郎欲问瘟神事,一样悲欢逐逝波。

其二

春风杨柳万千条,六亿神州尽舜尧。
红雨随心翻作浪,青山着意化为桥。
天连五岭银锄落,地动三河铁臂摇。
借问瘟君欲何往,纸船明烛照天烧。

2. 流行环节

(1)传染源:日本血吸虫病属人兽共患寄生虫病,感染动物包括多种家畜及野生哺乳动物。传染源是粪便中含有能孵化出毛蚴的活虫卵的血吸虫病患者或感染动物。其中,患者和病牛是最重要的传染源。

(2)传播途径:血吸虫的传播途径包括虫卵入水、毛蚴孵出、侵入钉螺、尾蚴从螺体逸出和侵入终宿主的全过程。其中,传播的三个重要环节是含有血吸虫卵的粪便污染水源、水体中存在钉螺和人、畜接触疫水(含有尾蚴的水体)。粪便污染水源的方式与流行区的农业生产方式、居民生活习惯及家畜的饲养管理有密切关系。

日本血吸虫的唯一中间宿主湖北钉螺(*Oncomelania hupensis*),属两栖淡水螺类,雌雄异体,螺壳小呈圆锥形,长约10mm,宽约3~4mm,有6~8个右旋的螺层,右旋、有厣,壳口呈卵圆形、外缘背侧有一粗的隆起称唇嵴。包括光壳钉螺和肋壳钉螺两种,分别分布于山丘地区和平原地区。适宜的温度、水、土壤和植物等是钉螺在自然界生存的基本条件,钉螺以腐败植物、藻类和苔藓等作为食物,寿命约1~2年。在流行区,钉螺的分布具有聚集性。光壳钉螺表面光滑,孳生于山丘型地区的山涧、水田、小溪、河道及草滩等处。肋壳钉螺螺壳表面有纵肋,孳生在平原水网型地区和湖沼型地区的有草、潮湿、腐殖质多的泥岸,多分布在河道水线上下各约1尺的岸上和水中。尤其是在杂草丛生、水流缓慢的小沟里钉螺密度较高,一些与有螺沟渠相通的水塘、稻田也有钉螺孳生。钉螺主要在春季产卵,螺卵分布在近水线的潮湿泥面上,并在水中或潮湿的泥面上孵化。在自然界,幼螺出现的高峰时间多在温暖多雨的4~6月份。当水体中存在感染日本血吸虫的阳性钉螺时,便可成为疫水。人群感染方式一般包括生产下水和生活下水两类。血吸虫感染率在春、夏、秋季明显高于冬季,尤其在大雨之后常出现血吸虫感染。

(3)易感人群:不同种族和性别的人对血吸虫均普遍易感。但在流行区,随着年龄的增长,人群对血吸虫再感染的感染度下降。

3. 流行因素 包括社会因素和自然因素。自然因素主要是指与中间宿主钉螺孳生有关的地理环境、气温、水质、雨量、植被、土壤等。社会因素包括社会制度、农田水利建设、人民的生活水平、文化素质、生活习惯、生产方式及人口流动等。在控制血吸虫病流行过程中，社会因素起主导作用。

4. **流行区类型**　根据钉螺孳生地的地理环境及流行病学特点，我国的血吸虫病流行区可分为三种类型，即湖沼型、山区丘陵型和平原水网型。

(1)湖沼型：亦称江湖洲滩型，主要分布在长江中、下游的湘、赣、鄂、苏、皖5省的沿江洲滩及与长江相通的大小湖泊沿岸，水位有明显的季节性涨落，有"冬陆夏水"的特点。钉螺呈片状分布在洲滩、湖汊以及垸内的灌溉水系等处，有螺面积约占全国钉螺总面积的82.1%，为当前我国血吸虫病主要流行区。

(2)山区丘陵型：包括平坝、丘陵和高山三种类型，四川、云南、福建、广西的血吸虫病流行区属于此型，该型的地理环境复杂。钉螺孳生地较孤立分散，一般沿山区水系自上而下不规则分布，水系以山峰为界，有明显的单元性。有螺面积占全国钉螺总面积的10%，面积虽不大，由于地势高低不平，交通不便和当地经济水平不发达，血吸虫病的防治难度较大。

(3)平原水网型：主要分布在长江三角洲的广大平原地区(如上海、江苏、浙江等)。此类地区人口稠密，雨量充沛，气候温和，河道纵横交错，岸边杂草丛生，水流缓慢。钉螺沿网状水系呈线状分布，密度、感染率较高，有螺面积约占全国钉螺总面积的7.9%。

【防治】

我国血吸虫病的防治是一项长期而艰巨的任务，须遵循"预防为主、标本兼治、侧重治本、综合治理、群防群控、联防联控"的工作方针，结合社会主义新农村建设，因地制宜地实施以传染源控制和阻断传播途径为主的综合防治措施。

1. **控制传染源**　人、畜同步普查普治是控制和消灭传染源的主要措施。吡喹酮(praziquantel)是当前治疗血吸虫病的首选药物，具有安全、高效、毒性低、疗程短、使用方便的特点。人群化疗措施分为全民化疗、选择性化疗、高危人群化疗三种。

2. **切断传播途径**

(1)粪便管理：加强人、畜粪便管理，避免新鲜粪便污染水源，这在控制血吸虫病传播方面至关重要。建造无害化粪池和沼气池；采用粪、尿混合贮存，尿素分解产生的氨可杀灭虫卵。推行以机械化耕作代替牲畜耕作的措施，加强对牛、羊、猪等家畜的圈养。

(2)灭螺：灭螺是切断血吸虫病传播的关键措施。结合农田水利建设和生态环境改造，改变钉螺孳生环境以及局部地区配合使用物理、化学药物灭螺及生物灭螺。因地制宜地种植旱地作物或经济作物，减少因水田作业感染血吸虫的机会。物理灭螺方法有垦种、火烧、土埋、水淹、硬化等。常用的化学灭螺药有氯硝柳胺、五氯酚钠、烟酰苯胺，可采用浸杀、喷洒、缓释等方法。

(3)安全供水：结合新农村卫生建设规划，因地制宜地建设安全供水设施，或用物理或化学方法处理饮用水，可避免水体污染和减少流行区居民直接接触疫水的机会。尾蚴在60℃的水中会立即死亡，因此家庭用水可用加热法杀蚴。此外，漂白粉、碘酊及氯硝柳胺等对尾蚴也有杀灭作用。

3. **保护易感人群**　加强健康教育，引导居民和水上流动人员改变自己的行为和生产、生活方式，提高人们自我保护能力和意识。对难以避免接触疫水者，必须采取防护措施，如穿长筒胶靴、氯硝柳胺浸渍过的防护衣或涂擦邻苯二甲酸二丁酯油膏等防护药物。蒿甲醚和青蒿琥酯对童虫有很好的杀灭作用，在接触疫水后第7~10天服用青蒿琥酯，成人每次服300mg，儿童按6mg/kg体重计算，以后每周服用1次，离开疫水后再加服1次，可达到早期治疗的目的。

二、寄生于人体的其他血吸虫

寄生于人体的血吸虫除日本血吸虫外，还有曼氏血吸虫、间插血吸虫、湄公血吸虫、埃及血吸虫和马来血吸虫。其中以曼氏血吸虫、埃及血吸虫和日本血吸虫引起的血吸虫病分布最广、危害最大。曼氏血吸虫分布于埃及、中东、西非、中非和东南非、马尔加什、巴西、委内瑞拉和一些加勒比海岛屿。埃及血吸虫分布于亚洲西部、欧洲南部和非洲。在西非和西亚，不少国家同时有曼氏血吸虫和埃及血吸虫的分布。曼氏血吸虫、埃及血吸虫、间插血吸虫、湄公血吸虫、马来血吸虫的形态和生活史与日本血吸虫相似，但也存在一些差异。6种寄生人体血吸虫的形态与生活史比较见图11-20、表11-2和表11-3。

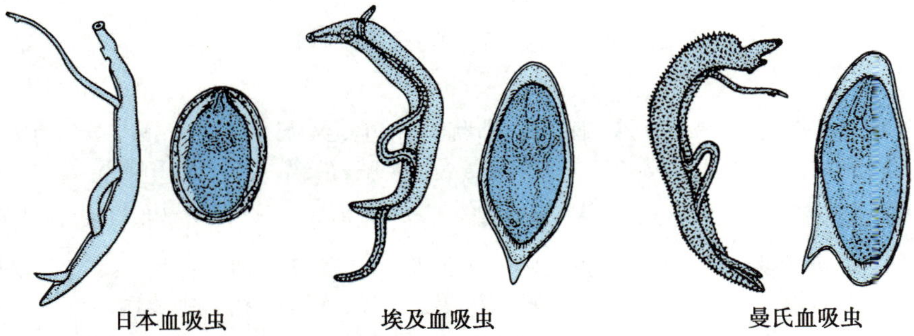

图11-20 人类3种主要血吸虫成虫和虫卵形态模式图

表11-2 6种人体血吸虫成虫和虫卵形态的比较

	日本血吸虫	曼氏血吸虫	埃及血吸虫	间插血吸虫	湄公血吸虫	马来血吸虫
大小(mm)	(雄)(10~20)×(0.5~0.55)	(6~14)×(0.8~1.1)	(10~15)×(0.75~1.0)	(11~14)×(0.3~0.5)	(15~17.8)×(0.2~0.41)	(4.3~9.2)×(0.24~0.43)
	(雌)(12~28)×0.3	(7~17)×0.25	(20~26)×0.25	(11~26)×0.25	(6.48~11.3)×0.25	(6.5~11.3)×0.21
表皮	(雄)无结节，有细尖体棘	结节明显，上有束状细毛	结节细小	有结节和细体棘	有细体棘	无结节，有细体棘
	(雌)小体棘	小结节	末端有小结节	光滑	小体棘	小体棘
肠支	体后半部汇合，盲管短	体前半部汇合，盲管长	体中部后汇合，盲管短	体后半部汇合，盲管短	体后半部汇合，盲管短	体中部后汇合，盲管短
睾丸(个)	6~8	2~14	4~5	4~6	3~6	6~8
卵巢位置	体中部	体中线之前	体中线之后	体中线之后	体中部	体中线
虫卵	卵圆形或圆形，侧棘短小	长卵圆形，侧棘长大	纺锤形，一端有小棘	纺锤形，端棘长、细尖	卵圆形，侧棘短小	卵圆形，侧棘短小

表 11-3 6 种人体血吸虫生活史的区别

	日本血吸虫	曼氏血吸虫	埃及血吸虫	间插血吸虫	湄公血吸虫	马来血吸虫
成虫寄生部位	肠系膜下静脉，门脉系统	肠系膜小静脉，痔静脉丛，偶可寄生在肠系膜上静脉、膀胱静脉丛及肝内门脉	膀胱静脉丛，骨盆静脉丛，直肠小静脉，偶可寄生在肠系膜门静脉系统	肠系膜静脉，门脉系统	肠系膜上静脉，门脉系统	肠系膜静脉，门脉系统
虫卵在人体的分布	肠壁，肝	肠壁，肝	膀胱及生殖器官	肠壁，肝	肠壁，肝	肝，肠壁
虫卵排出途径	粪	粪，偶尔尿	尿，偶尔粪	粪	粪	粪
保虫宿主	牛、猪、犬、羊、鼠等	猴、狒狒、啮齿类等	猴、狒狒、猩猩、猪等	羊、灵长类、啮齿类等	牛、猪、羊、犬、田鼠等	啮齿类
中间宿主	湖北钉螺	双脐螺	水泡螺	水泡螺	开放拟钉螺	小罗伯特螺
地理分布	中国、菲律宾、印尼、日本	非洲、拉丁美洲、亚洲	亚洲、非洲及葡萄牙等欧洲国家	喀麦隆、加蓬、乍得、扎伊尔	柬埔寨、老挝、泰国	马来西亚

附：尾蚴性皮炎

尾蚴性皮炎（cercarial dermatitis）在我国水稻种植区又称稻田性皮炎；在国外，人群多因在淡水湖、半咸水海岸游泳而感染，故又称游泳者痒症（swimmer's itch）或湖岸病，均是由禽类或兽类血吸虫尾蚴侵入人体皮肤而引起的变态反应性疾病。这类血吸虫侵入人体仅限于在皮肤内寄生，不能发育为成虫。

我国尾蚴性皮炎流行于吉林、辽宁、江苏、上海、福建、广东、湖南、四川等省市。致病虫种主要是寄生于鸭的毛毕属（*Trichobilharzia*）血吸虫及寄生于牛、羊的东毕属（*Orientobilharzia*）血吸虫。生活史与日本血吸虫类似，成虫分别寄生在鸭、牛的静脉系统内，中间宿主为椎实螺，分布于池塘、稻田和水沟，人因种植水稻、放养牛、鸭或捕鱼等活动时接触疫水而感染。

尾蚴性皮炎属Ⅰ型和Ⅳ型超敏反应。尾蚴侵入皮肤后局部刺痛，伴有红斑，数小时后局部剧烈瘙痒、水肿，转变为丘疹与疱疹，以感染后第 3~4 天最为严重，反复感染者丘疹数量多且可融合成风疹块，如搔破皮肤可继发感染。皮损一般出现在手、足及上、下肢等接触疫水的部位。反应一般在 1 周左右消退。

尾蚴性皮炎属自限性疾病，若无继发感染，一般几天后即可自愈。局部止痒可用 1%~5% 的樟脑乙醇、复方炉甘石洗剂或鱼黄软膏，也可用中药如五倍子、蛇床子等煎水洗浴。症状严重者可服用抗过敏药。预防措施包括加强家畜、家禽的粪便管理，灭螺，做好个人防护，避免与疫水接触，预防感染可涂擦松香软膏等防护剂。

（陈文碧）

第七节 其他人体寄生吸虫

具体内容见数字资源。

本章小结

吸虫属扁形动物门的吸虫纲。寄生人体的吸虫都属复殖目。常见的人体寄生吸虫有华支睾吸虫、布氏姜片吸虫、肝片形吸虫、卫氏并殖吸虫、斯氏并殖吸虫和日本血吸虫等。

复殖目吸虫成虫大多背腹扁平，呈叶状或舌状，少数近圆柱形，两侧对称，具有口、腹吸盘。消化系统有口无肛。多为雌雄同体(血吸虫例外)。虫卵多有卵盖。

复殖吸虫的生活史较复杂，有世代交替及宿主转换，大多数需要两个中间宿主，第一中间宿主为淡水螺类或软体动物，第二中间宿主依虫种而异，可为鱼类、甲壳类或节肢动物等。终宿主大多为人和脊椎动物。

吸虫生活史离不开水。虫卵必需入水后才能进一步发育。生活史包括虫卵、毛蚴、胞蚴、雷蚴、尾蚴、囊蚴、童虫和成虫等发育阶段。感染阶段多为囊蚴，经口感染。血吸虫感染阶段是尾蚴，经皮肤感染。吸虫均具有保虫宿主，所致疾病均为人兽共患的寄生虫病。吸虫对人体的危害依虫种、寄生部位、感染数量、感染时间及宿主的免疫等因素而定。诊断方法包括病原学诊断和免疫学诊断，病原学诊断是确诊的依据。常用治疗药物为吡喹酮。

肝吸虫病、姜片虫病、肝片形吸虫病、肺吸虫病、斯氏并殖吸虫病均为食源性寄生虫病。

华支睾吸虫成虫寄生于人或狗、猫等哺乳动物的肝胆管内，引起肝胆管炎症、胆石症以及继发的各种并发症。

姜片虫终宿主是人和猪，在人体寄生时主要引起消化道症状和营养不良综合症状。

肝片形吸虫主要寄生在牛、羊等动物的胆管内，人是其次要的终宿主。中间宿主为椎实螺类。童虫移行、成虫寄生以及异位寄生均能造成不同组织器官的损伤，并引起多种临床表现。

我国主要有卫氏并殖吸虫、斯氏并殖吸虫，前者以引起肺部病变为主，后者以引起幼虫移行症为主。并殖吸虫常累及全身多个器官，临床表现复杂，临床诊断困难，需根据流行病学史、临床症状、病原学，结合免疫学、影像学等手段综合判断。人不是斯氏并殖吸虫的适宜宿主，该虫侵入人体后处于童虫状态，到处游窜，引起幼虫移行症。误诊率高，免疫学检查具有诊断价值。

血吸虫特点是雌雄异体，外观类圆柱形，两肠支合并为单一盲端，虫卵无卵盖。日本血吸虫成虫寄生于人、哺乳动物肠系膜下静脉内，人为终末宿主，牛为保虫宿主，钉螺为中间宿主。虫卵致病为主，肝和结肠有虫卵肉芽肿形成。临床类型分为急性、慢性、晚期及异位血吸虫病。晚期血吸虫病可并发上消化道出血、肝性脑病而致死。防治宜采取综合措施。

思考题

1. 根据肝吸虫致病的特点说明为什么本病需要综合诊断。
2. 姜片虫的致病机制和相应的临床表现是怎样的?
3. 肝片形吸虫的致病与肺吸虫有哪些相似之处?
4. 肺吸虫生活史有何特点? 与其致病有何关系?
5. 对一名咳嗽、咳痰的疑似肺吸虫患者应怎样明确诊断?
6. 市场上风行的"小龙虾"是肺吸虫的第二中间宿主吗? 怎样证明?
7. 血吸虫成虫寄生于人、哺乳动物的门脉-肠系膜静脉系统,雌虫产出的虫卵是怎样排出体外的?
8. 日本血吸虫虫卵肉芽肿的形成机制以及对机体有何利弊?
9. 如何诊断血吸虫病?
10. 如果怀疑某一地区有血吸虫病流行,你将如何证实,请拟定方案并提出防治对策。

第十二章　绦　虫

学习目标

1. 掌握　曼氏迭宫绦虫、链状带绦虫、肥胖带绦虫、细粒棘球绦虫和多房棘球绦虫的形态、生活史、致病。

2. 熟悉　带绦虫病、囊尾蚴病、裂头蚴病、细粒棘球蚴病的诊断方法。

3. 了解　曼氏迭宫绦虫、链状带绦虫、肥胖带绦虫、细粒棘球绦虫流行情况及防治原则。微小膜壳绦虫、缩小膜壳绦虫、犬复孔绦虫的形态、生活史、致病。

第一节　概　论

绦虫(cestode)或称带虫(tape worm)属于扁形动物门的绦虫纲(Cestoidea)。该纲虫种都营寄生生活,成虫绝大多数寄生在脊椎动物的消化道中,幼虫需在1~2个中间主体内发育。寄生人体的绦虫有30余种,分属于多节绦虫亚纲的圆叶目(Cyclophyllidea)和假叶目(Pseudophyllidea)。

【形态】

1. **成虫**　虫体外观呈白色或乳白色,背腹扁平、带状、左右对称、分节,缺乏消化系统,也无体腔,寄生于人体的绦虫均为雌雄同体。体长因虫种不同可从数毫米至数米不等。虫体由头节、颈部、链体三部分组成。前端为具有固着器官的头节(scolex),其后是短而纤细、不分节的颈部(neck),颈部以后是分节的链体(strobila)。链体由3~4个节片(proglottids)至数千个节片组成,越往后越宽大(图12-1)。

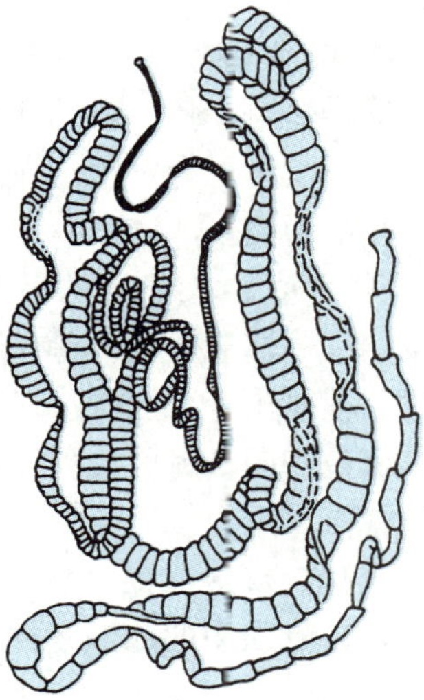

图12-1　牛带绦虫成虫模式图

圆叶目绦虫头节多呈球形,固着器官常为4个圆形的吸盘,分列于头节四周;头节顶部可有能伸缩的圆形突起,称顶突(rostellum),顶突周围常有1~2圈棘状或矛状的小钩。假叶目绦虫头节呈梭形,有两条吸槽(bothrium)作为固着器官。

绦虫的颈部具有生发功能,由此向后长出链体上的节片,近颈部的节片较细小,其内的生殖器官尚未发育成熟,称为未成熟节片或幼节;往后至链体中部节片较大,其内的生殖器官已发育成熟,称为成熟节片或成节;链体后部的节片最大,为妊娠节片或孕节,其中圆叶目绦虫孕节中除了储满虫卵的子宫外,其他生殖器官均已退化,而假叶目绦虫孕节结构与其成节相同。末端的孕节可从链体上脱落,新的节片又不断从颈部长出来,这样就使绦虫得以始终保持一定的长度。

(1)体壁结构:绦虫的体壁结构与吸虫的相似,体表也可分为两层,即皮层(tegument)和皮下层,皮层也称为体被。

皮层是具有高度代谢活性的组织,电镜下可见其外表面具有无数微小的指状或棘状胞质突起,称微毛(microthrix)。微毛下是较厚的具有大量空泡的胞质区或称基质区,胞质区下界有明显的基膜(basement membrane)与皮下层截然分开,在接近基膜的胞质区内线粒体密集。整个皮层均无胞核(图 12-2)。

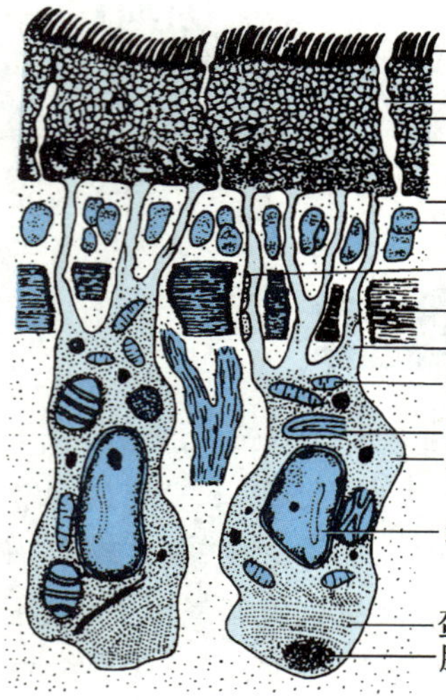

图 12-2　绦虫体壁超微结构模式图

皮下层主要由表层肌(superficial muscle)组成,有环肌、纵肌及少量斜肌,均为平滑肌。此肌层下的实质组织中有大量的电子致密细胞,称核周体(perikaryon),核周体通过若干连接小管穿过表层肌和基膜与皮层相连。核周体具有大的双层膜的胞核和复杂的内质网,以及线粒体、蛋白类晶体、脂或糖原小滴等,所以皮层实际上是一种合胞体结构,它靠核周体的分泌而更新。表层肌中的纵肌较发达,它作为体壁内层包绕着虫体实质和各器官,并贯穿整个链体;但在节片成熟后,节片间的肌纤维会逐渐退化,因而孕节能自链体脱落。

体壁与生殖器官之间由实质组织充满,缺体腔和消化道;生殖、排泄和神经系统均包埋在实质组织中。在实质组织中还散布着许多钙和镁的碳酸盐颗粒,外面被以胞膜而呈椭圆形,称为石灰小体(calcareous body)或钙颗粒(calcareous corpuscle)可能有缓冲酸碱度的作用、或作为离子和二氧化碳的补给库。

(2)神经系统:包括头节中的神经节和由它发出的 6 根纵行的神经干,均贯穿整个链体,在头节和每个节片中还有横向的连接支。感觉末梢分布于皮层,与触觉感受器和化学感受器相连。

(3)排泄系统:由若干焰细胞、毛细管、集合管及与其相连的 4 根纵行的排泄管组成。排泄管贯穿链体,在每一节片的后部有横支左右连通,虫体最后一个节片的排泄管与外界相通。在头节内排泄管更为发达,往往形成排泄管丛。排泄系统既有排出代谢产物的作用,亦有调节体液平衡的功能。

(4)生殖系统:链体的每个节片内均有雌雄生殖器官各 1 套。雄性生殖器官一般都比雌性先成熟。雄性生殖系统具有几个至几百个圆球形睾丸,位于节片上、中部的实质中。每个睾丸发出一根输出管,汇合成输精管,延伸入阴茎囊,在阴茎囊内或外输精管可膨大成储精囊。前列腺可位于阴茎囊内或外。射精管的末端是阴茎,其上具小刺或小钩,并从阴茎囊伸出,为交合器官。

雌性生殖系统有一个卵巢,大多分成左右两叶,位于节片中轴的腹面、睾丸之后。有的卵黄腺是数量众多的滤泡状体,分散于实质的表层中;而有的绦虫卵黄腺聚集成单一的致密实体,位于卵巢后方。由卵黄腺发出的卵黄小管汇集成卵黄总管,常膨大成卵黄囊,并与输卵管连接。输卵管自卵巢发出后,依次与阴道、卵黄总管连接,然后膨大成卵模,再与子宫相通。子宫呈管状或囊状。圆叶目子宫囊状,无子宫孔,随着其内虫卵的增多和发育而膨大,或向两侧分支几乎占满整个节片。假叶目子宫管状,盘曲于节片中部,开口于腹面的子宫孔。阴道为略弯曲的小管，多数与输精管平行，其远端开口于生殖孔，近端常膨大成受精囊。

2. **虫卵**　假叶目绦虫卵与吸虫卵相似，为椭圆形，卵壳较薄，一端有小盖，卵内含一个卵细胞和若干个卵黄细胞。圆叶目绦虫卵多呈圆球形，外面是卵壳和胚膜，卵内是已发育的幼虫，具有 3 对小钩，称六钩蚴（oncosphere）。

3. **中绦期（续绦期）**　绦虫幼虫在中间宿主体内的发育阶段称为中绦期（metacestode）或续绦期，各种绦虫的中绦期形态结构各不相同（图 12-3）。

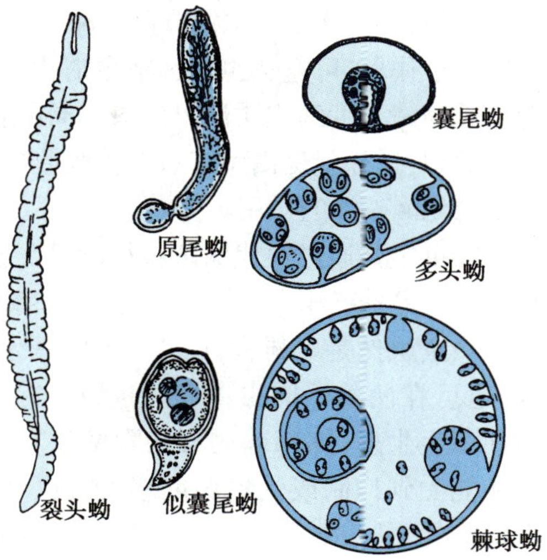

图 12-3　绦虫的幼虫模式图

（1）囊尾蚴（cysticercus）：链状带绦虫或肥胖带绦虫的幼虫，俗称囊虫（bladder worm），为充满囊液的半透明椭圆形囊状体，囊壁上有一内翻的头节悬于囊液中。

（2）棘球蚴（hydatid cyst）：细粒棘球绦虫的幼虫，又称包虫（hydatid）。为球形囊状体，囊内充满囊液，内含大量原头蚴（protoscolex）和许多附着在囊壁上或脱落悬浮于囊液中的生发囊（brood capsule）。

（3）泡球蚴（alveolar hydatid cyst）：多房棘球绦虫的幼虫，又称多房棘球蚴。较小，但可不断向囊内和囊外芽生若干小囊，囊内充满胶状物，原头蚴较少。

（4）似囊尾蚴（cysticercoid）：膜壳绦虫的幼虫，囊腔较小，有 1 个较大的内缩头节，后部为实心带小钩的尾状结构。

（5）多头蚴（coenurus）：多头绦虫的幼虫，椭圆形囊状体，囊壁为透明的膜，膜内生发层（germinal layer）长出许多头节，囊内充满液体。

（6）原尾蚴（procercoid）：假叶目绦虫在第一中间宿主体内发育的幼虫，为一实体，无头节分化，在一端有 6 个小钩的小突（小尾）。

（7）裂头蚴（plerocercoid or sparganum）：假叶目绦虫的原尾蚴被第二中间宿主吞食后发育而成。裂头蚴乳白色，条带状，但不分节，前端略凹入。

【生活史】

绦虫的成虫寄生于脊椎动物的消化道中，虫卵自子宫孔排出或随孕节脱落而排出。以后的发育在假叶目和圆叶目有很大的不同。

假叶目绦虫生活史中需要 2 个中间宿主。虫卵自子宫孔排出后，必须进入水中才能孵出幼虫，幼虫具有 3 对小钩，体外被有一层纤毛，能在水中游动，称为钩球蚴（coracidium）。第一中间宿主是剑水蚤，钩球蚴在其体内发育成原尾蚴，进入第二中间宿主鱼或其他脊椎动物如蛙体内后，原尾蚴继续发育为裂头蚴。裂头蚴进入终宿主肠道发育为成虫。

圆叶目绦虫生活史只需 1 个中间宿主，个别种类甚至可以无需中间宿主。圆叶目绦虫无子宫孔，当孕节自链体脱落排出体外后，由于孕节的活动挤压或破裂虫卵散出。待虫卵被中间宿主吞食后，其中的六钩蚴才能孵出，然后钻入宿主肠壁，随血流到达组织内，发育成中绦期幼虫。中绦期幼虫被终宿主吞食后，在肠道内发育为成虫。成虫在终宿主体内存活的时间随种类而不同，有的仅能活几天到几周，而有的可长达几十年。

【生理】

绦虫的成虫没有口和消化道，只能依靠体表皮层来吸收营养，通过皮层扩散和主动运输等方式吸收各种营养物质，包括糖类、脂肪酸、氨基酸、甘油、维生素、核苷以及嘌呤和嘧啶等。皮层胞质区的大量空泡具有对营养物质的胞饮作用和运输作用。有的绦虫头节上的顶突可穿入宿主的肠腺，经胞饮作用摄取黏液和细胞碎片以及其他营养微粒。皮层表面带有尖棘的微毛，既有固着作用，可避免虫体因宿主消化道的蠕动而被排出，又能擦伤宿主的肠上皮细胞，使富含营养的高浓度细胞质渗出到虫体周围有利于虫体吸收，遍布虫体表面的微毛还可大大增加吸收面积，这样就提高了绦虫营养吸收的效能。另外，由于皮层也具有分泌、保护虫体和抵抗宿主消化液破坏的作用。

绦虫主要通过糖代谢来获得能量。成虫主要靠糖酵解，而有的幼虫则可通过三羧酸循环和电子传递系统获得能量，如细粒棘球绦虫的原头蚴就具有完全的三羧酸循环功能。

绦虫虽然是雌雄同体，但交配及受精过程可以在同一节片或同一虫体的不同节片间完成，也可在两条不同虫体之间进行。除成虫营有性生殖外，有的中绦期幼虫可进行无性生殖和芽生生殖，如棘球蚴可从囊壁生发层长出许多原头蚴和生发囊。曼氏裂头蚴在宿主免疫功能受到抑制或受到病毒感染时也可能发生异常的芽生增殖，引起严重的增殖型裂头蚴病。此外，裂头蚴还具有一定的再生能力，在部分虫体被切除后，可以重新长成一条完整的虫体。

【致病】

绦虫成虫寄生于宿主肠道可大量地掠夺宿主的营养，但引起症状的主要原因却是虫体固着器官吸盘 / 吸槽和小钩以及微毛对宿主肠道的机械刺激和损伤，以及虫体释出的代谢产物的刺激。成虫引起的症状通常并不严重，仅有腹部不适、饥饿痛、消化不良、腹泻，或腹泻与便秘交替出现等，个别种类如阔节裂头绦虫因为大量吸收宿主的维生素 B_{12} 可引起宿主贫血。绦虫幼虫在人体寄生造成的危害远较成虫为大，囊尾蚴和裂头蚴可在皮下和肌肉内引起结节或游走性包块；若侵入眼、脑等重要器官则引起严重的后果。棘球蚴在肝、肺等亦造成严重危害，其囊液一旦进入宿主组织更可诱发超敏反应而致休克，甚至死亡。

【分类】

常见人体绦虫的分类地位表 12-1。

表 12-1　常见人体寄生绦虫的分类

目 Order	科 Family	属 Genus	种 Species
假叶目 Pseudophyllidea	裂头科 Diphyllobothriidae	迭宫属 *Spirometra*	曼氏迭宫绦虫 *S.mansoni*
		裂头属 *Diphyllobothrium*	阔节裂头绦虫 *D.latum*
圆叶目 Cyclophyllidea	带科 Taeniidae	带属 *Taenia*	链状带绦虫 *T.solium*
			肥胖带绦虫 *T.saginata*
			亚洲带绦虫 *T.asiatica*
		棘球属 *Echinococcus*	细粒棘球绦虫 *E.granulosus*
			多房棘球绦虫 *E.multilocularis*
	膜壳科 Hymenolepididiae	膜壳属 *Hymenolepis*	微小膜壳绦虫 *H.nana*

续表

目 Order	科 Family	属 Genus	种 Species
			缩小膜壳绦虫 *H.diminuta*
		假裸头属 *Pseudanoplocephala*	克氏假裸头绦虫 *P.crawfordi*
	囊宫科 Dilepididae	复孔属 *Dipylidium*	犬复孔绦虫 *D.caninum*
	代凡科 Davaineidae	瑞列属 *Raillietina*	西里伯瑞列绦虫 *R.celebensis*

（刘红丽）

第二节　曼氏迭宫绦虫

曼氏迭宫绦虫[*Spirometra mansoni*（Joyeux et Houdemer，1928）]成虫主要寄生在猫科动物，偶可寄生于人体，引起曼氏迭宫绦虫病。其幼虫裂头蚴可在人体寄生，导致曼氏裂头蚴病（sparganosis mansoni），其危害远较成虫为大。

【形态】

1. **成虫**　长60~100cm，宽0.5~0.6cm。头节细小，长1~1.5mm，宽0.4~0.8mm，呈指状，其背腹面各有一条纵行的吸槽。颈部细长，链体有节片约1 000个，节片一般宽度均大于长度，但远端的节片长宽几近相等。成节和孕节的结构基本相似，每个节片均具有发育成熟的雌雄性生殖器官各一套。肉眼可见到每个节片中部凸起的子宫（图12-4）。

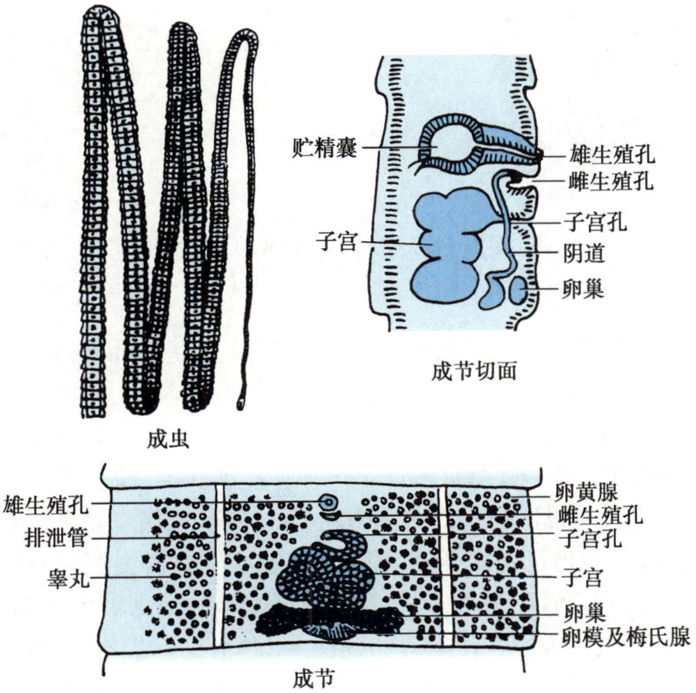

图12-4　曼氏迭宫绦虫成虫模式图

睾丸呈小圆球形，约有320~540个，散布在整个节片的深层实质组织中，由睾丸发出的输出管在节片中央汇合成输精管，然后弯曲向前并膨大成储精囊和阴茎，再通入节片前部中央腹面的圆形雄性生殖孔。

卵巢分两叶，位于节片后部，自卵巢中央发出短的输卵管，其末端膨大为卵模后连接子宫，卵模外有梅氏腺包绕。阴道为纵行的小管，其月牙形的外口位于雄性生殖孔之后，另端膨大为受精囊再连接输卵管。卵黄腺小滤泡状，散布在节片实质组织的表层，包绕着其他器官，子宫位于节片中部，作3~4个或多至7~8个螺旋状盘曲，紧密重叠，基部宽而顶端窄小，略呈发髻状，子宫孔开口于阴道口之下方，因此在节片腹面正中线上依次有3个开口。

2. **虫卵**　呈椭圆形，两端稍尖，长52~76μm，宽31~41μm，呈浅灰褐色，卵壳较薄，一端有卵盖，内有一个卵细胞和若干个卵黄细胞（图12-5）。

3. **裂头蚴**　为长带形，白色，大小（0.5~30）cm×（0.3~1.0）cm，头端膨大，中央有一明显凹陷，与成虫的头节相似；体不分节，但具有不规则横皱褶，后端钝圆形，活动时伸缩能力很强（图12-5）。

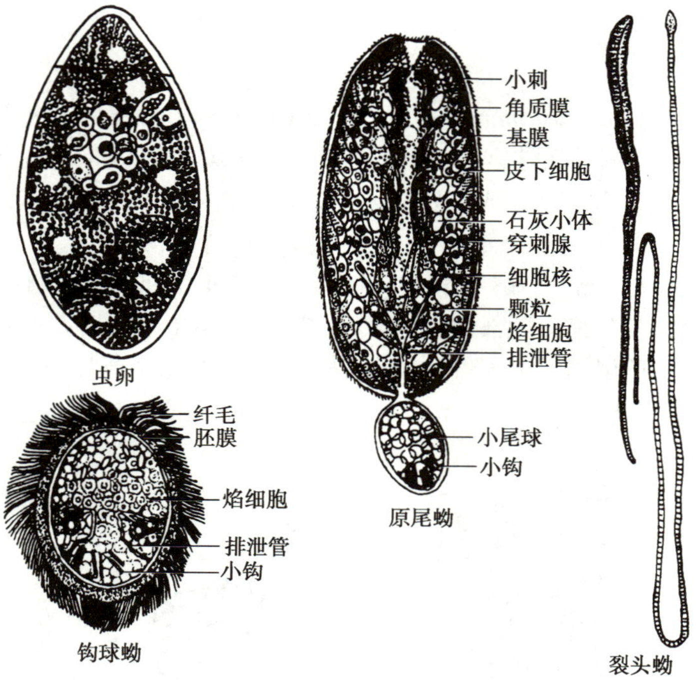

图12-5　曼氏迭宫绦虫卵和幼虫模式图

【生活史】

曼氏迭宫绦虫完成生活史需要3~4个宿主，终宿主主要是猫和犬，此外还有虎、豹、狐和豹猫等食肉动物。第一中间宿主是剑水蚤，第二中间宿主主要是蛙。蛇、鸟类和猪等多种脊椎动物可作其转续宿主。人可作为本虫的第二中间宿主、转续宿主甚至终宿主。

成虫寄生于终宿主的小肠内，当虫卵自虫体子宫孔中产出，即可随宿主粪便排出体外，在水中适宜的温度下，经过2~5周发育，即孵出椭圆形或近圆形、周身被有纤毛的钩球蚴，钩球蚴直径为80~90μm，常在水中做无定向螺旋式游动，当其主动碰击到剑水蚤时即被后者吞食，随后脱去纤毛，穿过肠壁入血腔，经3~11天发育成原尾蚴。一个剑水蚤血腔里的原尾蚴数可达20~25个。原尾蚴长椭圆形，260μm×（44~100）μm，前端略凹，后端有小尾球，其内含6个小钩。带有原尾蚴的剑水蚤被蝌蚪吞食后，失去小尾球，随着蝌蚪逐渐发育成蛙，原尾蚴也发育成为裂头蚴。裂头蚴具有很强的收缩和移动能力，常迁移到蛙的肌肉、皮下腹腔或其他组织，特别是在大腿或小腿肌肉中寄居。当受染的蛙被蛇、鸟类或猪等兽类非适宜宿主吞食后，裂头蚴不能在其肠中发育为成虫，而是穿过肠壁，移居到腹腔、肌肉或皮下等处继续生存，蛇、鸟、或猪等兽类即成为其转续宿主。当猫、犬等终宿主吞食了带有裂头蚴的第二中间宿主蛙或转续宿主后，裂头蚴逐渐在其肠内发育为成虫。一般在感染后约 3 周，终宿主粪便中开始出现虫卵。成虫在猫体内可活 3.5 年（图 12-6）。

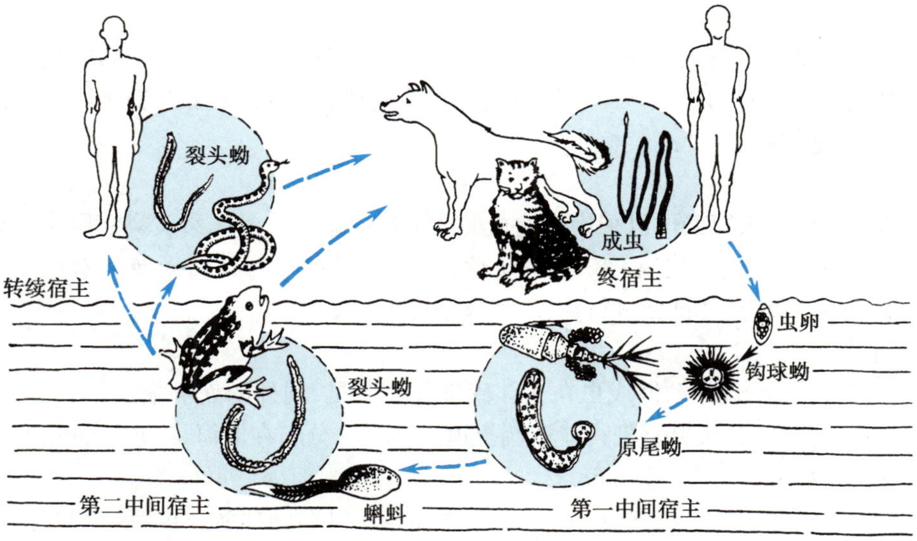

图 12-6　曼氏迭宫绦虫生活史示意图

因喝生水、生食半生食蛙或蛇肉，生饮蛇血、生吞蛇胆、敷贴蛙肉或蛇皮，使原尾蚴或裂头蚴被食入或经皮肤或黏膜侵入人体，裂头蚴可在人体各种组织内寄生并引起裂头蚴病，少数甚至还可侵入肠道并发育为成虫。

【致病】

曼氏迭宫绦虫成虫较少寄生人体，对人的致病力较弱，一般无明显症状，可因虫体机械和化学刺激引起中、上腹不适、隐痛、恶心呕吐等轻微症状。

裂头蚴寄生人体可引起曼氏裂头蚴病，危害远较成虫为大，其严重程度因裂头蚴移行和寄居部位不同而异。常见寄生于人体的部位依次是：眼部、四肢躯体皮下、口腔颌面部和内脏。在这些部位可形成嗜酸性肉芽肿囊包，使局部肿胀，甚至发生脓肿。囊包直径约 1~6cm，具囊腔，腔内盘曲的裂头蚴可有 1 条至 10 余条不等。

曼氏裂头蚴病的潜伏期与感染方式有关：裂头蚴直接经皮肤伤口侵入者一般为 6~12 天，个别可长达 2~3 年；裂头蚴经口感染者的潜伏期可长达 1 年至数年；根据临床表现和寄生部位，曼氏裂头蚴大致可归纳为以下 5 型。

1. **皮下裂头蚴病**　最常见，占患者数的 35.53%。常累及躯干表浅部，如胸壁、乳房、腹壁、外生殖器以及四肢皮下，表现为游走性皮下结节，可呈圆形、柱形或不规则条索状，大小不一，直径约 0.5~5cm，局部可有瘙痒，有虫爬感等，若有炎症时可出现间歇性或持续性疼痛或触痛，或有荨麻疹。常被误诊为肿瘤。

2. **眼裂头蚴病**　常见，占患者数的 34.09%。多累及单侧眼睑或眼球，表现为眼睑红肿、结膜充血、畏光、流泪、微疼、奇痒或有虫爬感等；有时患者伴有恶心、呕吐及发热等症状。在红肿的眼睑和结膜下，可有游动性、硬度不等的肿块或条索状物，直径约 1cm。偶尔破溃，裂头蚴自动逸出而自愈。若裂头蚴侵入眼球内，可发生眼球凸出，眼球运动障碍，严重者出现角膜溃疡，甚至并发白内障而失明。眼裂头蚴病在临床上常误诊为睑腺炎、急性葡萄膜炎、眼眶蜂窝织炎、肿瘤等，往往在术后才被确诊。

3. **口腔颌面部裂头蚴病**　占16.39%。常在口腔黏膜或颊部皮下出现硬结，直径约0.5~3cm，患处红肿，发痒或有虫爬感，并多有裂头蚴逸出史。

4. **脑裂头蚴病**　占12.44%。侵犯部位以脑额叶、顶叶多见，也有侵犯颞叶、内囊、外囊、小脑以及基底神经节的。临床表现酷似脑瘤，主要症状为癫痫样发作，常有阵发性头痛，严重时昏迷或伴喷射状呕吐、视力模糊、间歇性口角抽搐，肢体麻木、抽搐，甚至瘫痪等，很容易误诊。

5. **内脏裂头蚴病**　仅占1.56%。临床表现因裂头蚴移行位置而定，有的可经消化道侵入腹膜，引起炎症反应，有的可侵入肺或肝或同时侵入多脏器，还有见于脊髓、椎管、尿道和膀胱等处，引起较严重的后果。

【诊断】

曼氏迭宫绦虫成虫感染可以采用粪检虫卵或节片以确诊。曼氏裂头蚴病则主要靠从局部检出虫体作出诊断，询问病史有一定参考价值。综合采用CT等放射影像技术可提高脑裂头蚴病确诊率，亦可用裂头蚴抗原进行免疫学试验辅助诊断。

【流行】

曼氏迭宫绦虫分布很广，但成虫在人体感染并不多见，国外的病例报道仅见于日本、俄罗斯等少数国家。在我国，成虫感染人体病例报道近21例，分布在上海、广东、台湾、四川和福建等省市。患者年龄最小3岁，最大58岁。

曼氏裂头蚴病多见于东亚和东南亚各国，欧洲、美洲、非洲和澳洲也有记录。在我国已有一千多例报道，来自27个省、市、自治区。感染者年龄为未满周岁~85岁，以10~30岁感染率最高，男女比例为2∶1，各民族均有。

人体可能通过两种途径感染裂头蚴，即裂头蚴或原尾蚴经皮肤或黏膜侵入，或误食裂头蚴或原尾蚴。具体感染方式可归纳为以下3种：

1. **局部敷贴生蛙、蛇肉**　为主要感染方式，约占患者半数以上。在我国某些地区，民间传说蛙、蛇有清凉解毒作用，常用生蛙肉、蛇皮敷贴伤口或脓肿，包括眼、口颊、外阴等部位。若蛙肉中有裂头蚴即可经伤口或正常皮肤、黏膜侵入人体。

2. **吞食生的或未煮熟的蝌蚪、蛙、蛇、鸡或猪肉**　民间沿用吞食活蛙治疗疮疖和疼痛的陋习或喜食未煮熟的肉类，吞食到的活裂头蚴即穿过肠壁入腹腔，然后移行到其他部位。有些地区在蝌蚪繁殖期有生食蝌蚪败火的陋俗，致使人体感染。

3. **误食感染的剑水蚤**　饮用生水、湖、溪、塘水，使受感染的剑水蚤有机会进入人体。原尾蚴也有可能直接经皮肤侵入，或经眼结膜侵入人体。

【防治】

加强健康教育。不用蛙肉敷贴，不食生的或未煮熟的肉类，不饮生水以防感染。

成虫感染可用吡喹酮、阿苯达唑等药物驱除。裂头蚴主要靠手术摘除，术中注意务必将虫体尤其是头部取尽，方能根治，也可用40%乙醇普鲁卡因2~4ml局部注射杀虫。

（刘红丽）

第三节　链状带绦虫

链状带绦虫（*Taenia solium* Linnaeus，1758）也称猪肉绦虫、猪带绦虫或有钩绦虫，成虫寄生于人体小肠，引起猪带绦虫病（taeniasis suis），幼虫主要寄生于猪，也可寄生于人体皮下、肌肉、脑、眼等组织器官，引起猪囊尾蚴病（cysticereosis），简称囊尾蚴病或囊虫病。

祖国医学把猪肉绦虫和牛带绦虫称为寸白虫，是最早记载的人体寄生虫之一。

临床思维拓展

病例：男，48 岁，因阵发性眩晕，头痛 1 个月余而住院。患者 1 个月前出现阵发性眩晕、伴头痛、恶心、呕吐，夜间常有低热。体检心、肺正常，神经反射均未发现异常，双眼底正常。未见皮下结节。脑脊液细胞数 385×10^6/L，蛋白 0.7g/L，初步诊断为结核性脑膜炎，采用抗结核药加地塞米松等住院治疗 2 个月余好转出院。出院 6 天，因发热及眩晕，伴头痛、恶心、呕吐等症状加重，再次入院。

询问病史得知患者经常吃"烤猪肉串"，再次查体发现胸前区有多个皮下结节，皮下组织活检诊断为猪囊尾蚴，免疫学诊断囊虫抗体试验阳性。

问题与解析：分析患者出现各种症状的致病机制。

（解析见数字资源）

【形态】

1. **成虫** 乳白色、带状，长约 2~4m，前端较细，向后渐扁阔，整个虫体的节片均较薄，略透明。头节近似球形，直径 0.6~1mm，头节上有 4 个吸盘和 1 个能伸缩的顶突，顶突上有 25~50 个小钩，排列成内外两圈，内圈的钩较大，外圈的稍小。颈部纤细，长 5~10mm，直径约为头节之半。链体由 700~1 000 个节片组成，靠近颈部及链体前段的幼节细小，外形短而宽；中段的成节较大，近方形，末端的孕节最大，为窄长的长方形。

每一成节均具雌雄生殖器官各一套。睾丸约 150~200 个，散布在节片的两侧，输精管由节片中部向一侧横走，经阴茎囊开口于生殖腔；阴道在输精管的后方并与其并行，也开口于节片边缘的生殖腔。各节的生殖腔缘均略向外凸出，沿链体左右两侧不规则分布。卵巢位于节片后 1/3 的中央，分为三叶，除左右两叶外，在子宫与阴道之间另有一中央小叶。卵黄腺呈块状，位于卵巢之后。孕节中仅见充满虫卵的子宫向两侧发出分支，每侧约 7~13 支，各分支不整齐并可继续分支而呈树枝状（图 12-7），每一孕节中含虫卵 3 万 ~5 万个。

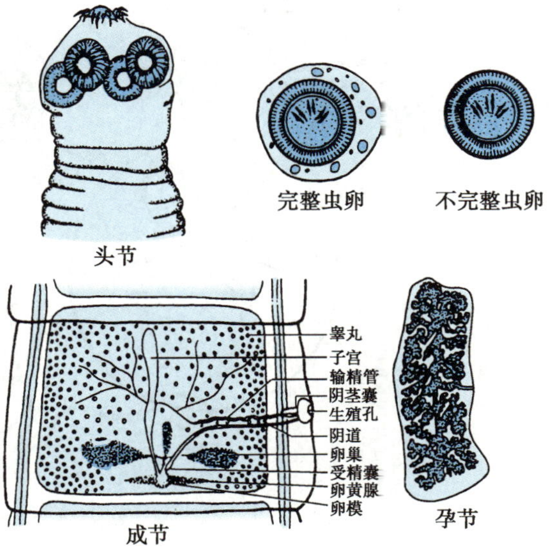

图 12-7 链状带绦虫模式图

2. **虫卵** 虫卵呈球形或近似球形，直径 31~43μm，卵壳薄且脆，在虫卵自孕节散出后多数已脱落，称为不完整虫卵，外面是较厚的胚膜，呈棕黄色，具有放射状的条纹。在电镜下可见胚膜实际上是由许多棱柱体组成。胚膜内是球形的六钩蚴，直径约 14~20μm，有 3 对小钩（图 12-7、见文末彩图 2）。

3. **幼虫** 即猪囊尾蚴（cysticercus cellulosae），俗称囊虫（bladder worm），为白色半透明、卵圆形的囊状体，约黄豆大小（8~10）mm × 5mm，囊内充满透明的囊液。囊壁分两层，外为皮层，内为间质层，间质层有一处向囊内增厚形成米粒大小的白点，是向内翻卷收缩的头节，其形态结构和成虫头节相同。

【生活史】

人是猪带绦虫唯一的终宿主，同时也可作为其中间宿主；猪和野猪是主要的中间宿主。

成虫寄生于人体小肠上段，以头节固着于肠壁。孕节常单独或 5~6 节相连地从链体上脱落，随粪便排出，脱离虫体的孕节，仍具有一定的活动力，可因受挤压破裂而使虫卵散出。当虫卵或孕节被猪和野猪等中间宿主吞食后，虫卵在其小肠内经消化液作用，24~72h 后胚膜破裂，六钩蚴逸出，然后借其小钩和分泌物的作用钻入小肠壁，再经血液循环或淋巴系统到达宿主身体各处，虫体逐渐长大，中间细胞溶解形成空腔，充满液体，约经 10 周后，发育为囊尾蚴。囊尾蚴在猪体内寄生的部位主要是运动较多的肌肉，以股内侧肌多见，然后依次为深腰肌、肩胛肌、膈肌、心肌、舌肌等，还可以寄生于脑、眼等处。囊尾蚴在猪体内可存活很长时间，但随着寄生时间的延长，囊尾蚴会逐渐死亡并钙化。

有囊尾蚴寄生的猪肉俗称为"米猪肉"或"豆猪肉"。当人误食生的或未煮熟的含囊尾蚴的猪肉后，囊尾蚴在人小肠内受胆汁刺激而翻出头节，附着于肠壁，约经 2~3 个月，发育为成虫并开始排出孕节和虫卵。成虫在人体内寿命可达 25 年以上。当人误食虫卵或孕节后，也可在人体内发育成囊尾蚴，引起囊虫病，但不能继续发育为成虫（图 12-8）。

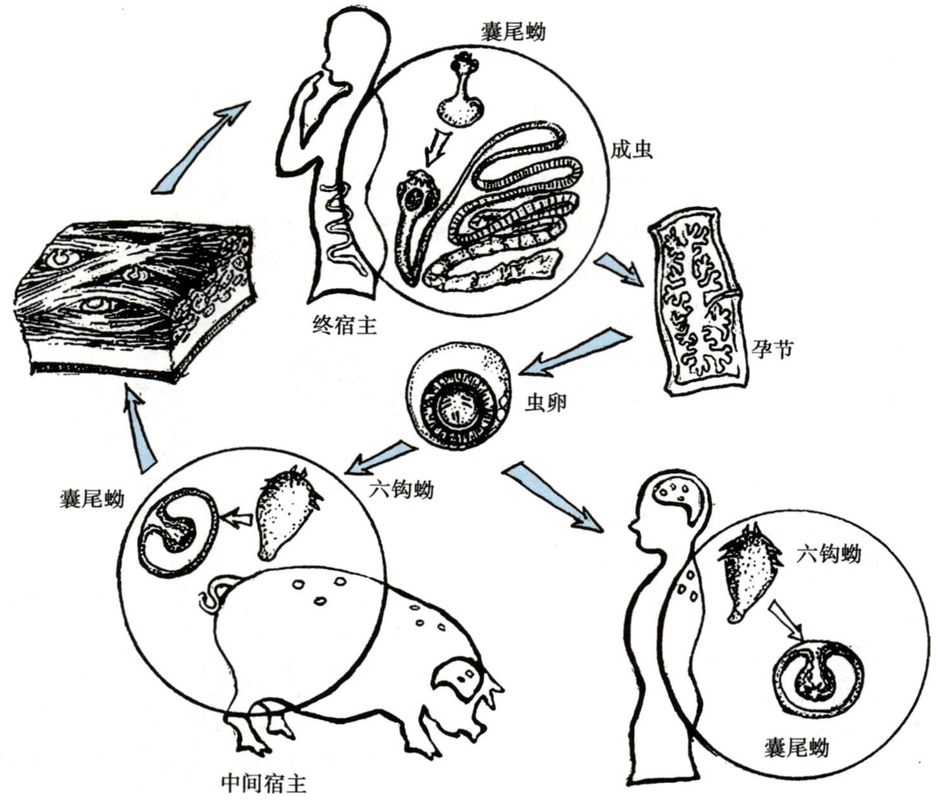

图 12-8　链状带绦虫生活史示意图

人感染囊尾蚴的方式有 3 种：①自体内感染，即患者体内已经有成虫寄生，当反胃、呕吐时，肠道的逆蠕动将脱落的孕节、虫卵返入胃中，造成自身感染；②自体外感染，患者误食自己排出的虫卵而感染；③异体（外来）感染，误食他人排出的虫卵而感染。

【致病】

猪带绦虫的成虫和幼虫均可寄生人体，分别引起猪带绦虫病及猪囊尾蚴病。猪带绦虫病和猪囊尾蚴病，可单独发病，也可同时存在。据报道，16%~25% 猪带虫感染者伴有囊尾蚴病，55.6% 囊尾蚴病患者伴有猪带绦虫病。国外报道，在 450 例囊尾蚴病中，有 21.6% 同时伴有猪带绦虫病。

1. 成虫致病　猪带绦虫成虫寄生在人体小肠，其头节上的吸盘、顶突、小钩及体壁微毛可对宿主肠壁机械性刺激，已经虫体代谢产物的毒性作用，造成肠上皮细胞损伤。猪带绦虫病的临床症状一般比较轻微，多因粪便中发现节片而就诊。少数患者有上腹或全腹隐痛、消化不良、腹泻、体重减轻等症状。偶可致肠穿孔和肠梗阻。

2. 幼虫致病　猪带绦虫幼虫引起的囊尾蚴病也称囊虫病，对人体的危害远大于成虫，是我国重要的寄生虫病之一。其危害程度因猪囊尾蚴寄生的部位和数量不同而异。人体寄生的猪囊尾蚴可由1个至数千个不等；寄生部位很广，好发部位主要是皮下及肌肉、脑和眼，其次为心、舌、口腔，以及肝、肺、腹膜、上唇、乳房、子宫、神经鞘、骨等。寄生于不同部位的囊尾蚴，其大小和形态也有所不同。在疏松的结缔组织和脑室中的囊尾蚴多呈圆形，大小约5~8mm；在肌肉中略伸长；在脑底部的约2mm，且可具分支或葡萄样突起，称为葡萄状囊尾蚴（cysticercus racemosus）。依其寄生部位，人体囊尾蚴病主要分为以下3类：

（1）皮下及肌肉囊尾蚴病：囊尾蚴位于皮下、黏膜下或肌肉中，形成结节。数目可由1个至数千个。以躯干和头部较多，四肢较少。结节在皮下呈圆形或椭圆形，大小约0.5~1.5cm，硬度近似软骨，手可触及，与皮下组织无粘连，无压痛。常分批出现，并可自行逐渐消失。感染轻时可无症状。寄生数量多时，可现肌肉酸痛无力，发胀、麻木或假性肌肥大症等。

（2）脑囊尾蚴病：最常见，危害最严重。由于囊尾蚴在脑内的寄生部位、数量和发育程度不同，以及不同宿主对寄生虫的反应不同，脑囊尾蚴病的临床症状极为复杂，有的可全无症状，而有的可引起猝死，但大多数病程缓慢，发病时间以1个月至1年为最多，最长可达30年。癫痫发作、颅压增高和精神症状是脑囊尾蚴病的三大主要症状，以癫痫发作最多见。根据临床症状，可将脑囊尾蚴病分为癫痫型、脑实质型、蛛网膜下腔型、脑室型、混合型、亚临床型等6个临床型。

囊尾蚴寄生在大脑皮层运动区，常在一过性意识丧失后，癫痫发作。发作形式可为大发作、小发作或精神运动性发作，但以大发作为首发症状者多见。囊尾蚴寄生在脑实质、蛛网膜下腔和脑室，均可引起颅内压增高。患者表现为头痛、呕吐、视力下降、视神经乳头水肿等。囊尾蚴在中枢神经系统寄生还可导致精神障碍，表现为神经衰弱、精神分裂、忧郁、语言不清、失语、类躁狂或痴呆等。此外，约10%患者的临床表现类似急性或亚急性脑膜炎。脑囊虫病的病程多缓慢，3~6年甚至几十年，症状复杂，常易误诊。脑囊尾蚴病还可以合并脑炎使病变加重，严重者可死亡。囊尾蚴可寄生在脊髓，引起感觉障碍、截瘫等。

（3）眼囊尾蚴病：囊尾蚴可寄生在眼的任何部位，但绝大多数在眼球深部玻璃体（49.8%）及视网膜下（41.25%）寄生。通常累及单眼，但也可双眼或与其他部位的囊尾蚴病合并发生。症状轻者表现为视力障碍，检眼镜检查有时可见头节蠕动，重者可失明。眼内囊尾蚴存活时，一般患者尚能忍受。而囊尾蚴一旦死亡，虫体的分解物可产生强烈刺激，造成眼内组织变性，导致玻璃体混浊，视网膜脱离，视神经萎缩，并发白内障，继发青光眼、细菌性眼内炎等，终致眼球萎缩而失明。

【诊断】

1. 猪带绦虫病的诊断　询问有无吃生猪肉和排节片史对诊断具重要价值。粪便检获虫卵或孕节、试验性驱虫查节片是诊断的主要依据。收集患者的全部粪便，用水淘洗检查头节和孕节可以确定虫种和明确疗效。将检获的头节或孕节夹在两张载玻片之间轻压后，观察头节上的吸盘和顶突小钩或孕节的子宫分支情况及数目即可确诊。

2. 囊尾蚴病的诊断　询问有无绦虫病史有重要意义。诊断视寄生部位不同而异。皮下或浅表部位的囊尾蚴结节可采用手术摘除活检。眼部的囊尾蚴可用检眼镜检查来发现；对于脑和深部组织的囊尾蚴可用X线、B超、CT和MRI等现代影像设备来检查，并可结合其他临床症状如癫痫、颅压增高和精神症状等作出判断。

免疫学试验具有辅助诊断价值，尤其是对无明显临床体征的脑型患者更具有重要参考意义。有效的免疫学方法如HIA、ELISA和ELIB等，可检测患者血清或脑脊液中的抗体（IgG、IgG4、IgM等）或循环抗原（CAg）。

【流行】

1. 分布　猪带绦虫在全世界分布很广，主要流行于非洲、欧洲、中南美洲和亚洲国家。在我国分布也很普遍，已有 30 个省、市、自治区有本病发生和流行，华北和东北、云南等地感染率较高，呈区域性流行。感染者中以青壮年和男性为主。一般农村高于城市。据原卫生部 2001—2004 年全国人体重要寄生虫病现状调查，全国 31 个省（区、市）人群中囊尾蚴病血清阳性率为 0.58%（标准化阳性率为 0.55%），据此推算全国的囊尾蚴患者约为 100 万人。人群血清阳性率高于全国平均标化阳性率的省市为山西、福建、西藏、宁夏、青海、湖北和广西等。2014 年，联合国粮食及农业组织和世界卫生组织，将猪带绦虫病列为十大食源性寄生虫病之首。

2. **流行因素** 主要有两方面，即生猪饲养方法不当和居民不良的饮食及卫生习惯。

我国有些地区养猪不用猪圈，而是散养，或是厕所建造简陋，猪能自由出入和吞食人粪便；有些地区居民不习惯使用厕所，随地大便或将人厕与畜圈相连（连茅圈），都造成了猪易受感染。

在流行严重的地区，当地居民常有喜食生的或未煮熟猪肉的习惯，这对本病的传播起着决定性的作用。如云南省少数民族地区的“生皮”“剁生”“噢嚅”，均系用生猪肉制作。另外，西南各地群众喜爱的“生片火锅”、云南的“过桥米线”、福建的“沙茶面”等，都是将生肉片在热汤中稍烫后，随佐料或拌米粉或面条食用。其他地区的散在病例则往往是偶然吃到含有活囊尾蚴的猪肉包子或饺子，或食用未经蒸煮的带囊尾蚴的熏肉或腌肉，或用切过生肉的刀、砧板再切熟食而致人感染。

【防治】

1. **治疗患者** 在普查基础上及时驱虫。由于成虫寄生在肠道常可导致囊尾蚴病，故更须尽早、彻底驱虫治疗。

槟榔 - 南瓜子法有良好的驱虫效果，其疗效高，副作用小。多数患者在 5~6h 内即可排出完整的虫体，若只有部分虫体排出时，可用温水坐浴，让虫体慢慢排出，切勿用力拉扯，以免虫体前段和头节段留在消化道内。应在粪便中仔细淘洗检查有无头节。如未得头节，应加强随访，若 3~4 个月内未再发现节片和虫卵则可视为治愈。此外，米帕林、吡喹酮、甲苯咪唑、阿苯达唑等都有很好驱虫效果。

治疗囊尾蚴病常用的疗法是以手术摘除虫体，特别对眼囊尾蚴病是较好的方法，若待虫体死亡引起剧烈的炎症反应，则最后不得不摘除整个眼球。近年证明吡喹酮、阿苯达唑和甲苯咪唑可使囊尾蚴变性和死亡，特别是前者具有疗效高、药量小、给药方便等优点，对皮下及肌肉囊尾蚴病疗效显著。脑囊尾蚴病治疗期间可出现颅压增高及过敏反应，因此需住院治疗观察疗效。

2. **加强卫生宣传教育** 注意个人卫生和饮食卫生，不吃生肉或半生肉，饭前便后要洗手。切生肉和熟食的刀、砧板要分开。

3. 加强肉类检疫 严格肉类检验。严禁销售含囊尾蚴的猪肉，严格处理或销毁病猪肉。

4. **加强粪便管理** 粪便无害化处理，防止虫卵污染环境。

5. **改进猪的饲养方法** 提倡圈养，实行猪圈与人厕分开，防止人畜互相感染。

（刘红丽）

第四节 肥胖带绦虫

肥胖带绦虫（*Taenia saginata* Goeze，1782）曾被称为肥胖带吻绦虫（*Taeniarhynchus saginatum*），俗称牛带绦虫、牛肉绦虫或无钩绦虫等，成虫寄生在人体的小肠内，引起牛带绦虫病（taeniasis bovis）。幼虫寄生于牛的皮下、肌肉、眼、脑等处。在中国古籍中也被称作白虫或寸白虫。它与猪带绦虫同属于带科、带属。两者的形态和发育过程相似。

【形态】

肥胖带绦虫与猪带绦虫形态相似，主要区别点见表 12-2 及图 12-9。两种带绦虫卵的形态在光镜下难以区别。

表 12-2　肥胖带绦虫与链状带绦虫区别

区别点	肥胖带绦虫	链状带绦虫
体长	4~8m	2~4m
节片数	1 000~2 000 节，较厚、不透明	700~1 000 节，较薄、略透明
头节	略呈方形，直径约 1.5~2.0mm，无顶突和小钩	球形，直径约 1mm，有顶突和 2 圈小钩，有 25~50 个小钩
成节	卵巢分左右两叶	卵巢分 3 叶：左右两叶和中央小叶
孕节	子宫分支较整齐，每侧有 15~30 支	子宫分支不整齐，每侧有 7~13 支
囊尾蚴	头节无顶突和小钩，不寄生于人体	头节有顶突和小钩，可寄生于人体

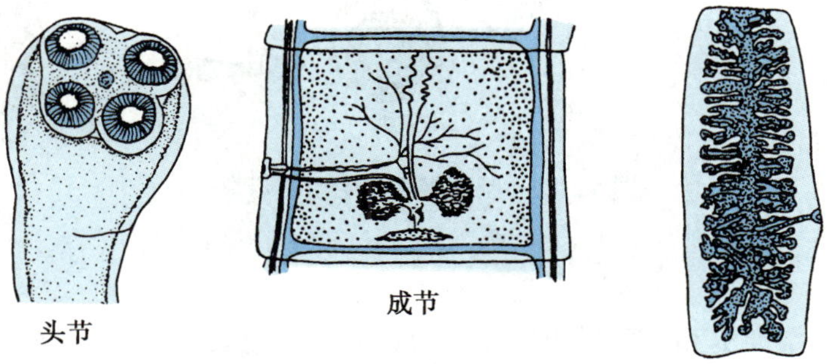

图 12-9　肥胖带绦虫模式图

【生活史】

人是牛带绦虫唯一的终宿主。成虫寄生在人体小肠上段，头节常固着在十二指肠空肠曲下 40~50cm 处，孕节多逐节脱离链体，随宿主粪便排出。通常每天排出 6~12 节，最多达 40 节。每一孕节中含虫卵 8 万~10 万个，其中 40% 需要在外界发育 2 周才成熟，另有 10% 为未受精卵。从链体脱落下的孕节仍具有显著的活动力，有的可自动地从肛门逸出。当孕节沿地面蠕动时虫卵可从子宫前端排出，也可因孕节的破裂而散出。当中间宿主牛吞食到虫卵或孕节后，虫卵内的六钩蚴即在其小肠内孵出，钻入肠壁，随血液循环到牛的各组织器官，尤以运动较多的股、肩、心、舌和颈部等肌肉处为多。六钩蚴经 60~70 天发育为牛囊尾蚴（cysticercus bovis）。除了牛之外，羊、美洲驼、长颈鹿、羚羊等也可被牛囊尾蚴寄生。人若食入生的或未煮熟的含有牛囊尾蚴的牛肉，囊尾蚴在肠消化液的作用下翻出头节并吸附于肠壁，经 8~10 周发育为成虫。成虫寿命可达 20~30 年，甚至更长（图 12-10）。

【致病】

牛带绦虫成虫寄生在人小肠，引起牛带绦虫病。虫体以其吸盘吸附于肠壁，通过体壁微毛吸取营养物质。

患者一般无明显临床症状，有时可有腹部不适、饥饿痛、消化不良、恶心、腹胀、腹泻或体重减轻等。由于孕节活动力较强，可自动从肛门逸出，致多数患者都能自己发现排出的节片，并觉肛门瘙痒，或产生恐惧感。脱落的孕节移动受到回盲瓣阻挡时，会加强蠕动，从而引起回盲部剧痛。偶尔可引起阑尾炎、肠梗阻等并发症。曾有孕节在子宫腔、耳咽管等部位异位寄生的报道。寄生的虫数多为 1 条，但在某些流行区，如贵州从江县，患者平均感染成虫 2~8 条，最多的竟达 31 条。

人体几乎没有牛囊尾蚴寄生，表明人对牛带绦虫的六钩蚴具有天然免疫力。

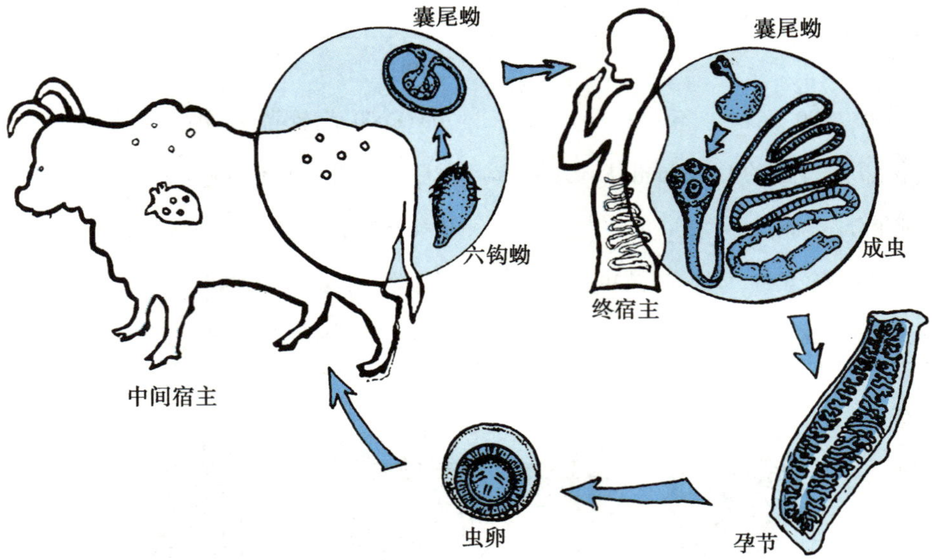

图 12-10　肥胖带绦虫生活史示意图

【诊断】

询问有无食生牛肉史和孕节逸出肛门史对诊断具有重要意义，患者常自带排出的孕节前来就诊。观察孕节的方法与猪带绦虫相同，根据子宫分支的数目和特征可将两者区别。若节片已干硬，可用生理盐水浸软，或以乳酸酚浸泡透明后再观察。通过粪检可查到虫卵或孕节，但采用肛门拭子法查到虫卵的机会更多。还可采用粪便淘洗法寻找孕节和头节，以判定虫种和疗效。

【流行与防治】

牛带绦虫病呈世界性分布，在多食牛肉，尤其是有喜食生或半生牛肉的地区和民族中流行广泛。中国 20 多个省、市、自治区存在散发的牛带绦虫病例。在若干少数民族地区，如新疆、内蒙古、西藏、云南、宁夏，四川藏族地区，广西苗族地区，贵州苗族、侗族地区，以及我国台湾雅美族和泰雅族地区均有地方性的流行。感染率高的可达到 70% 以上，患者多为青壮年人，男性稍多于女性。

造成牛带绦虫病地方性流行的主要因素为：患者和带虫者粪便污染牧草和水源及居民食用牛肉的方法不当。牛带绦虫卵在外界可存活 8 周或更久。在广西和贵州的一些地区，苗族、侗族群众的居住习惯常是人畜共居一楼，人住楼上，楼下即是牛圈，人粪便可直接从楼上排入牛圈内，使牛受染机会增多。这些地方牛的囊尾蚴感染率可高达 40%。

许多地区的少数民族都有喜食生的或半生牛肉的习惯。如贵州、广西和湖南苗族、侗族人喜吃“红肉”“腌肉”，云南傣族人喜吃“剁生”等，都是将生牛肉切碎后稍加各种佐料即生食；藏族人则喜欢将生牛肉挂于屋檐下稍稍风干即生食，或直接在火上烤食大块牛肉。这些食肉习惯都很容易造成人群的感染。在非流行地区多因用切过生牛肉的刀、砧板再切凉菜时沾染了囊尾蚴而引起感染。

2015 全国人体重点寄生虫现状调查显示全国带绦虫平均感染率为 0.06%，我国带绦虫感染多发地区主要在西藏、新疆、云南、青海等西部少数民族聚集地区和牧区。西藏感染率最高(9.83%),其余30个省份加权感染率均在0.20%以下,其中19个省份未发现感染者。

防治原则同猪带绦虫。加强宣传教育,改变不良饮食习惯;加强粪便管理;加强肉类及牛肉制品的检疫;积极治疗患者,控制传染源,驱虫药物与方法同猪带绦虫。

(刘红丽)

第五节　亚洲带绦虫

亚洲带绦虫(*Taenia asiatica* Eom & Rim,1993)又称亚洲牛带绦虫(*Taenia saginata asiatica*)或牛带绦虫亚洲亚种,成虫寄生在人的小肠,引起亚洲带绦虫病(taeniasis asiatica)。

在亚洲东部及东南部太平洋西岸的一些国家和地区,人们较少吃牛肉,某些地区的人甚至根本不吃牛肉,而是喜欢吃生的或未熟的猪、野猪或松鼠等其他野生动物的肉和内脏。虽然这些地方的猪体内常可发现囊尾蚴,但是当地人体感染的带绦虫却非常像是牛带绦虫而不是猪带绦虫。经过中国学者范秉真等自1988年以来对中国台湾省十余个县的调查和研究,提出这实际上是一种外形极似牛带绦虫的新虫种。以后在广西、贵州和云南也发现了这种新的绦虫种类。近十年来许多学者不断从流行病学、动物和人体感染实验以及分子遗传学等方面开展深入研究,已逐步形成了两种观点:一些学者认为它应当作为一个新的虫种,称之为亚洲带绦虫,另有部分学者认为它是牛带绦虫的一个亚种,称为牛带绦虫亚洲亚种或亚洲牛带绦虫。

【形态】

成虫与牛带绦虫在形态上非常相似,乳白色,带状,体长4~8m,最宽处9.5mm。体节有百余节至2 500节。头节圆形或近方形,有4个吸盘和一尖的顶突,无小钩,颈部明显膨大。成节中有滤泡状睾丸约1 000个;卵巢两叶大小不一,位于节片的近后缘,卵黄腺之前。孕节长1.0~2.0cm,宽0.5~1.0cm;子宫主干有侧支16~21支,侧支上的分支较多(57~99支),孕节后缘有突出物(projective product)。

囊尾蚴为椭圆形或近似圆形,乳白色,半透明,可见凹入的头节,平均大小2.5mm,明显小于牛囊尾蚴。头节直径约1mm,上有两圈小钩,内圈小钩(12~17个)较小,外圈小钩(20个左右)稍大。小钩常呈退化状态,尤以外圈更显著(呈逗点状),不易计数。囊壁外表面有小的疣状物。

虫卵与其他带绦虫卵相似,在显微镜下很难区分。

亚洲带绦虫虽与肥胖带绦虫相似,但亚洲带绦虫有4个特征:①成虫头节有顶突。②孕节后缘有突出物(PP);③子宫侧支较多,并再分小支;④囊尾蚴的囊壁表面可见小的疣状物(表12-3)。

表12-3　亚洲带绦虫、肥胖带绦虫、链状带绦虫区别

区别点	亚洲带绦虫	肥胖带绦虫	链状带绦虫
成虫体长	4~8m	4~8m	2m
节片数	260~1 016	1 000~2 000	700~1 000
头节	直径1.4~1.7mm,有或无顶突,无小钩	略方,直径约1.5~2.0mm,无顶突和小钩	球形,直径约1mm,有顶突和25~50个小钩
成节	睾丸600~1 000个,卵巢分左右两叶	睾丸300~400个,卵巢分左右两叶	睾丸100~200个,卵巢分左右两叶和中央小叶
孕节	每侧子宫分支数11~32支	每侧子宫分支数15~30支	每侧子宫分支数7~13支
囊尾蚴	头节有顶突和发育不良的小钩	头节无顶突和小钩	头节有顶突和两圈小钩

【生活史与致病】

亚洲带绦虫的生活史与牛带绦虫也很相似,不同之处表现在其中间宿主、囊尾蚴的寄生部位以及人的感染方式等方面。亚洲带绦虫成虫寄生于人的小肠,人是唯一的终宿主。中间宿主是家猪、野猪、牛、羊以及一些野生动物,囊尾蚴主要分布在中间宿主的肝脏,特别在肝实质较多见,囊尾蚴的发育成熟时间约 4 周,人因食入含活囊尾蚴的内脏而感染;而牛带绦虫的中间宿主是牛或牛科动物,囊尾蚴主要分布在中间宿主的全身肌肉组织,很少到内脏,囊尾蚴的发育成熟时间约需 10~12 周,人因生食牛肉而受感染。

亚洲带绦虫的致病机制与牛带绦虫相似。患者的临床表现有排节片史、肛门瘙痒,并伴有消化道和神经方面的症状,如恶心、呕吐、腹痛、头晕、头痛,有的食欲亢进或食欲减退。多数患者的排节片史为 1~3 年,最长的可达 30 年。尚未见亚洲带绦虫引起囊尾蚴病的报道。

【诊断】

询问患者有无吃生的或不熟的猪或野生动物内脏的习惯、排节片史以及典型的临床症状,对亚洲带绦虫病的诊断有重要意义。病原学检查仅检获虫卵无法确定感染的虫种,要通过患者排出的孕节或试验性驱虫后获得的虫体来确定虫种。外周血嗜酸性粒细胞升高、血清抗体滴度(ELISA 法)检测可作为诊断参考。近年来可采用分子生物学方法对虫体节片进行基因分析鉴别区分亚洲带绦虫与牛带绦虫。

【流行与防治】

亚洲带绦虫主要流行于亚太地区如韩国、日本、菲律宾、印度尼西亚、泰国、缅甸、越南等及我国的台湾、云南、广西、四川、贵州等省。不同地区的人群感染率为 0.12%~21%,感染者中男性多于女性,以青壮年居多。此外,本病的感染还表现出一定的家庭聚集趋势。影响亚洲带绦虫传播与流行的主要因素与当地存在传染源、适宜的中间宿主以及居民喜生食家畜内脏的饮食习惯有关。

防治原则同牛带绦虫。

(刘红丽)

第六节 细粒棘球绦虫

棘球绦虫属带科,棘球属。原来有学者认为该属仅有 4 种绦虫,即细粒棘球绦虫(*Echinococcus granulosus* Batsch,1786),多房棘球绦虫(*Echinococcus multilocularis* Leuckart,1863),少节棘球绦虫(*Echinococcus oligarthrus* Diesing,1863),福氏棘球绦虫(*Echinococcus vogeli* Rausch & Bernstein,1972)。其中少节棘球绦虫和福氏棘球绦虫可以寄生人体,但我国没有发现这两种虫体。

在 2005 年,我国学者在四川省甘孜州石渠县从高原鼠兔(*Ochotona curzoniae*)内脏和藏狐(*Vulpes ferrilata*)小肠分离到一种特殊的绦虫,经分子生物学和形态学研究,确定为一种新的棘球属绦虫,命名为石渠棘球绦虫(*Echinococcus shiquicus* Xiao,2005)。随后,在青海省青南高原也发现石渠棘球绦虫的存在,但目前尚未发现石渠棘球绦虫感染人体。

细粒棘球绦虫属带科、棘球属,又称包生绦虫。成虫寄生于犬科食肉类动物,幼虫称细粒棘球蚴(hydatid cyst,echinococcus cyst),寄生于人或多种食草动物组织内,引起细粒棘球蚴病(echinococcosis granulosus),又称囊型棘球蚴病(cystic echinococcosis,CE)、囊型包虫病(cystic hydatid disease)、单房性棘球蚴病(unilocular echinococcosis)、单房性包虫病(unilocular hydatid disease)。

临床思维拓展

病例：患者，男，40 岁，牧民，来自西部牧区，主诉为近半年来出现右上腹肝区隐痛，尤其在走路时有坠胀感。自述家中长期豢养有牧羊犬。查体发现肝脏增大，在右肋缘下触及一半球形包块，包块较硬韧，但具有弹性，表面光滑，边缘界限清晰，无压痛，叩包块，具有震颤感(包虫震颤征)。影像学检查：B 超在肝右叶存在一椭圆形无回声液性暗区，孤立，暗区直径为 8cm×10cm 边缘整齐清楚，轻压探头时暗区可见有轻微变形。囊壁呈现双壁征。CT 检查显示在右肝实质内具有一单发，近圆形占位阴影，突出于肝右缘下，形成一弧形突出。囊内充满液体，密度均匀，CT 值接近于水。囊壁平整光滑。可见有双壁征。血清学检查：抗单房包虫抗体 EgB 阳性，抗多房抗体 Em18 阴性，甲胎球蛋白正常。

根据以上检查结果术前诊断为肝右叶单房包虫病(单发)，行肝包虫外囊完整摘除术，完整取出囊形物，送病理检查发现打开外囊后为一白色囊状物，充满囊液，刺破囊壁取样，石蜡切片，镜下可见有角皮层，无细胞结构，为带条纹的板层样结构，角皮层内侧可见有单层细胞形成生发层，在生发层上可见连接有生发囊，在生发囊中存在有带小钩的原头蚴。

最终确诊为右肝单房包虫病。

问题与解析：包虫病防治的基本原则是什么？

(解析见数字资源)

【形态结构】

1. **成虫**　该虫是绦虫中最短小的虫种之一，体长 2~7mm，由头节及链体组成，链体仅具幼节、成节和孕节各一节，偶或多一节。头节略呈梨形，具有顶突和 4 个吸盘。顶突富含肌肉组织，伸缩力强，其上有两圈大小相间呈放射状排列的小钩共 28~48 个(通常 30~36 个)。顶突顶端有一群梭形细胞组成的顶突腺(rostellar gland)。成节的结构与带绦虫相似，生殖孔位于节片一侧的中部偏后。睾丸 45~65 个，分布于生殖孔的前后方。孕节最长大，其生殖孔开口更靠后，子宫有不规则的分支和侧突(亦称侧囊)，含虫卵 200~800 个(图 12-11)。

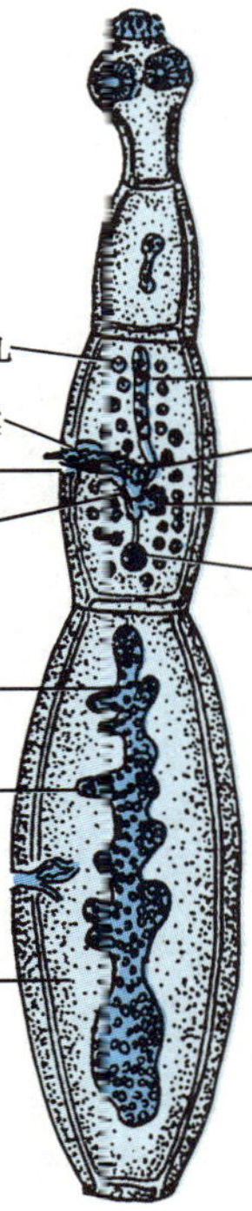

图 12-11　细粒棘球绦虫成虫模式图

2. **虫卵**　与猪、牛带绦虫卵相似，在光镜下难以区别。

3. **幼虫**　即棘球蚴，为圆形囊状体，大小因寄生的时间(时间越长直径越大)、部位以及宿主的不同而异，小者直径可不足 1cm，大者直径可至 40cm。

棘球蚴为单房性囊，由囊壁和内含物(生发囊、原头蚴、子囊、孙囊和囊液等)组成。囊壁外有宿主的纤维组织包绕。

囊壁分两层，外层为角皮层(laminated layer)，厚约 1~4mm，乳白色，半透明，似粉皮状，较松脆，易破裂。光镜下观察无细胞结构而具有多层纹理状条纹。内层为生发层(germinal layer)亦称胚层，厚约 20~25μm，具有许多细胞核。生发层紧贴在角皮层内，电镜下可见从生发层上有无数微毛延伸至角皮层内。囊内充满液体，称为囊液或棘球蚴液(hydatid fluid)。囊液无色透明或微带黄色，比重 1.01~1.02，pH 6.7~7.8，内含多种蛋白、肌醇、卵磷脂、尿素及少量糖、无机盐和酶等，对人体具有强抗原性(图 12-12)。

生发层向囊内长出许多原头蚴(protoscolex)，亦称原头节，原头蚴椭圆形或圆形，大小为

170μm × 122μm，为向内翻卷收缩的头节，其顶突和吸盘内陷，保护着数十个小钩。在原头蚴内还可见石灰小体（又称钙颗粒）。原头蚴与成虫头节的区别在于其体积小和缺顶突腺（图 12-13）。

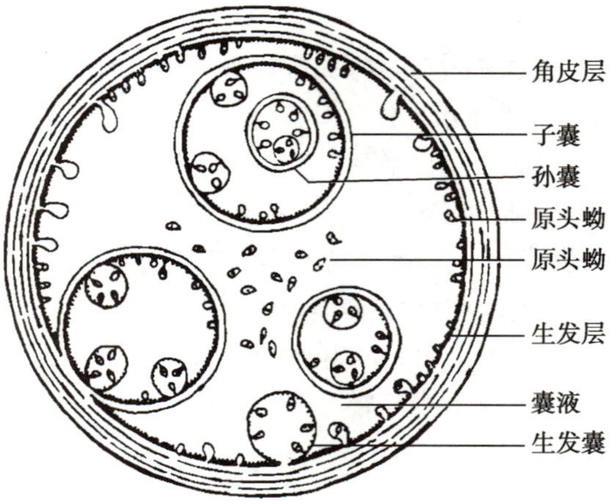

图 12-12　细粒棘球绦虫棘球蚴模式图

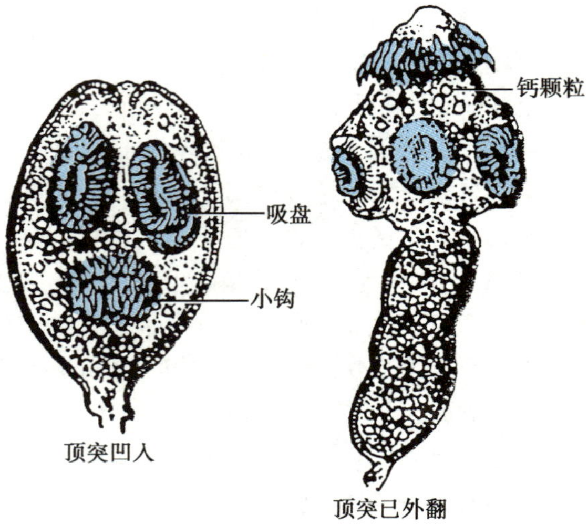

图 12-13　细粒棘球绦虫原头蚴模式图

生发囊（brood capsule）亦称育囊，是仅有一层生发层的小囊，直径约为 1mm，由生发层的有核细胞发育而来。据观察，最初由生发层向囊内芽生成群的细胞，这些细胞空腔化后，形成小囊并长出小蒂与生发层连接。在小囊内壁上长出 5~40 个数量不等的原头蚴（图 12-14）。

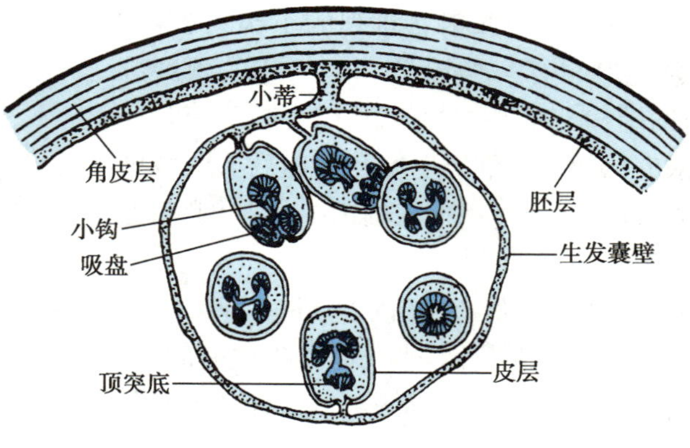

图 12-14　细粒棘球绦虫棘球蚴片段及生发囊模式图

原头蚴除向生发囊内生长外，也可向囊外生长为外生性原头蚴，由于可不断扩展，其危害较内生的棘球蚴更大。子囊（daughter cyst）可由母囊的生发层直接长出，也可由原头蚴或生发囊进一步发育而成。子囊囊壁结构与母囊相似，也有角皮层和生发层组成，囊内也可生长原头蚴、生发囊以及与子囊囊壁结构相似的小囊，称为孙囊（grand daughter cyst）。从壁上脱落的原头蚴、生发囊及小的子囊悬浮在囊液中，称为囊砂或棘球蚴砂（hydatid sand）。一个棘球蚴中可有无数的原头蚴，一旦破裂，散播的原头蚴、生发囊及子囊等囊砂结构，均可在中间宿主体内形成许多新的棘球蚴。有的棘球蚴囊无原头蚴、生发囊等，称为不育囊（infertile cyst）。

【生活史】

细粒棘球绦虫的终宿主是犬、豺、狼等犬科食肉类动物，中间宿主是羊、牛、骆驼等多种食草类动物和人。

成虫寄生在终宿主小肠上段，以顶突上的小钩和吸盘固着在肠绒毛基部隐窝内，孕节或虫卵随宿主粪便排出。孕节排出后有较强的活动能力，可沿草地和植物蠕动并爬行，致使虫卵扩散、污染动物和周围环境，包括牧场、畜舍、土壤和水源等。当包括人在内的中间宿主，误食了虫卵或孕节，六钩蚴在其肠内孵出，钻入肠壁，经血液循环至肝、肺等器官，经 3~5 个月，发育成直径为 0.5~3cm 的棘球蚴，以后每年增长 1~5cm，最大可长到 30~40cm。棘球蚴在人体内可存活 40 年，甚至更久，但有时在发生继发感染或外伤时，可发生变性衰亡，囊液浑浊而终被吸收和钙化。棘球蚴被犬、狼等终宿主吞食后，其所含的每个原头蚴都可发育为一条成虫。由于棘球蚴中含有大量的原头蚴，故犬等终宿主肠内寄生的成虫可达数千至上万条。从终宿主被感染至发育成熟排出虫卵和孕节约需 8 周。成虫寿命约 5~6 个月（图 12-15）。

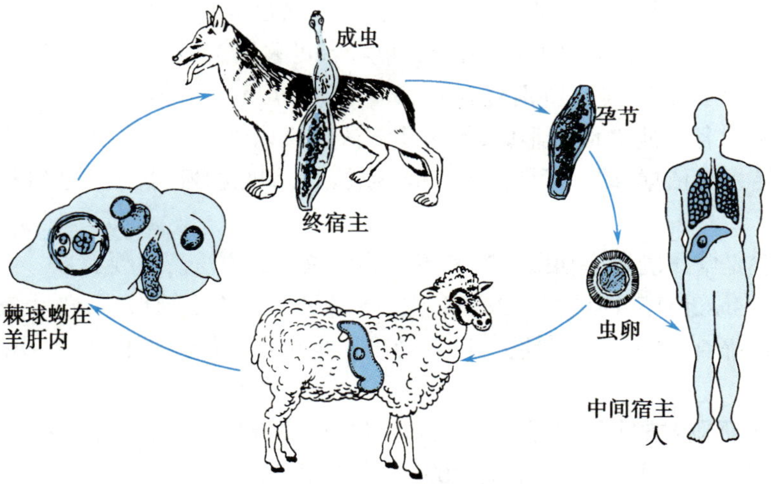

图 12-15 细粒棘球绦虫生活史示意图

【致病】

棘球蚴对人体的危害以机械损害为主。儿童和年轻人是高发人群，40 岁以下者约占 80%，严重程度取决于棘球蚴的体积、数量、寄生时间和部位。六钩蚴侵入宿主组织后，其周围出现炎症反应和细胞浸润，逐渐形成一个纤维性外囊。因棘球蚴生长缓慢，往往在感染 5~20 年后才出现症状。原发的棘球蚴感染多为单个，继发感染常为多发，约占患者的 20% 以上，可同时累及数个器官。棘球蚴在人体内可发现于几乎所有部位。据我国新疆 15 298 例患者分析，最多见的部位是肝（占 69.9%），多在右叶，肺（19.3%），腹腔（3%）以及原发在肝再向各器官转移（5.3%）次之。其他部位分别是：脑（0.4%）、脾（0.4%）、盆腔（0.3%）、肾（0.3%）、胸腔（0.2%）、骨（0.2%）、肌肉（0.1%）、胆囊（0.1%）、子宫（0.1%）以及皮肤、眼、卵巢、膀胱、乳房、甲状腺等（0.4%）。在肺和脾内棘球蚴生长较快，在骨组织内则生长极慢。巨大的棘球蚴囊多见于腹腔，它可以占满整个腹腔，推压膈肌。由于棘球蚴的不断生长，压迫周围组织、器官，引起组织细胞萎缩、坏死。因此，棘球蚴病的临床表现极其复杂，主要有：

1. **局部压迫和刺激症状** 受累部位有轻微疼痛和坠胀感。如寄生在肝可有肝区疼痛；在肺可引起干咳、咯血、呼吸急促、胸痛等呼吸道症状；脑部受累则出现颅内压增高症状如头痛、恶心、呕吐、视乳头水肿、癫痫甚至偏瘫等；骨棘球蚴常发生于骨盆、椎体的中心和长骨的干骺端，破坏骨质，使之疏松，易造成骨折或骨碎裂。位置表浅的棘球蚴可在体表形成包块，触之坚韧，有弹性，叩诊时可有震颤。包块压迫门静脉可致腹水，若压迫胆管可致阻塞性黄疸、胆囊炎等。

2. **毒性和过敏反应** 可有食欲减退、体重减轻、消瘦、发育障碍、恶病质现象、荨麻疹和血管神经性水肿等表现。若棘球蚴破裂，囊液大量溢出，可引起严重的过敏反应而致休克，甚至死亡。

3. **继发性感染**　手术中或其他诱因造成棘球蚴破裂，囊砂外泄到组织间或腹腔中，囊砂可在所在处形成新的多个棘球蚴，此称为棘球蚴的继发感染，或继发性棘球蚴病。

另外，肝棘球蚴囊破裂可进入胆道，包虫碎片可堵塞胆总管，引起急性炎症，出现胆绞痛、寒战高热、阻塞性黄疸等。胆道与包虫交通后，可发生非特异性感染，形成包虫囊腔积脓。破入腹腔可致急性弥漫性腹膜炎。肺棘球蚴囊如破裂至支气管，可咳出小的生发囊、子囊和囊壁碎片等。

【诊断】

棘球蚴生长缓慢，在较长时间内无症状和体征且临床表现极其复杂，故早期难以确诊。在流行区应警惕此病的可能。询问病史，了解患者是否来自或到过流行区，是否有与犬、羊等动物或皮毛接触史，对诊断有重要的参考价值。可疑者可采用 X 线、B 超、CT、MRI（磁共振）及同位素扫描等影像学诊断方法，特别是 B 超、CT 和 MRI，不仅可早期诊断出无症状的带虫者，且能准确地检测出各种病理形态影像，但这些方法均难以对病变的性质作出明确的诊断。确诊应以病原学结果为依据，即手术取出棘球蚴，或从痰、胸腔积液、腹水或尿等检获棘球蚴碎片或原头蚴等。

血清学试验是常用的重要辅助诊断和流行病学调查的方法。主要有：

1. **卡松尼（Casoni）皮内试验**　方法简便，15 分钟即可得出结果，阳性率 78.6%~100%，常用于人群大规模筛查，但一次试验后受试者会出现抗包虫抗体，再次检测时出现假阳性，现已很少使用。

2. **酶联免疫吸附试验（ELISA）**　敏感且特异性较高，已有试剂盒供使用。

3. **间接血凝试验（IHA）**　阳性率达 80%，但敏感性低于 ELISA。

4. **亲和素 - 生物素 - 酶复合物酶联免疫吸附试验（ABC-ELISA）**　敏感性最高，比常规 ELISA 高 4~6 倍，且假阳性很少。

5. **斑点酶联免疫吸附试验（Dot-ELISA）**　操作简便、易观察，很适于基层使用。

此外，尚有对流免疫电泳（CIEP）、间接荧光抗体试验（IFA）、胶乳凝集试验（LAT）和水化矽酸铝絮状试验等，均有一定的特异性和敏感性。目前认为对棘球蚴病的免疫诊断应采取综合方法，用 2~3 项血清学试验相互弥补不足，以提高诊断准确率。

本病需与多房棘球蚴病、肝癌，肝血管瘤、肝脓肿、肝囊肿鉴别。

【流行】

1. **地理分布**　细粒棘球绦虫对宿主有较广泛的适应性，在一定的自然环境中，终宿主和中间宿主常形成比较固定的动物间循环关系链。依据这种关系链，可将流行区大略分为两型：①森林型（北极型），分布于较寒冷的地带，主要在犬、狼和鹿之间形成野生动物循环。②畜牧型，分布较广泛，遍及世界各大洲牧区，在犬和偶蹄类家畜之间形成家养动物循环，其中有羊 / 犬、牛 / 犬和猪 / 犬等不同类型。在我国分布较广的是绵羊 / 犬循环，其次是牦牛 / 犬循环，主要见于青藏高原和甘肃省的高山草甸、山麓地带以及四川西部藏区。

细粒棘球绦虫和棘球蚴病呈世界性分布，畜牧业发达的地方往往是此病流行区，在澳大利亚、新西兰、阿根廷、乌拉圭、南非及亚洲都有流行。

我国是棘球蚴病流行最严重的国家之一，主要流行在西部和北部广大农牧区，即西藏、四川、青海、宁夏、甘肃、新疆和内蒙古 7 省和自治区，其次是陕西、河北、山西部分地区。另外，在黑龙江、吉林、辽宁、河南、山东、安徽、湖北、贵州和云南等省也有散发病例。迄今为止，全国已有 23 个省（市、区）共计 360 县有流行或散发病例报道。

据2012年开展的全国棘球蚴病流行情况调查报告显示，对内蒙古、四川、甘肃、青海、宁夏、新疆及新疆生产建设兵团的调查显示，流行区人群患病率为0.24%，单房棘球蚴病患病率为0.20%，多房棘球蚴病患病率为0.15%。推算以上流行区患病人口为11.5万，受威胁人口近5 000万。检出率与2004年相比较有所降低。棘球蚴病检出率女性高于男性，随年龄的增长而升高，在6~13岁儿童中检出率为0.10%。终宿主犬粪抗原阳性率为4.26%，家畜棘球蚴检出率为4.72%，啮齿和兔形动物泡球蚴检出率为1.54%。根据其他的流行调查推算，全国现有患者约为38万，受棘球蚴病威胁的人口约6 600万人。西藏的包虫感染情况也不容忽视。

2. **流行因素**

(1)虫卵污染环境：牧区犬只感染严重，犬粪中虫卵量大，虫卵可随狗或人的活动及尘土、风、水散播在人及家畜活动的场所，犬及牛、羊等动物的身体各部位也可沾有虫卵，致使虫卵污染周围环境，包括牧场、畜舍、皮毛、蔬菜、土壤及水源等。虫卵在外界有较强的抵抗力，能耐低温至-56℃，在干燥的环境中能生存11~12天，在2℃水中能活2.5年，冰中可活4个月，经过严冬仍具有感染力，对化学药品也有很强的抵抗力，一般化学消毒剂不能杀死虫卵。

(2)人与家畜和环境的密切接触：流行区牧民家中都养狗看家护畜，儿童多喜欢与家犬亲昵、嬉戏，很容易受到感染。成人在生活、生产活动中(如剪羊毛、挤奶、喂犬等)与牧犬或皮毛接触较多，而受到感染。此外，许多人则通过食入被虫卵污染的食物、蔬菜和瓜果、水或饮料而受到感染。

(3)病畜内脏处理不当：由于对该病认识不足，在流行区，群众常用感染有棘球蚴的家畜内脏喂狗，或将其随意抛在野外，致使野犬、狼、豺等受到感染，从而又加重羊、牛感染，使流行愈加严重。

在非流行区，人因偶尔接触受感染的犬，或接触到来自流行区的动物皮毛而受感染。随着我国经济迅速发展，流行区的畜产品大量流向内地，各地也在不断开辟新的牧场，引进和饲养大批牲畜，因此，非流行区也存在着潜在的流行危险，必须加强对本病的防治。

【防治】

在流行区应采取以预防为主的综合性防治措施，主要包括以下几个方面：

1. **加强对犬的管理** 控制并妥善处理流浪犬，定期为家犬、牧犬驱虫，驱虫时要注意对犬排出物进行无害化处理。

2. **加强卫生宣传教育** 普及棘球蚴病知识，提高全民的防病意识。养成良好的个人卫生和饮食卫生习惯，要让流行区群众都了解到接触犬、羊等动物后一定要流水充分洗手，食物在食用前一定要充分加热。在生产中加强个人防护，避免感染。

3. **加强卫生法规建设和卫生检疫** 结合法规强化个人卫生行为规范，推广集中屠宰与检疫；严格、合理处理病畜及其内脏，严禁用其喂狗、乱扔，需要进行深埋或焚烧。

我国原卫生部1992年颁布了新的全国包虫病防治规划，2010年原卫生部等14个部门联合印发《防治包虫病行动计划(2010—2015)》，2016年12个部门联合印发《全国包虫病等重点寄生虫病防治规划(2016—2020年)》在流行区推行以健康教育、查治患者、培训专业技术人员、建立防治机构、定期开展防治监测、开展防治科学研究、加强屠宰卫生管理和家犬登记管理以及定期药物驱虫、捕杀野犬为主的综合防治措施。不断加强专业防治机构能力建设。经过几年实施，部分地区已取得了一定的效果。但防治工作仍存在一些不可忽视的问题，如对该病防治的重视程度还不够，经费严重不足，卫生、农牧两大系统在防治工作中的协调统一有待加强，防治科研队伍不稳定等都迫切需要尽快解决。

4. **治疗患者** 棘球蚴病一般以手术治疗为主，术中应注意避免囊液外溢，防止发生过敏性休克和继发感染。早期较小的棘球蚴可试用阿苯达唑、吡喹酮或甲苯哒唑等药物治疗。

（王　昕）

第七节　多房棘球绦虫

多房棘球绦虫（*Echinococcus multilocularis* Leuckart，1863）的形态和生活史与细粒棘球绦虫相似而有差别，其成虫寄生在犬和狐小肠，幼虫期称为泡球蚴（alveolar hydatid cyst）寄生在啮齿类或食虫类动物和人体，引起泡球蚴病（alveococcosis），或称泡型棘球蚴病（alveolar echinococcosis，AE）泡型包虫病（alveolar hydatid disease），多房包虫病（multilocular hydatid disease）。

多房包虫病又被称为"虫癌"，是致死性的疾病，患者不经治疗，10 年死亡率可达 90%。主要流行于西藏、青海、四川、宁夏、甘肃、新疆的部分地区。我国是世界上多房包虫病高发的国家之一。

临床思维拓展

病例：患者，男，43 岁，牧民，来自西部牧区，主诉为在几天前的常规体检中 B 超报告在右肝内发现一病灶。自述近 2 年来出现过腹胀不适，因可自然缓解并未留意。家中没有豢养牧羊犬，但居住地存在有很多无主的野狗。查体发现肝脏稍增大，稍硬，无包块。

影像学检查：B 超在肝右叶存在一 8cm×16cm 的病灶，呈实质性强回声，外形不规则与肝组织界限不清，在病灶内可见点状、结节、小圈状钙化，后方伴明显声衰减。CT 检查显示在右肝实质内具有一形态不规则、质地不均匀的低密度肿块影，在病灶中可见到斑片状、细颗粒状和小圈状钙化。在病灶边缘与肝组织交界出可见有小囊泡。血清学检查：抗单房包虫抗体 EgB 阴性，抗多房抗体 Em18 阳性、Em2 阳性，甲胎球蛋白正常。

根据以上检查结果，术前诊断为肝右叶多房包虫病，行根治性肝切除术，完整取出病灶，送病理检查，石蜡切片，镜下可见病灶由无数大小囊泡相互连接、聚集而成。囊泡圆形或椭圆形，直径为 0.1~5mm，囊泡内含胶状物，偶然可见有原头蚴，囊泡外壁角皮层很薄且常不完整，生发层细胞稀少，整个泡球蚴与周围宿主组织间无纤维组织被膜分隔。最终确诊为右肝多房包虫病。

问题与解析：泡球蚴病常被误诊为肝癌，应如何鉴别？

（解析见数字资源）

【形态结构与生活史】

成虫与细粒棘球绦虫很相似，但虫体更小，体长 1.2~3.7mm，常有 4~5 个节片，头节有 4 个吸盘，顶突上有 13~34 个小钩。成节、孕节生殖孔位于节片中线偏前，成节睾丸数较少，为 26~36 个，都分布在生殖孔后方（表 12-4）。孕节子宫无侧囊，内含虫卵 187~404 个。虫卵形态和大小均与细粒棘球绦虫卵相似，光镜下难以区别。

终宿主主要是狗和狐，其次是狼、獾和猫等。在有多房棘球绦虫寄生的终宿主体内，可同时有细粒棘球绦虫寄生。中间宿主为野生啮齿类动物如田鼠、麝鼠、旅鼠、仓鼠、大沙鼠、棉鼠、黄鼠、鼢鼠、长爪沙鼠、小家鼠、鼠兔以及牦牛、绵羊和人等。

当体内带有泡球蚴的鼠或动物脏器被狐、狗和狼等终宿主吞食后，约经 45 天，原头蚴可以在小肠内发育为成虫，孕节及虫卵随粪便排出，鼠类因食入终宿主粪便而受感染。地甲虫可起转运虫卵的作用，鼠类可因捕食地甲虫而受到感染，人因误食虫卵而感染（图 12-16）。

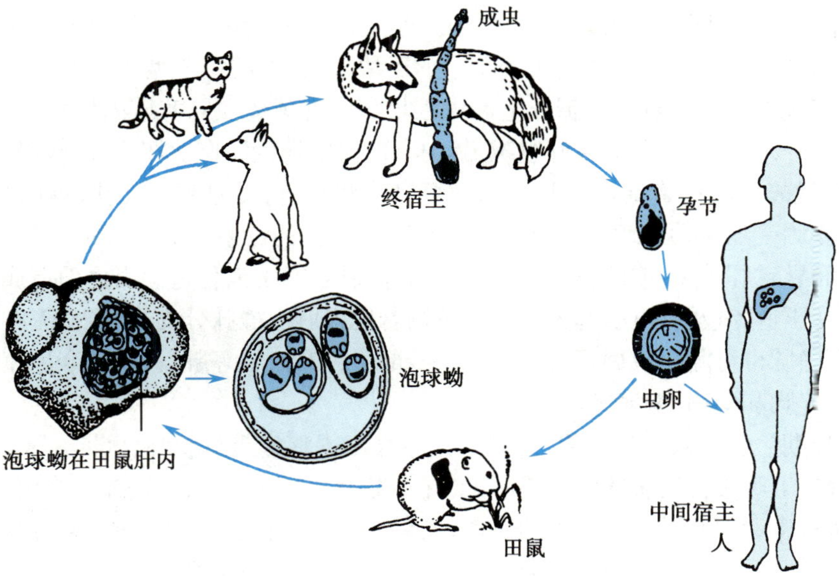

图 12-16　多房棘球绦虫生活史示意图

泡球蚴主要寄生在肝，为淡黄色或白色的囊泡状团块，常由无数大小囊泡相互连接、聚集而成。每个囊的大小基本相同，囊泡圆形或椭圆形，直径为 0.1~5mm，囊泡内有的含透明囊液和许多原头蚴，有的含胶状物而无原头蚴，囊泡外壁角皮层很薄且常不完整，整个泡球蚴与周围组织间无纤维组织被膜分隔。泡球蚴多以外生性出芽生殖不断产生新囊泡，长入组织。我国学者丁兆勋发现在囊泡中，囊壁也可向内芽生形成隔膜，而产生新囊泡。一般 1~2 年，被寄生的器官就几乎全部被大小囊泡占据。呈葡萄状的囊泡群还可向器官表面蔓延至体腔内，酷似恶性肿瘤。人是多房棘球绦虫的非适宜中间宿主，人体感染时囊泡内只含胶状物而很少见有透明囊液和原头蚴。

在人体寄生时泡球蚴囊泡不同于棘球蚴，与组织间没有纤维囊包裹隔离。邻近的肝组织细胞呈现大片的坏死。

表 12-4　两种棘球绦虫形态区别

区别点	细粒棘球绦虫	多房棘球绦虫
虫体	2~7mm	1.2~3.7mm
节片数	3~4 节	4~5 节
头节	顶突伸缩力强，28~48 个小钩	顶突小，13~34 个小钩
成节	睾丸 45~65 个	睾丸 26~36 个
孕节	生殖孔在节片中线偏后，子宫具不规则的分支和侧囊	生殖孔在节片中线偏前，子宫无侧囊
幼虫	称棘球蚴，单房性，内含生发囊、原头蚴、子囊、孙囊、囊液等，囊壁分角皮层和生发层二层，囊壁外有宿主的纤维组织包绕	称泡球蚴，囊泡状团块，由无数大小囊泡相连聚集而成，囊壁分角皮层和生发层二层，但均较薄，囊泡内含囊液和原头蚴或含胶状物而无原头蚴，整个泡球蚴与周围组织间无纤维囊分隔

【致病】

人泡球蚴病通常比细粒棘球蚴病更严重，病死率较高。其病程多在1~5年。患者多为20~40岁的青壮年，其原发病灶几乎100%在肝脏。肺、脑等其他部位的泡球蚴多为由肝原发灶通过血液循环转移而来。泡球蚴可为单个的巨块型、弥漫的结节型或二者混合型。泡球蚴对人体的危害包括：直接侵蚀、机械压迫和毒性损害。泡球蚴在肝实质内呈弥漫性浸润生长，逐渐波及整个肝，直接破坏和取代肝组织，其中心部位常发生缺血性坏死、崩解液化，从而形成空腔或钙化，呈蜂窝状的囊泡内含胶状物或豆腐渣样碎渣，无原头蚴，肉眼难以与肝癌鉴别。周围的组织则因受压迫而发生萎缩、变性甚至坏死，产生的毒素又进一步损害肝实质，可引起肝功能衰竭而导致肝昏迷，或诱发肝硬化而致门脉高压，并发消化道大出血而造成死亡。由于肝内外胆管受压迫和侵蚀，可引起黄疸。泡球蚴若侵入肝门静脉分支，则沿血流在肝内广泛播散，若侵入肝静脉也可随血液循环转移到全身各部位，如肺、脑等脏器，从而产生相应的症状和体征如咯血、气胸和癫痫、偏瘫等。

泡球蚴早期生长一般不出肝界，所以早期不会出现疼痛等症状，潜伏期一般较长，到疾病晚期，会出现右上腹缓慢增长的肿块或肝大，许多患者有肝区疼痛、压迫或坠胀感、黄疸及门脉高压，几乎所有患者都有肝功能损害的表现，如食欲减退、消化不良等，晚期患者甚至有恶病质现象，此时往往已经丧失手术切除机会。本病症状似肝癌，但其病程通常较长。

【诊断】

询问病史，若患者来自流行地区，则应给予首先考虑。是否与狐狸、犬或其皮毛有接触史。定期对流行区高风险人群进行B超检查，对该疾病的早期诊断具有重要的意义。体检时发现肝脏肿块，特别是发现质地坚硬又有结节感时更应高度警惕。磁共振成像技术可显示泡球蚴的细微结构和对胆道的累及情况，对鉴别诊断和制订手术方案有帮助。

用于细粒棘球蚴病的各种诊断方法都适用于多房棘球蚴患者。由于泡球蚴周围缺纤维组织被膜，虫体抗原很容易进入血液，因此血清学方法有很好的诊断效果和价值。

另外，要注意与单房包虫病以及肝癌、肝硬化、肝脓肿、黄疸型肝炎、肝海绵状血管瘤、肝囊肿以及肺癌、脑瘤等相鉴别。

【流行】

1. **地理分布**　多房棘球绦虫分布较局限，主要流行于北半球高纬度地区及冻土地带，从加拿大北部、美国阿拉斯加州，直至日本北海道、俄罗斯西伯利亚，遍及北美、欧、亚三洲。在我国，累计报告病例690例，分布在宁夏、新疆、青海、甘肃、黑龙江、西藏、北京、陕西、内蒙古和四川等10个省(市、区)的69个县(市)中。该病已成为我国西部严重危害农牧民健康的疾病之一。现已查明我国有两个地理流行区：

(1)中部流行区：自宁夏西北部起，贯穿甘肃东部至四川西北部地区，特别是高海拔地区。多房棘球绦虫以野狗(无主狗)和狐狸作为终宿主，多种啮齿动物作为其中间宿主，野狗和狐狸为人体感染的重要传染源。患者多为农牧民，因捕猎、饲养狐狸，制皮而感染。藏区群众因宗教原因，不伤害野狗并给其投食，造成野狗成群，到处流窜，人则因与野狗接触而感染。

(2)西北流行区：呈散点状分布在新疆的23个县和青海的17个县，患者分布与野生红狐分布地区一致，患者多是牧民，感染主要是因为猎狐，也可能通过饮水等方式间接感染。这些地区往往同时也有细粒棘球蚴病流行。

2. **流行因素**　多房棘球绦虫属动物源寄生虫，由于在野生动物中的存在，形成了自然疫源地。终宿主、中间宿主广泛，既可在野生动物之间传播，又可在人和动物之间传播。虫卵有很强的抵抗力，在冻土、冰雪中仍具有感染性。虫卵污染了食物和水源引起人和动物感染。流行区居民生产、生活的特点，如给野狗投食，猎狐、饲养狐以及加工、买卖、贩运毛皮制品等是该病流行扩散的原因之一。

【防治】

1. **加强卫生宣传教育** 注意个人防护、个人卫生和饮食卫生，减少感染的机会。使群众认识和了解泡球蚴病的危害和预防方法。接触动物后要流水充分洗手。食物在食用前要充分加热杀灭虫卵。

2. **灭鼠、捕杀野犬** 野生啮齿类动物是主要中间宿主，因此，消灭野鼠是减少传染源的重要措施，要控制犬和狐狸等终宿主，捕杀野犬，对家犬定期驱虫，在驱虫时应注意避免虫体和虫卵对环境的污染。减少人群与终宿主的接触机会。

3. **查治患者** 对流行区人群进行普查，定期进行免疫学试验和B超检查，以便早期发现患者，早期根治。泡球蚴病的治疗主要靠手术，故应争取早期诊断。许多患者直到出现明显症状时才就诊，往往已错过手术根治时机。药物治疗可使用阿苯达唑、甲苯哒唑和吡喹酮等，但效果有限。

（王 昕）

第八节 微小膜壳绦虫

微小膜壳绦虫（*Hymenolepis nana* V.Siebold，1852）又称短膜壳绦虫，属膜壳科、膜壳属。Dujardin（1845）在鼠肠内首次检得该虫，不久，Bilharz（1851）在埃及解剖一小孩尸体时第一次报告人体感染病例。Grassi（1887），Grassi and Rovelli（1892）以虫卵直接感染鼠类获得各期发育的虫体，证明本虫发育无需中间宿主。直至Bacigalupo（1928，1931，1932）在阿根廷进行一系列的昆虫感染试验后，开始证实本虫亦可通过昆虫（鼠蚤和面粉甲虫）作为中间宿主。该虫寄生于人或鼠类的小肠，引起微小膜壳绦虫病（hymenolepiasis nana）。

【形态结构】

1. **成虫** 为小型绦虫，大小为（5~80）mm×（0.5~1）mm，平均长度为20mm，极少超过40mm。头节呈球形，直径0.13~0.4mm，具有4个吸盘和一个可自由伸缩的顶突。顶突上有20~30个小钩，排成一圈。颈节细长，链体由100~200个节片组成，最多者可达近千个节片。所有节片均宽大于长并由前向后逐渐增大，各节片生殖孔都位于虫体同一侧。成节有3个较大的椭圆形睾丸，作横线排列，贮精囊较发达，在阴茎囊内的部分称内贮精囊，在阴茎囊外的部分称外贮精囊。卵巢呈分叶状，位于节片中央。卵黄腺球形，在卵巢后方的腹面。孕节子宫呈袋状，充满虫卵并占据整个节片。

2. **虫卵** 椭圆形或圆形，约（48~60）μm×（36~48）μm，无色透明。卵壳很薄，胚膜较厚，透明，胚膜两端略凸起并由该处各发出4~8根丝状物，亦称极丝，弯曲地延伸在卵壳和胚膜之间，胚膜内含有一个六钩蚴（图12-17、见文末彩图2）。

【生活史】

微小膜壳绦虫的生活史，既可以不经过中间宿主，也可以经过中间宿主两种不同方式而完成。

1. **直接感染和发育** 成虫寄生在鼠类或人的小肠内，脱落的孕节或虫卵随宿主粪便排出体外，这些虫卵即具有感染性，若被另一宿主吞食，虫卵在其小肠内经消化液的作用孵出六钩蚴，然后钻入肠绒毛，约经4天发育为似囊尾蚴，6天后似囊尾蚴破肠绒毛回到肠腔，以头节吸盘固着在肠壁上，逐渐发育为成虫。成虫寿命仅数周。完成生活史在人体内需2~4周，在鼠体内约11~16天。若虫卵在宿主肠道内停留时间较长，未能排出体外亦可孵出六钩蚴，然后钻入肠绒毛发育为似囊尾蚴，再返回肠腔发育为成虫，即在同一宿主肠道内完成其整个生活史，称自体内感染（autoinfection），并且可在该宿主肠道内不断繁殖，造成自体内重复感染。国内曾报道一患者经连续三次驱虫共排出成虫37 982条。

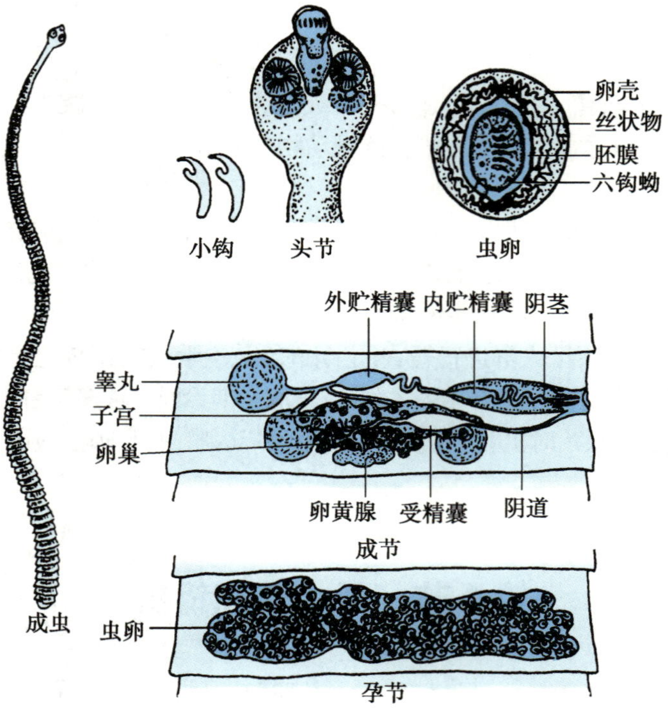

图 12-17　微小膜壳绦虫模式图

2. **经中间宿主发育**　印鼠客蚤(*Xenopsylla cheopis*)、犬蚤(*Ctenocephalides canis*)、猫蚤(*C.felis*)和致痒蚤(*Pulex irritans*)等多种蚤类幼虫和面粉甲虫(*Tenebrio sp.*)、拟谷盗(*Tribolium sp.*)等可作为微小膜壳绦虫的中间宿主,虫卵可在这些昆虫血腔内发育为似囊尾蚴,鼠和人若食入含有似囊尾蚴的昆虫,即可获得感染。

成虫除寄生于鼠和人体外,还可实验感染其他啮齿动物如旱獭、松鼠等;另外,曾有报告在犬粪便中发现过微小膜壳绦虫卵(图 12-18)。

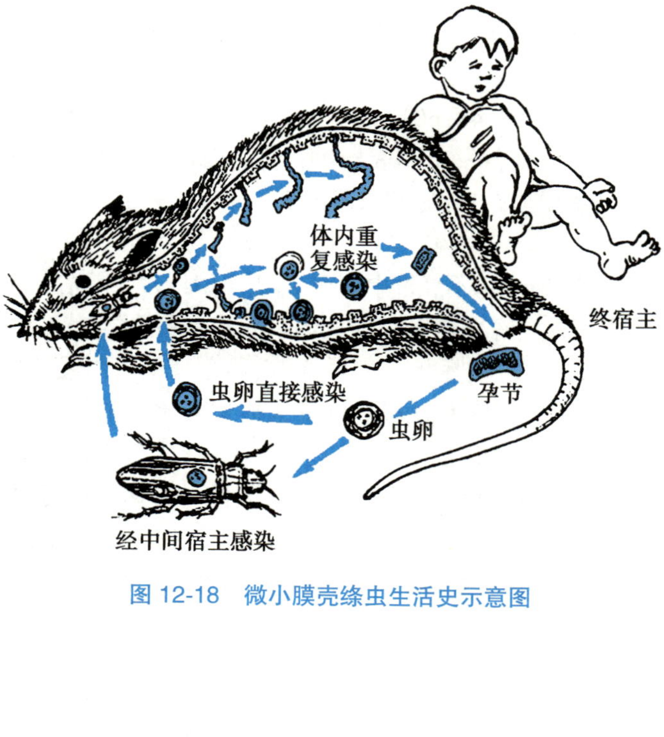

图 12-18　微小膜壳绦虫生活史示意图

【致病与诊断】

该虫的致病作用主要是机械损伤和毒性作用。在虫体附着部位，肠黏膜发生充血、水肿甚至坏死，有的可形成深达肌层的溃疡。人体感染数量少时，一般无明显症状；感染严重者特别是儿童可出现胃肠道和神经症状，如恶心、呕吐、食欲减退、腹痛、腹泻以及头痛、头晕、烦躁和失眠，甚至惊厥等。少数患者还可出现皮肤瘙痒和荨麻疹等过敏症状，但也有个别患者感染很重却无任何临床表现。除寄生于肠道外，微小膜壳绦虫还可侵犯其他组织，如曾有在胸部的肿块中检获成虫以及寄生阴道的报道。患者可出现嗜酸性粒细胞增多，血液黏度增加，同时也产生特异的 IgM 和 IgG 等。研究证明，这些免疫球蛋白能损伤和破坏新入侵的六钩蚴，同时，体内致敏的 T 细胞对虫体的生长也有明显的抑制作用。近年研究发现，宿主免疫状态对该虫的感染和发育过程影响很大。该虫属于一种机会致病寄生虫。由于使用类固醇激素治疗其他疾病时造成的免疫抑制，可引起似囊尾蚴的异常增生和播散。大多数重度感染者都曾有过使用免疫抑制剂的病史，所以在临床进行免疫抑制治疗前应先驱除该虫。

从患者粪便中查到虫卵或孕节可确诊，水洗沉淀法或浮聚浓集法均可提高虫卵的检出率。

【流行】

微小膜壳绦虫呈世界性分布，在温带和热带地区较多见。美洲、大洋洲、非洲、欧洲、亚洲以及太平洋各岛屿都有报道。国内分布也很广泛，各年龄组人群都有感染，10 岁以下儿童感染率较高。全国平均感染率低于 1%，北京、天津、陕西、山西、山东、河南、江苏、湖北、辽宁、吉林、青海、广东、新疆、西藏及台湾等 17 省（市、区）查到感染者，其中天津、河南、西藏、新疆 4 个省（市、区）的感染率超过全国加权感染率，新疆的感染率为 2.201% 为最高，其中乌鲁木齐为 8.78%，伊宁为 11.38%，喀什 6.14%；其次西藏为 1.495%。台湾省 1977—1990 年全省小学生调查 19 个县、市，除云林县都有感染者，感染率为 0.13%~18.99%。

由于微小膜壳绦虫生活史可以不需中间宿主，由虫卵直接感染人体，因此，该虫的流行主要与个人卫生习惯有关。虫卵自孕节散出后便具有感染性，在粪尿中能存活较长时间，但虫卵对干燥抵抗力较弱，在外环境中不久即丧失感染性。虫卵主要通过直接接触粪便或通过厕所、便盆的污染再经手—口方式而进入人体，特别在儿童聚集的场所更易互相传播。偶然误食了含有似囊尾蚴的昆虫也是感染的原因之一。

鼠体的微小膜壳绦虫与人体的微小膜壳绦虫在形态上极为相似，以往学者认为二者是不同的亚种或不同的生理系。但实验证实在改变宿主的情况下，人类和鼠类的微小膜壳绦虫可以相互转变。因此，鼠类在本病的流行上起着保虫宿主的作用。

【防治】

注意环境卫生，消灭鼠类，彻底治愈患者，加强卫生宣传教育，养成良好的个人卫生习惯，饭前便后洗手，增加营养，提高机体抵抗力，是预防本病的重要措施。

驱虫治疗可用吡喹酮 15~25mg 一次顿服，治愈率达 90% 以上，亦可使用阿苯达唑等。

（王　昕）

第九节　缩小膜壳绦虫

缩小膜壳绦虫（*Hymenolepis diminuta* Rudolphi，1819）又称长膜壳绦虫，属膜壳科、膜壳属，由 Olfters 在 1766 年从南美洲的鼠体内首次检获，是鼠类常见的寄生虫。该虫偶然寄生于人体，引起缩小膜壳绦虫病（hymenolepiasis diminuta）。

【形态结构】

1. **成虫**　与微小膜壳绦虫基本相同，但较长大，大小为(200~600) mm × (3.5~4.0) mm，800~1 000个节片，全部节片都是宽度大于长度。头节呈球形，直径0.2~0.5mm，顶突凹入，不易伸缩，无小钩，吸盘4个，较小。生殖孔开口于链体一侧边缘的中央，大多位于同侧。成熟节片有睾丸3个，偶有2个或多至4、5个者。孕节内的子宫呈袋状，边缘不整齐，充满虫卵。

2. **虫卵**　圆形或类圆形，黄褐色，大小为(60~79) μm × (72~86) μm，卵壳较厚，胚膜两端无极丝，胚膜与卵壳之间充满透明的胶状物。内含一个六钩蚴(图12-19)。

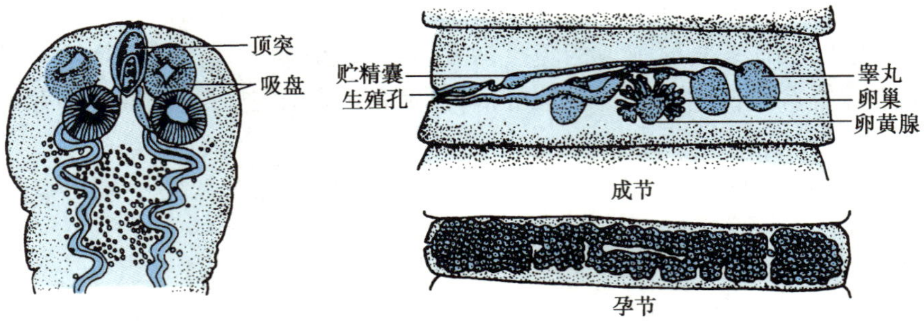

图12-19　缩小膜壳绦虫成虫模式图

【生活史】

生活史与微小膜壳绦虫相似，但发育必须经过昆虫中间宿主。中间宿主包括蚤类[如具带病蚤(*Nosopsyllus fasciatus*)、印鼠客蚤]、甲虫、蟑螂、倍足类和鳞翅目昆虫等20余种，以大黄粉虫(*Tenebrio molitor*)、谷蛾(*Tinia granella*)多见。孕节或虫卵随终宿主粪便排出体外，被中间宿主吞食，在其消化道内孵出六钩蚴，然后穿过肠壁进入血腔，7~10天后发育为似囊尾蚴。鼠类或人吞食了含有似囊尾蚴的昆虫后，似囊尾蚴在肠腔内经过12~13天，发育为成虫(图12-20)。

【致病与诊断】

感染者无体内重复感染情况，寄生虫数一般较少，故大多无明显临床症状，或仅有轻微的神经和胃肠症状，如头痛、失眠、磨牙、恶心、腹胀和腹痛等。严重感染者可出现眩晕、贫血等。

诊断方法同微小膜壳绦虫。用定量透明法(即改良加藤氏厚涂片法)易检出，且可定性和定量。

【流行与防治】

国外由Rudolphi于1805年首次报道人体感染，至今已报道300余例，病例散布于美洲、欧洲、亚洲、大洋洲和非洲等地。国内人体病例报道日渐增多，国内文献统计达100余例。这些病例多为散发病例，分布在江苏、湖北、广西、云南、浙江、湖南、台湾、广东、四川、上海、山东、安徽、北京、福建、江西、河南、新疆、西藏、宁夏、辽宁、河北、贵州、陕西和海南24个省(市、区)，其中报道的病例数以江苏、河南最多，其次为湖北、广西等。多数为散发的儿童病例。也有家庭聚集性感染的报道。

缩小膜壳绦虫主要寄生于鼠类，包括各种家鼠、田鼠等。缩小膜壳绦虫病的流行与其具有广泛的中间宿主有重要关系，人主要是因误食了混在粮食中的昆虫而受到感染，因此，应注意个人卫生和饮食卫生，积极消灭仓库害虫等中间宿主和作为保虫宿主的鼠类，杜绝传染源。治疗药物同微小膜壳绦虫。

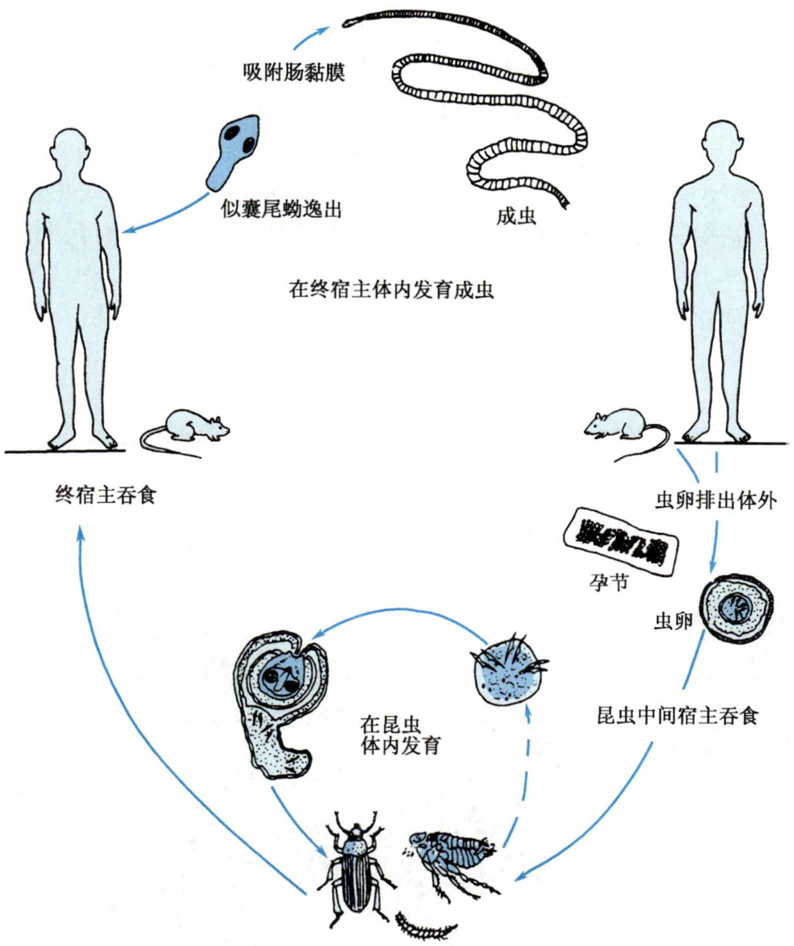

图 12-20　缩小膜壳绦虫生活史示意图

（王　昕）

第十节　犬复孔绦虫

犬复孔绦虫（*Dipylidium caninum* Linnaeus，1758）属双壳科、复孔属，是犬和猫的常见寄生虫。该绦虫偶可感染人体，引起复孔绦虫病（dipylidiasis）。

【形态结构与生活史】

成虫为小型绦虫，长 10~15cm，宽 0.3~0.4cm，约有 200 个节片。头节呈菱形，横径约 0.4mm，具有 4 个吸盘和 1 个可伸缩的顶突，其上有常排成 4 圈（1~7 圈）约 60 个玫瑰刺状的小钩。颈部细而短，幼节短而宽，往后节片渐大并接近方形，成节和孕节为长方形。每个节片都具有雌雄生殖器官各两套，呈两侧对称排列。两个生殖腔孔对称地分列于节片近中部的两侧缘。成节有睾丸 100~200 个，分别经输出管、输精管通入左右两个贮精囊，开口于生殖腔。卵巢两个，位于两侧生殖腔后内侧，靠近排泄管。卵黄腺分叶状，位于卵巢后方。孕节子宫呈网状，内含若干个储卵囊，每个储卵囊内含虫卵 2~40 个。虫卵圆球形，直经 35~50μm，卵壳两层，均薄，内含一个六钩蚴（图 12-21）。

成虫寄生于犬、猫的小肠内，其孕节单独或数节相连地从链体脱落，自动逸出宿主肛门或随粪便排出。孕节破裂后虫卵散出，虫卵被中间宿主蚤类幼虫食入，则在其肠内孵出六钩蚴，然后钻过肠壁，进入血腔内发育。约经 30 天，发育成似囊尾蚴，此时蚤类幼虫也已经蛹羽化为成虫。受染的蚤活动迟缓，甚至很快死亡。终宿主犬、猫舔毛时吞食了病蚤后，似囊尾蚴进入消化道并在小肠内释出，经 2~3 周发育为成虫。人因与犬、猫接触时偶尔误食病蚤而被感染。犬栉首蚤、猫栉首蚤和致痒蚤是重要的中间宿主。

【致病与诊断】

临床表现与感染虫数的多少有关，一般可无明显症状，感染严重者或儿童可有食欲减退、消化不良、腹部不适等，偶有腹痛、腹泻，若孕节自动从肛门逸出可引起肛门周围瘙痒和烦躁不安等症状。

询问与犬、猫的接触史有助于诊断，粪便中检获虫卵或孕节即可确诊。

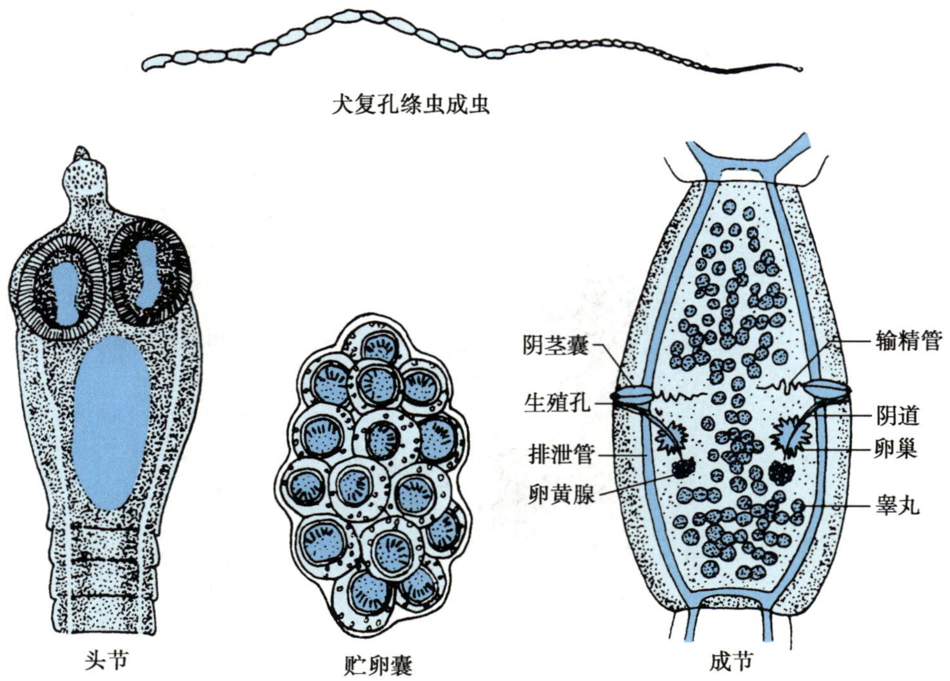

图 12-21　犬复孔绦虫成虫模式图

【流行与防治】

犬复孔绦虫呈世界性分布，欧洲、亚洲、美洲、非洲和大洋洲均有报告。终宿主分布广泛，犬和猫的感染率很高，狐和狼等也有感染。人犬复孔绦虫病比较少见，全世界至今仅报道 200 例左右。感染者多为婴幼儿，也有一家人同时受感染的报道。美国报告近百例，我国共报告 21 例，散在北京、辽宁、广东、四川、山西、河南、河北、湖南、广西、山东、福建以及台湾等地，除山东的 2 例为成人外，其余均为 2 个月至 2 岁的婴幼儿，这与儿童同犬、猫接触机会较多有关。

防治原则同膜壳绦虫，除注意个人卫生和饮食卫生外，对家庭饲养的犬、猫等动物也应定期灭蚤和驱虫，且尽量避免与这些宠物过分亲昵、嬉戏，以减少感染的机会。

（王　昕）

第十一节　其他人体寄生绦虫

阔节裂头绦虫（*Diphyllobothrium latum* Linn，1758）成虫主要寄生于犬科食肉动物，也可寄生于人，引起绦虫性贫血，这可能是由于与造血功能有关的维生素 B_{12} 被绦虫大量吸收，如果

食物中维生素 B_{12} 供给不足，则可引起维生素 B_{12} 缺乏。另外，绦虫代谢产物可能损害宿主的造血功能。裂头蚴寄生于各种鱼类。

西里伯瑞列绦虫（*Raillietina celebensis* Janicki，1902）是目前我国唯一发现有人体感染的瑞列属绦虫。人可作为该虫的终宿主。

克氏假裸头绦虫（*Pseudanoplocephala crawfordi* Baylis，1927）中间宿主是赤拟谷盗等昆虫，人可作为其终宿主，因误食含有该绦虫幼虫的赤拟谷盗等昆虫而感染。

司氏伯特绦虫（*Bertiella studeri* Blanchard，1891）是猴和其他灵长类常见的寄生虫。我国至今仅有 1 例人体肠道感染报道。

巨颈带绦虫（*Taenia taeniaformis* Batsch，1786）又名带状带绦虫，带状泡尾绦虫等。成虫寄生于猫、犬等食肉动物，分布甚广。幼虫称带状囊尾蚴或叶状囊尾蚴（*Cysticercus fasciolaris*）寄生在啮齿类动物肝脏，特别在鼠类极为常见，幼虫偶可感染人类。

泡状带绦虫（*Taenia hydatigena* Pallas，1766）又名水泡带绦虫。成虫寄生于犬、猫、狼、狐狸等食肉动物肠内，幼虫称细颈囊尾蚴（*Cysticercus tenuicollis*），寄生于猪、黄牛、山羊等多种家畜及野生动物的肝脏浆膜、网膜及肠系膜等处。幼虫可寄生人体，引起细颈囊尾蚴病。（详见数字资源）

（王　昕）

本章小结

寄生人体的绦虫属绦虫纲的圆叶目和假叶目。常见人体绦虫有链状带绦虫、肥胖带绦虫、细粒棘球绦虫、多房棘球绦虫和曼氏迭宫绦虫等。人可作为绦虫的终宿主或中间宿主。有的绦虫成虫寄生宿主的肠道引起绦虫病，幼虫主要有囊尾蚴、棘球蚴、泡球蚴、裂头蚴、似囊尾蚴，常移行并寄生于宿主不同器官，其危害远大于肠绦虫病。

成虫寄生人体肠道的主要绦虫有：肥胖带绦虫、亚洲带绦虫、微小膜壳绦虫、缩小膜壳绦虫、犬复孔绦虫、阔节裂头绦虫、西里伯瑞列绦虫等。幼虫寄生人体组织的主要绦虫有：细粒棘球绦虫、多房棘球绦虫、巨颈带绦虫、泡状带绦虫。链状带绦虫的成虫和幼虫均可寄生人体引起不同疾病。曼氏迭宫绦虫则以幼虫寄生人体为主。

肠绦虫病的诊断以在粪便中和肛门外检获虫卵、节片以及虫体为主要手段。幼虫在组织中寄生时诊断难度较大，常需借助影像学和免疫学检查进行辅助诊断，还要和其他占位性病变相鉴别。

绦虫病的流行与当地居民的生产生活方式、经济卫生状况、饮食习惯有密切的关系。对于组织内寄生绦虫一般采用手术方法摘除。对早期、较小的组织内绦虫或肠道内绦虫也可采用吡喹酮、阿苯达唑或甲苯咪唑进行内科治疗。

思考题

1. 简述绦虫生活史特点，为什么绦虫幼虫致病一般比成虫严重？
2. 如何预防裂头蚴病？并简述其预防措施。
3. 讨论猪带绦虫病和猪囊尾蚴病在感染阶段和临床表现的不同。
4. 简述猪囊尾蚴病的感染方式及诊断方法。
5. 阐述棘球蚴的结构和各组成部分在致病中的作用或生物学作用。

6. 简述棘球蚴在人体的致病作用和棘球蚴在体内破裂的后果。
7. 人为什么感染棘球蚴病？如何对其进行预防，首要的预防措施是什么？
8. 单房包虫病与多房包虫病哪个预后更差，为什么？
9. 对比棘球蚴和泡球蚴在人体的形态和致病特点。

第十三章　线　　虫

学习目标

1. 掌握　蛔虫、钩虫、蛲虫、粪类圆线虫、鞭虫、丝虫、旋毛虫的诊断阶段形态结构、生活史和致病。

2. 熟悉　蛔虫、钩虫、蛲虫、鞭虫、粪类圆线虫、丝虫、旋毛虫的诊断方法。

3. 了解　蛔虫、钩虫、蛲虫、鞭虫、粪类圆线虫、丝虫、旋毛虫的流行和防治。

第一节　概　　论

线虫隶属线形动物门(Phylum Nemathelminthes),因虫体通常呈长圆柱形而得名。线虫种类繁多,全球已记录超过 25 000 种。大多数线虫营自生生活,广泛分布于淡水、海水、沙漠和土壤等自然环境中;也有为数不少的线虫营寄生生活,是动植物或人体的寄生虫。可寄生于人体并致病的线虫有 30 多种,我国目前常见的重要人体寄生线虫有蛔虫、钩虫、旋毛虫、蛲虫、鞭虫和粪类圆线虫等 10 余种,丝虫也曾是我国危害最严重的的寄生线虫之一。

【形态结构】

1. 成虫　多呈两侧对称的圆柱形,体不分节,前端一般较钝圆,后端则逐渐变细。绝大多数为雌、雄异体。雄虫一般较雌虫小,尾端多向腹面卷曲,或者膨大。寄生人体的线虫大小可因不同种类而相差悬殊,如旋毛虫仅为数毫米大小,而麦地那龙线虫可长达 1m 以上,但多在 1~15cm 之间。

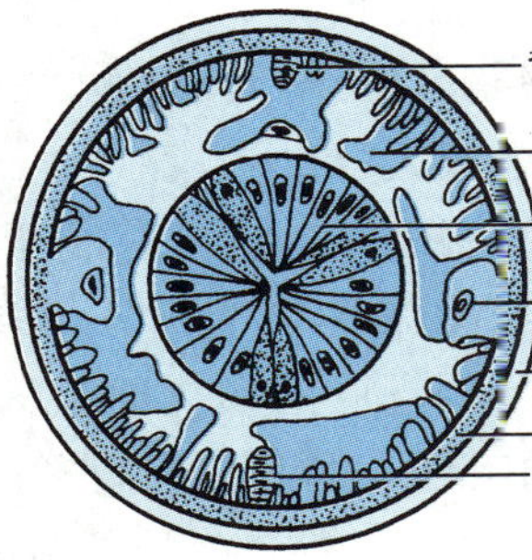

图 13-1　线虫横切面模式图(示体壁结构)

虫体外层为体壁,在体壁与消化管之间形成原体腔(protocoele),腔内充满液体,内部器官浸浴其中。

(1)体壁:自外向内由角皮层、皮下层和纵肌层组成(图 13-1)。

1)角皮层:覆盖于虫体表面,质坚,有弹性。无细胞结构,含角蛋白、胶原蛋白、碳水化合物和少量类脂等。在虫体前端和后端常有由角皮形成的特殊结构,如唇瓣、乳突、翼、嵴及雄虫的交合伞、交合刺等。这些结构分别与虫体的感觉、运动、附着、交配等生理活动有关,也可作为鉴别虫种的重要依据。

2)皮下层:在角皮层之内,主要功能是分泌形成角皮层。由合胞体组成,无细胞界线,含丰富糖原颗粒、线粒体、内质网及酯酶、磷酸酶等。皮下层在虫体背面、腹面和两侧面的中央均向内增厚、突出，形成4条纵索，分别称为背索、腹索和侧索。背索和腹索较小，其内有纵行的神经干；2条侧索明显粗大，其内有排泄管通过。两条纵索之间部分称为索间区。

3）纵肌层：在皮下层之内，由单一纵行排列的肌细胞组成。纵肌层被纵索分成两个亚背区和两个亚腹区。肌细胞由可收缩的纤维部分和不可收缩的细胞体构成，前者连接皮下层并呈垂直排列，含肌球蛋白和肌动蛋白，二者协同作用使肌肉收缩与松弛；后者发达并突入原体腔，含胞核、线粒体、内质网、糖原和脂类，是重要的能量储存部位。根据肌细胞的大小、数量及排列方式，可分为3种肌型（图13-2）。在每一索间区内肌细胞较多，且细胞体突入原体腔明显者，称为多肌型（polymyarian type），如蛔虫；只有2~5个大肌细胞者，称为少肌型（meromyarian type），如钩虫；肌细胞多而细小，细胞体不明显者，称为细肌型（holomyarian type），如鞭虫。根据肌型特征，可鉴别组织内虫体横切面。

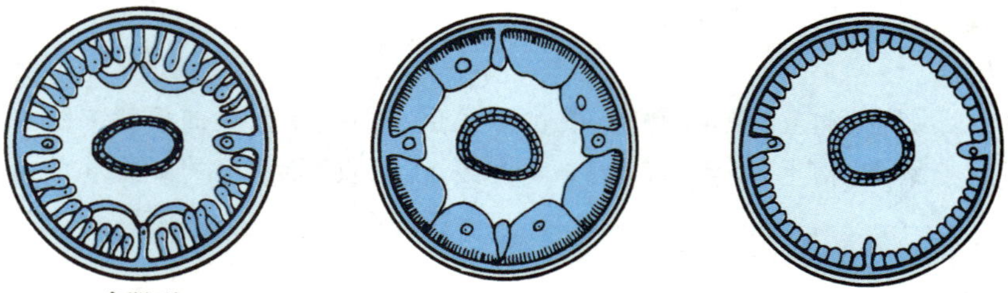

图13-2 线虫的肌型

（2）原体腔：在体壁与消化管之间的腔隙，因无体腔膜覆盖，故称为原体腔。腔内充满富含蛋白质、葡萄糖和钠、钾、氯、锌、铁等元素的腔液，是组织器官间营养物质、氧和代谢产物交换的介质。腔内液体可将肌肉收缩的压力向各方传递，对于保护内部器官和虫体的运动、排泄以及维持体态等均起重要作用。

（3）消化系统：包括消化管和腺体。消化管由口孔、口腔、咽管、中肠、直肠和肛门组成，形成完整的消化道（图13-3）。口孔在头部顶端，常有唇瓣围绕。口腔的大小、形状因虫种而异，有的虫种口腔较大，形成口囊（buccal capsule），其内可有齿状或矛状结构，有利于虫体附着。咽管圆柱形，下段常有膨大部分，其形状是重要的分类依据。咽管腔的横切面呈三叉状，一支伸向腹面，两支伸向背侧面。咽管与中肠相接处常有三叶活瓣，以控制食物的流向。多数线虫的咽管壁肌肉内有3个咽管腺，其中，背咽管腺1个，开口于口腔；亚腹咽管腺2个，开口于咽管腔。腺体分泌物中含有多种酶类，如蛋白酶、淀粉酶、纤维素酶及乙酰胆碱酯酶等，以帮助消化食物或利于维持虫体生活。肠管为非肌性管腔，肠壁由单层柱状上皮细胞构成，内缘有微绒毛。食物通过咽管肌肉的推动及虫体运动

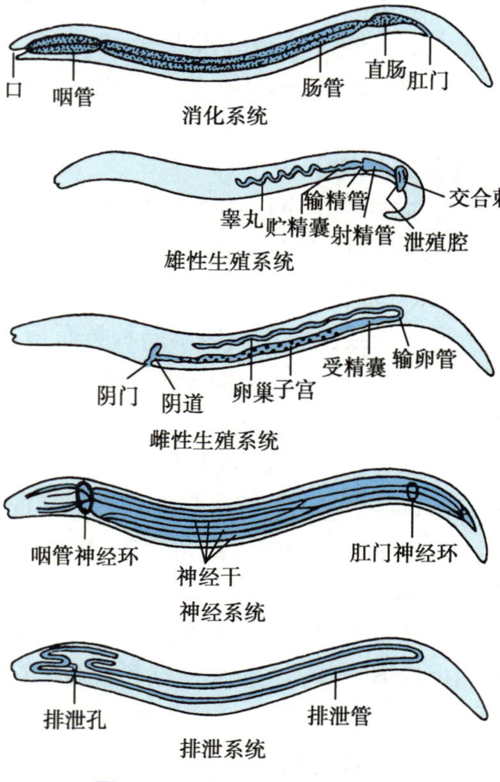

图13-3 线虫内部结构模式图

的压力在肠内移动。肠细胞内含有丰富的线粒体、糖原颗粒、内质网和核蛋白体等，具有吸收和输送营养物质的功能。雄虫的直肠通入泄殖腔而开口于体外，雌虫的肛门通常位于虫体末端的腹面。

(4)生殖系统：寄生人体的线虫，均为雌、雄异体。雄性生殖系统通常为单管型，雌性生殖系统多为双管型。雄性生殖系统由睾丸、储精囊、输精管、射精管及交配附器组成(图 13-3)。睾丸末端与储精囊相连，通入输精管。射精管开口于泄殖腔。部分虫种在射精管处有 1 对腺体，能分泌黏性物质，交配后栓塞雌虫阴门。雄虫尾端多具有 1 个或 1 对角质交合刺，可自由伸缩。雌性生殖系统通常包括卵巢、输卵管、受精囊、子宫、排卵管、阴道和阴门等部分(图 13-3)。卵母细胞在受精囊内与精子结合受精。两个排卵管汇合通入一个阴道，开口于虫体腹面的阴门。阴门的位置依虫种而异，但均在肛门之前。

(5)神经系统：咽部神经环是线虫神经系统的中枢，为神经节的联合体。由咽部神经环向前发出 3 对神经干，以支配口周感觉器官；向后发出背、腹及两侧共 3~4 对神经干，分别支配虫体的运动和感觉。各神经干之间尚有神经连合。线虫的感觉器官主要包括分布在头部和尾部的乳突、头感器和尾感器，它们可对机械或化学刺激作出反应，并参与调节与感器相通的腺体细胞的分泌。有些虫种无尾感器。根据尾感器的有无，线虫可分为尾感器纲和无尾感器纲。

(6)排泄系统：排泄系统有管型和腺型两种。尾感器纲的虫种为管型，无尾感器纲的虫种为腺型。管型的基本结构是 1 对长排泄管，由一短横管相连，在横管中央腹面有一小管经排泄孔通向体外。有些虫种尚有 1 对排泄腺与横管相通，其分泌物与虫体的脱鞘有关。腺型则只有 1 个具有大细胞核的排泄细胞，其位于肠管前端，开口在咽部神经环附近的腹面。

2. **虫卵** 一般为卵圆形，卵壳多为淡黄色、棕黄色或无色。自人体排到体外的虫卵，发育程度可因虫种而异，有的虫卵内细胞尚未分裂，如受精蛔虫卵；有的已分裂为数个细胞，如钩虫卵；有的则已发育为蝌蚪期胚，如蛲虫卵；有的虫种，虫卵内的胚胎在子宫内已发育成熟，自阴门排出时为幼虫阶段，如丝虫。卵壳主要由 3 层组成：外层称为卵黄膜或受精膜，来源于受精卵母细胞的卵膜，主要由脂蛋白构成，光学显微镜下不易见；中层称为壳质层(chitinous layer)，较厚，是卵壳的主要组成部分，含壳质及蛋白质，能抵抗外界的机械压力；内层称为脂层或蛔苷(ascaroside)层，较薄，具有调节渗透作用的功能，能防止卵内成分的渗出及卵外化学物质的渗入。有些虫种，如蛔虫，卵壳外还附加有一层由子宫壁分泌物形成的蛋白质膜，有防止虫卵干燥的作用。

【生活史】

线虫的基本发育过程分为虫卵、幼虫和成虫三个阶段。根据生活史中是否需要中间宿主，可将线虫分为两大类：

1. **直接发育型** 简称直接型。生活史简单，发育过程中不需要中间宿主，一般需要在外界环境中发育至感染期后才能感染人体。有些线虫是感染期幼虫主动侵入人体，如钩虫；有些线虫是感染期虫卵经口食入而进入人体，如蛔虫。寄生肠道的线虫多属直接发育型，如钩虫、蛔虫、鞭虫、蛲虫等。具有此生活史类型的线虫，亦称为土源性线虫(soil-transmitted nematodes)。

2. **间接发育型** 简称间接型。生活史复杂，发育过程中需要中间宿主，幼虫需要在中间宿主体内发育至感染期幼虫后，再经中间宿主叮咬人皮肤或经口食入而感染人。寄生组织内的线虫多属间接型，如丝虫、旋毛虫。具有此生活史类型的线虫，亦称为生物源性线虫(bio-source nematode)。

外界环境多种因素对线虫的发育有影响，尤以温度、湿度和氧为重要。土源性线虫卵和幼虫在外界发育时，过高或过低温度都会抑制其生长发育，甚至导致死亡；较低或过大土壤湿度均不利于虫体的生存。外界环境因素也可通过影响中间宿主的生长、发育和繁殖而间接影响生物源性线虫的生长发育，如高温或低温以及干燥都可影响丝虫幼虫在媒介蚊体内的发育。

【生理】

1. 虫卵的孵化与幼虫蜕皮 在适宜的温度、湿度和氧气条件下，有些虫种的卵能在外界环境中发育孵化出幼虫。孵化时，由于卵内幼虫的活动及其分泌酶（酯酶、壳质酶、蛋白酶）的作用，破坏卵壳各层，导致卵壳破裂，幼虫孵出，并进一步发育至感染期，如钩虫。有些虫种的卵在外界只能发育至感染期卵（内含感染期幼虫），当其进入人体内后，在肠道环境条件刺激下，才能孵化出幼虫，如蛔虫。幼虫发育需经 4 次蜕皮，通常在第二次蜕皮后，发育为感染期幼虫，经第四次蜕皮后发育为成虫。蜕皮时，皮下层组织先行增厚，旧角皮与其分离，同时由皮下层分泌物逐渐形成新角皮。旧角皮在幼虫分泌的蜕皮液（主要含亮氨酸氨肽酶）作用下，自内向外逐渐溶解，最终导致破裂而脱掉。感染期幼虫为寄生性线虫生活史中由自生生活向寄生生活转化的一个重要过渡阶段，此期幼虫不太活动，也不摄食，只能利用体内贮存的物质，以脂类代谢为主，维持最低的能量消耗。

2. 成虫的营养与代谢 成虫在其所生活的环境中获取食物。寄生在肠腔中的线虫，多以肠内容物为食，如蛔虫；有些虫种可咬破肠黏膜，以血液或黏膜组织为食，如钩虫、鞭虫。寄生在组织、器官内的线虫，以体液或组织液为食，如丝虫。线虫的成虫期主要是通过糖类代谢获取能量。多种线虫体内具有较完善的三羧酸循环所需的酶。有的线虫通过体壁渗透从寄生环境中获得氧，有的线虫可从宿主血液中获得氧。在氧充足时，能通过三羧酸循环获取足够的能量。某些线虫（如蛔虫），由于长期适应肠腔的低氧环境，多通过糖酵解及延胡索酸还原酶系统的代谢途径，从无氧代谢中获得较多的能量。许多线虫体内具有与氧有很强亲和力的血红蛋白，可用于贮氧，以供缺氧时使用。脂代谢与线虫寄生环境中的氧含量有关。氧充足时，脂肪酸可氧化释放出能量；在缺氧环境中，脂代谢变缓或停止，游离的脂肪酸可形成甘油三酯。氨基酸及蛋白质代谢在线虫生长、繁殖、产卵等过程中广泛存在，其代谢产物主要是氨，它能改变细胞的 pH，影响通透性。游离氨的排出主要是通过体表扩散，而离子状态铵则是通过肠道排出。

【致病】

寄生线虫对人体的危害程度与虫种、寄生数量、发育阶段、寄生部位、危害方式，以及宿主的营养和免疫状态等因素有关。通常组织内寄生线虫对人体的危害较肠道线虫严重。

1. 幼虫致病 幼虫侵入宿主及在宿主体内移行过程中可导致相应的组织器官损伤。如钩虫的感染期幼虫侵入皮肤时，可以引起皮炎；蛔虫或钩虫的幼虫移行经过肺部时，可导致肺部炎症；旋毛虫幼虫寄生于横纹肌内时，可引起局部炎症反应和全身症状。一些动物寄生线虫的幼虫进入人体后，由于人体不是其适宜宿主，这些幼虫可引起幼虫移行症。

2. 成虫致病 多与寄生部位有关，可因虫体摄取营养、机械损伤、化学刺激和免疫病理反应等导致出现营养不良、组织损伤、出血、炎症等病变。

【分类】

人体寄生线虫隶属于线形动物门的尾感器纲（Class Phasmidea）或无尾感器纲（Class Aphasmidea），其分类及与疾病的关系见表 13-1。

表 13-1　人体线虫的分类及与疾病的关系

纲	目	科	属	种	感染期	感染途径	寄生部位
尾感器纲 Phasmidea							
	小杆目 Rhabditida	类圆科 Strongyloididae	类圆线虫属 *Strongyloides*	粪类圆线虫 *S.stercoralis*	丝状蚴	皮肤钻入	小肠
		小杆科 Rhabditidae	小杆线虫属 *Rhabditella*	艾氏小杆线虫 *R.axei*	感染期幼虫	经口、泌尿道	消化、泌尿系统
	圆线目 Stongylida	钩口科 Ancylostomatidae	钩口线虫属 *Ancylostoma*	十二指肠钩虫 *A.duodenale*	丝状蚴	皮肤钻入	小肠
				犬钩口线虫 *A.caninum*	丝状蚴	皮肤钻入	皮下组织
				锡兰钩口线虫 *A.ceylanicum*	丝状蚴	皮肤钻入	皮下组织
				巴西钩口线虫 *A.braziliense*	丝状蚴	皮肤钻入	皮下组织
			板口线虫属 *Necator*	美洲板口线虫 *N.americanus*	丝状蚴	皮肤钻入	小肠
		毛圆科 Trichostrongylidae	毛圆线虫属 *Trichostrongylus*	东方毛圆线虫 *T.orientalis*	丝状蚴	经口	小肠
		管圆科 Angiostrongylidae	管圆线虫属 *Angiostrongylus*	广州管圆线虫 *A.cantonensis*	感染期幼虫	经口	神经系统
	蛔线虫目 Ascaridida	蛔线虫科 Ascaridae	蛔线虫属 *Ascaris*	似蚓蛔线虫 *A.lumbricoides*	感染期卵	经口	小肠
				猪蛔虫 *A.suum*	感染期卵	经口	组织
		弓首科 Toxocaridae	弓首线虫属 *Toxocara*	犬弓首线虫 *T.canis*	感染期卵	经口	组织
				猫弓首线虫 *T.cati*	感染期卵	经口	组织
	尖尾目 Oxyurida	尖尾科 Oxyuridae	住肠线虫属 *Enterobius*	蠕形住肠线虫 *E.vermicularis*	感染期卵	经口	盲肠、结肠
	旋尾目 Spirurida	颚口科 Gnathostomatidae	颚口线虫属 *Gnathostoma*	棘颚口线虫 *G.spinigerum*	感染期幼虫	生食淡水鱼	胃壁
		筒线科 Gongylonematodae	筒线虫属 *Gongylonema*	美丽筒线虫 *G.pulchrum*	感染期幼虫(囊状体)	误食昆虫	口腔、食管
		吸吮科 Thelaziidae	吸吮线虫属 *Thelazia*	结膜吸吮线虫 *T.callipaeda*	感染期幼虫	果蝇舔舐眼分泌物	眼结膜囊

续表

纲	目	科	属	种	感染期	感染途径	寄生部位
	驼形目 Camallanorida	龙线科 Dracunculidae	龙线虫属 *Dracunculus*	麦地那龙线虫 *D.medinensis*	感染期幼虫	误食剑水蚤	皮下组织
	丝虫目 Filariidea	盘尾科 Onchocercidae	吴策线虫属 *Wuchereria*	班氏吴策线虫 *W.bancrofti*	丝状蚴	蚊媒叮咬	淋巴系统
			布鲁线虫属 *Brugia*	马来布鲁线虫 *B.malayi*	丝状蚴	蚊媒叮咬	淋巴系统
				帝汶丝虫 *B.timori*	丝状蚴	蚊媒叮咬	淋巴系统
			罗阿线虫属 *Loa*	罗阿丝虫 *L.loa*	丝状蚴	斑虻叮咬	皮下组织
			盘尾线虫属 *Onchocerca*	旋盘尾线虫 *O.volvulus*	丝状蚴	蚋叮咬	皮下组织
无尾感器纲 Aphasmidea	鞭虫目 Trichurida	毛形科 Trichinellidae	毛形线虫属 *Trichinella*	旋毛形线虫 *T.spiralis*	囊包幼虫	生食肉类	肌肉组织
		鞭虫科 Trichuridae	鞭虫属 *Trichuris*	毛首鞭形线虫 *T.trichiura*	感染期卵	经口	盲肠、结肠
		毛细科 Capillariidae	毛细线虫属 *Capillaria*	肝毛细线虫 *C.hepatica*	感染期卵	经口	肝组织
	膨结目 Dioctophymida	膨结科 Dioctophymidae	膨结线虫属 *Dioctophyma*	肾膨结线虫 *D.renale*	感染期幼虫	生食蛙、鱼	泌尿系统

（彭礼飞）

第二节 似蚓蛔线虫

似蚓蛔线虫（*Ascaris lumbricoides* Linnaeus，1758）简称蛔虫，是人体内最常见的寄生虫之一。成虫寄生于小肠，引起蛔虫病(ascariasis)。此外，一些动物寄生蛔虫，如犬弓首线虫(*Toxocara canis*，简称犬蛔虫)、猫弓首线虫（*T.cati*)、猪蛔虫（*A.suum*）等偶可寄生于人体，但人不是其正常宿主，其幼虫能在人体内移行，引起幼虫移行症。

【形态结构】

1. **成虫** 圆柱形，头、尾两端略细，尾部钝圆锥形。雌虫长约 20~35cm，长者可达 50cm，最宽处直径约为 3~6mm；雄虫长约 15~31cm，最宽处直径约为 2~4mm，雄虫尾端向腹面卷曲。活虫呈粉红色或微黄色，死后则呈灰白色，体表可见有细横纹和两条明显的侧索。口孔位于虫体顶端，其周围有 3 个唇瓣，呈“品”字形排列。唇瓣内缘有细齿，外缘有乳突。雌虫消化道末端开口于肛门，雄虫则通入泄殖腔。雌性生殖系统为双管型，盘绕在虫体后 2/3 部分的原体腔内，阴门位于虫体前、中 1/3 交界处的腹面。雄性生殖系统为单管型，盘绕在虫体后半部的原体腔内。具有 1 对象牙状交合刺，在泄殖腔前、后有多对乳突。

2. **虫卵** 有受精卵（fertilized egg）和未受精卵（unfertilized egg）之分（图 13-4、见文末彩

图 2)。受精卵呈宽卵圆形，大小约为(45~75) μm×(35~50) μm；卵壳壳质层较厚，受精膜和蛔苷层极薄，在光学显微镜下难以分清；卵内有一个大而圆的细胞，与卵壳间形成新月形空隙；卵壳外有一层由虫体子宫分泌形成的蛋白质膜。蛋白质膜表面凹凸不平，在肠道内被胆汁染成棕黄色。未受精卵多呈长椭圆形，大小约为(88~94) μm×(39~44) μm；壳质层与蛋白质膜均较受精卵薄，无蛔苷层；卵壳内含许多大小不等的折光性颗粒。卵壳外的蛋白质膜脱落后，形成的脱蛋白质膜卵，壳呈无色透明。

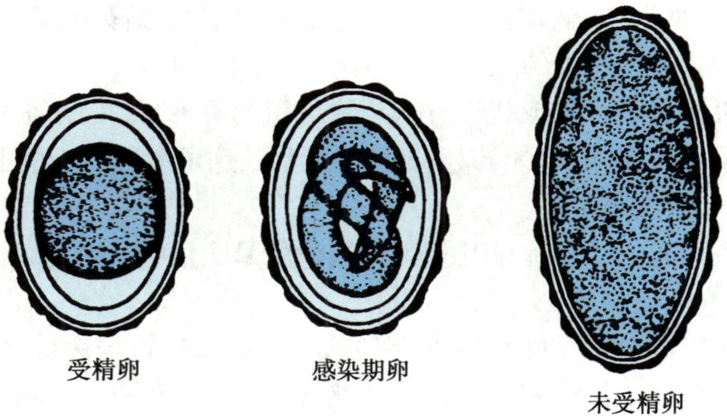

图 13-4　蛔虫卵模式图

【生活史】

蛔虫的发育过程包括虫卵在外界土壤中的发育和虫体在人体内发育的两个阶段。完成生活史不需要中间宿主，属直接发育型。

成虫寄生于人体小肠中，以宿主半消化食物为营养。雌、雄虫交配后产出虫卵，虫卵随粪便排到外界，平均每条雌虫每天可产卵达 24 万个。受精蛔虫卵随粪便散布于土壤中，在潮湿、荫蔽、氧充足和适宜温度(21~30 ℃)的条件下，约经 2 周，虫卵内的细胞发育为Ⅰ期幼虫。再经过 1 周，幼虫进行第一次蜕皮后变为Ⅱ期幼虫。卵内含有Ⅱ期幼虫的蛔虫卵，称为感染期卵。人体经口误食感染期卵后，卵内幼虫在小肠内孵出，然后侵入小肠黏膜和黏膜下层，钻入肠壁小静脉或淋巴管，经门静脉系统到肝，再经右心到肺，幼虫穿过肺毛细血管进入肺泡。在肺部，幼虫经过第二次和第三次蜕皮(约在感染后 10 天内)，发育为Ⅳ期幼虫。Ⅳ期幼虫沿支气管、气管移行到咽，被吞咽入食管，经胃到小肠。在小肠内，幼虫进行第四次蜕皮后，经数周逐渐发育为成虫(图 13-5)。从人体感染到雌虫产卵约需 60~75 天。成虫在人体内寿命一般为 1 年左右。

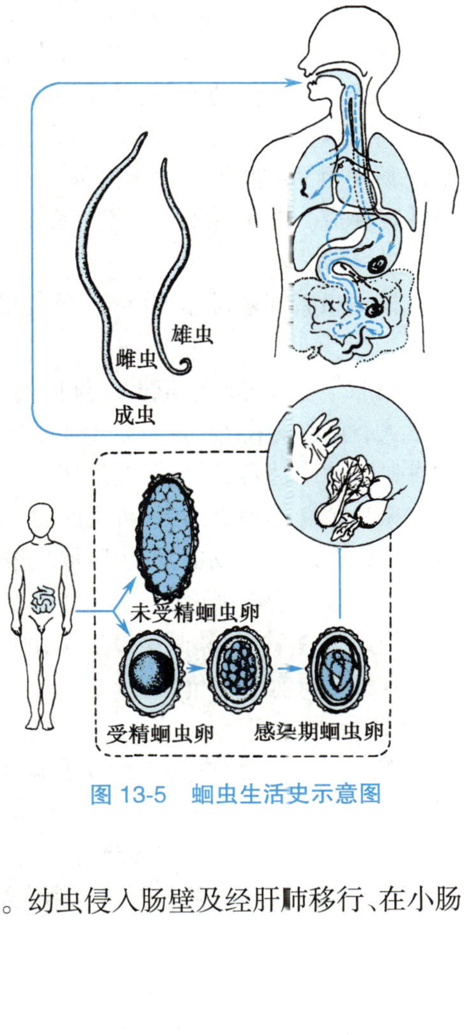

图 13-5　蛔虫生活史示意图

【致病】

蛔虫的幼虫和成虫均可致病，成虫是主要致病阶段。主要表现为机械性损伤、超敏反应、营养不良及宿主肠功能障碍等。是否有临床症状与患者感染虫数多少及患者体质有关，多数患者无明显症状。

1. **幼虫致病**　主要引起蛔虫性哮喘和蛔虫性肺炎。幼虫侵入肠壁及经肝肺移行、在小肠内寄生等，均可引起组织损伤，其中以肺部病变更为明显，重度感染时，可出现肺出血、肺水肿、支气管扩张及黏液分泌增加等。患者可出现发热、咳嗽、胸闷、哮喘、血痰以及血中嗜酸性粒细胞比例增高等临床症状。肺部 X 线检查，可见点状、絮状或片状阴影，一般在 1~2 周内消散。肺蛔虫病病程一般不超过 4 周，多数患者在发病后 4~14 天自愈。当重度感染时，幼虫也可侵入甲状腺、脾、脑、肾等器官，引起异位损害。若通过胎盘，也可到胎儿体内寄生。

2. **成虫致病**　蛔虫对人体的致病作用主要由成虫引起，其致病作用如下：

(1) 掠夺营养与损伤肠黏膜：虫体以宿主肠腔内半消化物为食，不但掠夺营养，还损伤肠黏膜，导致食物的消化和吸收障碍，引起营养不良。患者常有食欲减退、恶心、呕吐、腹胀以及间歇性脐周疼痛等表现。重度感染的儿童，甚至可引起发育障碍。

(2) 超敏反应：虫体代谢产物或死后分解产物可引起荨麻疹、皮肤瘙痒、结膜炎、血管神经性水肿等症状。还可出现失眠、磨牙、惊厥等神经症状。这可能是由于蛔虫变应原被人体吸收后，引起 IgE 介导的超敏反应所致。

(3) 并发症：蛔虫引起的并发症是其对人体致病的最大危害。常见并发症有胆道蛔虫症、蛔虫性肠梗阻、蛔虫性阑尾炎等。

蛔虫有钻孔习性，当寄生环境发生改变时，如人体发热、胃肠病变、食入过多辛辣食物，以及不适当的驱虫治疗时，常可刺激虫体活动增强，容易钻入开口于肠壁上的各种管道，如胆道、胰管、阑尾等，引起胆道蛔虫症、蛔虫性胰腺炎、蛔虫性阑尾炎等；也有虫体可上窜阻塞气管、支气管，导致窒息。虫体还可引起尿道和生殖器官蛔虫病及器官组织的蛔虫卵肉芽肿。

胆道蛔虫病是临床上最为常见的并发症，虫体侵入部位多在胆总管。主要症状是突发性右上腹绞痛，并向右肩、背部及下腹部放射。疼痛呈间歇性加剧，伴有恶心、呕吐等。如诊治不及时，由于虫体带入胆管的细菌造成严重感染，导致化脓性胆管炎、胆囊炎，甚至发生胆管坏死、穿孔等。肠梗阻也是常见的并发症之一，梗阻原因是由于大量虫体扭结成团，堵塞肠管，寄生部位肠段发生蠕动障碍。梗阻部位多发生在回肠。临床表现为脐周或右下腹突发间歇性疼痛，并有呕吐、腹胀等，在患者腹部可触及条索状移动团块。蛔虫性肠梗阻可进一步发展为绞窄性肠梗阻、肠扭转、肠套叠和肠坏死。个别患者甚至可出现蛔虫性肠穿孔，引起局限性或弥漫性腹膜炎。严重的蛔虫并发症多见于重度感染的儿童。

【诊断】

根据患者间歇性脐周疼痛、反复发作的临床表现，或并发症症状，结合实验室检查可明确诊断。

病原学检查是确诊依据。查见粪便中虫卵或成虫，或痰液中幼虫，即可确诊。由于蛔虫产卵量大，通常采用直接涂片法查卵，查一张涂片的检出率为 80% 左右，查 3 张涂片可达 95%。对直接涂片阴性者，采用沉淀集卵法或饱和盐水浮聚法检出效果更好。对粪便中查不到虫卵，而临床表现疑似蛔虫病者，可用驱虫治疗性诊断，根据排出虫体的形态进行鉴别确诊。也有在胃肠镜检查时发现成虫，可予以取出进行鉴别。疑似肺蛔虫症或蛔虫幼虫引起的肺炎患者，可检查痰中蛔蚴予以确诊。

超声检查对胃肠、阑尾及胆道蛔虫症具有诊断价值。X 线检查对于肺蛔虫症或并发肠梗阻患者诊断具有一定价值。

【流行】

蛔虫分布广泛，主要流行在温暖、潮湿和卫生条件较差的地区，全球有感染者约 8 亿。人群蛔虫感染率，农村高于城市，儿童高于成人。非洲某些国家感染率可高达 95%，南美 45%。我国蛔虫感染曾经也非常普遍，在第一次全国寄生虫调查时（1988—1992 年），蛔虫平均感染率为 47.0%。经过对重点人群和目标人群采取大规模驱虫治疗后，在第二次全国寄生虫调查时

(2001—2004年),平均感染率已大幅下降到12.57%。目前基本处于蛔虫低度流行和散发状态。据2015年全国人体重点寄生虫调查结果,我国人群蛔虫感染率为1.36%。目前流行最多的省份为四川、贵州和重庆,感染率依次为6.83%、6.15%和2.48%。感染率以青少年和儿童为高。

造成蛔虫感染普遍的主要原因有:①蛔虫生活史简单,不需要中间宿主,直接在外界环境中发育成感染期虫卵;②雌虫产卵量大;③用未经无害化处理的人粪施肥及儿童随地大便,使虫卵容易污染土壤和蔬果;④人群的不良卫生行为,如食用不洁净蔬果、餐前不洗手等易导致感染蛔虫;⑤虫卵对外界环境抵抗力强。在荫蔽的土壤中或蔬菜上,蛔虫卵一般可活数月至1年。由于卵壳蛔苷层的保护作用,食用醋、酱油或腌菜、泡菜的盐水均不能杀死虫卵;虫卵对一些化学品具有抵抗力,如10%的硫酸、盐酸、硝酸或磷酸溶液均不能影响虫卵内幼虫的发育;而对于能溶解或透过蛔苷层的有机溶剂或气体,如氯仿、乙醚、乙醇和苯等有机溶剂,以及氰化氢、氨、溴甲烷和一氧化碳等气体则很敏感,卵细胞或幼虫均可被杀死。鸡、犬、蝇类的机械性携带,也对蛔虫卵的散播起一定作用。

另外,蛔虫的普遍感染与广泛流行,还与经济条件、生产方式、生活水平以及文化水平和卫生习惯等社会因素有密切关系。因此,发展经济、提高文化水平和养成良好的卫生习惯,就会使人群蛔虫的感染率大为降低。

【防治】

对蛔虫病的防治,应采取综合性措施,包括查治患者和带虫者、管理粪便和预防感染。

对患者和带虫者进行驱虫治疗,是控制传染源的重要措施。目前常用的驱虫药物有阿苯达唑、甲苯咪唑、三苯双脒和伊维菌素。群体驱虫时间宜在感染高峰之后的秋、冬季节。对于感染率高的人群,由于重复感染机会多,可每隔半年或1年驱虫一次。对有并发症患者应及时送医院诊治,不要自行用药,以免贻误病情。对于胆道蛔虫病、蛔虫性肠梗阻患者一般通过保守治疗获得缓解,经保守治疗无效者可考虑手术治疗;对于肠扭转、肠套叠或肠穿孔患者,必须及时手术治疗。

管理粪便的有效方法是结合使用沼气开发利用建立无害化粪池,通过厌氧发酵和粪水中游离氨的作用,可杀死虫卵,阻断活卵污染环境。加强健康宣传教育,普及卫生知识,注意饮食卫生和个人卫生,做到饭前洗手,不生食未洗净的蔬菜及瓜果,不饮生水,防止食入蛔虫卵,减少感染机会。消灭苍蝇和蟑螂,以防止其携带蛔虫卵污染食物和水源,减少人感染的机会。

(彭礼飞)

第三节　毛首鞭形线虫

毛首鞭形线虫(*Trichuris trichiura* Linnaeus,1771)简称鞭虫,是人体常见的寄生线虫之一。成虫主要寄生于人体盲肠,可引起鞭虫病(trichuriasis)。

【形态结构】

1. **成虫**　外形似马鞭,前端细长,约占虫体长的3/5,后端明显粗大。咽管细长,咽管外由呈串球状排列的杆细胞组成的杆状体包绕。雌虫长35~50mm,尾端钝圆。雄虫长30~45mm,尾端向腹面呈环状卷曲,有交合刺1根。雌雄成虫的生殖系统均为单管型(图13-6)。

2. **虫卵**　呈纺锤形,大小约为(50~54)μm×(22~23)μm,黄褐色,卵壳较厚,两端各具一个透明的塞状突起。虫卵随粪便排出时,卵内有1个尚未分裂的细胞(图13-6、见文末彩图2)。

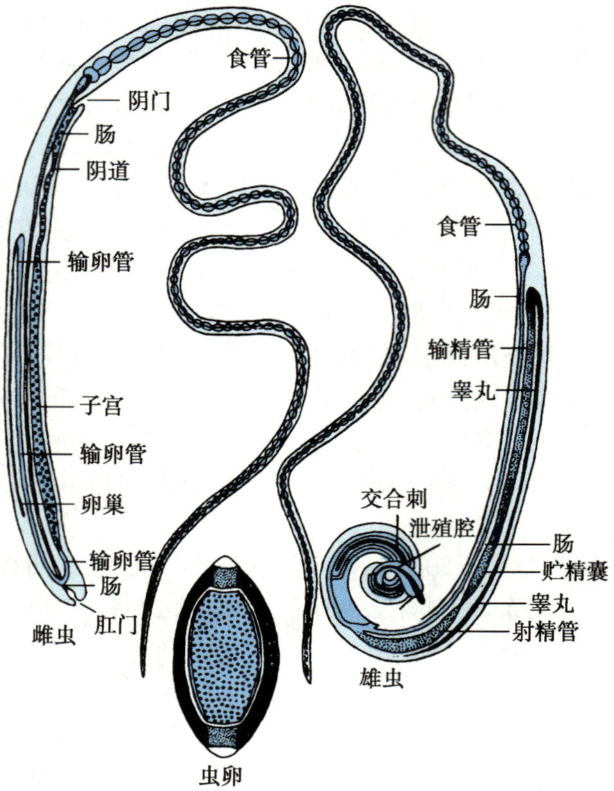

图 13-6　鞭虫成虫与虫卵模式图

【生活史】

生活史简单，不需要中间宿主，人是唯一的宿主。成虫主要寄生于人体盲肠，严重感染时，亦可在结肠、直肠及回肠下段寄生。雌虫每天产卵约 5 000~20 000 个，虫卵随粪便排出，在温度、湿度适宜的土壤中，经 3~5 周发育为感染期卵。感染期卵随食物、饮水和蔬果等经口食入感染人。在人小肠中，卵内幼虫自卵壳的一端逸出，并钻入小肠黏膜，摄取营养。经 10 天左右，幼虫重新回到肠腔，再移行至盲肠，以其纤细的前端钻入肠壁黏膜至黏膜下层组织，后端则裸露在肠腔内，发育为成虫。自感染到成虫产卵，约需 60 天。成虫寿命为 3~5 年。

【致病】

由于虫体的机械性损伤和分泌物的刺激作用，可致肠壁黏膜组织出现充血、水肿或出血等慢性炎症反应。少数患者可有细胞增生，肠壁组织明显增厚，以及在炎症基础上形成肉芽肿等病变。鞭虫以组织液和血液为食，重度感染者可致慢性失血。一般轻度感染多无明显症状，严重感染者可出现头晕、腹痛、慢性腹泻、消瘦及贫血等。儿童重度感染，可导致直肠脱垂，多见于营养不良或并发肠道致病菌感染的病例。少数患者可出现发热、荨麻疹、嗜酸性粒细胞增多、四肢水肿等全身反应，以及诱发或加重其他疾病，如阿米巴痢疾、阑尾炎等。

【诊断】

确诊通常以检获虫卵为依据，可采用粪便直接涂片法、改良加藤法及饱和盐水浮聚法等。因鞭虫卵较小，容易漏检，需反复检查，以提高检出率。纤维结肠镜检查时发现成虫也可确诊。

【流行】

鞭虫广泛分布于热带及温带地区，尤以温暖、潮湿的环境多见，全球感染人数约 4.6 亿。鞭虫常与蛔虫感染并存，但感染率一般低于蛔虫。在温暖、潮湿、荫蔽和氧充足的土壤中，虫卵能保持感染能力达数月至数年，但对低温、干燥的抵抗力不及蛔虫卵强，因此，在我国北方干寒地区的鞭虫感染率明显低于南方人群。据2015年的全国重点寄生虫调查显示，我国鞭虫感染率为1.02%，感染率较前两次全国寄生虫调查呈快速下降趋势。儿童的感染率比成人高，这可能与儿童卫生习惯较差，以及接触感染期虫卵的机会多有关。

【防治】

防治原则基本上与蛔虫相同。应加强个人卫生和饮食卫生，管理好粪便。对患者和带虫者可进行驱虫治疗，驱虫药物常采用奥克太尔、复方噻嘧啶、甲苯咪唑、阿苯达唑、伊维菌素。

（彭礼飞）

第四节　蠕形住肠线虫

蠕形住肠线虫（*Enterobius vermicularis* Linnaeus，1758）简称蛲虫，呈世界性分布，儿童感染较为普遍。成虫主要寄生于人体盲肠、结肠及回肠下段，引起蛲虫病（enterobiasis）。

临床思维拓展

病例：患者，女，5岁，居住于某市区。患儿在家中和幼儿园表现烦躁不安，注意力很难集中，睡觉时常用手抓挠肛门，有明显的瘙痒症状，难以入睡。小孩的出生和发育正常，以往仅有感冒史。家长某日在患儿睡后抓挠肛门时检查肛门，在肛门处发现有白棉线头状活动虫体，并抓获虫体两条，于次日送到某医科大学寄生虫学教研室检查，确诊为蛲虫感染。嘱其家长自购阿苯达唑给患儿服用，搞好家庭环境卫生，教育儿童注意个人卫生，并建议家长通知幼儿园对该园就读儿童开展蛲虫感染普查普治，做好公共卫生。患儿服药后肛门瘙痒症状消失，于第3天晨起时用透明胶纸采样复查，结果为蛲虫卵阴性。

问题与解析：

1. 简述蛲虫的诊断方法。
2. 简述蛲虫感染的分布特点，并试述其形成原因。

（解析见数字资源）

【形态结构】

成虫（图13-7）细小，乳白色。虫体头端角皮膨大，形成头翼。口囊不明显，咽管末端膨大呈球形，称咽管球。雌虫大小约为（8~13）mm×（0.3~0.5）mm，中部膨大，尾端直而尖细，生殖系统为双管型。雄虫细小，大小约为（2~5）mm×（0.1~0.2）mm，体后端向腹面卷曲，生殖系统为单管型，雄虫在交配后即死亡，一般不易见到。虫卵大小约为（50~60）μm×（20~30）μm；无色透明，卵壳较厚，有两层壳质，蛋白质膜光滑；卵一侧较平，一侧稍凸，两端不等宽；虫卵产出时，卵内细胞多已发育至蝌蚪期胚（图13-7）。

【生活史】

蛲虫生活史简单，不需要中间宿主，人是唯一的宿主。成虫寄生于人体的盲肠、阑尾、结肠、直肠及回肠下段，重度感染时，也可在小肠上段甚至胃及食管等部位寄生。虫体借助头翼、唇瓣的作用，附着在肠黏膜上，或在肠腔内呈游离状态。成虫以肠内容物、组织或血液为食。雌、雄虫交配后，雄虫多很快死亡。雌虫子宫内充满虫卵，在肠腔内低氧压环境中，一般不产卵。当感染者睡眠后，肛门括约肌松弛，部分雌虫移行到肛门外，因受温度和湿度的改变及氧的刺激，开始大量产卵，平均每条雌虫可产卵4 600~16 000个。虫卵黏附在肛周皮肤上。排卵后的雌虫多干枯死亡，但少数雌虫可由肛门蠕动移行返回肠腔。虫卵在肛门附近，因温度（34~36℃）、相对湿度（90%~100%）适宜，氧充足，卵内胚胎发育很快，约经6小时，幼虫成熟并蜕皮1次，发育为感染期卵。雌虫的产卵活动引起肛周皮肤发痒，当患儿用手搔抓时，虫卵污染手指，再经口食入形成自身感染。感染期卵也可散落在衣裤、被褥或玩具、食物上，经吞食或随空气吸入等方式使人感染。虫卵在十二指肠内孵出幼虫，幼虫沿小肠下行途中蜕皮2次，到结肠内再蜕皮1次后发育为成虫。从感染期卵进入人体到雌虫发育成熟产卵约需2~6周，因此，雌虫寿命一般不超过6周，多为2~4周，但存活长者可达100天左右。若虫卵在肛周皮肤上孵化出幼虫，然后幼虫经肛门进入肠内，并可发育为成虫，有人称此种方式为逆行感染。但蛲虫卵能否在肛周孵化，尚待证实。

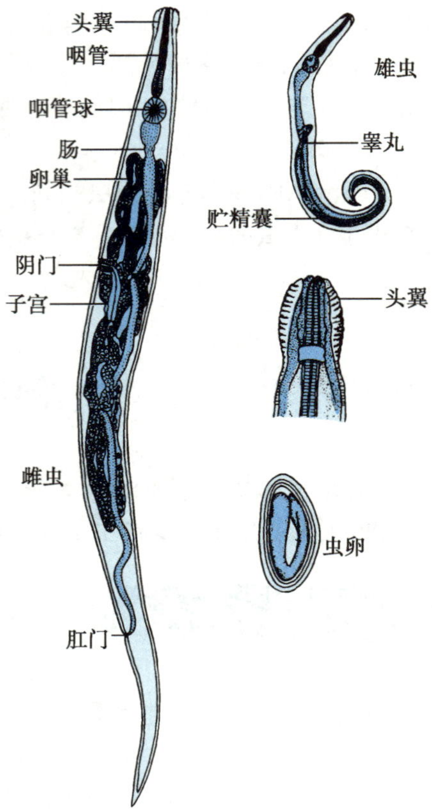

图 13-7　蛲虫成虫与虫卵模式图

【致病】

虫体寄生于肠道，以头端附着于局部肠黏膜，引起黏膜的轻度损伤，可致消化功能紊乱或慢性炎症，但消化道症状一般不明显。雌虫的产卵活动所引起的肛门及会阴部皮肤瘙痒及继发性炎症，是蛲虫病的主要症状。患者常有烦躁不安、失眠、食欲减退、夜惊等表现，长期反复感染，会影响儿童的健康成长。

蛲虫若进入阴道、子宫、输卵管、尿道或腹腔、盆腔等部位，可导致异位寄生。较为常见的是雌虫侵入阴道后引起的阴道炎、子宫内膜炎和输卵管炎等。如在腹腔、腹膜、盆腔、肠壁组织、输卵管等部位寄生，也可引起以虫体或虫卵为中心的肉芽肿病变。蛲虫寄生在回盲部，容易钻入阑尾引起蛲虫性阑尾炎。成虫也可侵入膀胱、输尿管引起尿路感染，出现尿频、尿急、尿痛等尿道刺激症状。此外，在肝、肺、前列腺等处，也曾有异位性损害的报道。

【诊断】

儿童出现肛周瘙痒、失眠和不安症状，应考虑蛲虫感染，检获虫卵或成虫即可确诊。

因蛲虫一般不在肠道内产卵，所以粪便检查很难查到虫卵。根据雌虫在宿主睡眠后到肛周产卵的特性，常采用透明胶纸法或棉签拭子法于清晨解便前或洗澡前采集肛周虫卵检查，或者在睡后1~3h收集肛周雌虫检查。透明胶纸法操作简便，检出率高，若首次检查阴性，可连续检查2~3天，3次检查检出率可达90%以上。肛周成虫呈白色棉线头样。

【流行】

蛲虫病呈世界性分布，其感染率与社会经济发展水平无密切联系，在发达国家亦常见。感染率一般城市高于农村，儿童高于成人，集居生活儿童高于散居儿童。在幼儿园、托儿所等集体机构生活的儿童因相互接触密切，蛲虫在儿童间相互传播机会多，并可通过患儿传播给其家庭成员，因此蛲虫感染表现出明显的集体机构聚集性及家庭聚集性。感染者是唯一的传染源。通过肛门—手—口途径直接感染是造成儿童自身感染以及反复感染的主要原因，因为蛲虫生活史极简单，虫卵不离开宿主肛周就可快速发育为感染期，因此在同一宿主就可以完成传播和感染过程。蛲虫卵的抵抗力较强，在室内一般可存活3周左右。雌虫到肛周产卵的习性，使虫卵容易散落到生活环境中的衣被、玩具、文具及地面上，加上不良的卫生习惯，儿童通过接触间接感染机会增多。随灰尘飞扬在空气中的虫卵引起的吸入感染也是集体机构及家庭中传播感染蛲虫的重要途径。

【防治】

蛲虫寿命短，但生活史简单，容易形成相互感染和自身反复感染，故需采取综合防治措施以防止感染。要加强宣传教育，讲究公共卫生、家庭卫生和个人卫生。教育儿童养成饭前便后洗手习惯，不吸吮手指，勤剪指甲，定期烫洗被褥和清洗玩具，玩具、桌椅等可用 0.5% 的碘液涂擦 5min，或 0.05% 的碘液浸泡 1h 杀卵。对家庭及集体机构中患者应同时进行治疗，以免相互感染。在蛲虫病流行地区，应有计划地对幼儿园、托儿所及小学等集体机构的儿童和少年进行普查普治，消除传染源。常用驱虫药物有阿苯达唑、甲苯咪唑和噻嘧啶等，均有较好疗效。

（彭礼飞）

第五节 十二指肠钩口线虫和美洲板口线虫

钩虫（hookworm）是钩口科线虫的统称，均具有头端向背侧仰曲、口囊发达的特征。在寄生人体消化道的线虫中，钩虫的危害性最严重。由于钩虫的寄生，可使人体长期慢性失血，从而导致患者出现贫血及与贫血相关的症状。钩虫呈世界性分布，尤其在热带及亚热带地区，人群感染较为普遍。估计目前全球钩虫感染人数约为 4.4 亿。

寄生人体的钩虫，主要有十二指肠钩口线虫（*Ancylostoma duodenale* Dubini，1843），简称十二指肠钩虫；美洲板口线虫（*Necator americanus* Stiles，1902），简称美洲钩虫。另外，锡兰钩口线虫（*A.ceylanicum* Loose，1911）、巴西钩口线虫（*A.braziliense* Gomez de Faria，1910）、马来钩口线虫（*A.malayanum* Alessandrini，1905）和犬钩口线虫（*A.caninum* Ercolani，1859）等动物寄生钩虫偶可在人体发育为成虫。巴西钩口线虫、羊仰口线虫（*Bunostomum phlebotomum* Railliet，1900）和狭头刺口钩虫（*Uncinaria stenocephala* Railliet，1884）的感染期幼虫侵入人体可引起皮肤幼虫移行症（cutaneous larva migrans，CLM）。因幼虫移行蜿蜒弯曲，引起皮疹呈匐行线状，故称匐形疹（creeping eruption），尤其以巴西钩口线虫常见。

临床思维拓展

病例：患者，女，49 岁，南方某市郊区种菜农民。因反复出现黑便 3 个月而就医。患者自述长期感觉头晕、食欲差、全身乏力，询问其饮食习惯，有喜食生米习惯。体检：重度贫血貌，下肢轻度凹陷性水肿；血常规检查：红细胞（RBC）2.13×10^{12}/L，红细胞压积（HCT）18.5%，红细胞平均体积（MCV）69fl，白细胞（WBC）8.6×10^{9}/L，血红蛋白（Hb）39g/L，血小板（PLT）308×10^{9}/L；粪常规检查：钩虫卵（+），潜血（+），粪便中有大量生米；尿常规检查（-）；生化检查：白蛋白 21g/L；肠镜检查：在回盲部有寄生虫寄生，对取出一条虫体进行鉴定，为十二指肠钩虫。

问题与解析：

1. 该患者有哪些临床症状可能与钩虫感染有关？
2. 简述确诊钩虫感染的方法。
3. 结合钩虫生活史特点，试述患者感染钩虫与其从事职业的相关性。

（解析见数字资源）

【形态结构】

1. **成虫** 体长约 1cm 左右，半透明，肉红色，死后呈灰白色。其中，十二指肠钩虫前端及尾端均向背面弯曲，外形呈“C”形；美洲钩虫前端向背面弯曲，尾端向腹面弯曲，较呈“S”形（表

13-2)。虫体前端较细,顶端有一发达的角质口囊。十二指肠钩虫的口囊呈扁卵圆形,其腹侧缘有钩齿 2 对,外齿一般较内齿略大,背侧中央有一半圆形深凹,两侧微突起。美洲钩虫口囊呈椭圆形,其腹侧缘有板齿 1 对,背侧缘则有 1 个呈圆锥状的尖齿(图 13-8,图 13-9)。咽管约为体长的 1/6,其后端略膨大,咽管壁肌肉发达。肠管壁薄,由单层上皮细胞构成,内壁有微细绒毛,利于氧及营养物质的吸收和扩散。

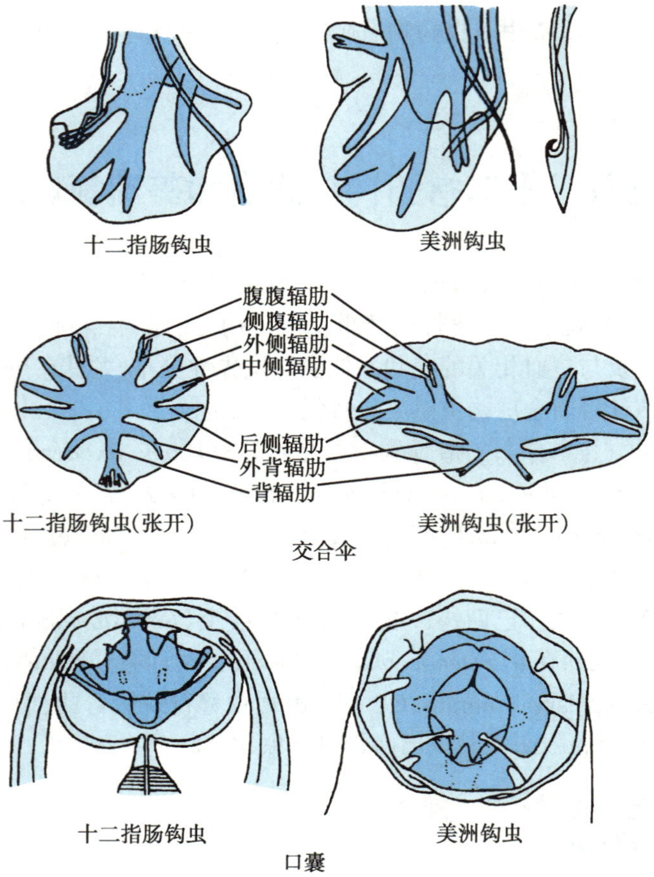

图 13-8　两种人体钩虫的口囊与交合伞模式图

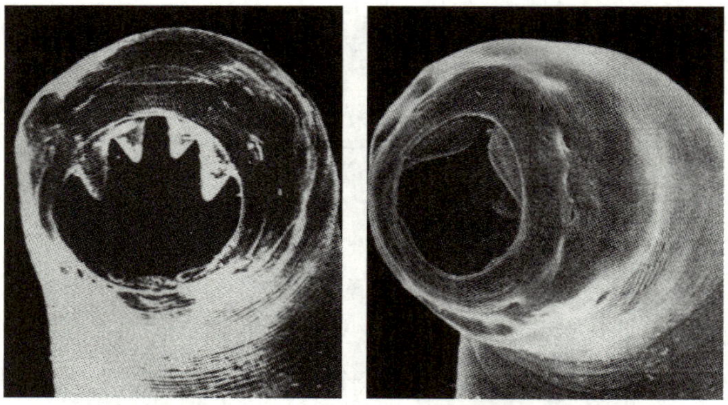

十二指肠钩虫口囊(示2对钩齿)　　美洲钩虫口囊(示1对板齿)

图 13-9　两种钩虫的口囊扫描电镜图

钩虫前端有三组单细胞腺体:①头腺 1 对,开口于口囊两侧,后端可达虫体中横线前后。头腺能分泌抗凝血物质和多种酶类,其中抗凝血物质主要为一些能抑制凝血因子活性的多肽或蛋白类物质;②咽腺 3 个,位于咽管壁内,其主要分泌物为乙酰胆碱酯酶、蛋白酶及胶原酶,也能分泌一些抗凝血物质。乙酰胆碱酯酶可破坏乙酰胆碱，而影响神经介质的传递作用，降低宿主肠壁的蠕动，有利于虫体的附着；③排泄腺 1 对，呈囊状，开口于排泄孔，后端可达虫体后 1/3 处，腺体与排泄横管相连，主要分泌物为蛋白酶。

钩虫雄虫末端膨大，由角皮向后延伸形成膜质交合伞，交合伞内有肌性指状辐肋支持，分为背辐肋、侧辐肋和腹辐肋；交合伞内还有两根从泄殖腔伸出的交合刺；生殖系统为单管型。雌虫末端呈圆锥型，生殖系统为双管型，阴门位于虫体腹面中部或其前、后，十二指肠钩虫具有尾刺。交合伞的形态、交合刺的形态及辐肋的分支与排列情况均可作为虫种鉴别依据。

两种人体主要寄生钩虫的形态鉴别要点见表 13-2。

表 13-2　两种钩虫成虫的主要鉴别要点

鉴别要点		十二指肠钩口线虫	美洲板口线虫
大小(mm)	♀	(10~13)×0.6	(9~11)×0.4
	♂	(8~11)×(0.4~0.5)	(7~9)× 0.3
体形		头端与尾端均向背侧弯曲，身体呈“C”形	头端向背侧弯曲，尾端向腹侧弯曲，身体呈“S”形
口囊		腹侧前缘有 2 对钩齿	腹侧前缘有 1 对半月形板齿
交合伞		撑开时略呈圆形	撑开时略呈扁圆形
背辐肋		远端分 2 支，每支又分 3 小支	基部分 2 支，每支又分 2 小支
交合刺		两刺长鬃状，末端分开	一刺末端呈钩状，常包套于另一刺的凹槽内
阴门		体中部略后处	体中部略前处
尾刺		有	无

2. **虫卵**　两种钩虫虫卵在光镜下不易区别。呈椭圆形，大小约(56~76)μm ×(36~40)μm。卵壳薄，无色透明。卵内通常含 2~8 个细胞，卵壳与卵内细胞间有明显的透明空隙。若患者便秘或粪便放置时间长，卵内细胞可发育到幼虫阶段(图 13-10、见文末彩图 2)。

3. **幼虫**　分为杆状蚴和丝状蚴。杆状蚴有两期，从卵内刚孵出的幼虫及经过 1 次蜕皮的幼虫分别称为第一期和第二期杆状蚴，大小分别约为(0.23~0.4) mm×0.017mm、0.4mm× 0.029mm。杆状蚴体壁透明，前端钝圆，后端尖细。口腔细长，有口孔，咽管前段较粗，中段细，后段则膨大呈球状。第二期杆状蚴蜕皮发育为丝状蚴。丝状蚴大小约为(0.5~0.7) mm× 0.025mm，体表覆盖鞘膜，口腔封闭，咽管细长，约为虫体长的 1/5，在与咽管连接处的腔壁背面和腹面各有 1 个角质矛状结构，称为口矛或咽管矛。口矛既有助于虫体的穿刺侵入皮肤作用，其形状也可用于丝状蚴虫种的鉴定。

【生活史】

十二指肠钩虫与美洲钩虫的生活史基本相同(图 13-10)。生活史简单，发育过程中不需要中间宿主。成虫寄生于人体小肠上段，借助口囊内的钩齿或板齿

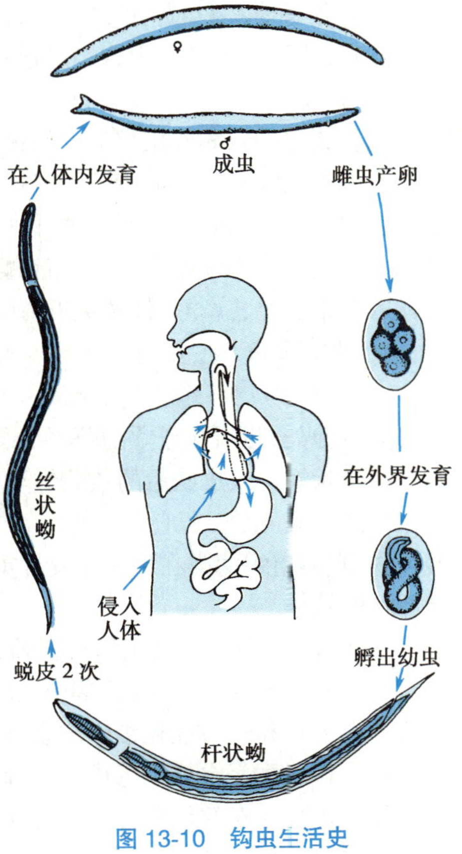

图 13-10　钩虫生活史

咬附于肠黏膜。虫卵随粪便排出体外后，在温暖(25~30℃)、潮湿(相对湿度为60%~80%)、荫蔽、含氧充足的疏松土壤中，卵内细胞不断分裂，24h内第一期杆状蚴破壳孵出。此期幼虫以细菌及有机物为食，生长很快，在48h内进行第一次蜕皮，发育为第二期杆状蚴。虫体继续生长，经5~6天后，虫体口腔封闭，停止摄食，咽管变长，进行第2次蜕皮后发育为丝状蚴，即感染期蚴。丝状蚴主要靠身体贮存的物质生活。绝大多数丝状蚴生活于1~6cm深的表层土壤内，并常呈聚集性活动。污染严重的一小块土壤，可有数千条丝状蚴聚集，使宿主与其接触受染机会大为增加。丝状蚴还可借助覆盖体表水膜的表面张力，沿植物茎或草枝向上爬行，最高可达20cm左右。

感染期蚴具有向温性的特点。当其与人体皮肤接触时，受到体温的刺激后，虫体活动力显著增强，经毛囊、汗腺口或皮肤破损处主动钻入人体。钩蚴钻入皮肤后，在皮下组织移行，24h后进入小静脉或淋巴管，随血流经右心至肺，穿出毛细血管进入肺泡。此后，幼虫沿肺泡并借助小支气管、支气管上皮细胞纤毛摆动向上移行至咽，随吞咽活动经食管、胃到达小肠。幼虫在小肠内迅速发育，并在感染后的3~4天内进行第三次蜕皮，形成口囊，吸附肠壁，摄取营养，再经10天左右，进行第四次蜕皮后逐渐发育为成虫。自感染期蚴钻入皮肤至成虫交配产卵，一般约需时5~7周。成虫以血液、组织液、肠黏膜为食。雌虫产卵数因虫种、虫数、虫龄而不同，每条十二指肠钩虫日平均产卵约为10 000~30 000个，美洲钩虫约为5 000 ~10 000个。十二指钩虫在人体内一般可存活1年左右，时间长者可达7年；美洲钩虫一般存活3~5年，长者可达15年。

钩虫除可经皮肤和口腔、食管黏膜感染外，钩蚴也可经胎盘或母乳感染胎儿或婴儿。兔、羊、牛、猪等动物可作为十二指肠钩虫的转续宿主，如生食转续宿主的肉类也可能感染。

人体感染十二指肠钩虫后，幼虫发育快慢不一，部分幼虫在进入小肠之前，可滞留于某些组织中达很长时间(可超过253天)，发育缓慢或暂停发育，经过一段时间后，才陆续到达小肠发育成熟，这种现象被称为钩蚴的迁延移行。美洲钩虫无此现象。

【致病】

两种钩虫的致病作用相似。幼虫侵入皮肤及经肺移行、成虫寄生小肠均可致病，但成虫引起贫血是钩虫病的主要危害。十二指肠钩蚴引起皮炎者较多，成虫导致的贫血亦较严重，同时还是引起婴儿钩虫病的主要虫种，因此，十二指肠钩虫较美洲钩虫对人体的危害更大。人体感染钩虫后是否出现临床症状，除与钩蚴侵入皮肤的数量及成虫在小肠寄生的数量有关外，也与人体的健康状况、营养条件及免疫力有密切关系。

1. **幼虫致病**　主要是丝状蚴侵入皮肤及幼虫在肺部移行对宿主造成的损害。

(1)钩蚴性皮炎：俗称"着土痒""粪毒""粪疙瘩"等。多见于与泥土接触的足趾、手指间等皮肤较薄处，也可见于手、足的背部。人赤手裸足接触土壤时，丝状蚴从与土壤接触皮肤侵入。在丝状蚴侵入皮肤后的数分钟至1h后，在侵入部位皮肤有烧灼、奇痒和针刺感，继而出现充血性斑点或丘疹、水疱。一般3~4天后炎症消退，7~10天后恢复正常。幼虫释放的类花生酸类物质、溶组织酶类在致病中发挥重要作用。若有继发细菌感染则可形成脓疱，引起发热和局部淋巴结炎。

(2)呼吸系统病变：幼虫移行至肺，穿过肺微血管，可引起肺间质和肺泡点状出血与炎症性病变。患者可出现咳嗽、咳痰、痰中带血丝、阵发性哮喘，伴有畏寒、发热等全身症状，重者可发生持续性干咳和嗜酸性粒细胞增多性哮喘。若一次性大量感染钩蚴，则可能引起暴发性钩虫性哮喘。肺部病变常见于感染后1周左右，可持续数周或1月以上。十二指肠钩虫幼虫引起的肺部症状通常较美洲钩虫明显且持续时间长。

2. **成虫致病**　成虫寄生于小肠主要引起消化道病变和贫血症状。

(1)消化道病变及症状:成虫以钩齿或板齿咬附于肠黏膜,可造成黏膜散在性出血点及小溃疡,有时也可形成片状出血性瘀斑。病变深可累及黏膜下层,甚至肌层。患者初期主要表现为上腹部不适及隐痛,此后出现恶心、呕吐、腹泻等症状,食欲多显著增加,而体重却逐渐减轻。重度感染者大便隐血可呈阳性,部分出现柏油样黑便、血便及血水便。虫体还分泌能抑制消化酶活性的抑制剂,进入肠腔后可干扰宿主消化酶活性,引起宿主消化不良。有少数患者出现喜食生米、生豆,甚至泥土、煤渣、破布等异常表现,称为"异嗜症"。异嗜症可能是一种神经精神变态反应,发生原因似与患者体内铁的耗损有关,大多数患者经服铁剂后,此症状可自行消失。

(2)贫血:钩虫对人体的危害主要是由于成虫的吸血活动,致使患者长期慢性失血,铁和蛋白质不断耗损而导致贫血。由于缺铁,血红蛋白的合成速度比细胞新生速度慢,则使红细胞体积变小、着色变浅,故而呈低色素小细胞型贫血。患者出现头昏、眼花、耳鸣、乏力、记忆力减退、表情淡漠、皮肤苍白或呈蜡黄色等症状,严重者会引起心慌气促、劳动力丧失。长期严重贫血可引起心肌脂肪变性和心脏扩大,甚至并发心力衰竭。由于长期慢性失血导致血浆蛋白流失,患者常伴有不同程度的水肿,如脸、足部,甚至全身水肿,并可伴有腹水等。组织缺铁可引起指甲扁平、脆裂、反甲、毛发干燥脱落以及食管与胃黏膜的萎缩和炎症。中、重度婴幼儿患者可引起智力减退、意识迟钝、注意力不集中等症状。

钩虫造成患者慢性失血的原因有:虫体吸血及血液迅速经其消化道排出造成宿主的失血;钩虫吸血时,自咬附部位黏膜伤口渗出的血液,其渗血量与虫体吸血量大致相当;虫体更换咬附部位后,原伤口在凝血前仍可继续渗出少量血液。钩虫分泌的抗凝血物质在导致宿主慢性失血过程中起重要作用。头腺分泌的抗凝素能使虫体咬附的宿主伤口血液不易凝固,不但利于虫体吸血,导致伤口渗血,而且可和咽腺分泌的抗凝肽共同使虫体消化道中的吸入血液保持在液体状态,利于血液的快速排出。此外,虫体的咬附活动偶可损伤较大血管,造成大量出血。应用放射性同位素 ^{51}Cr 及 ^{59}Fe 标记红细胞的方法,测得每条钩虫每天所致的失血量,美洲钩虫约为 0.013~0.10ml(平均约为 0.03ml),十二指肠钩虫为 0.14~0.26ml(平均约为 0.15ml)。十二指肠钩虫造成宿主的失血量较多可能与虫体较大、钩齿结构、排卵量较多及分泌的抗凝血物质的抗血液凝固能力较强有关。

钩虫患者贫血的严重程度受多种因素影响,除与感染的虫种、虫体数与虫体寄生时间长短有关外,还与饮食中的铁摄入、体内铁储存量、宿主营养状况等有关。儿童和孕妇的铁需求量大,而体内铁贮存量又较少,感染钩虫更易引起贫血。如果钩虫感染者饮食中有足够的铁和蛋白质,则可无明显贫血症状。

(3)婴儿钩虫病:多由十二指肠钩虫引起,常通过母乳直接传播给婴儿,也可经胎盘传播给胎儿。由于婴儿本身血量少,处于生理性贫血期,且肠黏膜柔嫩,被钩虫咬附后更容易出血,故婴儿钩虫病常贫血严重,血红蛋白常低于 50g/L,甚至低于 30g/L。最常见的临床症状为大便呈柏油样便或黑便,有时为血水样便,隐血强阳性,患儿面色苍白、精神和食欲减退、哭闹不安,心尖区可有收缩期杂音,肺偶可闻及啰音,肝、脾均有肿大等。此外,婴儿钩虫病嗜酸性粒细胞明显升高,患儿发育差,并发症多(如支气管肺炎、肠出血等),病死率较高。有报道称钩虫引起的严重贫血及急性肠出血是导致部分非洲地区 1~5 岁婴幼儿最常见的死亡原因之一,1 岁以内的婴儿死亡率为 4%,1~5 岁幼儿死亡率可达 7%。我国目前婴儿钩虫病已不常见。

(4)钩虫病妊娠:妇女感染钩虫严重者可停经和不育。妊娠期间妇女铁需求量大,而感染钩虫后更易发生缺铁性贫血,出现流产、早产,甚至死胎,新生儿死亡率也较高。

【诊断】

有贫血症状者,如在流行区或曾到过流行区,有手足皮肤直接与土壤接触史或食用不洁的瓜果、蔬菜史,应考虑钩虫病。但也应与消化道溃疡等胃肠道失血以及食物中铁质不足、生理性铁质需要量增加等引起的缺铁性贫血相区别。

钩虫感染以粪便中检出钩虫卵或孵化出钩蚴，以及查到成虫为确诊依据，常用的方法有：

(1)直接涂片法：粪便中查虫卵。简便易行，但轻度感染者容易漏诊，反复检查可提高阳性率。

(2)饱和盐水浮聚法：利用钩虫卵比重约为1.06，在饱和盐水(比重为1.20)中容易漂浮的原理查粪便中虫卵。此法操作较简便，检出率显著高于直接涂片法，是诊断钩虫感染的首选方法。

(3)改良加藤法：检出率较高，可做虫卵计数，能定量检测感染度，也可用于流行病学调查和疗效考核。

(4)钩蚴培养法：钩虫卵在一定温度、湿度条件下可孵出钩蚴，通过发现钩蚴可确定感染。检出率与饱和盐水浮聚法相似，可根据丝状蚴形态鉴定虫种，但需培养5~6天才能得出结果。此法亦可用于进行定量检查。

(5)淘虫法：收集患者服驱虫药后24~72h内的全部粪便，冲洗淘虫，可进行虫种鉴别和虫体计数。也有在胃肠镜检查时偶尔发现成虫，可取出进行鉴别。

此外，在流行区出现咳嗽、哮喘者，可作痰液及血液检查，如痰中有钩蚴及表现小细胞低色素性贫血可确诊为钩虫病。钩虫病患者常粪便隐血阳性，外周血嗜酸性粒细胞增高。

【流行】

钩虫病在全球分布广泛，主要流行于热带和亚热带的发展中国家，是发展中国家农村地区引起贫血的主要原因之一，对婴幼儿及孕妇危害尤其严重。估计2010年全球约有近4.4亿钩虫感染者。我国在淮河及黄河一线以南是钩虫的主要流行区，北方及西部地区较少。据2015年全国人体重点寄生虫调查结果，我国农村地区有钩虫感染人口约1 700万，平均感染率为2.62%，感染率以四川为最高(14.55%)，依次为海南(8.10%)、重庆(5.67%)。在虫种分布方面，我国北方以十二指肠钩虫为主，南方以美洲钩虫为主，但两种钩虫混合感染较为普遍。随着社会经济发展水平的提高以及防治工作的开展，钩虫总的感染率显著下降，感染强度也明显降低，大部分感染者为轻度感染。

钩虫病患者和带虫者是钩虫病的传染源。钩虫主要经土壤传播。粪便中虫卵污染土壤，在土壤中发育的丝状蚴可侵入皮肤而造成感染。用没有经无害化处理的粪便施肥和随地大便是土壤污染的主要形式。钩蚴也可经胎盘传播给胎儿，或经乳汁传播给婴儿。钩虫还可通过被钩蚴污染的尿布、穿“土裤子”、睡沙袋等途径感染婴儿。

钩虫病的流行与自然环境、种植作物、生产方式及生活条件等诸因素有密切关系。气候温暖潮湿、土壤疏松，利于钩虫卵和幼虫的生长发育。种植红薯、玉米、桑树、甘蔗、棉花、蔬菜等旱地作物的田地，如用未经无害化处理的粪便施肥，可造成钩虫卵传播，而且这些作物茎高叶茂，提供了较好的荫蔽条件，利于虫卵和幼虫的发育和存活，劳作时手、足有较多的机会直接接触土壤中的钩蚴，因此易受到感染。矿井、坑道内一般温度较高、湿度较大，利于卵及幼虫发育，若卫生条件差、粪便管理不当，易发生钩虫病的流行。由于家庭成员的生活条件、生产方式相同，钩虫的感染可呈现出一定的家庭聚集现象。

【防治】

1. 预防钩虫感染 应管理好粪便和加强个人防护。做好粪便无害化处理以杀灭粪便中钩虫卵，防止钩虫卵污染土壤。不随地大便，避免用未经无害化处理的人粪为旱地作物施肥，可减少感染机会。避免徒手赤足下地劳动，尽量减少与泥土直接接触的机会，手足等处皮肤还可涂15%噻苯达唑软膏、1.5%左旋咪唑硼酸乙醇、25%白矾液及2%碘液等，以防钩蚴感染。也可使用机械劳动代替手工操作，以减少感染机会。

2. 治疗患者控制传染源 是预防钩虫病传播的重要环节，常用驱虫药物有阿苯达唑、甲苯咪唑。此外，三苯双脒、左旋咪唑、双羟萘酸噻嘧啶以及伊维菌素也有较好驱虫效果，与阿苯达唑、甲苯咪唑合并用药可提高疗效。贫血患者应适当补充铁剂、蛋白质以及维生素C。世界卫生组织(WHO)建议孕妇患者在妊娠 3 个月后应进行驱虫治疗。

对钩蚴性皮炎和幼虫移行症患者的治疗药物可用阿苯达唑和伊维菌素。在感染 24h 内，可用透热疗法杀死皮下幼虫，如用 53℃热水浸泡患处 20min，间隔 2min，反复多次，可杀死皮下组织中幼虫。

(彭礼飞)

第六节　粪类圆线虫

粪类圆线虫[*Strongyloides stercoralis*(Bavay，1876) Stiles and Hassall，1902]是一种兼性寄生虫，生活史包括自生世代和寄生世代。在寄生世代中，成虫寄生在人和犬、猫、狐等动物宿主小肠内，幼虫可侵入肺、脑、肝、肾等组织器官，引起类圆线虫病(strongyloidiasis)。寄生于灵长类动物的福氏类圆线虫(*S.fuelleborni* Linstow，1905)也可感染人体，但不常见。

【形态结构】

1. **自生世代**　雌虫大小约为(1.0~1.7) mm ×(0.05~0.075) mm，尾端尖细，生殖系统为双管型。成熟虫体子宫内有呈单行排列的各发育期虫卵，阴门位于虫体腹面中部略后；雄虫大小约为(0.7~1.0) mm ×(0.04~0.05) mm，尾端向腹面卷曲，具 2 根交合刺。

2. **寄生世代**　在人体内仅发现雌虫。虫体大小约为 2.2mm ×(0.03~0.06) mm，虫体半透明，体表具细横纹，尾部尖细，末端略呈锥形；口腔短，咽管细长，约为虫体长的 1/3~2/5；生殖系统为双管型，子宫前后排列，其内各含 8~12 个虫卵，阴门位于距尾端 1/3 处的腹面(图 13-11)。虫卵形态与钩虫卵相似，椭圆形，壳薄、无色透明，大小约为(50 ~ 70) μm ×(30~40) μm，部分虫卵内含有胚蚴。杆状蚴长约为 0.2~0.45mm，头端钝圆，尾部尖细，具双球型咽管。丝状蚴即感染期幼虫，虫体细长，约为 0.6~0.7mm；咽管呈柱状，约为虫体长的 1/2；尾端尖细，末端分叉；生殖原基位于虫体后部。粪类圆线虫的丝状蚴与钩虫和东方毛圆线虫的幼虫极为形似，应注意鉴别(图 13-12)。

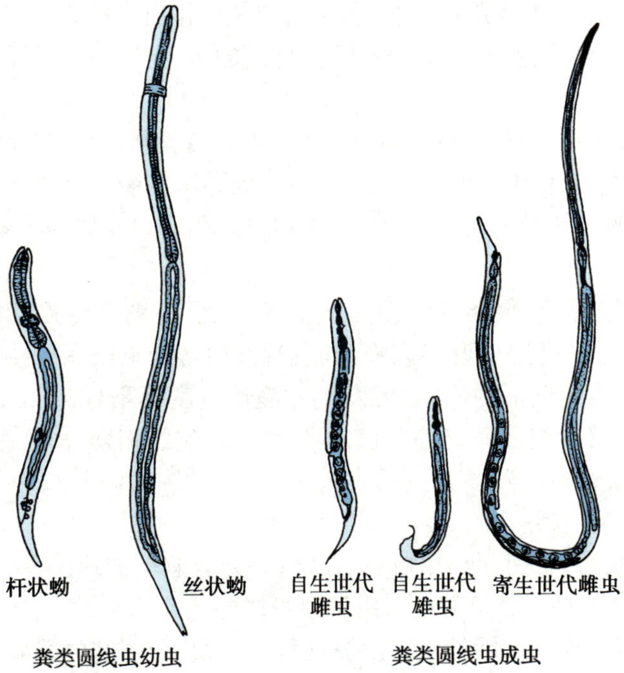

图 13-11　粪类圆线虫模式图

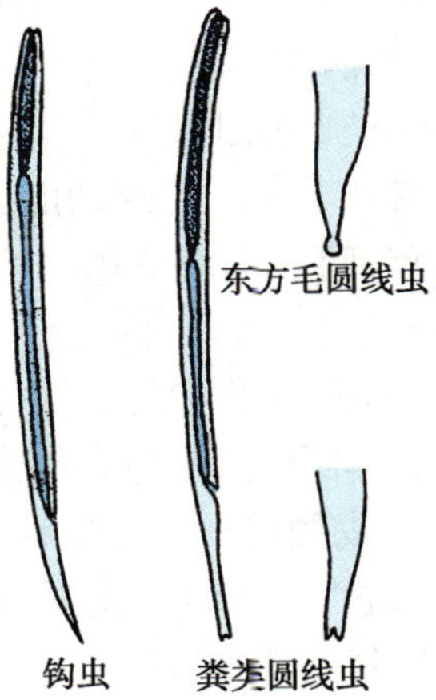

图 13-12　三种线虫丝状蚴形态比较

【生活史】

粪类圆线虫的生活史较复杂，包括在土壤中进行自生世代和在宿主体内进行寄生世代，自生世代与寄生世代可以进行转换（图 13-13）。

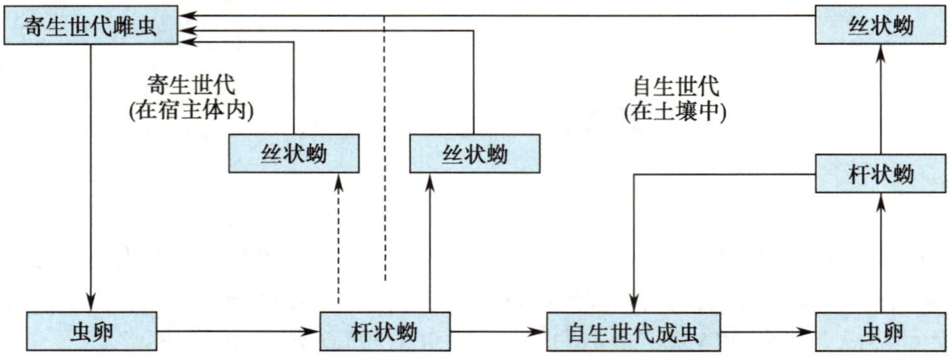

图 13-13　粪类圆线虫生活史示意图

1. **自生世代**　外界生活的成虫产卵，虫卵在温暖、潮湿的土壤中，数小时内孵化出杆状蚴，并在 36~48h 内，经 4 次蜕皮后发育为自生生活的雌虫和雄虫。在外界环境适宜时，自生世代可重复多代，此过程称为间接发育。当外界环境不利于虫体发育时，杆状蚴蜕皮 2 次，发育为丝状蚴。丝状蚴具有感染性，可经皮肤或黏膜侵入人体，开始寄生世代，此过程称为直接发育。

2. **寄生世代**　丝状蚴侵入人体后，幼虫随血液循环经右心至肺，穿破毛细血管，进入肺泡。然后沿支气管、气管移行至咽，被吞咽进入消化道，并钻入小肠（尤以十二指肠、空肠为多）黏膜，蜕皮 2 次后发育为成虫。雌虫多寄生于肠黏膜内，并在此产卵。虫卵发育较快，数小时后即可孵化出杆状蚴，并自黏膜内逸出，进入肠腔，随粪便排出体外。自丝状蚴感染人体至杆状蚴排出，至少需要 17 天。被排到外界的杆状蚴，可经 2 次蜕皮直接发育为丝状蚴，再感染人体，也可进行间接发育为自生世代的成虫。严重腹泻的患者，可自粪便中排出虫卵。

除肠道外，粪类圆线虫还可寄生于肺或泌尿生殖系统，随痰排出的多为丝状蚴，随尿排出的多为杆状蚴。

当宿主机体发生便秘或免疫力低下时，杆状蚴在肠腔内可迅速发育为丝状蚴，再自小肠下段或结肠的黏膜内侵入血液循环，引起自体内感染。杆状蚴也可在肠黏膜内孵出后进入血液循环导致自体内感染。此外，若排出的丝状蚴附在肛周，则可钻入皮肤，引起自身体外感染。

【致病】

粪类圆线虫的致病作用与其感染程度、侵袭部位及人体健康状况，特别是免疫功能状态有密切关系。免疫功能正常的机体，轻度感染者多无临床症状；慢性自身感染者可持续存在数年，间歇出现消化道症状。免疫功能低下的机体，可发生弥漫性重度感染（disseminated hyperinfection），幼虫可侵入脑、肝、肺、肾和泌尿系统等器官，导致弥漫性组织损伤，出现腹泻、肺炎、出血、败血症等症状，甚至因严重衰竭而死亡。

粪类圆线虫病患者的主要临床表现包括有：

1. **皮肤损伤**　当丝状蚴侵入皮肤后，可引起小出血点、丘疹，并伴有刺痛或痒感，搔破后易引起继发性感染。此外，还可出现移行性线状荨麻疹。由于自身体外感染的原因，上述病变常可反复出现在肛周、腹股沟、臀部等处皮肤。因幼虫在皮肤内移行较快，所引起的荨麻疹蔓延也快。

2. **肺部症状**　幼虫在肺内移行时，穿破毛细血管可引起肺泡出血，细支气管炎性细胞浸润。轻度感染可出现过敏性肺炎或哮喘，重度感染患者可出现咳嗽、多痰、持续性哮喘、胸痛、嗜酸性粒细胞增多等症状，个别患者可出现呼吸困难、发绀或并发细菌性支气管肺炎等。幼虫如在肺、支气管部位发育为成虫并繁殖时，则症状更加严重，病程更长。肺部严重感染的病例，可出现高热、肺功能衰竭，尸检可见肺泡大量出血、肺内有大量幼虫。支气管分泌物或支气管肺泡灌洗液中可检出杆状蚴，偶可有虫卵。

3. **消化道症状** 雌虫在肠黏膜内产卵，并很快孵出幼虫，由于虫体机械性刺激及毒性作用，引起组织的炎症反应。轻者表现为以黏膜充血为主的卡他性肠炎；中度病变以水肿性肠炎为特征，肠壁增厚、水肿；重度者可表现为水肿性肠炎或溃疡性肠炎，甚至引起肠壁糜烂，导致肠穿孔，并可累及胃和结肠。患者有上腹部烧灼感、恶心、呕吐、间断性反复腹泻、黏液血便等症状，并伴有发热、贫血、周身不适及嗜酸性粒细胞增多（重症可不增高）等。重症患者还可并发消化道出血、慢性梗阻等症状。

4. **弥漫性粪类圆线虫病** 在自体重度感染患者体内，丝状蚴可移行播散到如心、肝、肾、胰、脑、淋巴结、甲状腺、椎管及泌尿生殖系统等全身各器官，引起广泛性损伤，并可形成肉芽肿，导致弥漫性粪类圆线虫病。其发生的机制，可能与患者免疫功能减退有关。粪类圆线虫病一般为慢性病程，但当患者因各种消耗性疾病，如恶性肿瘤、白血病、结核病等，而引起机体极度营养不良，或有先天性免疫缺陷，或因长期大剂量使用激素或免疫抑制剂，以及艾滋病患者，则常因自身超度感染，使病情明显加重。重度自身感染患者的幼虫常可将肠道细菌带到血液中，导致败血症；可造成多种器官的严重损害，如出现脑膜炎；可出现强烈的变态反应，如过敏性肺炎、过敏性关节炎等。粪类圆线虫自身重度感染甚至可导致患者死亡。也有肾、骨髓移植患者发生重度感染的报道，虫体可能来自患者自身或移植器官，由于长期使用免疫抑制剂，致使发生严重的自身重复感染。

【诊断】

粪类圆线虫病患者一般临床症状包括腹痛、腹泻、发热和呕吐，缺乏特征性的临床表现，故常被误诊。对免疫功能低下的患者和使用免疫抑制剂的患者，如同时出现消化道和呼吸系统症状，应考虑本病的可能，并作进一步的检查，以明确诊断。

1. **病原诊断** 主要依靠从粪便、痰、支气管肺泡灌洗液、尿或脑脊液中检获杆状蚴或丝状蚴为确诊依据。在腹泻患者的粪便中也可检出虫卵。常用方法有直接涂片法、沉淀法及贝氏分离法（Baermann's technique）等。直接涂片法检出率较低，贝氏分离法检出率可达 98%。琼脂平板培养法也是一种高效的诊断方法，对新鲜粪便一般培养 2~3 天后检查，也可用于流行病学调查。由于患者有间歇排虫现象，故应进行多次病原检查。观察虫体时，滴加卢氏碘液，可使幼虫呈现棕黄色，而且虫体结构清晰，便于鉴别。对胃肠粪类圆线虫病患者，十二指肠液引流具有较好的诊断价值。由于丝状蚴具有感染性，而杆状蚴也可进一步发育为丝状蚴，因此，在进行诊断操作时应注意防止丝状蚴感染并消毒处理好送检样品。

2. **免疫诊断** 采用间接 ELISA、免疫荧光抗体试验、免疫印迹法、荧光素酶免疫沉淀反应系统等方法检测患者血清中抗体，具有较好的辅助诊断价值。

3. **其他检查** PCR 方法可用于检测粪便中粪类圆线虫。轻、中度感染者白细胞总数和嗜酸性粒细胞百分比增高，急性感染者嗜酸性粒细胞增多，但严重感染者嗜酸粒性细胞反而减少。

【流行】

粪类圆线虫主要分布在热带和亚热带地区，温带及寒带地区则多为散发感染。估计全球感染人数为 3 千万 ~1 亿。据第一次全国人体寄生虫分布调查报告，有 26 个省（市、区）查到粪类圆线虫感染者，全国平均感染率为 0.122%，估计全国感染人数 151 万，主要流行于南方地区。在局部地区如广西东南部，调查人群感染率已达 11%~14%。近年来，该病在我国有增多的趋势，在海南、湖南、福建、云南和北京等地均有因重度感染致死的病例报道。

本虫的流行因素与钩虫相似。人主要是与土壤中的丝状蚴接触而被感染。气候温暖、潮湿土壤适宜自生世代的发育，增加感染机会。由于存在自身感染，虫体可在人体内持续感染多年，甚至长达 30 年。犬和猫可做本虫保虫宿主，可保持和传播病原。由于本虫幼虫对不良环境抵抗力较弱，所以流行不普遍。

【防治】

粪类圆线虫的防治原则基本上与钩虫相似，除应注意加强粪便与水源管理，以及做好个人防护外，尚须尽量避免发生自身感染。在临床使用激素类药物或免疫抑制剂前，应做粪类圆线虫常规检查。发现有感染者，应先给予杀虫治疗。同时应注意犬、猫的检查和治疗，以防成为人体感染的传染源。

治疗本病首选药物是伊维菌素，疗效好且副作用小；噻苯达唑疗效与伊维菌素相当，但有肝、肾副作用；阿苯达唑有一定的疗效。

（彭礼飞）

第七节 旋毛形线虫

旋毛形线虫[*Trichinella spiralis*(Owen，1835) Railliet，1895]简称旋毛虫。其成虫和幼虫分别寄生于同一宿主的小肠和肌细胞内，人和多种哺乳动物可作为该虫的宿主。旋毛虫寄生于人体引起旋毛虫病(trichinelliasis)，是重要的食源性寄生虫病和人畜共患寄生虫病，严重感染时可以导致患者死亡。

Peacock 于 1828 年在伦敦进行尸检时首次在人体肌肉组织中发现旋毛虫。Owen 于 1835 年描述了旋毛虫的形态，并命名为 *Trichina spiralis*。1895 年由 Railliet 改为 *Trichinella spiralis*。1846 年 Leidy 在猪肌肉中发现旋毛虫幼虫。1860 年 Zenker 在德国发现了世界上第一例人体旋毛虫病。近年，根据生物学和生物化学研究，尤其是基因分类学的研究，将毛形线虫属分为 8 个种：即旋毛虫(*T.spiralis*，T1)、乡土(或北方)旋毛虫(*T.nativa*，T2)、布氏旋毛虫(*T.britovi*，T3)、伪旋毛虫(*T.pseudospiralis*，T4)、穆氏旋毛虫(*T.murrelli* T5)、纳氏(或南方)旋毛虫(*T.nelsoni*，T7)、巴布亚旋毛虫(*T.papuae*，T10)及津巴布韦旋毛虫(*T.zimbabwensis*，T11)，以及 4 个分类地位尚不确定的基因型即 *Trichinella* T6、T8、T9、T12，其中伪旋毛虫、巴布亚旋毛虫及津巴布韦旋毛虫属于非成囊型旋毛虫。我国已发现的旋毛虫有两种，即旋毛虫和乡土旋毛虫。旋毛虫是引起人体旋毛虫病的主要病原体，多数死亡病例是由此虫种所致。

1881 年 Manson 于我国厦门首次在猪肉中发现有旋毛虫，1964 年西藏林芝地区首次发现第 1 例人体旋毛虫病。

临床思维拓展

病例：患者，男，35 岁，云南大理人。因四肢无力伴肌肉疼痛 40 天，发热、咳嗽 25 天，入院。病初，无明显诱因出现双侧小腿部肌肉疼痛，上楼、下蹲无力，1~2 天后出现四肢肌肉酸痛及皮肤瘙痒。15 天后出现发热(体温 39℃左右)、咳嗽，伴胸闷、气短。曾在当地某乡镇医院诊断为“肺炎、胸腔积液、皮肌炎”，给予激素、抗生素治疗后，无好转至市中心医院就诊住院。

病史：既往健康，喜食生或半生不熟的猪肉。

体格检查：体温 38℃，全身多处搔抓痕，双侧肢体肌力Ⅳ级，四肢近端、双面颊肌萎缩，肌肉压痛明显。双侧肱二头肌、肱三头肌、膝、跟腱反射均减弱。巴氏征(-)。

血常规检查：WBC：11.2×10^9/L，白细胞分类：中性粒细胞：65%，嗜酸性粒细胞12%，淋巴细胞：23%。肝脾 CT：脾稍大，密度均匀。肌电图：双侧正中神经运动传导速度正常。腓肠肌肌肉活检：HE 染色镜下观察见肌纤维有破坏，内有卷曲的旋毛虫幼虫，周围有纤维包膜，虫体周围有淋巴细胞和嗜酸性粒细胞浸润，邻近的肌纤维透明变性。病理诊断：旋毛虫病。用激素、阿苯达唑治疗，病情稳定后出院，继续用药至3个月痊愈。随访 3 年无复发。

1. 单项选择题

(1) 旋毛虫幼虫主要寄生在人体的(　　)

A. 小肠　　B. 平滑肌　　C. 结肠　　D. 横纹肌

(2) 诊断旋毛虫病最可靠的方法是(　　)

A. 粪便自然沉淀法找虫卵　　B. 血液检查找幼虫

C. 肌肉活检找幼虫　　D. 驱虫找成虫

(3) 旋毛虫主要感染阶段是(　　)

A. 成虫　　B. 幼虫囊包　　C. 新生幼虫　　D. 虫卵

2. 试述旋毛虫病流行的特点及如何预防旋毛虫病。

(答案见数字资源)

【形态结构】

1. 成虫 成虫微小，乳白色细线状，头端较尾端稍细。雄虫大小为(1.4~1.6)mm×(0.04~0.06)mm，雌虫大小约为(3.0~4.0)mm×0.06mm。消化道包括口、咽管、中肠、直肠和肛门。咽管占虫体长的 1/3~1/2。其后段背面有一杆状体，由一列圆盘状杆细胞(stichocyte)组成。两性生殖器官均为单管形。雄虫末端有两个叶状交配附器。雌虫生殖器官包括卵巢、输卵管、子宫、阴道等。卵巢位于虫体后部，阴门位于虫体前 1/5 处。子宫较长，中段充满虫卵，子宫后段和近阴道处则充满幼虫，自阴门处产出新生幼虫。

2. 幼虫 成虫新产出的幼虫称新生幼虫，大小约 124μm×6μm。在宿主骨骼肌内发育成熟的幼虫卷曲于梭形囊包中，长约 1mm，其咽管结构与成虫相似；幼虫囊包大小为(0.25~0.5)mm×(0.21~0.42)mm，囊包壁由内、外两层构成，内层厚而外层较薄，由成肌细胞退变以及结缔组织增生形成，1 个囊包内通常含 1~2 条幼虫(图 13-14)。

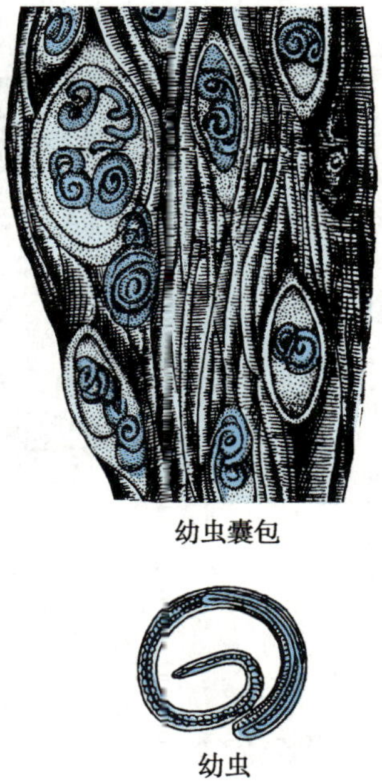

图 13-14　旋毛虫幼虫及囊包模式图

【生活史】

旋毛虫成虫寄生于宿主的十二指肠和空肠上段，幼虫则寄生于同一宿主的骨骼肌细胞内，形成具有感染性的幼虫囊包。完成生活史不需要在外界发育，但必须转换宿主才能继续下一代生活史。因此，旋毛虫寄生的宿主既是终宿主，也是中间宿主。人、猪、野猪、犬、猫、鼠、熊及多种野生动物均可作为本虫的宿主。

宿主食入含有活旋毛虫幼虫囊包的肉类后，在消化酶作用下，幼虫在胃中自囊包内逸出，钻入十二指肠及空肠上段的肠黏膜内，经过 24h 的发育后再返回肠腔，在感染 48h 内幼虫完成 4 次蜕皮发育为成虫。少数虫体可寄生于腹腔和肠系膜淋巴结等处。雌虫和雄虫交配后，雄虫大多死亡由肠道排出。雌虫以前端钻入肠黏膜内继续发育，子宫内虫卵逐渐发育为幼虫并移至阴门，第 5~7 天开始产出幼虫。每条雌虫可产幼虫 1 000~2 000 条，产蚴期可持续 4~16 周或更长。雌虫寿命一般为 1~2 个月，也有长达 3~4 个月者。

产于肠黏膜内的新生幼虫侵入局部淋巴管或小静脉，随淋巴和血液循环到达各器官、组织或体腔，但只有侵入骨骼肌内的虫体才能进一步发育，以膈肌、舌肌、咽喉肌、胸肌及腓肠肌等活动频繁、血液供应丰富的部位多见。幼虫刺激骨骼肌细胞，其周围出现炎性细胞浸润，纤维结缔组织增生，约在感染后 1 个月内形成囊包，囊包如无机会进入新宿主，大多在半年左右开始钙化，虫体死亡。少数已钙化囊包内的幼虫可存活数年，甚至达 30 年之久（图 13-15）。

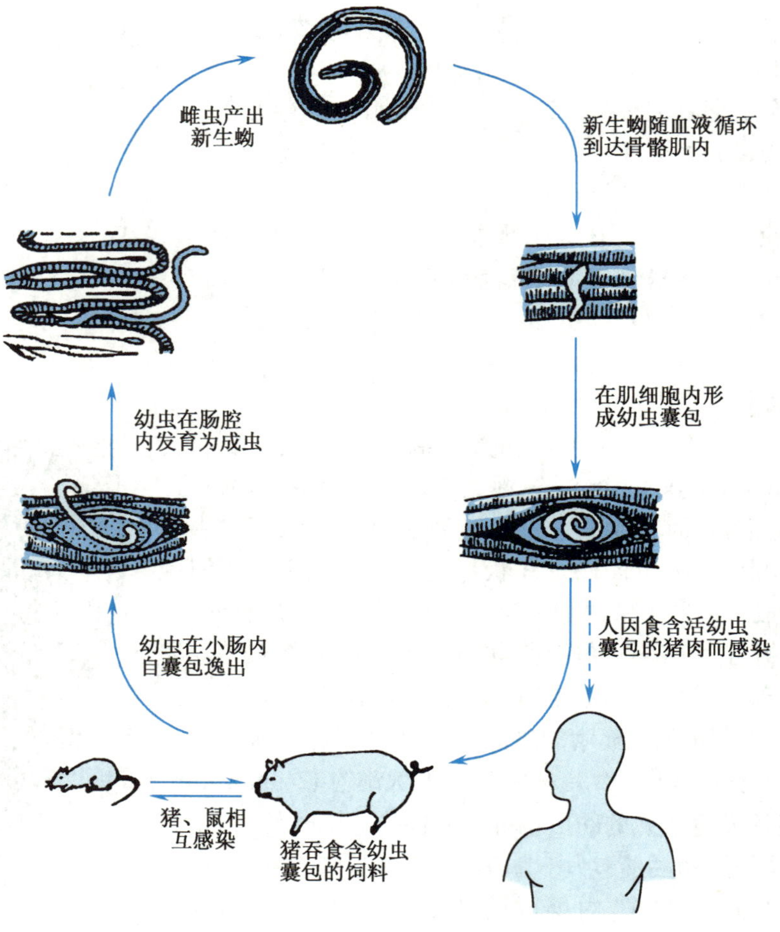

图 13-15　旋毛虫生活史示意图

【致病】

旋毛虫的主要致病阶段是幼虫，其致病的严重程度与食入囊包幼虫的数量、活力和幼虫侵犯部位及人体对旋毛虫免疫力等因素有关。轻度感染者无症状，重者临床表现复杂多样，如不能及时诊治，可在发病后 3~7 周内死亡。该病死亡率较高，国外为 6%~30%，国内为 3%，暴发流行时可达 10%。旋毛虫的致病过程可分为三个连续阶段。

1. **侵入期（肠道期，enteral phase）**　自食入旋毛虫幼虫囊包，幼虫在小肠内脱囊并钻入肠黏膜发育为成虫的过程，历时约 1 周。成虫以肠绒毛为食，加之幼虫频繁入侵肠壁组织，引起十二指肠和空肠广泛炎症，局部充血、水肿、出血，甚至出现浅表溃疡。患者可出现恶心、呕吐、腹痛、腹泻等急性消化道症状,同时还可伴有乏力、畏寒及低热等全身反应。除严重感染者外,本期症状一般较轻,极易被误诊为其他消化道疾病。

2. **幼虫移行期(肠外期,parenteral phase)** 新生幼虫侵入骨骼肌内发育引起血管炎和肌炎的过程,病程约 2~3 周。主要病变在骨骼肌内,故又称为肌肉期。幼虫移行所经过的部位发生严重反应,如全身性血管炎和肌炎。

典型临床表现为持续性高热、眼睑和面部水肿、过敏性皮疹、全身性肌肉酸痛及外周血中嗜酸性粒细胞增多等。感染后第 2 周嗜酸性粒细胞开始增多,3~4 周可以达到高峰,可占白细胞总数的 10%~40%,个别高达 90%。幼虫侵入骨骼肌后,使肌纤维遭到严重破坏,表现为肌纤维变性、肿胀、排列紊乱、横纹消失、肌细胞坏死、崩解、间质有轻度水肿和不同程度的炎性细胞浸润。患者全身肌肉酸痛和压痛,尤以腓肠肌、肱二头肌及肱三头肌最为明显,咽喉部肌肉受累时,可出现咀嚼吞咽和语言障碍。幼虫移行至肺,可导致肺局限性或广泛性出血、肺水肿、支气管肺炎、肺炎及胸膜炎等。幼虫侵入心脏,可以引起心肌炎。幼虫侵入中枢神经系统可引起非化脓性脑膜脑炎和颅内压增高。重症患者可因心肌炎、肺炎或脑炎等而死亡。

3. **成囊期(恢复期,convalescent phase)** 此期为受损肌细胞的修复过程,约 4~16 周。随着幼虫增长虫体卷曲,幼虫寄居的肌细胞逐渐膨大呈纺锤状,形成梭形肌腔包绕虫体。伴随着肌肉内幼虫囊包的形成,急性炎症消退,患者全身症状亦随之减轻或消失,但肌痛可持续数月。

【免疫】

旋毛虫抗原包括表面抗原、虫体抗原、排泄分泌抗原及杆细胞颗粒相关抗原。旋毛虫成虫、新生幼虫及肌幼虫抗原均具有期特异性。杆细胞中的 α 和 β 颗粒具有高度抗原性,是旋毛虫功能性抗原的重要来源。

动物实验表明,宿主感染旋毛虫后可产生一定免疫力,对再感染可产生明显的抵抗力,表现为成虫发育不全、幼虫发育障碍、生殖能力减弱和早期排出,从而减少肌肉内幼虫的数量。这种保护性免疫力的产生依赖于 T 淋巴细胞。嗜酸性粒细胞也可作为免疫效应细胞而发挥作用,其作用主要针对幼虫期。有实验证明嗜酸性粒细胞介导的杀伤幼虫的作用依赖于抗体的存在,即抗体依赖的嗜酸性粒细胞介导的细胞毒作用。

动物感染旋毛虫后不久,部分成虫即从肠道自然排出,可能是 T 细胞依赖性的免疫反应引起的。另外,抗体参与了减弱虫体活力的作用。因此,宿主在感染旋毛虫后所产生的免疫力是体液免疫和细胞免疫协同作用的结果。

旋毛虫可导致宿主免疫功能下降,产生免疫抑制。

【实验诊断】

旋毛虫病的临床表现复杂多样,临床上难以及时而正确做出诊断。因此,在诊断过程中应注重流行病学调查和病史的询问。患者常有生食或半生食肉类史,出现暴发时同批患者常能追溯到聚餐史。对患者所食剩余肉类作镜检或动物接种,有助于确诊。从患者腓肠肌、肱二头肌或三角肌活检肌肉制成压片镜检,获幼虫囊包即可确诊,但由于取样的范围及数量所限,肌肉活检的检出率仅为 50% 左右,故其阴性结果不能排除该病。对有中枢神经系统并发症的患者,偶可在脑脊液中发现幼虫。

对早期或轻度感染者,采用血清学方法检测患者血清中的特异性抗体或循环抗原,可作为诊断该病的重要辅助手段。常用方法有 IFA、ELISA 及 Western blot 等,目前以 IFA 和 ELISA 较常用,阳性检出率均可达 90% 以上。

【流行】

旋毛虫病呈世界性分布,以前曾在欧洲及北美国家严重流行,通过严格的猪肉检疫发病率已明显下降。目前，旋毛虫病在俄罗斯及东欧国家、墨西哥、智利、阿根廷及泰国等地仍严重流行。旋毛虫病的流行有群体性、地方性和食源性的特点。

非洲、大洋洲及亚洲的日本、印度、印度尼西亚等国也有流行。在我国的西藏、云南、贵州、甘肃、四川、河南、福建、江西、湖北、广东、广西、内蒙古、吉林、辽宁、黑龙江、天津等地有人体感染的报道。曾经有 581 起旋毛虫病的暴发，发病人数约 25 227 人，死亡 251 人。目前，我国主要有 3 个流行区域：①云南、广西、西藏、四川；②河南、湖北；③辽宁、吉林、黑龙江。

旋毛虫病是动物源性寄生虫病，目前已知猪、野猪、狗、羊、牛、鼠、熊等 150 多种家畜和野生动物自然感染旋毛虫，这些动物互相残杀吞食或通过食入含有旋毛虫活幼虫的动物尸体而互相传播。人体感染主要是因生食或半生食含旋毛虫幼虫囊包的肉类及肉类制品引起。近年随着居民饮食习惯的改变，已经发生多起因食用羊肉、马肉、狗肉和野猪肉等引起旋毛虫病的暴发。

囊包内的幼虫抵抗力较强，能耐低温，在 −15℃下可以存活 20 天，腐肉中可存活 2~3 个月，一般烤、熏、腌制和曝晒等均不能杀死幼虫。旋毛虫幼虫不耐热，在肉块中心温度达到 71℃则可以杀死囊包内的幼虫。

【防治】

加强卫生宣传和健康教育是预防旋毛虫病的关键措施；教育居民改变不良的饮食习惯，不生食或半生食动物肉类及其他制品（如腊肠）。提倡生、熟食品、刀、砧分开，防止生肉屑污染餐具；加强肉类检疫，未经检疫的肉类禁止上市销售，感染旋毛虫的肉类要坚决销毁；改善养猪方法，提倡圈养，管理好粪便，饲料应加热处理，防止猪吃到含有旋毛虫的肉屑而感染。

治疗旋毛虫病的首选药物为阿苯达唑，此药不仅有驱除肠内早期脱囊幼虫和成虫以及抑制雌虫产幼虫的作用，而且还能杀死移行期幼虫和肌肉中幼虫。本药疗效好、疗程短、毒性低，副作用小。

（杜娈英）

第八节　丝　　虫

丝虫（filaria）是由吸血节肢动物传播的寄生性线虫，因虫体细长如丝线而得名。成虫寄生于人体及其他脊椎动物，包括哺乳动物、禽类、爬行类、两栖类等。寄生于人体的丝虫有 8 种，即：班氏吴策线虫[*Wuchereria bancrofti*（Cobbold，1877）Seurat，1921]（班氏丝虫）、马来布鲁线虫[*Brugia malayi*（Brug，1927）Buckley，1958]（马来丝虫）、帝汶布鲁线虫[*Brugia timori*（Davie et edeson，1964）Partono et al，1977]（帝汶丝虫）、旋盘尾线虫[*Onchocerca volvulus*（Leukart，1893）Railliet and Henry，1910]（盘尾丝虫）、罗阿罗阿线虫[*Loa loa*（Cobbold，1864）Castellani and Chalniers，1913]（罗阿丝虫）、链尾唇棘线虫[*Dipetalonema streptocerca*（Macfie and Corson，1922）Peeland chardone，1946]（链尾丝虫）、常现唇棘线虫[*Dipetalonema perstans*（Manson，1891）Orihel and Eberhard，1982]（常现丝虫）、和奥氏曼森线虫[*Mansonella ozzardi*（Manson，1892）Fanst，1929]（奥氏丝虫）。它们的种类、地理分布、传病媒介及主要临床危害见表 13-3。

表 13-3　人体寄生丝虫的种类、致病性、传播媒介、地理分布与微丝蚴形态特征

虫种	寄生部位	传播媒介	致病性	地理分布	微丝蚴形态特征
班氏丝虫	淋巴系统	蚊	淋巴结炎、淋巴管炎、鞘膜积液、乳糜尿、象皮肿	世界性，北纬 40° 至南纬 28°	具有鞘膜、头间隙长宽相等或 1∶2、体核分布均匀、无尾核

续表

虫种	寄生部位	传播媒介	致病性	地理分布	微丝蚴形态特征
马来丝虫	淋巴系统	蚊	淋巴结炎、淋巴管炎、象皮肿	亚洲东部和东南部	具有鞘膜、头间隙长：宽=2∶1、体核分布不均、有尾核
帝汶丝虫	淋巴系统	蚊	淋巴结炎、淋巴管炎、象皮肿	帝汶岛和小巽他群岛	具有鞘膜、头间隙长：宽=3∶1，无尾核
盘尾丝虫	皮下组织	蚋	皮肤结节、失明	非洲、中美和南美	无鞘膜、头间隙长宽相等、尾部无核处长 10~15μm
罗阿丝虫	皮下组织	斑虻	皮肤肿块、也可各脏器损害	西非、中非	具有鞘膜、头间隙长宽相等、核分布至尾尖部
链尾丝虫	皮下组织	库蠓	常无致病性	西非、中非	无鞘膜、头间隙长、尾部弯曲、有尾核、体核较少
常现丝虫	胸腔、腹腔	库蠓	无明显致病性	非洲、中美和南美	无鞘膜、头间隙长宽约相等、体核分布至尾端、尾钝圆
奥氏丝虫	腹腔	库蠓	无明显致病性，偶可致阴囊水肿	中美、南美	无鞘膜、头间隙长、体纤细、体核少、具有尾核、尾端钝圆

一、班氏吴策线虫和马来布鲁线虫

班氏吴策线虫（班氏丝虫）和马来布鲁线虫（马来丝虫）成虫均寄生于人体淋巴系统，在我国感染人体的只有这两种丝虫，其传播媒介为蚊。

【形态结构】

两种丝虫成虫的外部形态和内部结构相似。虫体乳白色，体表光滑，细长如丝线。班氏丝虫成虫比马来丝虫成虫稍大。班氏丝虫雌虫大小为(58.5~105) mm×(0.2~0.3) mm，雄虫大小为(28.2~42) mm×(0.1~0.15) mm；马来丝虫雌虫大小为(40~69.1) mm×(0.12~0.22) mm，雄虫大小为(13.5~28.1) mm×(0.07~0.11) mm。雄虫生殖系统为单管型，尾端向腹面卷曲可达 2~3 圈，泄殖腔周围有数对乳突，从中伸出长短交合刺各 1 根。雌虫生殖系统为双管型，尾端钝圆，略向腹面弯曲，阴门靠近头端的腹面，卵巢位于虫体后部，子宫粗大，几乎充满虫体，子宫近卵巢段含大量卵细胞，向前逐渐成为不同发育程度的虫卵。成熟虫卵壳薄而透明，内含卷曲的幼虫。虫卵在向阴门移动的过程中，幼虫伸直，卵壳随之伸展成为鞘膜被于幼虫体表，此幼虫称为微丝蚴(microfilaria)。

在光镜下观察，微丝蚴虫体细长，头端钝圆，尾端尖细，外表被有鞘膜。体内有很多圆形或椭圆形的体核。头端无核区为头间隙，在虫体前端 1/5 处无体核为神经环，尾逐渐变细，近尾端腹侧有肛孔。尾端有无尾核因虫种而异（图 13-16）。以上结构的大小、长短比例两种微丝蚴有所不同，其鉴别要点见表 13-4。

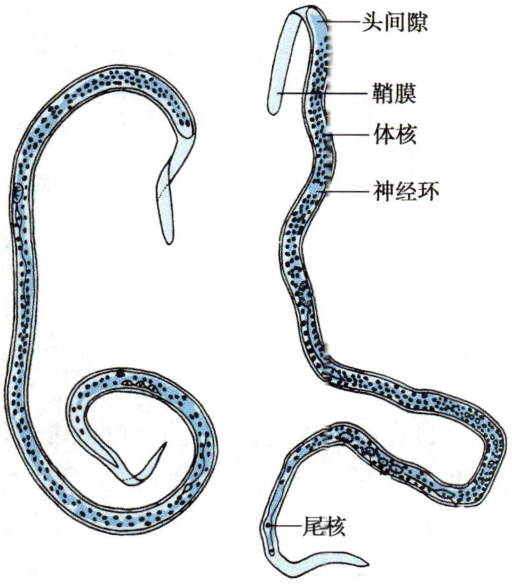

图 13-16　两种丝虫微丝蚴模式图

表 13-4　班氏微丝蚴和马来微丝蚴形态鉴别

	班氏微丝蚴	马来微丝蚴
大小(μm)	(244~296)×(5.3~7.0)	(177~230)×(5~6)
体态	柔和、弯曲自然	僵直、大弯中有小弯
头间隙	长宽相近或长仅为宽的一半	长度约为宽度的 2 倍
体核	圆形、较小、排列均匀而疏松、相互分离、清晰可数	卵圆形、较大、排列密集、常相互重叠、不易分清
尾部	无尾核	有两个尾核、前后排列、尾核处膨大

【生活史】

班氏丝虫和马来丝虫的生活史过程基本相似，完成生活史需要经过 2 个宿主，即幼虫在中间宿主蚊体内的发育和成虫在终宿主人体内的发育(图 13-17)。

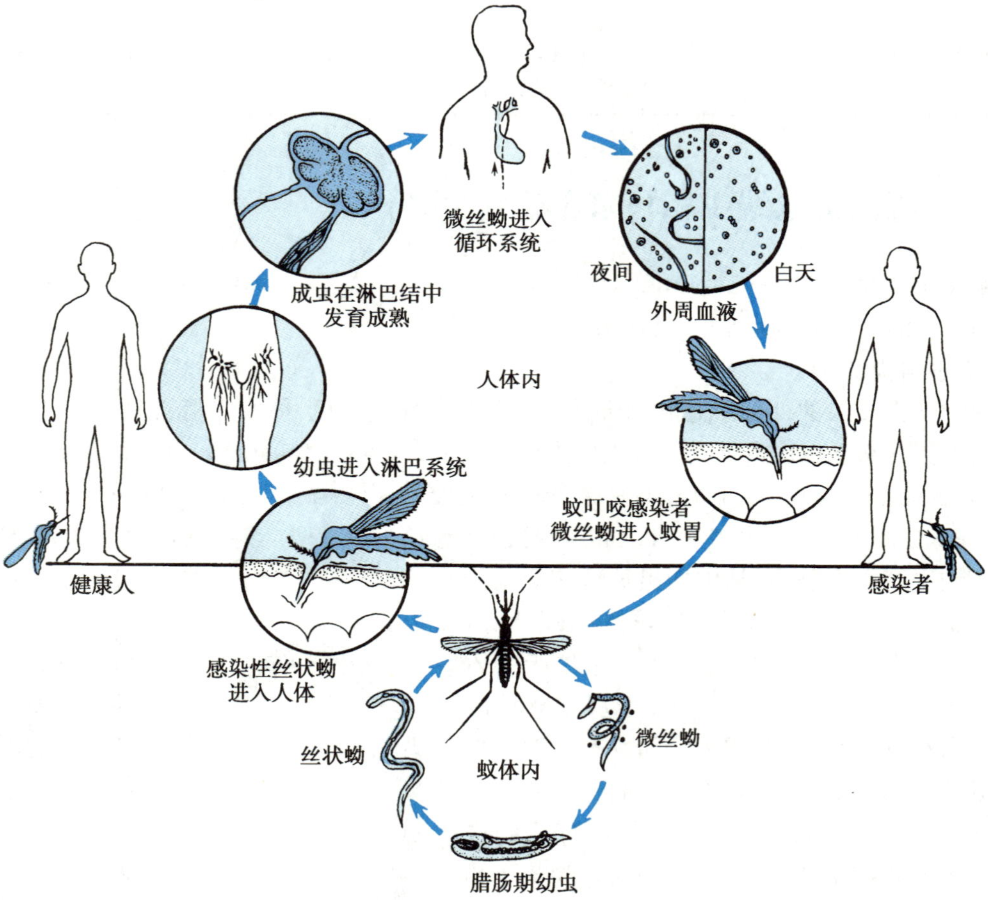

图 13-17　丝虫生活史示意图

(1) 在蚊体内的发育：当蚊叮吸带有微丝蚴的患者血液时，微丝蚴随血液进入蚊胃，约经 1~7h，脱去鞘膜，穿过蚊胃壁，经血腔侵入胸肌。于胸肌内经 2~4 天，虫体缩短变粗，形似腊肠，故称腊肠期幼虫。此后虫体逐渐发育变长，其间蜕皮 2 次，内部组织分化，体腔出现，消化道形成，发育为感染期幼虫，即丝状蚴。丝状蚴离开胸肌，进入蚊血腔，其中大多数到达蚊的下唇。当蚊再次叮吸人血时，丝状蚴自蚊下唇逸出，经吸血伤口或正常皮肤侵入人体。在蚊体寄生的幼虫，仅进行发育并无增殖。微丝蚴侵入蚊体后很多在胃内可被消灭，最后能形成丝状蚴而到达蚊下唇者不多。微丝蚴对蚊体也有一定影响，如患者血液中微丝蚴密度较高，感染的蚊体死亡率也增高。有人研究认为微丝蚴在血液中的密度须达到 15 条 $/20mm^3$ 以上时才能使蚊受染，高于 100 条 $/20mm^3$ 时，蚊易死亡。微丝蚴在蚊体内发育所需的时间，与温度和湿度有关。最适合的温度为 20~30℃，相对湿度为 75%~90%。在此温度和湿度条件下，班氏微丝蚴在易感蚊体内需 10~14 天发育成熟。马来微丝蚴则需 6~6.5 天。感染期丝状蚴入侵人体时，也需较高的温度和湿度。

(2) 在人体内的发育：丝状蚴进入人体后的具体移行途径，至今尚未完全清楚。一般认为幼虫可迅速侵入附近的淋巴管内，并移行至大淋巴管及淋巴结，在此经 2 次蜕皮发育为成虫。

人是班氏丝虫的唯一终宿主。马来丝虫除可以寄生于人体外，还能在多种脊椎动物体内发育成熟。在国外，能自然感染亚周期型马来丝虫的动物有长尾猴、黑叶猴、群叶猴和叶猴，以及家猫、豹猫、野猫、狸猫、麝猫、穿山甲等，其中叶猴感染率可达 70%。在印尼、马来西亚、菲律宾、泰国，实验证明周期型马来丝虫引起的森林动物丝虫病，已经成为重要的人兽共患寄生虫病。

丝虫的雌雄虫相互缠绕定居于淋巴组织内，以淋巴液为食。交配后，雌虫产微丝蚴。微丝蚴可停留在淋巴系统内，但大多随淋巴液进入血液循环。它们白天滞留在肺毛细血管中，夜晚则出现于外周血液，微丝蚴这种在外周血中夜多昼少的现象，称为夜现周期性（nocturnal periodicity）。两种微丝蚴在外周血液中出现的高峰时间略有不同，班氏微丝蚴为夜间 22 时至次晨 2 时，马来微丝蚴为夜间 20 时至次晨 4 时。按微丝蚴出现情况可将丝虫分为周期型、亚周期型及无周期型。夜现周期性虽早被发现，但其机制至今尚未完全阐明。

成虫寿命一般为 4~10 年，但在淋巴系统中常因炎症反复发作而中途死亡。微丝蚴的寿命约 2~3 个月，也有 2 年以上者。马来丝虫多寄生于人体上、下肢浅部淋巴系统，以下肢为多见。班氏丝虫除寄生于人体浅部淋巴系统外，还寄生于深部淋巴系统中，主要见于下肢、腹股沟、精索、腹腔、肾盂等部位。两种丝虫均可有异位寄生，如眼前房、乳房、肺、脾、心包等处，以班氏丝虫较为多见。微丝蚴也有在乳糜尿、乳糜胸腔积液、心包积液和骨髓内查到的报道。

【致病】

丝虫成虫、微丝蚴、感染期幼虫对人体均有不同程度的致病作用，但以成虫为主。人体感染丝虫后，丝虫病的发生发展取决于多种因素，如机体对虫体的反应状态、感染程度、感染的虫种和数量、重复感染的次数、虫体的活力、寄生部位以及有无继发感染等。

潜伏期多为 4~5 个月，也有 1 年甚至更长者。病程可长达数年至数十年。马来丝虫多侵犯上、下肢浅部淋巴系统。班氏丝虫除侵犯浅部淋巴系统外，多侵犯深部的淋巴系统，主要见于下肢、阴囊、腹股沟、肾盂等部位。丝虫病的临床表现大致可分为以下几个阶段。

(1) 微丝蚴血症：潜伏期后血中出现微丝蚴，达到一定密度后趋于相对稳定，成为带虫者。患者一般无任何症状或仅有发热和淋巴管炎的表现，如不治疗，微丝蚴血症可持续 10 年以上。

(2) 急性淋巴丝虫病：患者可出现淋巴管炎、淋巴结炎及丹毒样皮炎等急性病症。其发病机制包括丝虫成虫和幼虫的代谢产物、幼虫的蜕皮液和蜕下的外皮、成虫子宫内的分泌物，死虫及其分解产物等均可刺激机体产生局部及全身反应。早期在淋巴管可出现内皮细胞肿胀、增生，随之管壁及周围组织发生炎症细胞浸润，导致管壁增厚，淋巴管瓣膜的功能受损，管腔阻塞。浸润的细胞中有大量的嗜酸性粒细胞，但病变的淋巴管或淋巴结中不一定有成虫或微丝蚴，提示急性炎症与超敏反应有关。

急性期患者出现的淋巴管炎、淋巴结炎及丹毒样皮炎等，以下肢淋巴管较为常见。发作时见一红线自上而下（离心性）发展，此即逆行性淋巴管炎，俗称“流火”或“红线”。丹毒样皮炎为皮肤浅表微细淋巴管炎所致，发作部位多见于小腿内侧及内踝上方，发作时皮肤出现一片红肿，状似丹毒。阴囊内的淋巴管受累时可致所在部位的淋巴管及其间质发炎，患者可出现精索炎、附睾炎及睾丸炎。

患者常伴有畏寒、发热，即丝虫热。有些患者仅有畏寒、发热而无局部症状，可能是深部淋巴管炎和淋巴结炎的表现。

急性期炎症反应可发生于感染期幼虫侵入人体几周后，往往在患者血液中尚未发现微丝蚴时即可出现。

(3)慢性淋巴丝虫病：急性病变不断发展，症状反复发作，部分患者的急性病变局部出现增生性肉芽肿，转变成慢性淋巴丝虫病。肉芽肿的中心可见变性的虫体和嗜酸性粒细胞，周围有纤维组织包绕，还有大量浆细胞、巨噬细胞和淋巴细胞。组织反应继续出现，最后可导致淋巴管的部分阻塞甚至完全阻塞。在阻塞部位以下的淋巴管内压力增高，形成淋巴管曲张甚至破裂，致使淋巴液流入周围组织。由于阻塞部位不同，患者产生的症状和体征也不同。最常见的病变为：

1)象皮肿(elephantiasis)：淋巴造影术证明象皮肿病变中，淋巴管扩张、扭曲，但淋巴液仍流通。可能是丝虫所致淋巴水肿，破坏了淋巴管瓣膜，淋巴回流障碍及淋巴液滞留于皮下组织，引起局部反应所致。因淋巴液含蛋白量较高，刺激纤维组织增生，使局部皮肤和皮下组织显著增厚，变粗变硬而形成象皮肿(图 13-18)。由于局部血液循环障碍，皮肤的汗腺、脂腺及毛囊的功能受损，抵抗力降低，易引起细菌感染，局部常致急性炎症或慢性溃疡。这些感染又反过来促进淋巴管阻塞及纤维组织增生，从而加重象皮肿的发展。也有实验证明，象皮肿是机体对丝虫成虫抗原产生细胞间质的免疫反应的结果。象皮肿为慢性丝虫病常见病变，多发生于下肢和阴囊。其他部位如上肢、乳房及阴唇等也可有象皮肿出现。病程最长者可达 45 年。

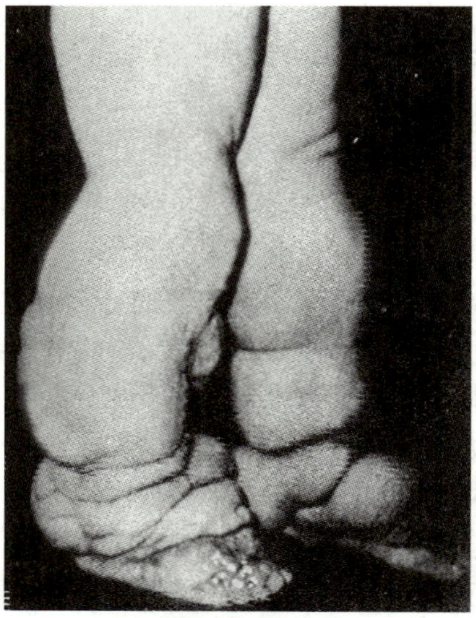
腿部象皮肿

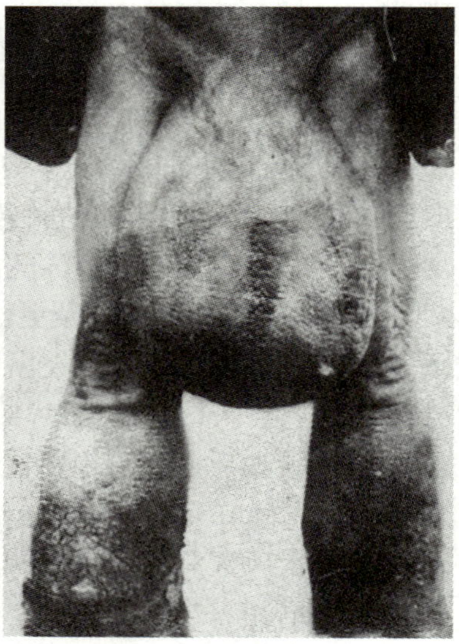
阴囊象皮肿

图 13-18　象皮肿

2)睾丸鞘膜积液(hydrocele testis)：多由班氏丝虫所致，阻塞发生于精索、睾丸淋巴管时，淋巴液可流入鞘膜腔内，引起睾丸鞘膜积液。穿刺抽出的积液中可发现微丝蚴。

3)乳糜尿(chyluria)：由班氏丝虫所致，由于主动脉前淋巴结或肠干淋巴结受阻，从小肠吸收的乳糜液经腰淋巴干反流至泌尿系统，使肾乳头黏膜薄弱处破裂，乳糜液流入肾盂随尿排出，引起乳糜尿。患者的尿呈乳白色，如淘米水样，有些地方称为“米汤尿”。乳糜尿中含大量蛋白质及脂肪,在体外放置后易凝结。

4)隐性丝虫病:也称热带肺嗜酸性粒细胞增多症,约占丝虫病患者的1%左右。患者表现为夜间阵发性咳嗽、哮喘、持续性超度嗜酸性粒细胞增多和IgE水平升高,胸部X线可见中下肺野弥漫性粟粒样阴影。在外周血中查不到微丝蚴,但可在肺和淋巴结的活检物中查到虫体。其机制主要是宿主对微丝蚴抗原引起的I型超敏反应。

此外,丝虫还可以引起眼部丝虫病,脾、胸、背、颈、臀、乳房等处有丝虫结节,丝虫性心包炎、乳糜胸腔积液。

【实验诊断】

从血液中查找微丝蚴是诊断丝虫病的主要病原诊断方法。取血时间以晚上9时以后为宜。常用的方法有:

(1)厚血膜法:取末梢血涂成厚片,晾干后溶血镜检,如经染色可避免遗漏。此法是检查微丝蚴首选的方法。

(2)新鲜血滴检查法:取末梢血直接加盖片镜检,可观察微丝蚴在血中卷曲摆动情况。

(3)乙胺嗪白天诱出法:此法可用于夜间不便取血的人群,但对低感染度患者容易漏诊。白天给患者服乙胺嗪2~6mg/kg体重,15min后血中微丝蚴密度逐渐上升,2h后密度下降,可在上升后取血检查。

此外,微丝蚴可见于体液和尿液中,故可对患者的鞘膜积液、淋巴液、乳糜尿、乳糜胸腔积液、乳糜腹水及心包积液等作离心沉淀涂片染色镜检。

对有淋巴结肿大或在乳房等部位有可疑结节的患者,可用注射器从淋巴结或肿块中抽取成虫或利用组织切除物作病理切片查找成虫或微丝蚴。

血检结果受丝虫寄生部位及病变等的影响,有时不易检出微丝蚴,此时用免疫学方法检查可作辅助诊断。常用的IHA、ELISA和IFA等对抗体的阳性检出率可达90%以上。

【流行】

丝虫病是世界范围重点控制的十大热带病之一,也曾经是我国五大重点防治的寄生虫病之一。丝虫病流行于热带及亚热带。根据WHO 2001年报告,全世界受淋巴丝虫病威胁的人口达10.1亿人,分布在80多个国家,感染丝虫的患者约有1.2亿人,其中约4 000万人致残。1/3感染者在印度,其余分布在非洲、东南亚、太平洋和美洲地区。班氏丝虫病分布遍及全世界,马来丝虫仅局限于亚洲。

我国曾经是世界上丝虫病流行最为严重的国家之一。在20世纪50年代,我国受丝虫病威胁的人口达3.3亿人,丝虫病患者人数为3 099.4万人。经过半个多世纪艰苦的奋斗,2007年,世界卫生组织审核认可,中国在全球83个丝虫病流行国家和地区中率先消除丝虫病,是全球消除丝虫病进程中的里程碑。

(1)传染源:血中带有微丝蚴的患者及带虫者均为本病的传染源,而无症状的带虫者在流行病学上起的作用可能更大。

(2)传播媒介:蚊类是班氏和马来丝虫的传播媒介。据世界各地报道,适宜的蚊媒共有4属(按蚊、伊蚊、曼蚊和库蚊)30余种。在我国传播丝虫病的蚊种有十多种,但班氏丝虫的主要传播媒介只有淡色库蚊(*Culex pipiens pallens*)和致倦库蚊(*Culex quinquefasciatus*)两种,其次为中华按蚊(*Anopheles sinensis*)。马来丝虫的主要传播媒介为中华按蚊及嗜人按蚊(*A.anthropophagus*)。在我国东南沿海地带及岛屿,丝虫的媒介是东乡伊蚊(*Aedes togoi*)。

(3)易感人群:在丝虫病流行区男女老少均有得到感染的可能。

(4)流行因素:影响丝虫病流行的主要因素是温度、湿度、雨量、地理环境和社会因素。丝虫病的感染季节多在5~10月,但在终年温暖的广东省,11月仍可在蚊体查获感染期幼虫。环境与蚊的孳生、栖息等有密切关系,居民区生产和生活用的污水积留为淡色库蚊和致倦库蚊的孳生以及丝虫病的流行创造了条件。社会因素在控制丝虫病流行方面具有决定性的作用。中华人民共和国成立后，经过四十多年的防治，已基本控制了丝虫病的流行。

【防治原则】

(1) 普查普治：及早发现患者和带虫者，及时治愈，以保证人民健康和减少传染源。普查应以1岁以上的全体居民为对象，要求95%以上的居民都接受采血。完成灭病任务后还要定期普查，以巩固防治成果。

治疗药物有乙胺嗪(diethylcarbamazine，DEC)，又名海群生(hetrazan)。乙胺嗪对班氏丝虫及马来丝虫均有杀灭作用。对马来丝虫的疗效优于班氏丝虫，对微丝蚴的作用优于对成虫的作用。治疗一次不一定能将微丝蚴全部杀灭，需反复检查治疗以巩固疗效。此外，呋喃嘧酮(furapyrimidone)和伊维菌素治疗丝虫病，也有较好效果。

对象皮肿患者除给予乙胺嗪杀虫外，还可结合中医中药、组织疗法及物理疗法等治疗。对鞘膜积液患者多采用手术治疗。乳糜尿患者经卧床休息轻者可自愈。

(2) 灭蚊防蚊：大力开展爱国卫生运动，依据主要传播媒介的生态习性，采取综合性措施，清除孳生地，杀灭成蚊、幼虫。

(3) 基本消灭丝虫病后的监测工作：为切实巩固和发展我国防治丝虫病的成果，监测工作将在相当长的一段时间内实施。监测内容包括人群监测、原有微丝蚴血症人群监测、流动人口监测、蚊媒监测和血清学监测，及时发现可能残存的和输入性传染源，防止丝虫病再度传播。

二、旋盘尾线虫

旋盘尾线虫〔*Onchocerca volvulus*(Leuckart，1893) Railliet and Henry，1910〕简称盘尾丝虫，寄生在人体皮肤内，所引起的疾病称盘尾丝虫病(onchocerciasis)。因本病主要流行于中间宿主蚋孳生的河流附近，可造成严重的眼部损害甚至失明，因此又称河盲症(river blindness)，在拉丁美洲亦称Robles症。

【形态及生活史】

成虫呈丝线状，乳白色，半透明，其特征为角皮层具明显横纹，外有螺旋状增厚部使横纹更为明显。雌虫生殖系统为双管型，雄虫生殖系统为单管型。微丝蚴在雌虫子宫内具有鞘，产出时已脱鞘，大小为(220~360) μm × (5~9) μm，头间隙长宽相等，尾端尖细而无核，无核处长约10~15μm。

雌、雄成虫成对寄生于人体皮下组织的纤维结节内，寿命可长达15年，约可产微丝蚴9~10年，估计每条雌虫一生可产微丝蚴数百万条。微丝蚴主要出现在成虫结节附近的结缔组织和皮肤的淋巴管内，也可在眼组织或尿内发现，无明显周期性。微丝蚴在人体各部位皮肤里的分布因不同的地理株而异。

盘尾丝虫的中间宿主为蚋，蚋的繁殖需要流动的河水。当雌蚋叮人吸血时，微丝蚴即随组织液进入蚋的支囊，通过中肠，经血腔到达胸肌，经两次蜕皮发育为感染期幼虫并移至蚋的下唇。当蚋再叮人时，幼虫自蚋下唇逸出并进入人体皮肤而感染。

盘尾丝虫的终宿主为人，蛛猴和大猩猩也有自然感染的报道。

【致病】

盘尾丝虫的成虫和微丝蚴对人均有致病作用，但以微丝蚴为主。微丝蚴可进入宿主身体各部位的皮肤层和皮下淋巴管，引起各种类型的皮肤损害及淋巴结病变；微丝蚴还可进入眼球引起眼部损害；腹股沟部位的淋巴结受损，亦可引起阴囊鞘膜积液、外生殖器象皮肿或股疝。

皮肤病变系围绕死亡的微丝蚴所产生的炎症反应以及微丝蚴释放的抗原或产生的溶胶原蛋白酶对皮肤内血管和结缔组织的损伤。病变多表现为皮疹，初期症状为剧痒，继发细菌感染后，皮肤上常伴有大小不等的色素沉着或色素消失的异常区及苔藓样变。

淋巴结病变表现为淋巴结肿大而坚实，不痛，淋巴结内含大量微丝蚴，这是盘尾丝虫病的典型特征。

眼损害是盘尾丝虫病最严重的病损。在非洲某些地区，眼受损者高达30%~50%，成人患河盲症者达5%~20%。眼受损害的发展较慢，大多数患者的年龄超过40岁。微丝蚴从皮肤经结膜进入角膜，或经血流或眼睫状体血管和神经鞘进入眼的后部，当微丝蚴死亡后引起炎症，导致角膜损伤，形成角膜瘢痕为盘尾丝虫病致盲的主要原因。微丝蚴亦可侵犯虹膜、视网膜及视神经，影响视力，甚至失明（图13-19）。

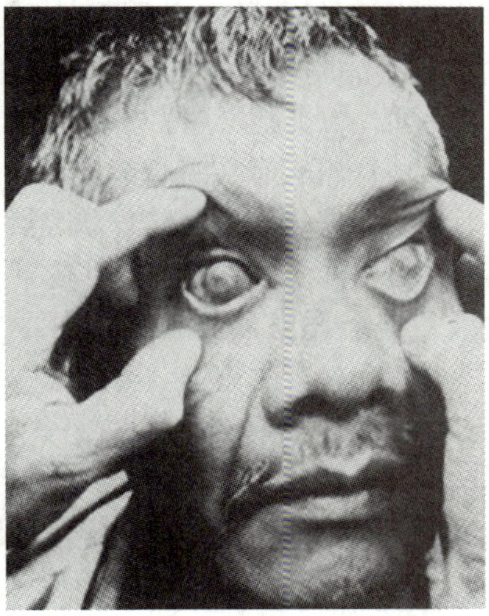

图13-19　盘尾丝虫所致双目失明

【实验诊断】

活动性盘尾丝虫病患者的主诉多与眼部有关，常见眼痛、视力下降等，从皮肤、眼、尿液和痰液以及淋巴结等处查见微丝蚴或成虫是本病的诊断依据。免疫学检查亦可作为辅助诊断手段。

【流行与防治】

盘尾丝虫病广泛流行于非洲、拉丁美洲及西亚的也门和苏丹，共35个国家。据WHO 2012年报告，估计全球受威胁的有9 000万人，受感染的有3 700万人，致盲达27万人，视力低下的50万人，是世界上第二大由感染致盲的疾病。

盘尾丝虫病治疗首选药物为伊维菌素，它对盘尾丝虫微丝蚴具有显著的杀灭效果。乙胺嗪因毒副作用较大，不再主张用于盘尾丝虫病的治疗。

眼盘尾丝虫病的治疗主要是控制好角膜炎、脉络膜视网膜炎和葡萄膜炎。虽然盘尾丝虫病眼的并发症不能完全治愈，但成功的治疗继发性眼炎可以维持或改善视力。

三、罗阿罗阿线虫

罗阿罗阿线虫[*Loa loa*（Cobbold，1864）Castellani and Chalmers，1913]简称罗阿丝虫，在非洲被称为“眼虫”，引起罗阿丝虫病，亦称为游走性肿块或卡拉巴肿（Calabar swelling）。

【形态及生活史】

成虫为白色线状，雄虫大小(30~34)mm×(0.35~0.43)mm，雌虫大小(50~70)mm×0.5mm，虫体头端略细，口周围具1对侧乳突和2对亚中线乳突，均小而无蒂，体中部角皮层具有小圆顶状的突起，尤以雄虫为多；雄虫具狭长尾翼。微丝蚴具有鞘，头间隙长宽相等，体核分布至尾端，在尾尖处有一较大的核。

成虫寄生在人体背、胸、腋、腹股沟、阴茎、头皮及眼等处的皮下组织，偶可侵入内脏，寿命长达15年以上。罗阿丝虫成虫常周期性地在眼结膜下爬动。雌虫在移行过程中间歇性地产出微丝蚴。

微丝蚴在外周血中呈现昼现周期性，中间宿主斑虻（chrysops）于白昼吸血吸入微丝蚴，微丝蚴在斑虻的中肠脱鞘后，移行至斑虻腹部脂肪体以及胸肌，经2次蜕皮，发育为感染期幼虫并移行至头部。当斑虻再次叮人吸血时，感染期幼虫自其口器逸出经皮肤伤口侵入人体，在皮下组织约经1年发育为成虫。

【致病与诊断】

罗阿丝虫的致病阶段主要是成虫。其致病作用为虫体移行及其代谢产物引起的皮下结缔组织的炎症反应，虫体停留的局部组织可出现有剧痛的卡拉巴丝虫性肿块。肿块具游走性，如虫体离去，肿块也随之消失为本病特点。最常发生部位为腕部和踝部，患者有皮肤瘙痒和蚁走感症状。成虫可从皮下爬出体外，也可侵入胃、肾、膀胱等器官，患者可出现蛋白尿。成虫常侵犯眼球前房，并在结膜下移行或横过鼻梁，引起严重的眼结膜炎，亦可导致球结膜肉芽肿、眼睑水肿及眼球突出，患者常表现出眼部奇痒。此外，患者可有发热、荨麻疹，还可引起高度嗜酸性粒细胞增多症。偶有丝虫性心脏病、肾病、脑膜炎、视网膜出血、中枢或周围神经损害。

根据患者有在流行区生活的历史，如来自或到过非洲的人群；典型的眼部奇痒、游走性皮下肿块伴有皮肤瘙痒等症状；球结膜下或皮下可见到虫体蠕动；外周血嗜酸性粒细胞增多；在白昼血中检出微丝蚴，或眼、皮下包块活检出罗阿丝虫成虫则可做出诊断。

【流行与防治】

罗阿丝虫的流行主要局限在非洲热带雨林地区，估计患者有200万~300万人。近年来由于国际交往频繁，造成世界各地均有此病病例出现。我国赴非洲援外或留学人员中也屡见有本病的发生。

罗阿丝虫病的治疗基本同班氏丝虫病。乙胺嗪和呋喃嘧酮能有效地杀死罗阿丝虫微丝蚴，杀灭成虫，须用大剂量、多疗程方可奏效。伊维菌素和甲苯咪唑均可清除血中微丝蚴，但对成虫无作用。

本病预后大多良好，但可影响视力。波及中枢神经系统时可导致严重后果或后遗症。

（杜娈英）

第九节　广州管圆线虫

广州管圆线虫[*Angiostrongylus cantonensis*（Chen，1935）Dougherty，1946]成虫寄生于鼠类肺部血管，幼虫偶尔可寄生人体引起嗜酸性粒细胞增多性脑膜脑炎或脑膜炎。陈心陶（1933，1935）首先在广州的家鼠体内发现该虫，命名为广州肺线虫（*Pulmonema cantonensis*），1937年由Matsumoto在我国台湾报道，1946年由Dougherty订正为广州管圆线虫。人体首例广州管圆线虫病是由Nomura和Lin于1944年在中国台湾省发现的。

临床思维拓展

病例：患者，男，40岁，农民，浙江省台州市三门县人。患者有肝炎病史10余年，肝硬化7年余。因患“肝硬化”多年，体质较差，听人说生食蛞蝓可强身健体，在老家及务工所住地的房屋前后捕抓蛞蝓并活吞，每天10条左右，持续2个月余。5个月后患者出现发热、咳嗽、头痛，到医院就诊，患者开始发病时有发热、咳嗽、头痛、瘙痒性皮疹等，体温在37.5℃左右，咳嗽不剧；后体温升高至38℃，头痛逐渐加重，以头皮为主，并有肩胛、躯干部皮肤疼痛，触摸加剧，左眼眶周围游走性瘙痒不适。无恶心、呕吐，无颈项强直，无肢体活动障碍等。

血常规检查：白细胞总数正常，嗜酸性粒细胞46.1%。脑脊液常规检查，外观：无色；清晰度：微混；ELISA法检测脑脊液及血清，广州管圆线虫抗体呈强阳性。脑囊虫、肺吸虫抗体呈阴性。脑脊液离心沉淀检查未发现广州管圆线虫幼虫。根据病史、症状、体征、免疫学检查结果以及嗜酸性粒细胞重度增高，临床诊断为广州管圆线虫引起的嗜酸性粒细胞增多性脑膜炎。给予阿苯达唑治疗，症状、体征逐步消失，嗜酸性粒细胞下降至正常，出院。

1. 广州管圆线虫的主要症状是(　)

A. 嗜酸性粒细胞增多性脑膜炎　B. 泌尿道症状

C. 贫血症状　D. 肠道症状

E. 肺部症状

2. 广州管圆线虫的成虫主要寄生于其终宿主体内的(　)

A. 消化道　B. 中枢神经系统

C. 淋巴系统　D. 肺泡内

E. 肺动脉血管内

(答案见数字资源)

【形态结构】

1. **成虫**　成虫线状，细长，角皮透明，体表具微细环状横纹。头端钝圆，头顶中央有一小圆口，缺口囊。雄虫大小为(11~26) mm × (0.21~0.53) mm，交合伞对称，呈肾形。雌虫大小为(17~45) mm × (0.3~0.66) mm，尾端呈斜锥形，子宫双管形，白色，内可见单细胞虫卵，与充满血液的肠管缠绕成红、白相间的螺旋纹，十分明显，阴门开口于肛孔之前(图 13-20)。

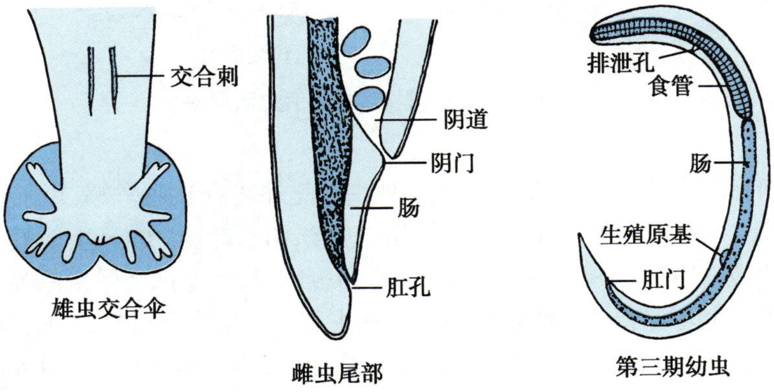

图 13-20　广州管圆线虫尾部及三期幼虫模式图

2. **幼虫**　主要发育有五期幼虫，第 3 期幼虫为感染期幼虫，外形呈细杆状，大小为(0.462~0.525) mm × (0.022~0.027) mm，虫体无色透明，体表具有两层外鞘。头端稍圆，尾部顶端骤变尖细，食管是虫体长度 1/2 稍短，清晰可见排泄孔、肛孔及生殖原基(图 13-20)。

第 4 期幼虫体长约为第 3 期幼虫的两倍，肠内充满折光颗粒。可区分出雌雄虫，雌虫前端有双管子宫，阴道止于虫体近末端的肛孔处。雄虫可见发育中的单生殖管位于虫体的后 1/3，交合刺和交合囊位于泄殖腔的背面，虫体后端膨大。

第 5 期幼虫体长和宽均较第 4 期增加，雌虫阴门已形成，生殖器官位于虫体的后半部。雄虫已具有一个小交合伞，与成虫相似。交合刺和交合囊均清晰可见，但刺上无或很少有角质层，已形成了泄殖腔。

【生活史】

生活史过程需要两个宿主，经历成虫、卵、幼虫 3 个发育阶段。成虫寄生于终宿主鼠肺动脉内，偶可见于右心。成虫产出的虫卵进入肺毛细血管，第 1 期幼虫孵出后穿破肺毛细血管进入肺泡，沿呼吸道上行至咽，再经吞咽进入消化道，随后与宿主粪便一起排出。

第1期幼虫在体外潮湿或有水的环境中可存活3周，但不耐干燥。当它被吞入或主动侵入中间宿主螺类或蛞蝓体内后，幼虫可进入宿主肺及其他内脏、肌肉等处，在适宜温度(25~26℃)，约经1周蜕皮发育为第2期幼虫。两周后经第2次蜕皮，发育成为第3期幼虫，即感染期幼虫。鼠因吞食含有第3期幼虫的中间宿主、转续宿主或被幼虫污染的食物和水而感染。幼虫在鼠胃内脱去鞘膜后进入肠壁小血管，随血流到达身体各器官，但多数虫体沿颈总动脉到达脑部，在脑组织经过两次蜕皮后从脑静脉系统通过右心而到肺动脉定居，第3期幼虫感染终宿主后大约需5周才能发育为成虫(图13-21)。

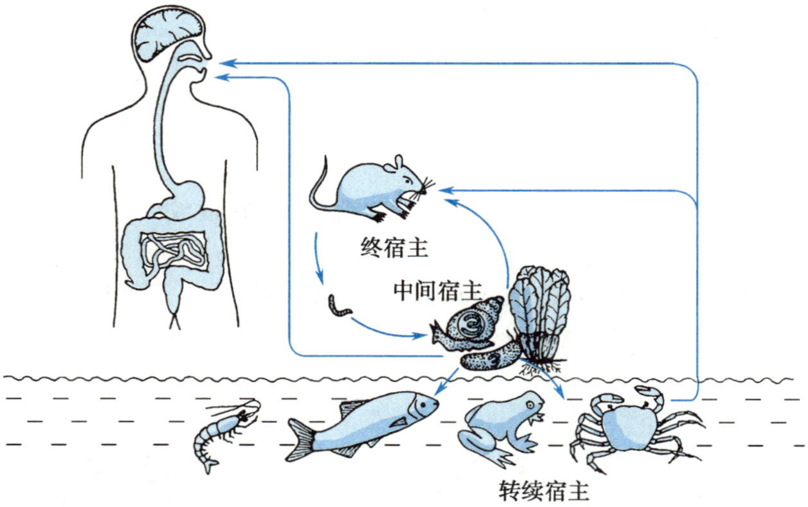

图13-21　广州管圆线虫生活史示意图

常见的中间宿主有褐云玛瑙螺、福寿螺和蛞蝓，此外还有皱疤坚螺、短梨巴蜗牛、中国圆田螺、铜锈环棱螺、方形环棱螺。转续宿主有黑眶蟾蜍、沼水虾、虎皮蛙、金线蛙、鱼、虾和蟹等。终宿主以褐家鼠、黑家鼠和黄胸鼠多见，此外还有白腹巨鼠、黄毛鼠和屋顶鼠等。

人因生食或半生食含有第3期幼虫的中间宿主和转续宿主而感染，生吃被幼虫污染的蔬菜、瓜果或喝含幼虫的生水也可以感染。动物实验提示，第3期幼虫可经中间宿主的黏液排出，也可以经皮肤主动侵入宿主。由于人是广州管圆线虫的非适宜宿主，故在人体内幼虫通常滞留在中枢神经系统，也可出现在眼前房、后房、视网膜等部位，虫体停留在第4期幼虫或成虫早期(性未成熟)阶段，不能移行至肺血管内完成其发育。但如果幼虫进入肺部也可完成发育，有报道在2岁以下婴幼儿死亡病例尸解时发现肺部有成虫。

【致病】

广州管圆线虫病(angiostrongyliasis)是一种幼虫移行症，能引起多个器官损伤。其三期幼虫侵入人体，在体内通过肠壁、肝脏、肺，最后进入脑组织内寄生，移行过程可引起机械性损伤及炎症反应，部分分泌物及脱落产物具毒性作用。最严重的是侵犯中枢经系统，引起嗜酸性粒细胞增多性脑膜脑炎或脑膜炎，此病以脑脊液中嗜酸性粒细胞显著升高为特征。病变可发生在大脑、脑膜，还可波及小脑、脑干和脊髓，脑神经和脊神经也可受累。主要病理改变为充血、出血、脑组织损伤及由巨噬细胞、嗜酸性粒细胞、淋巴细胞和浆细胞所组成的肉芽肿性炎症反应。

患者有某种神经系统受损的症状和体征，如急性脑膜脑炎或脊髓炎或神经根炎的表现。最典型的症状为急性剧烈头痛、颈项强直等脑膜脑炎表现，可伴有颈部运动疼痛、恶心、呕吐、低度或中度发热。头痛一般为胀裂性甚至不能忍受,起初为间歇性,以后发作逐渐频繁或发作期延长,并出现持续性头痛。止痛药仅对少部分病例有短时间的缓解。头痛部位多在额部,其次为颞、枕部,也可同时多部位。在严重病例中可出现发热伴有神经系统异常、视觉损害、眼部异常、缓慢进行性感觉中枢损害、全身酸痛,还有脑神经受损、眼外直肌瘫痪和面瘫等症状。部分患者出现头、躯干或四肢的感觉或功能异常,例如麻木、疼痛、烧灼感、针刺感,可有痛觉过敏、暂时性的面部或肢体麻痹、自主神经功能紊乱。早期常见间歇性嗜睡或昏睡,可随头痛减轻而好转,还可出现病理反射。少数患者可出现昏迷,是病情凶险征兆。

广州管圆线虫偶见于眼内,可造成视力障碍,甚至失明。侵犯肺部出现咳嗽等症状,肺X线检查可见阴影。如侵犯消化系统可有腹痛、腹泻或便秘,部分患者有肝大。绝大多数患者预后良好,极个别感染严重者留有后遗症甚至死亡。

有临床分析表明,本病潜伏期最短1天,最长27天,平均潜伏期为10.25天。主要症状中头痛占91.5%,躯体疼痛占93.6%,游走性疼痛占70.2%,皮肤触摸痛占63.8%,低中度发热占53.2%或高热占4.3%。此外,还有鼻部、眼部或肺部广州管圆线虫病的报道。国内有报道2岁以下婴幼儿感染,症状比成人更严重,易造成误诊。

【实验诊断】

广州管圆线虫病诊断主要依据流行病学史、临床表现及实验室相关检查进行综合诊断。实验室诊断主要有实验室常规检查、免疫学检查、病原学检查。

1. **实验室常规检查** 血液检查可见白细胞总数增加,嗜酸性粒细胞轻度至中度增多。脑脊液检查可见脑脊液压力增高,嗜酸性粒细胞增多(超过10%),蛋白质、糖、氯化物可轻度增高或正常。

2. **免疫学检查** 酶联免疫吸附试验(ELISA)、间接荧光抗体试验(IFA)或金标法检测血液及脑脊液中抗体或循环抗原阳性。用ELISA检测患者血清中的特异性抗体是目前诊断广州管圆线虫病的最常用方法。

3. **病原学检查** 从脑脊液或眼等部位查出幼虫或成虫可确诊,但一般检出率不高。从脑脊液中检测虫源性核酸片段如miRNAs等可能成为有用的方法。

广州管圆线虫病需与病毒性脑膜脑炎、结核性脑膜炎、流行性乙型脑炎、流行性脑脊髓膜炎及其他寄生虫病相鉴别。

【流行】

广州管圆线虫病分布于热带和亚热带地区。主要流行于东南亚地区、太平洋岛屿、日本和美国,我国主要在台湾、香港、广东、浙江、福建、海南、天津、黑龙江、辽宁、上海、湖南、北京和云南等地。迄今为止,全世界已有3 000多例病例报道,多数呈散在分布,但也有群体暴发流行的报道。如2006年在北京因食用生拌螺肉暴发群体广州管圆线虫病,确诊患者达160例。2007—2008年期间在云南大理地区确诊了广州管圆线虫病患者30多例。此病已成为威胁我国人民健康的重要食源性寄生虫病。

广州管圆线虫成虫可寄生在几十种哺乳动物体内,包括啮齿类、犬类、猫类和食虫类,其中主要是啮齿类,尤其是鼠类是主要的传染源。终宿主国内外均以褐家鼠、黑家鼠和黄胸鼠较多见,此外还有黄毛鼠、臭胸鼩、小家鼠、白腹巨鼠、屋顶鼠、板齿鼠和蛛猴。广州管圆线虫对中间宿主的选择性不强,至少有70余种软体动物可作为自然感染和实验室感染的中间宿主。

据近年的调查,我国大陆广州管圆线虫自然疫源地主要分布在长江以南的浙江、江西、福建、湖南、广东、广西、海南等省市自治区。

人类感染广州管圆线虫的主要方式有:①生吃或半生吃含有第3期幼虫的淡水螺类

(如褐云玛瑙螺、福寿螺等)或转续宿主(如蟾蜍、蛙等);②饮用被感染期幼虫污染的生水;③生食被感染期幼虫污染的蔬菜。广州管圆线虫的中间宿主和转续宿主多与人类生活有密切关系,它们还经常出没于房前屋后、庭院、花园、草地、沟渠,甚至厨房、卫生间等潮湿地方,还常有人食用。广州管圆线虫的幼虫有可能在这些动物活动过的地方,随其分泌的黏液遗留在各处。婴幼儿也可因在地上爬玩或玩弄这些动物而感染,成人也可通过这种方式感染。

广州管圆线虫感染主要是由于人们的不良饮食习惯引起,太平洋的一些岛屿、泰国以及我国浙江、福建省等沿海一带和台湾省等地居民都有生吃或半生吃螺、虾、鱼、蟹及其制品的习惯,这些都与本病的传播有关。

【防治】

预防本病要大力开展卫生宣教工作,增强群众自我保护意识。不吃生或半生的中间宿主螺肉及转续宿主的肉类,不吃生菜、不喝生水;对淡水螺食物要监测和管理,从事螺肉加工人员要避免污染。加强环境卫生和灭鼠工作,灭鼠以控制传染源对预防本病有十分重要意义。阿苯达唑对本病有良好疗效,若能得到及时的诊断与治疗,则效果好、预后佳。但用药物治疗时要注意,眼部有虫者,应先经眼科医生治疗后,再进行杀虫治疗;颅压过高者需先行降颅压治疗,以防出现脑水肿、脑疝等严重并发症;使用杀虫药时应联合抗炎药,以防止虫体死亡崩解所诱发的严重炎症反应。

(杜娈英)

第十节　结膜吸吮线虫

结膜吸吮线虫(*Thelazia callipaeda* Railliet & Henry,1910)属于分肠纲、旋尾目、吸吮科,主要寄生于犬、猫和兔等动物的眼结膜囊内,亦可寄生于人的眼部,引起结膜吸吮线虫病(thelaziasis)。人眼结膜吸吮线虫病病例最早发现于我国的北京和福州,故曾称华裔吸吮线虫。因本病多流行于亚洲地区,因此又称"东方眼虫病"。

【形态结构】

成虫细长,呈圆柱形,两端较细;在眼结膜内寄生时为淡红色,离体后呈乳白色半透明;虫体的头尾两端光滑,体表具有边缘锐利的环形褶皱,侧面观上下排列呈细锯齿状;头端钝圆,具有圆形的角质口囊。雌虫大小为(7.9~20.0) mm × (0.3~0.7) mm。生殖系统为双管型,生殖方式为卵胎生。近阴门端子宫内的虫卵逐渐变为细长呈盘曲状的幼虫。雄虫大小为(7.7~17.0) mm × (0.2~0.7) mm,尾端向腹面卷曲,伸出长短不一的交合刺两根。雌、雄虫尾端肛门周围有数对乳突和一对尾感器。虫卵椭圆形,大小为(44~60) μm × (30~40) μm,壳薄而透明。雌虫直接产出幼虫,初产幼虫大小为(350~414) μm × (13~19) μm,外被鞘膜,呈盘曲状,尾部有鞘膜囊(图 13-22)。在眼分泌物中检测到初产幼虫是病原学诊断的依据。

【生活史】

成虫主要寄生于犬、猫等动物的眼结膜囊及泪管内,偶可寄生于人的眼部。雌虫于眼结膜囊内产出具有鞘膜的初产蚴,当中间宿主冈田绕眼果蝇(*Amiota okadai*)舐吸终宿主眼部分泌物时,初产蚴随眼部分泌物被吸入到蝇的消化道内,经两次蜕皮发育为感染期幼虫,并进入蝇的头部口器。当蝇再次舐吸人或其他宿主眼部时,感染期幼虫自蝇口器逸出,侵入终宿主眼部,经 15~20 天幼虫再经两次蜕皮发育为成虫。从感染期幼虫发育到成虫产出幼虫,约需 1~2 个月时间(图 13-22)。成虫寿命一般可达 2 年以上。

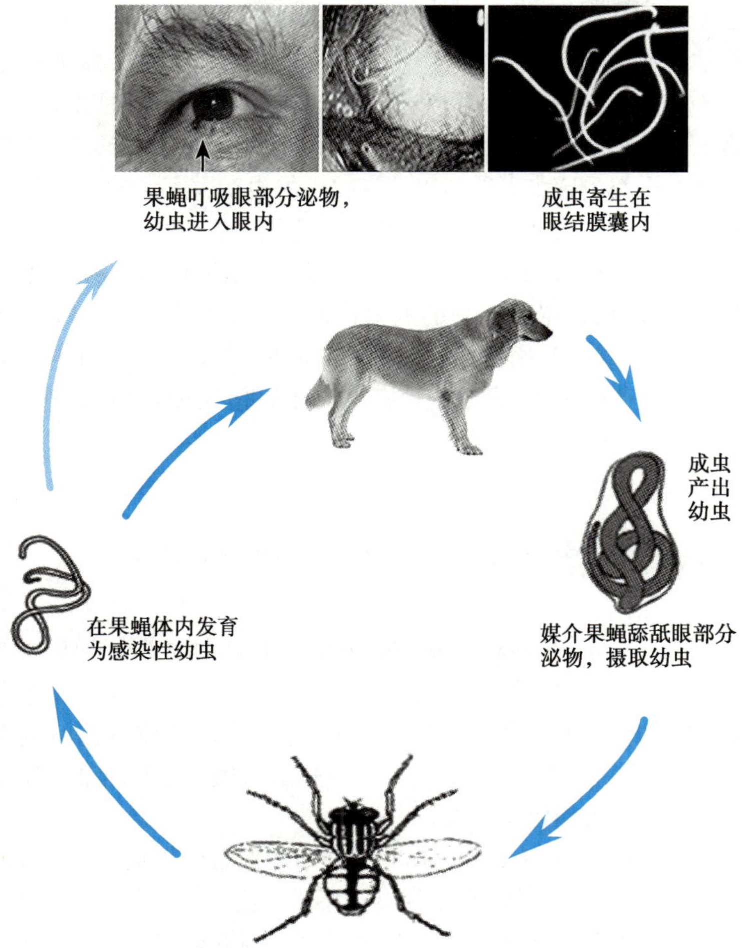

图 13-22 结膜吸吮线虫形态与生活史示意图

【致病与诊断】

成虫寄生于眼结膜囊内，以上结膜囊外眦侧为多见，也可寄生于眼前房、泪小管、泪腺、眼睑、结膜下和皮脂腺管内等处。多侵犯一侧眼，少数患者可双眼感染。由于虫体表面锐利的环纹摩擦、头端角质口囊的吸附作用等机械性损伤，加上虫体排泄分泌物的刺激作用，导致继发细菌感染引起眼结膜炎症或肉芽肿形成。感染轻者无明显症状，或有眼部异物感、痒感、刺痛、流泪、畏光和分泌物增多等，一般无视力障碍。婴幼儿有惧怕睁眼和手抓眼的表现。常因家长发现患儿眼球有白色细小线状的虫体爬行而就诊。重者可伴有结膜充血、形成小溃疡面、角膜混浊及眼睑外翻等。如虫体寄生在眼前房，可有丝状阴影移动感、睫状体充血、房水混浊、眼压升高、瞳孔扩大及视力下降等，可继发青光眼，严重者可导致失明。如泪小管受损，可导致泪点外翻。寄居人眼的虫数为 1 条至数条不等，最多可达 20 余条，曾在一只家犬的双眼共检获 200 余条虫体。患者的临床症状和体征与虫体在眼部寄生的部位、虫体数量及宿主的个体反应性差异等因素有关。

诊断主要用镊子或棉签自眼部取出虫体，置于生理盐水中镜检，根据虫体的形态特征即可确诊。如患者主诉眼部不适可达 40 天以上，可取眼内眦分泌物，压片镜检，查到卷曲的初产蚴便可确诊。若虫体寄生于眼前房，还应与丝虫微丝蚴、棘颚口线虫和犬蛔虫的幼虫感染等相鉴别。

【流行与防治】

结膜吸吮线虫病主要分布在亚洲，在中国、日本、韩国、印度、缅甸、菲律宾、泰国、印度尼西亚及俄罗斯的远东地区均有病例报道，其中在我国的病例数最多。我国的病例报道始于 1917

年，为世界最早发现，其中以江苏、湖北、云南、安徽、河南、山东及河北等地的病例较多，累计报道病例近 400 例，实际感染的人数可能更多。现已确定冈田绕眼果蝇是我国结膜吸吮线虫的中间宿主和传播媒介。感染季节以夏秋季为主，与果蝇的繁殖活动季节有关。感染者最小 3 个月，最大者 88 岁，但以婴幼儿为主。本病在农村多于城市，传染源主要为家犬，其次是猫、兔、猴和鼠等动物，人类受感染可能与养犬有关。保虫宿主家犬的普遍存在，传播媒介果蝇的广泛分布，以及幼童不洁的眼部卫生，都是结膜吸吮线虫病流行的主要因素。

预防本病的关键是注意个人的眼部卫生，尤其是幼儿，应注意保持眼部清洁。搞好环境卫生，消除果蝇孳生地。加强犬、猫等动物的卫生管理。治疗可用可卡因、普鲁卡因或丁卡因溶液滴眼，虫体受刺激从眼角爬出，用镊子或消毒棉签取出，然后用 3% 硼砂水冲洗眼结膜囊，并点滴抗生素。若虫体寄生于眼前房，可采用角膜缘切开术取出虫体，术后进行抗炎治疗等处理。

（张晓丽）

第十一节　其他人体寄生线虫

东方毛圆线虫（*Trichostrongylus orientalis* Jimbo，1914）主要寄生于绵羊、骆驼、马、牛和驴等动物，也可寄生于人体。因本虫常与钩虫感染混合发生，故不易将其所致症状与钩虫病区分。严重病例可出现食欲不良、腹痛腹泻、四肢乏力和贫血等表现，用饱和盐水浮聚法从粪便中查见虫卵可确诊。主要流行于农村和牧区，呈散在性分布。带虫者、患者和病畜是本病的传染源。防治原则与钩虫相同，治疗可用伊维菌素等。

美丽筒线虫（*Gongylonema pulchrum* Molin，1857）主要寄生于哺乳动物（特别是反刍动物），偶可寄生人体引起筒线虫病。人因误食或误饮被感染性昆虫污染的食物或水而被感染。由于虫体移行及寄生对局部的刺激，患者可有虫样蠕动感、异物感、痒感、刺痛感、麻木感或肿胀感等。依据口腔或食管黏膜有虫样蠕动感可作出初步诊断，以消毒针挑破有虫体移行处的黏膜，取出虫体作虫体鉴定即可确诊。治疗本病可用手术取出虫体。预防措施为宣传教育，注意个人卫生、饮食卫生和环境卫生。

异尖线虫（*Anisakis*）是一类成虫寄生于海洋哺乳动物，幼虫寄生于海洋鱼类的线虫。人是其非正常宿主。人体感染主要是通过食入含活幼虫的海鱼（如大马哈鱼、鳕鱼、鲭鱼等）和海产软体动物（如乌贼等）引起的。幼虫侵入人体后主要寄生于胃和肠壁等消化道各部位。轻者仅有胃肠不适，急性病例表现为进食后数小时上腹部突发剧痛，慢性病例呈顽固性腹部疼痛。患者有生食海鱼的病史及典型的临床表现是重要的诊断依据；纤维内镜检查是胃或食管异尖线虫病最有效的诊断方法。

棘颚口线虫（*Gnathostoma spinigerum* Owen，1836）的主要终宿主是犬、猫。人因生食或半生食含有感染期幼虫的鱼类（如泥鳅、黄鳝、乌鳢等）感染，生食或半生食含有第三期幼虫的鸡和猪等转续宿主的肉类亦可感染。可引起皮肤型和内脏型颚口线虫病。皮肤颚口线虫病可在全身各部位出现匐行疹或游走性皮下包块。内脏颚口线虫病的临床表现因累及的器官不同而异。从病变组织中检获虫体是最可靠的诊断方法。

艾氏小杆线虫[*Rhabditis*（*Rhabditella*）*axei*（Cobbold，1884）Dougherty，1955]主要营自生生活，常出现于污水及腐败植物中，偶可寄生于人体，引起艾氏小杆线虫病。人体感染可能是由于幼虫经口进入消化道或经泌尿系统上行感染，通过在污水中游泳、捕捞水产品而接触污水或误饮污水，为幼虫侵入人体提供了机会。本虫侵入消化系统常引起腹痛、腹泻与便秘交替出现等症状；侵入泌尿系统可引起发热、腰痛、血尿、尿频、尿急或尿痛等症状，肾实质受损可出现下肢和阴囊水肿、乳糜尿、蛋白尿和脓尿等。在尿液沉淀物或粪便中镜检发现虫体或虫卵是确诊本病的依据。治疗药物有阿苯达唑和甲苯咪唑等。

兽比翼线虫主要寄生于野生哺乳动物、家畜、家禽和鸟类，其中喉兽比翼线虫（*Mammomonogamus laryngeus* Railliet，1899）和港归兽比翼线虫（*M.gangguiensis* Li，1998）偶可在人体寄生。当人和动物误食被感染期虫卵污染的食物或水时而被感染。临床表现主要有发热、咳嗽、哮喘及咯血，伴外周血中嗜酸性粒细胞增多。早期 X 线胸片检查可见短暂浸润性变化。若虫体寄生于咽喉部，可出现阵发性干咳和搔爬刺激感。从患者痰液中或从支气管镜检物、肺泡灌洗液中发现虫体或虫卵是确诊本病的依据。预防本病的主要措施为注意饮食及饮水卫生，不吃生的蔬菜及动物制品。治疗本病可用阿苯达唑、甲苯咪唑和伊维菌素等药物。

麦地那龙线虫[*Dracunculus medinensis*（Linnaeus，1758）Gallandant，1773]的成虫寄生在人和多种哺乳动物体内，引起麦地那龙线虫病。误食含感染期幼虫的剑水蚤感染。雌虫移行至皮肤时，释放的幼虫及代谢产物引起宿主组织强烈的超敏反应。患者可出现荨麻疹、局部水肿和腹泻、发热、头晕和恶心等全身症状。血液检查可见嗜酸性粒细胞增多。逸出的幼虫可致皮肤表面丘疹，并发展为水疱、脓疱、蜂窝织炎、脓肿及皮肤溃疡等。自伤口检获伸出的雌虫是最可靠的确诊依据。麦地那龙线虫病是 WHO 重点控制的目标疾病。流行于 20 个国家，主要分布在非洲和亚洲。治疗本病可采用小棒逐日将虫体卷出，也可手术取虫治疗。

肾膨结线虫[*Dioctophyma renale*（Goeze，1782）Stiles，1901]是一种大型寄生线虫，俗称巨肾虫。偶可感染人，引起肾膨结线虫病。人生食或半生食含有第三期幼虫的蛙或鱼类感染。寄生于肾脏，临床表现主要有腰痛、肾绞痛、反复血尿、尿频，可并发肾盂肾炎、肾结石和肾功能障碍等。从尿液中发现虫体或虫卵是确诊本病的依据。可用阿苯达唑和噻嘧啶，但需反复多个疗程。虫体寄生在肾盂者，行肾盂切开取虫是最可靠的治疗办法。

肝毛细线虫[*Capillaria hepatica*（Bancroft，1893）Travassos，1919]是一种寄生于啮齿类、食虫类、犬、牛和兔等动物的寄生虫，偶可感染人，引起肝毛细线虫病。因吞食被感染期虫卵污染的食物或饮水而感染。可有发热、肝脾大、嗜酸性粒细胞显著增多、白细胞增多及高丙种球蛋白血症等，低血红蛋白性贫血较为常见，严重者可表现为嗜睡、脱水，甚至死亡。肝组织活检病原体是最可靠的诊断方法。预防感染主要应做好防鼠灭鼠工作。治疗首选阿苯达唑和甲苯咪唑。（详见数字资源）

（张晓丽）

本章小结

蛔虫、鞭虫、钩虫和蛲虫是常见的肠道寄生土源性线虫。蛔虫、鞭虫和蛲虫的感染性虫卵经口而感染人，钩虫丝状蚴主要通过皮肤侵入人体。蛔虫致病主要是成虫引起消化道病变和胆道蛔虫症、肠梗阻等并发症；蛲虫感染主要引起患儿肛周瘙痒、继发性感染和睡眠不足；鞭虫主要引起消化系统症状；钩虫幼虫可引起皮炎及肺部症状，成虫是其主要致病阶段，可引起肠道病变和贫血，贫血是钩虫病的主要症状。粪便中检获虫卵或成虫均可作为确诊依据，蛲虫感染以肛周查到虫卵或成虫为确诊依据。常用的驱虫药物包括阿苯达唑、甲苯咪唑等。

粪类圆线虫是一种兼性寄生虫，生活史中包括自生世代和寄生世代，在免疫功能低下的机体，由于可引起严重的自身感染，可导致严重的多器官损伤，以消化系统及呼吸系统病变多见，甚至可引起死亡。粪类圆线虫感染以在粪便、痰、尿或脑脊液中检获幼虫为确诊依据，治疗药物首选伊维菌素。

旋毛虫成虫和幼虫分别寄生于同一宿主的小肠和肌细胞内，人和多种哺乳动物可作为其宿主，既是终宿主，也是中间宿主。幼虫囊包是感染阶段，完成生活史过程必须转换宿主才能继续下一代生活史。旋毛虫寄生于人体引起旋毛虫病，是重要的食源性寄生虫病和人畜共患寄生虫病，严重感染时可以导致患者死亡。因旋毛虫病的临床表现复杂多样，难以及时正确诊断。所以，在诊断过程中应注重流行病学调查和病史的询问。实验诊断从患者腓肠肌、肱二头肌或三角肌活检肌肉制成压片镜检，获幼虫囊包即可确诊。对早期或轻度感染者，采用血清学方法检测患者血清中的特异性抗体或循环抗原作为辅助诊断方法。治疗旋毛虫病的首选药物为阿苯达唑。

寄生于人体的丝虫有8种，我国主要有两种，班氏吴策线虫（班氏丝虫）和马来布鲁线虫（马来丝虫），成虫均寄生于人体淋巴系统，感染阶段为丝状蚴，其传播媒介为蚊。人是班氏丝虫的唯一终宿主；马来丝虫除寄生于人体外，还能在多种脊椎动物体内发育成熟，猫和猴等为其保虫宿主。丝虫致病以成虫为主，引起急性淋巴丝虫病和慢性淋巴丝虫病。急性期患者出现的淋巴管炎、淋巴结炎及丹毒样皮炎等；慢性期主要引起象皮肿、睾丸鞘膜积液、乳糜尿、隐性丝虫病。主要病原诊断方法从血液中查找微丝蚴。两种丝虫微丝蚴呈现夜现周期性。采血时间为夜间22时至次晨2时。常用的方法有：厚血膜法和新鲜血滴检查法，对于夜间采血不方便者，可以采用乙胺嗪白天诱出法。

思考题

1. 简述蛔虫生活史基本过程和特点，为什么蛔虫流行很广泛？
2. 简述蛔虫的致病作用及其机制。
3. 简述钩虫的生活史基本过程和特点，并比较其与蛔虫生活史的异同。
4. 简述钩虫病的常见临床表现及致病机制。
5. 简述蛲虫的生活史要点，为什么说蛲虫感染容易治疗，但却难预防？
6. 简述粪类圆线虫的生活史要点及人体感染方式。
7. 简述粪类圆线虫致病的特点。
8. 简述旋毛虫幼虫囊包的特征。
9. 简述旋毛虫生活史基本过程和特点，致病特点。
10. 简述班氏和马来微丝蚴的形态鉴别要点。
11. 简述丝虫生活史要点。
12. 慢性丝虫病的常见表现是什么？
13. 广州管圆线虫的致病特点是什么？

第十四章　猪巨吻棘头虫

猪巨吻棘头虫[*Macracanthorhynchus hirudinaceus*（Pallas，1781）Travassos，1916]，是猪小肠内常见的寄生虫，偶可寄生人体，引起巨吻棘头虫病。猪巨吻棘头虫的生物学分类地位介于线虫和绦虫之间。

【形态与生活史】

成虫乳白色或淡红色，活体时背腹略扁，固定后呈圆柱形，体表有明显的横纹。虫体分为吻突、颈部和躯干三部分。吻突呈类球形，可伸缩，其周围有 5~6 排尖锐透明的吻钩。颈部短，与吻鞘相连，吻突可伸缩入鞘内（图 14-1）。虫体无口及消化道。雄虫长 5~10cm，尾端交合伞呈钟形；雌虫长 20~65cm。虫卵呈椭圆形，棕褐色，大小为（67~110）μm ×（40~65）μm，卵壳厚，一端呈隆脊的嵌接处易破裂。成熟虫卵内含 1 个具有小钩的幼虫，称棘头蚴。感染性棘头体呈乳白色、芝麻状，表面有一层似囊状的白膜，形成皱褶横纹。

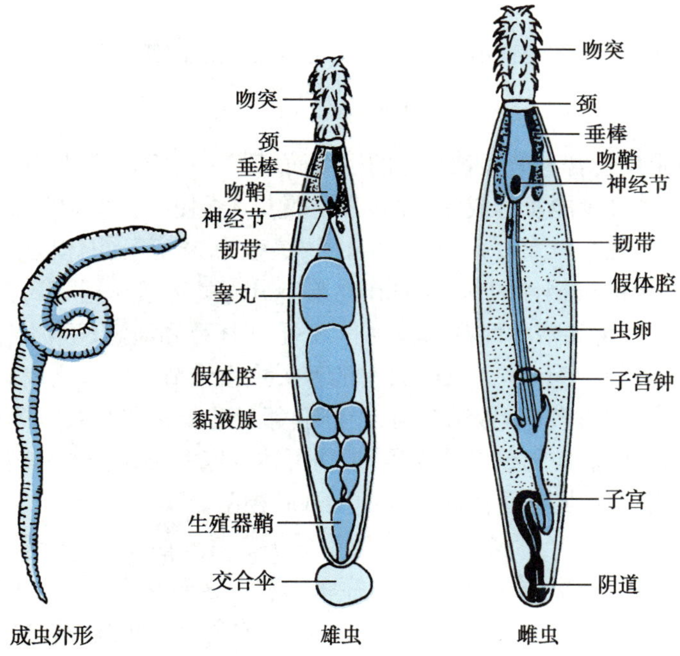

图 14-1　猪巨吻棘头虫成虫模式图

猪巨吻棘头虫的主要终宿主是猪，也可在人、野猪、犬和猫体内寄生。中间宿主为甲虫等鞘翅目昆虫。生活史阶段包括虫卵、棘头蚴、棘头体、感染性棘头体和成虫。成虫寄生在终宿主小肠内，以吻突固着在肠壁上方，虫卵随宿主粪便排出，散落在土壤中，可存活数月至数年。当虫卵被甲虫的幼虫吞食后，棘头蚴逸出，穿破肠壁进入血腔，发育为棘头体，约经 3~5 个月棘头体发育为感染性棘头体。感染性棘头体在甲虫的整个变态过程(幼虫、蛹、成虫)中均可保持侵袭能力,可存活 2~3 年。当终宿主人或猪等动物吞食含感染性棘头体的甲虫后,在其小肠内约经 1~3 个月发育为成虫(图 14-2)。

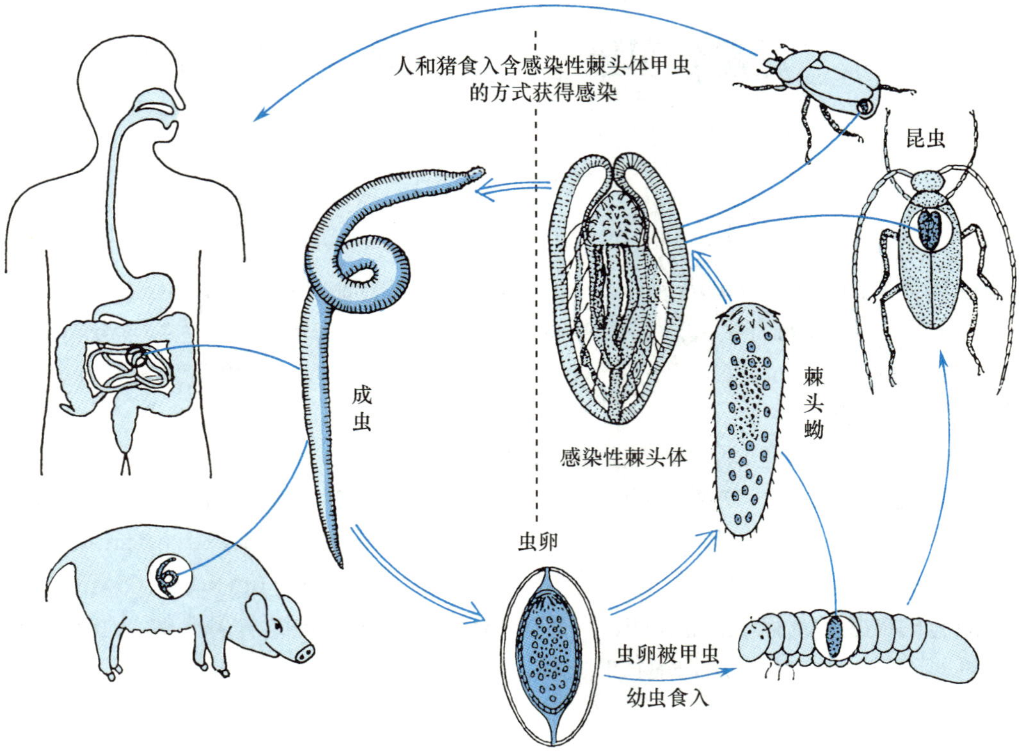

图 14-2　猪巨吻棘头虫生活史示意图

【致病】

人常因生食或半生食含感染性棘头体的甲虫而感染。由于人不是猪巨吻棘头虫的最适宜宿主,棘头虫在人体内极少能发育成熟和产卵,故在人体粪便中较少能发现该虫卵。猪巨吻棘头虫通常寄生于人回肠的中、下段,一般为 1~3 条,最多为 21 条。虫体以吻突上尖锐的吻钩固着于肠黏膜,造成黏膜的机械性损伤,同时在吻腺所分泌的毒素作用下局部组织出现充血、水肿、肌层出血、中性粒细胞和嗜酸性粒细胞浸润,并形成坏死和溃疡。当炎症消退后,局部出现结缔组织增生,形成直径约为 0.1~1.0cm 大小的棘头虫性结节。结节突向肠壁浆膜面,其中心呈灰白色,周围充血呈暗红色,多数结节与大网膜、邻近的肠管和肠系膜等粘连形成包块。由于虫体经常更换附着部位,使肠壁多处受累,损伤可达肠壁深层,甚至穿破肠壁造成肠穿孔,导致局限性腹膜炎及腹腔脓肿,亦可因肠粘连而出现肠梗阻。

患者在感染早期多无明显症状,一般在感染后 1~3 月开始发病,出现腹痛、恶心、呕吐、消化不良、食欲减退、乏力、消瘦、腹泻和黑便等症状。右下腹部或脐周常出现阵发性或持续性疼痛,在腹部压痛明显处常可触及单个或多个大小不一的圆形或卵圆形包块。在虫体的代谢产物或毒素的作用下,患者可出现恶心、呕吐、夜惊和失眠等症状和嗜酸性粒细胞增多。少数感染者可不出现任何症状和体征,自动排虫后自愈。本病对人体的主要危害是引起外科并发症,如肠穿孔、腹膜炎、肠梗阻、腹腔脓肿和肠出血等,据国内临床报告显示,半数以上病例可发生肠穿孔。有些患者可发生浆液性腹水,严重者出现休克。

【诊断】

诊断本病首先应根据流行病学史及临床表现,做诊断性驱虫。急症手术发现虫体也是确诊的依据。由于人不是猪巨吻棘头虫的适宜宿主，故在患者粪便内极少能查出虫卵。免疫学诊断，如采用虫卵抗原做皮内试验，对诊断本病有一定价值。外周血嗜酸性粒细胞增多、粪便隐血试验阳性和腹腔影像学检查异常等也有助于诊断。

【流行】

猪巨吻棘头虫病分布广，呈世界性流行，其中在北美、南美、匈牙利、罗马尼亚、印度和日本等国猪感染较普遍。在我国辽宁、山东和吉林等21个省、市、自治区均发现猪的感染，感染率约为1.4%~3.0%。国外报道人体猪巨吻棘头虫病的病例数并不多，国内共报道380多例，分布于辽宁、山东、河南、广东和吉林等16个省、市、自治区，辽宁和山东部分地区呈地方性流行。

中间宿主为鞘翅目昆虫，在我国现有9科42种鞘翅目昆虫可作为本虫的中间宿主，其中以大牙锯天牛、曲牙锯天牛和棕色金龟子的感染率最高。甲虫体内猪巨吻棘头虫的感染率约为0.8%~6.0%。本病有明显的季节性，与中间宿主的季节消长特征相一致。

人感染猪巨吻棘头虫主要与生食或半生食甲虫的饮食习惯有密切关系。在流行区，人们喜欢将天牛或某些金龟子捕获后用沸水烫后，去翅用食油烹炒食用，因食入未熟的含有感染性棘头体的甲虫而感染。儿童常喜欢捕捉天牛和金龟子生吃或烤吃，故患者以学龄儿童和青少年为多。发病时间多在7~11月份，以9~10月份为高峰。此外，也有人因误食甲虫而感染本病的病例报道。

【防治】

预防本病主要应加强宣传教育，特别要教育儿童不要捕食甲虫。加强对猪的饲养管理及猪粪的无害化处理。及时发现感染者并给予早期治疗，出现并发症者，应及时手术治疗。目前尚无特效的驱虫药物，阿苯达唑和甲苯咪唑等有一定疗效。

（张晓丽）

第四篇　医学节肢动物学

节肢动物(arthropod)种类繁多，分布广泛，其中可以通过骚扰、刺螫、吸血、毒害、寄生等直接方式以及传播病原体等间接方式危害人、畜健康的节肢动物，称医学节肢动物(medical arthropod)。研究医学节肢动物的分类、形态、生活史、生态、习性、地理分布、致病和防制方法的科学，称医学节肢动物学(medical arthropodology)。

第十五章　概　　论

学习目标

1. 掌握　医学节肢动物的基本特征及范畴。
2. 熟悉　医学节肢动物对人体的危害及防制原则。
3. 了解　医学节肢动物判定的基本原则。

一、医学节肢动物的共同特征

节肢动物的共同特征是：①躯体分节，左右对称，附肢分节；②体表覆盖由几丁质(chitin)和醌单宁蛋白(quinone tanned protein)组成的外骨骼(exoskeleton)；③循环系统开放式，没有血管，体腔亦称血腔(haemocoele)，内含血淋巴(haemolymph)；④发育史多有蜕皮(ecdysis，molt)和变态(metamorphosis)现象。

二、医学节肢动物的主要类群

节肢动物门通常分为13个纲，其中与医学有关的节肢动物分属于以下5个纲。

1. **昆虫纲(Insecta)**　成虫虫体分头、胸、腹3部分。头部有触角1对；胸部有足3对；腹部分节明显，末端为外生殖器。与医学有关的常见种类有：蚊、蝇、白蛉、蚤、虱、臭虫、蜚蠊、桑毛虫、松毛虫、毒隐翅虫等。

2. **蛛形纲(Arachnida)**　成虫虫体分头胸和腹两部分，或头、胸、腹愈合。无触角与翅，成虫有足4对。与医学有关的常见种类有蜱、革螨、恙螨、粉螨、蠕形螨、疥螨、蜘蛛、蝎子等。

3. **甲壳纲(Crustacea)**　成虫虫体分头胸和腹两部分。触角2对，步足5对。与医学有关的种类有淡水蟹、淡水虾、蝲蛄和剑水蚤等。

4. **唇足纲(Chilopoda)**　成虫虫体窄长、多节，腹背扁平，分头和躯干两部分。头部有触角1对、躯干体节除最后2节外，各具足1对，第1对足变形为毒爪。与医学有关的种类有蜈蚣等。

5. **倍足纲(Diplopoda)**　成虫虫体型较长、多节,长管形,分头和躯干两部分。头部有触角1对,除第一体节外,每节有足2对。与医学有关的种类有马陆等。

以上5个纲的节肢动物,昆虫纲及蛛形纲集中了几乎所有重要医学节肢动物的种类,其他各纲重要性相对较小。

三、医学节肢动物对人类的危害

医学节肢动物对人类的危害可归纳为两个方面。其一是直接危害,由节肢动物骚扰、吸血、螫刺、寄生、产生抗原物质等引发的疾病;其二是间接危害,以节肢动物作为媒介传播的病原体所引起的虫媒病。

(一) 直接危害

1. **骚扰和吸血**　多种节肢动物,如蚊、白蛉、蚤、臭虫、虱、蜱等均可叮刺、吸血,在其种群数量高峰季节常易侵袭人体,造成骚扰,影响工作和生活。如臭虫嗜吸人血,致局部皮损,奇痒难忍,有时还可引起剧烈过敏反应,出现丘疹样荨麻疹,甚至还有臭虫抗原引起过敏性哮喘的报道。

2. **螫刺和毒害**　由于某些膜翅目、鳞翅目、鞘翅目昆虫具有毒腺、毒毛或有毒体液,其毒液使人受害,轻者可有短暂的刺激,重者可引起全身症状,甚至死亡。如隐翅虫在人皮肤上爬行时会从虫体关节腔中分泌出体液(富含隐翅虫素),引起局部病变,当虫体被捻碎时,毒液大量溅出,可引起广泛的病灶。患处皮肤可出现红斑、丘疹,迅速化脓而成红斑脓疱性损害,同时患处有痒及烧灼感,重者有剧痛伴有高热及淋巴结肿大、头昏、头痛,医学上称为"隐翅虫皮炎"。

3. **超敏反应**　某些医学节肢动物的唾液、分泌物、排泄物和脱落的表皮均是异源性蛋白质,与过敏体质的人群接触常可引起超敏反应。如粉螨引起的过敏性哮喘、过敏性鼻炎等。

4. **寄生**　有些节肢动物可以寄生于人、畜体内或体表引起病变,如疥螨寄生于皮内引起疥疮(scabies),潜蚤寄生于人体皮肤引起潜蚤病(tungiasis)等。

(二) 间接危害

某些节肢动物可以携带病原体在人和动物之间传播疾病,此类由节肢动物携带病原体而传播的疾病称为虫媒病(vector-borne disease),传播虫媒病的医学节肢动物称为媒介节肢动物(entomophilous arthropod),亦简称虫媒(insect vector)。病原体的传播方式分为机械性传播和生物性传播两种类型。

1. **机械性传播(mechanical transmission)**　医学节肢动物对病原体仅起着机械携带、输送的作用。病原体可附着于节肢动物的体表、口器、足或经其消化道排出而传播,病原体在传播过程中形态特征或生物学特性不发生明显的变化。如蝇传播痢疾、伤寒、霍乱等传染病等。

2. **生物性传播(biological transmission)**　病原体在医学节肢动物体内须经过一定时间的发育和/或繁殖后才具有感染性。根据病原体在虫媒体内的发育与繁殖情况,可将此类传播方式分为四型。

(1) 发育式(developmental transmission):病原体在医学节肢动物体内只有发育而无繁殖,即病原体仅有形态结构及生理功能的变化,并无数量的增加。例如丝虫微丝蚴在蚊体内,经一系列变化发育为感染期幼虫,在整个过程中虫体数量只可能减少,不会增加。

(2) 繁殖式(propagative transmission):病原体在医学节肢动物体内只有繁殖而无发育,即病原体仅有数量增加，并无形态变化。如黄热病病毒和登革热病毒在蚊体内、鼠疫杆菌在蚤体内、东方立克次体在恙螨体内的繁殖等。

(3) 发育繁殖式(developmental-propagative transmission)：病原体在医学节肢动物体内不但发育而且繁殖，病原体既有形态变化，又有数量增加。如疟原虫在蚊体内、杜氏利什曼原虫在白蛉体内的发育和繁殖等。

(4) 经卵传递式(transovarial transmission)：病原体在医学节肢动物体内不但繁殖而且能侵入卵巢，经卵传递至下一代，产生众多的病原携带者，从而造成病原体的广泛传播。如蚊体内的日本脑炎病毒和登革热病毒、硬蜱体内的森林脑炎病毒等。

(三) 病媒节肢动物的判定

在虫媒病的流行病学调查和防制工作中，病媒节肢动物的判定是一项十分重要的工作，必须熟悉当地的情况，充分收集相关资料，进行综合分析作出正确判断。病媒节肢动物的判定需要以下四个方面的证据。

1. **生物学证据**

(1) 与人类关系密切，吸血的种类可嗜吸人血，非吸血的种类可通过污染食物等方式造成人体感染。

(2) 种群数量较大，是当地的优势种或常见种。

(3) 寿命较长，能够保证病原体在其体内完成发育或增殖。

2. **流行病学证据** 病媒节肢动物的地理分布和季节消长应与虫媒病的流行地区及流行季节相一致或基本一致。

3. **实验室证据** 在实验室条件下，可用人工感染的方法证实该病原体能够在某种节肢动物体内发育或增殖，并能感染易感实验动物。

4. **自然感染证据** 在流行区和流行季节采集可疑病媒节肢动物，可在其体内检获、分离到自然感染的病原体，某些病原体须查到感染期。

若符合上述证据，即可初步判定这种节肢动物是某种传染病的传播媒介。但由于各地区的地理环境、气温的差异，同一国家、同一虫媒病出现的时间可能不同。另外，媒介可有一种或数种，如有数种时，应区分主要媒介和次要媒介。

四、医学节肢动物的防制

医学节肢动物的防制是预防、消灭或控制虫媒病的重要措施。实践证明，长期单一地使用化学杀虫剂不能普遍地解决节肢动物的防制问题，特别是在目标节肢动物产生对杀虫剂的抗药性以及杀虫剂对自然环境的污染等问题的存在和发展使人们不得不寻求更加科学有效的防制途径和策略。采取综合防制的办法才能达到有效控制的目的。医学节肢动物综合防制(integrated medical arthropods management)是从医学节肢动物与生态环境和社会条件的整体观点出发，采取综合防制的方法，降低医学节肢动物的种群数量或缩短其寿命，将其种群数量控制在不足以传播疾病的密度。医学节肢动物的综合防制方法包括环境防制、化学防制、物理防制、生物防制、遗传防制和法规防制等。

(一) 环境防制

环境防制是根据媒介节肢动物的生物学及生态学特点，通过合理的环境处理、改造，减少或清除媒介节肢动物赖以栖息的场所，达到预防和控制虫媒病的目的。如基础卫生设施的改造和新建、排水沟渠的改造；清除杂草、间歇灌溉、填堵洞穴、翻盆倒罐和垃圾、粪便的无害化处理；改善人群居住条件，搞好环境卫生等，以减少或避免人、媒介、病原体三者的接触机会，从而减少或防止虫媒病的传播。

（二）物理防制

物理防制是利用机械力、热、光、声等方法，捕杀、隔离或驱走节肢动物。物理防制使用方便、不污染环境、不存在抗药性。如用蚊蝇拍打杀蚊蝇、开水烫蝇蛆，装纱窗纱门防蚊蝇进入室内、挂蚊帐防止蚊虫叮咬；用热水及蒸汽喷浇灭臭虫及体虱；利用灯光、声波和紫外线诱杀、驱避医学节肢动物等。

（三）化学防制

化学防制系指使用天然或合成的化学物质，以不同的剂型和途径毒杀、驱避医学节肢动物的方法。化学防制虽然存在抗药性和环境污染问题，但它具有使用方便、见效快、适于大规模应用等优点，所以仍然是目前病媒节肢动物综合防制中的重要手段。使用化学杀虫剂前必须了解有关病媒节肢动物的食性、栖性、活动和对杀虫剂的敏感性，以选择最佳种类或剂型。常用的化学杀虫剂主要包括有机氯类，有机磷类、氨基甲酸酯类、拟除虫菊酯类和昆虫生长调节剂等。

（四）生物防制

生物防制是利用捕食性生物、寄生性生物和病原微生物以及昆虫信息素、阿维菌素和灭幼脲等来控制或消灭医学节肢动物的一种防制方法。生物防制特异性强、对非目标生物和有益生物无害，不污染环境，已成为目前医学节肢动物防制的主要方向之一。生物防制可分为两类，即捕食性生物和致病性生物。前者如鱼、蜻蜓、剑水蚤等，后者如病毒、细菌、真菌、原虫、线虫、寄生蜂等。其特点是对人畜安全、不污染环境、多数有较长的持续抑制作用。但生物防制物的筛选、效果考核和安全性评价要遵循严格的标准进行。

（五）遗传防制

遗传防制是通过不同方法改变或移换节肢动物的遗传物质，以降低其繁殖势能或生存竞争力，从而达到控制或消灭种群的目的。如将转基因蚊虫或大量经射线照射，化学剂、杂交等方法处理产生的绝育雄虫释放到环境中，使其与自然种群的可育雄虫竞争与雌虫交配，产出不能继续发育的未受精卵，导致自然种群逐渐减少。另外，也可尝试通过培育并释放遗传变异(包括杂交不育、胞质不育、性畸变和带致死因子等)的物种与目标种群交配的方法，以达到种群自然递减的目的。

（六）法规防制

利用法律、法规或条例，以防媒介节肢动物传入本国或携带至其他国家和地区。如登革热曾在某国严重流行，为防制此病，该政府通过全民动员消除埃及伊蚊的孳生地，基本控制了登革热的流行。又如我国有通告要求加强对医学节肢动物的检验检疫，防止输入性医学节肢动物及其传播的虫媒病进入我国。

（张 浩）

本章小结

节肢动物的共同特征是：虫体左右对称，躯体及附肢分节；具甲壳质的外骨骼；循环系统开放式，具内含血淋巴的血腔。危害人、畜健康的节肢动物，称医学节肢动物。重要的虫种属于昆虫纲、蛛形纲、甲壳纲、唇足纲、倍足纲。

医学节肢动物对人类的危害，一是直接危害，二是间接危害，以节肢动物作为媒介传播疾病，由节肢动物携带病原体而传播的疾病称为虫媒病，传播虫媒病的医学节肢动物称为媒介节肢动物。医学节肢动物的传病方式分机械性传播和生物性传播。生物性传播又分为发育式、繁殖式、发育繁殖式、经卵传递式。

医学节肢动物的综合防制，包括环境防制、化学防制、物理防制、生物防制、遗传防制和法规防制等。

思考题

1. 医学节肢动物生物性传播疾病的方式有哪些？举例说明。
2. 医学节肢动物的综合防制措施有哪些？

第十六章 昆 虫 纲

学习目标

1. 掌握 医学昆虫（如蚊、蝇、蚤）的形态特征及生活史特点。
2. 熟悉 重要医学昆虫的传病、致病特点。
3. 了解 医学昆虫的生态、生活习性及防制原则。

昆虫纲是医学节肢动物中最大的一个纲，占全世界已知 150 万种动物的 2/3 以上。许多种类与人类生活有密切的关系，是医学节肢动物最重要的组成部分。昆虫纲主要特征是成虫虫体分头、胸、腹 3 部分。

【形态】

1. **头部** 有触角（antenna）1 对，为感觉器官；复眼（compound eye）1 对；有些种类还有单眼。头部前方或腹面有口器又称喙，是昆虫的摄食器官，通常是由 1 对上颚（mandible）、1 对下颚（maxilla）、1 片上唇（labrum）、1 片下唇（labium）和 1 个舌（hypopharynx）五部分组成。医学昆虫的口器主要有咀嚼式、刺吸式和舐吸式三种。

2. **胸部** 分前胸（prothorax）、中胸（mesothorax）和后胸（metathorax）三节。每胸节腹面各有 1 对足，分别称为前足、中足及后足。每足分 5 节，由基部向端部依次称基节、转节、股节、胫节和跗节。跗节又有 1~5 分节，跗节末端具爪（claws）。许多昆虫的中胸及后胸的背侧各有翅 1 对，分别称前翅和后翅。但双翅目昆虫仅有前翅，后翅退化成棒状的平衡棒（halter）。翅上翅脉的排列方式（脉序）是昆虫的分类依据。

3. **腹部** 为营养与生殖中心，一般由 11 节组成，第一腹节与胸部嵌合，多不易见。各节由节膜连接，能够伸展，各节两侧有气孔。腹部的最后 2~4 节变为尾器，即雌性或雄性的外生殖器和肛门。外生殖器是昆虫分类的重要根据。

【发育】

昆虫个体由卵发育至成虫，可分为两个阶段。第一个阶段是胚胎发育期，主要包括卵期，第二个阶段是胚后发育期，即从卵内孵化出幼虫开始发育至成虫性成熟为止，包括幼虫期、蛹期至成虫期。昆虫在胚后发育过程中，它所经历的外部形态、内部结构、生理功能、生活习性以及行为本能上的一系列变化总和，叫做变态。昆虫的变态可分两类：一是完全变态（complete metamorphosis），其特点是个体发育过程中要经过卵、幼虫、蛹和成虫 4 个发育阶段。自卵孵出后，幼虫经若干次蜕皮（ecdysis）变为成熟幼虫，然后化为蛹，最终羽化为成虫。两次蜕皮之间的虫态称为龄，其所对应的发育时间称为龄期（stadium）。如蚊、白蛉、蝇等的发育就是完全变态。二是不完全变态（incomplete metamorphosis），其特点是个体发育无蛹期，只经过卵、若虫和成虫 3 个发育阶段。由于卵内含有丰富的卵黄，孵出的幼体已呈较高的胚胎发育状态，称为若虫。若虫在形态和习性上与成虫相似，但躯体较小，生殖器官尚未发育成熟。例如虱、臭虫、锥蝽的发育过程就是不完全变态。

第一节 蚊

蚊（mosquito）属于双翅目（Diptera）蚊科（Culicidae），是最重要的医学昆虫类群。蚊分布广，种类很多，迄今为止全世界共记录 3 500 余种，我国已发现近 400 种。其中与医学相关的蚊种多属于按蚊属（*Anopheles*）、库蚊属（*Culex*）和伊蚊属（*Aedes*）3 个属。

临床思维拓展

病例：患者，男，陕西人，9 月 4 日在危地马拉发病，首发症状为发热(38.5℃)，头痛。次日出现咽痛症状，胸口最先出现皮疹，随后躯干、四肢皆出现皮疹，无关节、肌肉痛，无腹痛、腹泻，眼睑无水肿，睑结膜无充血。9 月 5 日，前往当地医院就诊，在医院进行基孔肯雅热、登革热、寨卡病毒抗体检测均为阴性。9 月 8 日回国，经入境筛查发现发热、出疹症状，经流行病学调查初步怀疑寨卡病毒病，即送往河南省某医院就诊。入院后，血常规检测结果为：白细胞 5.06×10^9/L，中性粒细胞百分比 71.74%，淋巴细胞百分比 23.74%，红细胞 5.27×10^{12}/L，血红蛋白 156g/L，血小板 203×10^9/L，疟原虫免疫学快速检查阴性；疟原虫镜检未见。寨卡病毒核酸检测阳性。经疾控中心复核，明确诊断“寨卡病毒病”。

问题与解析：蚊能传播哪些疾病？（解析见数字资源）

【形态结构】

(一) 成虫形态

体细长，约 1.6~12.6mm，呈灰褐色、棕褐色或黑色。体分头、胸、腹 3 部分（图 16-1）。

1. **头部** 似球形，两侧有发达的复眼 1 对，触角 1 对，触须 1 对；头的前下方有一向前伸出的刺吸式口器，也称喙（proboscis）。触角 15 节，第一为柄节，第二为梗节，第三节及以后均为鞭节，各鞭节间轮生一圈毛，雌蚊的轮毛短而稀少，雄蚊的轮毛长而密。蚊的口器由 6 根口针构成，即 1 对上颚，1 对下颚，上唇和舌各 1 个，这 6 根口针包藏于鞘状下唇内，上颚和下颚末端尖，并呈锯齿状，是蚊虫吸血时主要的切割器官。舌中空，内有唾液道，上唇与舌之间形成的食物道，使吮吸的血液流入胃内。雄性蚊的上颚和下颚退化，不能刺入人体，只能以植物汁液为食。触须又称下颚须，分 5 节，位于喙的两旁。蚊的触须是分类的重要依据（图 16-2）。

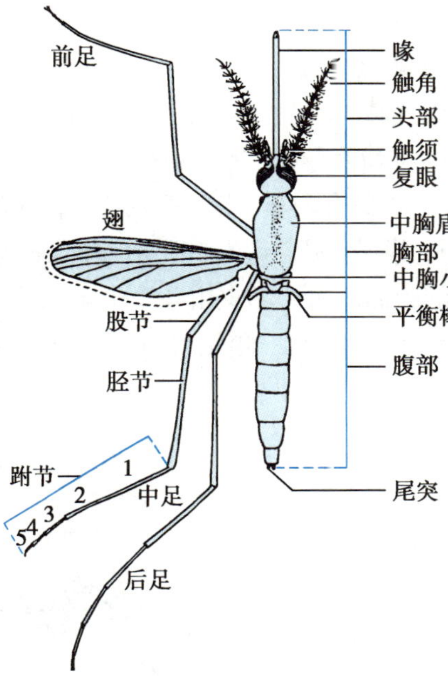

图 16-1 雌蚊成虫模式图

2. **胸部** 由前胸、中胸和后胸 3 节组成。每节有足 1 对。足细长，常有鳞片形成黑白斑点和环纹，为分类特征之一；中胸发达，有翅 1 对，翅窄长、膜质，翅脉简单，有鳞片，鳞片所组成的斑纹是蚊虫分类的重要依据。

3. **腹部** 由 10 节组成。前 8 节构造简单而相似，末 2 节特化为外生殖器。有的蚊种背面有淡色鳞片组成的淡色横带、纵条或斑。雌蚊腹部末端有尾须 1 对，雄蚊末端则特化为抱握

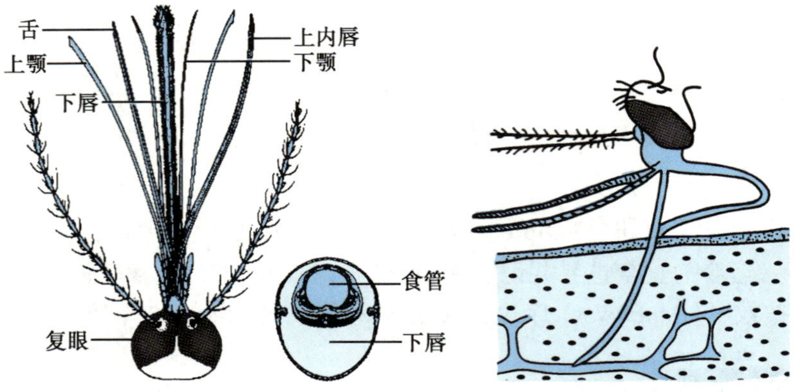

图 16-2　雌蚊口器及其刺入皮肤的姿态

器，构造复杂，是蚊虫分类的重要依据。

（二）内部结构

蚊具有消化、排泄、呼吸、循环及生殖等系统。其中与疾病传播关系最为密切的是消化系统和生殖系统（图 16-3）。

1. **消化系统**　为细长管道状。起自口止于肛门，由前肠、中肠（胃）、后肠及涎腺所组成。口腔较短，紧接咽；咽位于头部，具有强有力的肌纤维，可吸食血液；食管细长，食管的后端为球形前胃。前肠有两个重要的附属器官，即涎腺和支囊。1 对涎腺在前胸内，各分 3 叶，每叶有一小管，最后汇合成涎总管（common salivary duct），通入舌内。涎腺分泌和储存唾液。唾液中含有多种酶，包括阻止血液凝集的抗血凝素（anticoagulin），破坏吸入的红细胞的溶血素（haemolysin）和使破坏的红细胞凝集的凝集素（agglutinin）等。中肠是消化道最发达部分，其前部细，后部吸血后可膨大，消化和吸收均在中肠进行。后肠末端膨大形成直肠，具有吸收水分和盐类的作用，食物残渣及马氏管内的排泄物经直肠由肛门排出体外。

2. **生殖系统**

（1）雄蚊有睾丸 1 对，每一睾丸发出的输精管在远端膨大为储精囊，两者汇合成射精管，射精管远端为阴茎，阴茎两侧有抱器。

（2）雌蚊有卵巢 1 对，两侧输卵管在汇成总输卵管前的膨大部称壶腹（ampulla）。总输卵管与阴道相连。在阴道远端有受精囊（spermatheca）和 1 对副腺的开口。阴道则开口于第 8、9 腹节交界处的腹面。每个卵巢由几十个至二百多个卵巢小管组成。每个卵巢小管包括 3 个发育程度不同的卵泡（follicle）。卵泡依次逐个发育成熟，每排出 1 次卵，在卵巢小管上就留下 1 个膨大部。

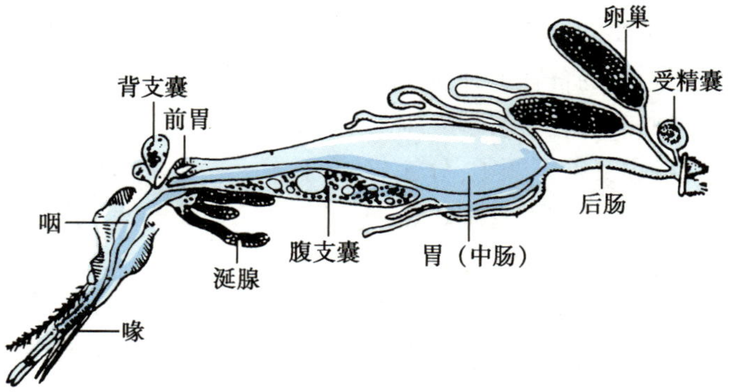

图 16-3　雌蚊消化系统及生殖系统模式图

【发育与生态】

(一) 生活史

蚊的发育过程包括卵、幼虫、蛹、成虫 4 个阶段,为完全变态(图 16-4)。

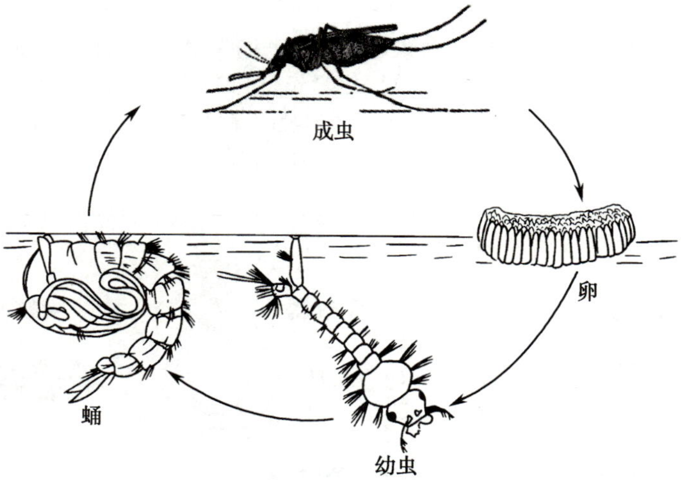

图 16-4　库蚊生活史示意图

1. **卵**　雌蚊产卵于积水中。蚊卵小,长不足 1mm,多为灰黑色。按蚊卵呈舟形,两侧有浮囊,产出后浮在水面。库蚊卵呈圆锥形,无浮囊,产出后粘在一起形成卵筏浮于水面。伊蚊卵一般呈橄榄形,无浮囊,单个沉在水底。蚊卵必须在水中才能孵化,在夏季幼虫经 2~3 天后孵出。

2. **幼虫**　俗称"孑孓"。幼虫共分 4 龄,1 龄幼虫长约 1.5mm,经 3 次蜕皮后,发育为成熟第 4 龄幼虫。4 龄幼虫即成熟幼虫,长可达 8~15mm。幼虫体分为头、胸、腹 3 部,各部着生毛或毛丛。头部有触角、复眼、单眼各 1 对,口器为咀嚼式,两侧有细毛密集的口刷,迅速摆动以摄取水中的食物。胸部略呈方形,不分节。腹部细长可见 9 节,前 7 节形状相似,在第 8 节背面有气孔器(上有气门)或呼吸管,是幼虫期分类的重要依据。库蚊呼吸管细长,伊蚊呼吸管粗短,按蚊缺呼吸管,但有气门。各腹节背面有掌状毛,有漂浮作用。幼虫发育期的长短,受温度、营养条件和幼虫密度等因素的制约。在气温 30℃和食物充足的条件下,需 5~8 天,经 4 次蜕皮化为蛹。

3. **蛹**　侧面观呈"逗点"状,胸背两侧有 1 对呼吸管。蛹不食能动,常停息于水面,遇惊扰时迅速潜入水中。蛹期较短,受温度的影响较大,夏季通常需 2~3 天。蛹的抵抗力强,在无水情况下,只要保持一定的湿润,仍能发育羽化为成蚊。羽化时间一般在黄昏和清晨,白天也能进行。整个羽化过程约需 15 分钟。

4. **成蚊**　成蚊羽化不久即行交配、吸血、产卵。自卵发育到成蚊所需时间取于温度、食物及环境等因素,在适宜条件下约需 9~15 天,一年可繁殖 7~8 代(图 16-5)。

三属蚊生活史各期主要鉴别特征见表 16-1。

表 16-1　三属蚊生活史各期主要鉴别特征

发育阶段	按蚊	库蚊	伊蚊
卵	舟形,有浮囊,分散,常排成图案状,浮于水面	圆锥形,无浮囊,集成卵筏,浮于水面	橄榄形,无浮囊,分散,沉于水底
幼虫	无呼吸管,具气门,有掌状毛,静止时与水面平行	呼吸管长而细,有呼吸毛多对,无掌状毛,静止时头下垂,与水面成角度	呼吸管短而粗,有呼吸毛 1 对,无掌状毛,静止时状态如库蚊

续表

发育阶段	按蚊	库蚊	伊蚊
蛹	呼吸管粗而短，漏斗状，口阔，具深裂隙，体长多灰褐色	呼吸管细长，管状，口小，无裂隙，体大多棕褐色	呼吸管长短不一，口斜向或三角形，无裂隙，体黑色
成蚊	雌、雄蚊触须与喙等长，雄蚊末端膨大呈棒状，翅多具黑白斑，足有无白环不定。停息时，体与喙成一直线，和停落面成一角度	雌蚊触须甚短，短于喙之半，雄蚊则比喙长，翅多无黑白斑，足多无白环。停息时，体与喙有角度，体与停落面平行	雄蚊触须同库蚊，雄蚊与喙等长，翅无黑白斑，足有白环。停息时，同库蚊

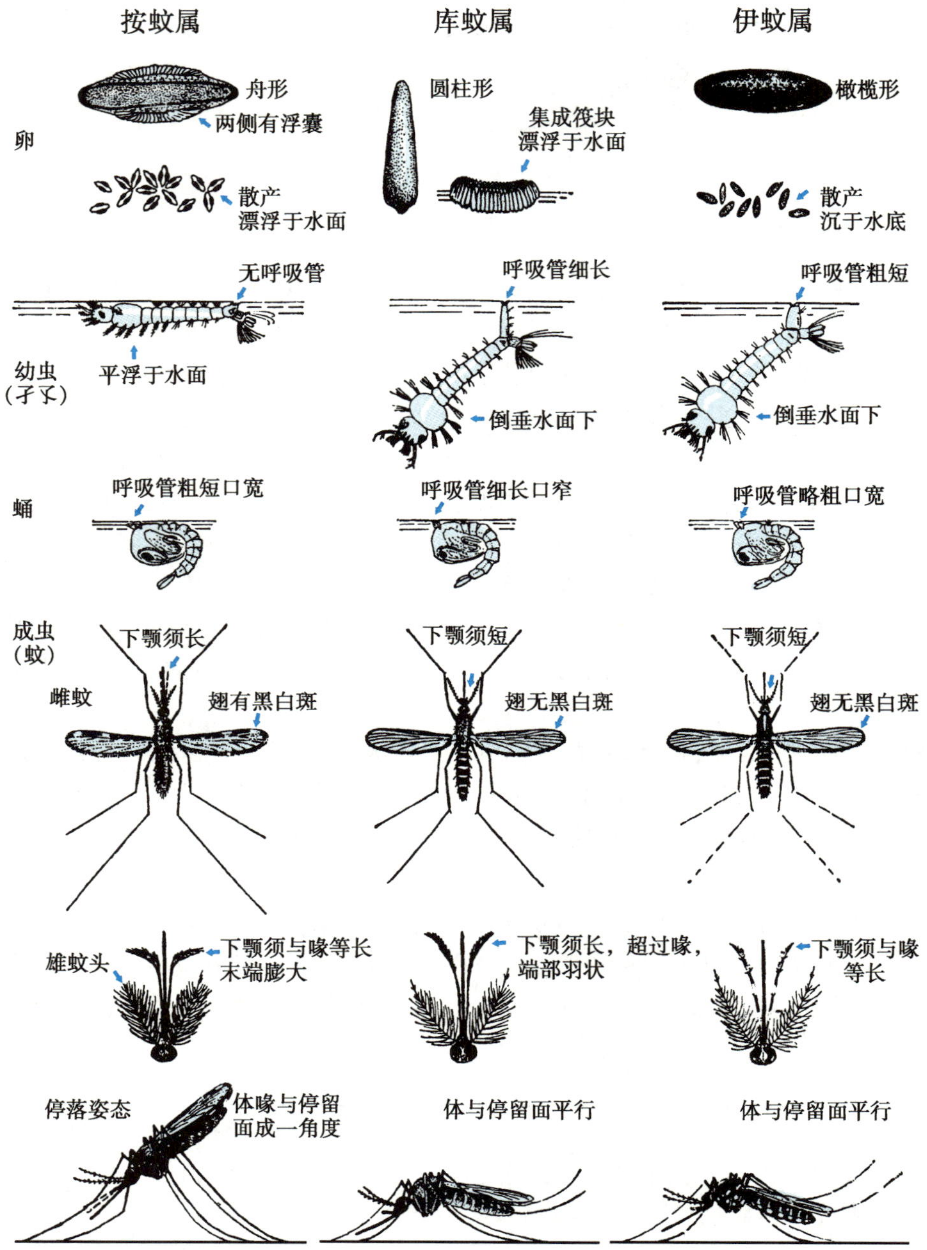

图 16-5　按蚊、库蚊、伊蚊各期形态区别

（二）生态

1. **孳生习性** 成蚊产卵地就是幼虫的孳生地。蚊孳生于水中，各蚊种对其孳生的水环境具有一定的选择性，可分为5种类型：稻田型、缓流型、丛林型、污水型、容器型。

2. **交配习性** 成蚊羽化后1~2天便可以交配，雌蚊一生只需交配一次。多数蚊种常在吸血之前交配。

3. **吸血习性** 雌蚊交配后，即寻觅吸血对象，通常雌蚊必须吸食血液后才能促进卵巢发育、产卵。蚊可在清晨、黄昏或黑夜活动，一般伊蚊多在白天吸血，而按蚊、库蚊多在夜晚吸血。不同蚊种吸血对象亦有差异，如大劣按蚊、嗜人按蚊、白纹伊蚊等偏嗜人血；中华按蚊、三带喙库蚊等偏嗜家畜血。偏嗜人血的蚊可兼吸动物血，嗜吸动物血的也可兼吸人血。偏嗜人血的蚊，传播人体疾病的机会较多，往往是蚊媒疾病的主要媒介。雄蚊不吸血，只吸植物汁液及花蜜。

一般雌蚊在傍晚或清晨到其孳生场所产卵。蚊一生中能产卵多次，产卵量因种而异，通常几十个至几百个不等。蚊每次从吸血到产卵的周期，称为生殖营养周期（gonotrophic cycle）。蚊一生中产卵总数几十个至几百个不等。雌蚊经历生殖营养周期的次数是蚊虫存活时间的一个度量指标，称为生理龄期（physiological age）。蚊虫每排卵一次，在卵巢小管上就留有一个膨大部，所以根据卵巢小管上膨大部的数目多少，可判断雌蚊的生理龄期。生理龄期的次数越多，传播疾病的机会也越多，故生理龄期的判断在流行病学上具有重要意义。

4. **栖息习性** 成蚊喜欢在隐蔽、阴暗和通风不良的地方栖息，如屋内多在床下、柜后、门后、墙缝以及畜舍、地下室等，室外多在草丛、山洞、地窖、桥洞、石缝等处。

5. **季节消长** 蚊的季节消长与温度、湿度和雨量等密切相关。我国气候南北悬殊，各蚊种季节消长亦不同。同一地区的不同蚊种或不同地区的同一蚊种，也因蚊本身的习性和环境因素的影响而出现不同的季节消长。如中华按蚊，在长江中下游一带，每年3月初出现第一代幼虫，成蚊密度在5月起开始上升，7月达高峰，9月以后下降，但在中国台湾地区，成蚊密度每年4~9月有两个高峰。媒介蚊虫的季节消长与虫媒病的流行有关。

越冬是蚊对冬季气候的一种生理适应现象。在外界温度低于10℃时，蚊虫进入越冬状态。

【重要传病种类及与疾病的关系】

蚊对人体的危害可分为直接危害和间接危害，直接危害包括蚊以直接骚扰、叮刺吸血等方式危害人体。间接危害指蚊可以传播多种疾病如丝虫病、疟疾、流行性乙型脑炎（epidemic B encephalitis）等。我国重要的蚊种及传播的疾病见表16-2。

表16-2 我国重要的蚊虫种类及其传播疾病关系

属名	种名	形态	分布	生境	传病
按蚊属（*Anopheles*）	嗜人按蚊（*An.anthropophagus*）	灰褐色，中型蚊种。雌蚊触须较细，触须具4个白环；翅前缘具2个白斑，尖端白斑大；腹侧膜上有“T”形暗斑；后足1~4跗节具窄端白环	是中国独有蚊种，分布仅限于在北纬34°以南地区	孳生于水草多、有遮阴、水质清凉的静水或缓流小积水中	疟疾和马来丝虫病
	中华按蚊（*An.sinensis*）	灰褐色，中型蚊种。雌蚊触须具4个白环，顶端2个宽，末端2个窄；翅前缘具2个白斑，尖端白斑大；腹侧膜上有“T”形暗斑；后足1~4跗节具窄端白环	分布于除新疆和青海以外的全国各省、自治区	广大平原，特别是水稻种植区	疟疾和马来丝虫病

续表

属名	种名	形态	分布	生境	传病
	微小按蚊(*An.minimus*)	棕褐色,小、中型蚊种。雌蚊触须具3个白环,末端2个白环等长并夹1约等长的黑环;触须后部有1较窄白环,上述黑、白环也可有变化;翅前缘具4个白斑;各足跗节一致暗色	我国北纬33°以南	山地和丘陵	疟疾
	大劣按蚊(*An.dirus*)	灰褐色,中型蚊种。雌蚊触须具4个白环,顶端白环最宽。翅前缘脉具6个白斑,第六纵脉有6个以上黑斑。各足股节和胫节都有白斑,后足胫节和第1跗节关节处有一个明显的宽白环	海南以及云南西部热带丛林	孳生于丛林边缘荫蔽的溪床积水、浅潭、小池等处	疟疾
库蚊属 *Culex*	淡色库蚊(*Culex pipiens pallens*)	褐、红棕或淡褐,中型蚊种。喙无白环;各足跗节无淡色环;腹部背面有基白带	北纬33°以北,(新疆除外)是室内常见吸血蚊虫	孳生在污染的小型水体,特别是污染的坑洼、水沟以及容器积水中	班氏丝虫病
	致倦库蚊(*Cx. p.quinquefasciatus*)	与淡色库蚊非常近似。区别点在雄蚊阴茎中叶	北纬33°以南	同上	班氏丝虫病
	三带喙库蚊(*Cx. tritaeniorhynchus*)	棕褐色,小型蚊种。喙中段有一宽阔白环,触须尖端为白色;各足跗节基部有一细窄的白环;第2~7腹节背面有基部淡色带	除新疆和西藏以外的全国各省、自治区	稻田优势蚊种,但也广泛孳生在沼泽、池塘、灌溉渠、洼地积水等	流行性乙型脑炎
伊蚊属 *Aedes*	白纹伊蚊(*Aedes albopictus*)	中小型黑色蚊种,有银白色斑纹。在中胸盾片正中有一白色纵纹,从前缘延伸至小盾片前区分叉。后跗1~4节有基白环,末节全白。腹部背面2~6节有基白带	分布较广,北达沈阳,西北至宝鸡,西南到西藏,但以北纬34°以南为常见	孳生在居民点及其周围的容器和植物容器以及石穴等小型积水中	登革热、寨卡热
	埃及伊蚊(*Ae.aegypti*)	深褐或黑色且具银白色或白色斑纹,中型蚊种。中胸背面两肩侧有1对由白宽弯鳞形成的长柄镰刀状斑,两白斑之间有1对金黄色纵线	分布限于北纬22°以南的海南、广东、广西部分地区和中国台湾地区南部	孳生在室内及其周围容器积水中	登革热、寨卡热

【防制原则】

由于蚊对杀虫剂的抗药性愈来愈严重，且杀虫剂对环境有污染及对生态平衡的影响，单纯依赖化学灭蚊的方法已不适宜，当前多采用综合治理的办法进行防制。

(一) 环境治理

通过环境改造和环境处理改变孳生环境，减少人蚊接触机会。对稻田孳生地采用稻田养鱼、间歇灌溉和铲除岸边杂草等措施；对污水型孳生地可采用疏通下水道、污水沟，改阳沟为暗沟并封闭、污水井加盖、填平污水池等方法；对容器型孳生地采用搞好环境卫生，平洼填坑、处理竹筒、翻缸倒罐及清除废弃器皿、加强轮胎堆放的管理等措施，以达到减少蚊幼虫孳生地的目的。

(二) 化学防制

双硫磷、倍硫磷、毒死蜱、杀螟松和辛硫磷等是杀灭蚊幼虫的主要药物。灭成蚊有下列方法：

1. **室内速杀** 通常采用化学药物复合配合剂，用喷雾器、气雾罐等器械喷洒室内或蚊虫栖息场所。

2. **室内滞留喷洒灭蚊** 多用于媒介按蚊的防制，是防制疟疾的主要措施之一，对家栖蚊类有明显效果。常用的滞留喷洒杀虫剂有马拉硫磷、甲嘧硫磷和拟除虫菊酯类等。可湿性粉剂配制的水悬剂适于喷洒吸水性强的泥墙、砖墙，乳剂适用于木板、水泥等表面光滑的墙面。我国率先使用溴氰菊酯或其他拟菊酯类杀虫剂浸泡蚊帐或喷洒蚊帐，控制疟疾效果明显。目前，WHO 在非洲推荐使用药物浸泡蚊帐防控疟疾。

3. **室外灭蚊** 一般用于某些蚊媒病，如登革热或乙型脑炎流行时，对区域或患者家内外及其周围处理。在疫区大面积采用超低容量喷洒法快速灭蚊，在居民点一般用辛硫磷及马拉硫磷合剂；在村庄周围可用马拉硫磷乳油。

(三) 生物防制

包括放养食蚊鱼类和施放生物杀虫剂。例如在水沟、水池、河溪放养柳条鱼，在荷花缸、消防缸及公园内的小型水池放养观赏鱼类，在饮用水缸放养罗非鱼、中华斗鱼，在稻田内放养鲤鱼、非洲鲫鱼以及在灌溉沟内放养草鱼等。对一时不能改造的污水池、蓄水池、消防池以及城市的一般水池可投入化学杀虫剂或生物杀虫剂如苏云金杆菌(*Bacillus thuringiensis*) Bti-14 株或球形芽孢杆菌(*B.sphaericus*, Bs)制剂。

(四) 法规防制

利用法律或条例规定防止媒介蚊虫的传入、对蚊虫防治进行监督以及强制性的灭蚊等。特别要加强机场和港口的检疫，防止媒介蚊虫入境，通过运输工具扩散。

(张 浩)

第二节 白 蛉

白蛉(sand fly)在分类上属双翅目(Diptera)、长角亚目(Nematocera)、白蛉科(Phlebotomidae)，是一类体小多毛的吸血昆虫，全世界已知 700 多种，我国已报告近 40 种。

临床思维拓展

病例：患儿，男，2 岁。于 8 月 30 日至 9 月 2 日出现寒战、发热、咽部充血、伴腹泻，体温 38.6℃，在当地医院门诊就诊。血常规显示：白细胞 1.8×10^9/L，红细胞 $3 5\times10^{12}$/L，血红蛋白 75.7g/L，中性粒细胞 0.14×10^9/L，淋巴细胞占 77.1%，血小板 66×10^9/L，经治疗后症状无明显好转。于 9 月 3 日至某省妇幼保健院就诊，以“全血细胞减少原因待查，急性白血病可能”收治入院。查体：体温 36.7℃，神清，精神尚可，中度贫血貌，面色、口唇、睑结膜苍白，咽部充血，全身皮肤未见出血点和瘀斑，双下肢及足部肿胀，双眼睑水肿，全身浅表淋巴结未触及，心肺无异常，肝肋下 4.5cm，质中，巨脾，质中。实验室检查结果显示，白细胞 1.11×10^9/L，红细胞 3.3×10^{12}/L，血红蛋白 72.0g/L，中性粒细胞 0.01×10^9/L，淋巴细胞占 80.2%，血小板 49×10^9/L，丙氨酸转氨酶 55.0IU/L，白蛋白 21g/L，总蛋白 63.0g/L，C 反应蛋白 169.67mg/L，血沉 90mm/h。腹部彩超提示：肝、脾、双肾大，腹腔内淋巴结大，伴腹腔积液。后复查血常规 4 次结果显示，血细胞呈持续性下降，骨髓穿刺 2 次，查见利杜体，确诊为内脏利什曼病。

问题与解析：白蛉的生活习性有什么特点？白蛉如何传播疾病？

（解析见数字资源）

【形态结构】

成虫呈浅灰、浅黄或棕色，全身密被细毛，体长 1.5~4.0mm。头部最显著的构造是 1 对大而黑的复眼，两复眼之间有 1 对细长的触角，由 16 节组成。刺吸式口器约与头部等长。口腔内有口甲和色板，咽内有咽甲，它们的形状是白蛉分类的重要依据。胸背隆起呈驼背状。中胸有翅 1 对，翅较窄长而尖，翅膜半透明，沿翅脉及翅缘生有长毛，停落时向后上方呈 V 字形翘起。3 对足，细长，多毛。腹部分为 10 节，第 1~6 腹节背面长有长毛，第 1 节的长毛竖立，第 2~6 节的长毛在不同蛉种上或为竖立或平卧或两者皆有，据此常将白蛉分为竖立毛、平卧毛与交杂毛 3 类，腹部第 9~10 节特化为外生殖器（图 16-6）。雌蛉尾端有尾须 1 对，腹内有受精囊；雄蛉外生殖器如钳状。雌蛉受精囊和雄蛉外生殖器的形态是分类的依据。

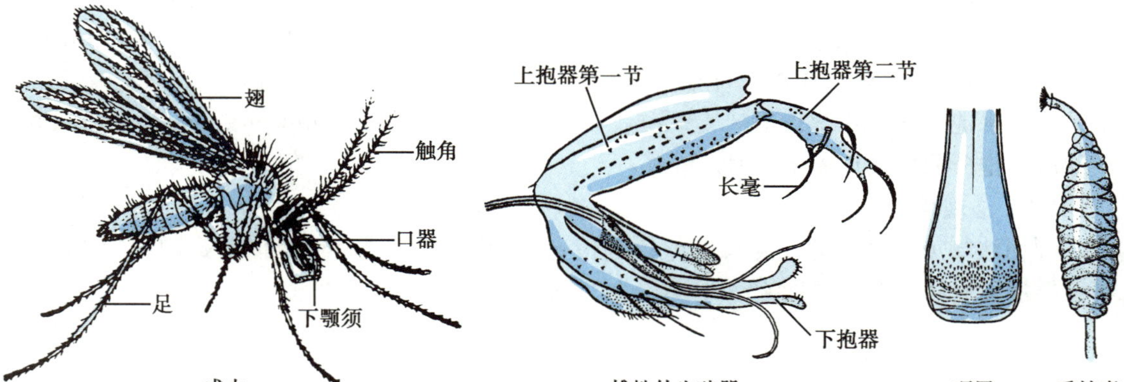

图 16-6 白蛉形态结构模式图

【发育与生态】

（一）生活史

白蛉的生活史发育过程包括卵、幼虫、蛹、成虫 4 个阶段，为完全变态昆虫（图 16-7）。

1. **卵** 呈棕褐色，长椭圆形，卵壳具网纹，长约 0.4mm，约 1~2 周孵化出幼虫。

2. **幼虫** 白色，呈小毛虫状，分 4 龄。幼虫尾端具尾鬃，1 龄幼虫只有 1 对尾鬃，2~4 龄幼虫有 2 对尾鬃。4 龄幼虫长约 3mm。幼虫以土壤中有机物为食，约经 3~4 周化蛹。

3. **蛹** 体外无茧，尾端附着 4 龄幼虫蜕下的皮，淡黄色。蛹不食不动，约经 1~2 周羽化为成虫。

4. **成虫** 羽化后 12~13h 内即可交配。雄蛉一生可交配 2~3 次，雌蛉一生仅交配 1 次。

雌蛉可存活 2~3 周。

完成生活史所需时间与温度、湿度及食物有关。21~28℃是白蛉发育的最适温度，从卵至成虫约需 6~8 周。一般 1 年只繁殖 1 代。

（二）生态

1. 孳生习性 白蛉各期幼虫均生活在土壤中，以距地表约 10~12cm 处为多见。凡隐蔽、温度、湿度适宜、土质疏松且富含有机物的场所，均适于白蛉幼虫孳生。

2. 吸血习性 雄蛉不吸血，以植物汁液为食。雌蛉羽化 24h 后吸血，多在黄昏与黎明前进行。吸血对象因蛉种不同而异，通常竖立毛类蛉种偏嗜吸人及哺乳动物的血液，平卧毛类蛉种偏嗜吸鸟类、爬行类与两栖类动物的血液，中华白蛉在山丘地区嗜吸狗血兼吸人血，在平原地区嗜吸人血。

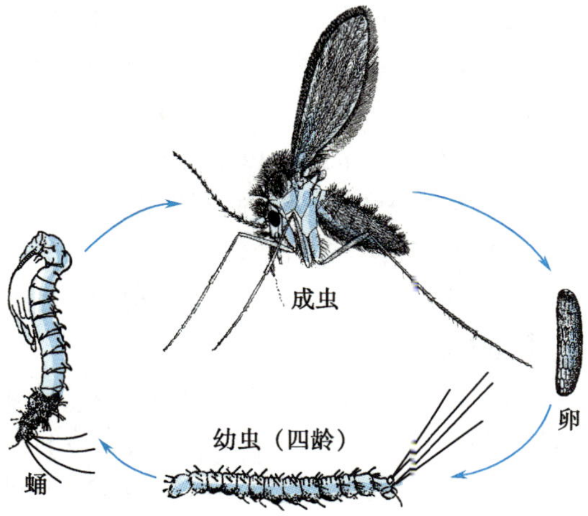

图 16-7 白蛉生活史示意图

3. 栖息习性 成虫通常栖息于室内外阴暗、无风的场所，如屋角、墙缝、畜舍、地窖、窑洞、桥洞等处，如中华白蛉、长管白蛉；野栖型蛉种主要栖息于野外或荒漠地区的洞穴、枯井，如四川白蛉、吴氏白蛉。白蛉的飞翔能力弱，常做跳跃式短距离飞翔，活动范围一般在直径 30m 以内，但野栖蛉种活动范围较广。白蛉活动时间通常从黄昏到次日黎明。

4. 季节消长 白蛉的活动主要受温度制约，其季节分布与当地的温度变化有关。白蛉通常一年出现约 3~5 个月。在山东等地，白蛉出现季节开始时平均气温一般在 18~22℃。在我国北方，中华白蛉始见于 5 月中、下旬，6 月中旬达高峰，9 月中、下旬消失。白蛉幼虫一般孳生在不超过 10cm 深的土壤中，以四龄幼虫越冬。

【重要传病种类及与疾病的关系】

（一）重要蛉种

1. 中华白蛉(*Phlebotomus chinensis*) 体长约 3.0~3.5mm，淡黄色，竖立毛类，口甲不发达，无色板。咽甲的前、中部有众多尖齿，基部有若干横脊。受精囊纺锤状，分节，但不完全；囊管长度是囊体长度的 2.5 倍。雄蛉上抱器第 2 节有长毫 5 根，2 根位于顶端，3 根位于近中部，生殖丝长度约为注精器的 5 倍。中华白蛉广泛分布在北纬 18°~42°，东经 102°~ 124° 之间。

2. 中华白蛉长管亚种(*Phlebotomus chinensis longiductus*) 形似指名亚种，两者主要区别在于该亚种的受精囊管长度是囊体长度的 5.8 倍；生殖丝长度约为注精器的 10.6 倍。国外分布广泛，我国国内仅限于新疆。

（二）与疾病的关系

1. 直接危害 初次被白蛉叮咬的人，反应明显，可出现痒疹、甚或类似荨麻疹，伴随剧痒和过敏反应。多次叮咬后反应减轻。

2. 间接危害

(1) 利什曼病

1) 黑热病(kala-azar)又称内脏利什曼病(visceral leishmaniasis)，病原体是杜氏利什曼原虫。该病分布广泛。在我国广大流行区的主要媒介为中华白蛉指名亚种，仅新疆为中华白蛉长管亚种、硕大白蛉吴氏亚种(*P.major wui*)和亚历山大白蛉(*P.alexandri*)。内蒙古和甘肃部分地区为硕大白蛉吴氏亚种。近年来发现在我国川北和陇南山区存在以中华白蛉为主要媒介的黑热病自然疫源地。

2) 东方疖(oriental sore)又称皮肤利什曼病(cutaneous leishmaniasis)，病原体是热带利什

曼原虫。该病主要分布于地中海、中东及印度等地。

3）皮肤黏膜利什曼病（mucocutaneous leishmaniasis），病原体是巴西利什曼原虫。该病分布于南美洲。

（2）白蛉热（sand fly fever）：亦称三日热（Three day fever），主要发生在尼罗河到印度一线，中亚地区和中国沿海曾有病例报告。病毒可经卵传至下代。白蛉热病毒包括25个血清型，其中至少有5型可引起白蛉热。

（3）巴尔通病（bartonellosis）：病原体为杆菌状巴尔通氏体，分布于拉丁美洲。

【防制原则】

白蛉活动范围小，飞行能力弱，以药物杀灭成蛉是防制的主要措施，结合环境治理和个人防护可较好地达到防制目的。杀灭成蛉的药剂有溴氰菊酯、顺式氯氰菊酯和马拉硫磷等，用以进行室内滞留喷洒，家犬药浴。个人防护可使用细孔蚊帐、纱窗、涂擦驱避剂（避蚊胺、驱蚊露）或以艾蒿烟熏等。

（张 浩）

第三节　蝇

蝇（fly）属于双翅目（Diptera），环裂亚目（Cyclorrhapha）。全世界已知34 000余种，我国记录4 200余种。在我国与人类疾病有关的蝇类多属蝇科（Muscidae）、丽蝇科（Calliphoridae）、麻蝇科（Sarcophagidae）、厕蝇科（Fanniidae）、狂蝇科（Oestridae）及皮蝇科（Hypodermatidae）等。

临床思维拓展

病例：男，22岁，皮革工业区工人。因左眼异物感，流泪伴眼红1天来诊。患者于发病前1天因工作时不慎被皮革碰到左眼，随后即感觉左眼有异物感、流泪，遂来我院门诊就诊。查双眼视力1.0，双眼压正常。左眼睑轻度水肿，结膜中度充血，翻至上睑结膜，裂隙灯下可见外眦部上睑结膜上2只头为黑点，体为乳白色梭形幼虫活体。长约1.5mm，爬行速度较快。立即用棉签将幼虫送化验室，置于载玻片上，滴1滴生理盐水，加盖片在100倍显微镜下见虫体呈梭形，前端有一对黑色角质钩。各体节腹面前缘有3~4排棘刺。历时2h共取出幼虫7条。诊断为左眼睑结膜羊狂蝇病。

问题与解析：蝇蛆病有哪些类型？

（解析见数字资源）

【形态结构】

（一）成虫

体长一般5~10mm，呈暗灰、黑、黄褐、暗褐等色，许多科类带有金属光泽，全身被有鬃毛（图16-8）。

1. **头部**　近似球形。复眼1对，大，红黑色，两眼间距离多以雄蝇较小，雌蝇较宽；头顶有3个排列成三角形的单眼；颜面中央有1对触角，分3节，第3节最长，其基部外侧有1根触角芒。大部分蝇类的口器为舐吸式，由基喙、中喙和1对唇瓣组成；吸血蝇类为刺吸式口器；不食蝇口器退化。

2. **胸部**　前胸、后胸退化，中胸特别发达。中胸背板上的鬃毛，斑纹等特征是分类的依据。前翅一对，有6条纵脉，均不分支。第4条纵脉弯曲形状不一，可作为某些种属的分类依据。后翅退化为平衡棒。足3对，跗节末端有爪和爪垫各1对，爪垫发达，密布纤毛并分泌黏液，能在光滑面上爬行，并可携带多种病原体。

3. **腹部** 由 10 节组成，一般仅见 5 节，后 5 节演化为外生殖器，雌蝇外生殖器为产卵管，常藏于腹部，产卵时伸出；雄蝇外生殖器是分类的重要依据。

【发育与生态】

（一）生活史

蝇的生活史发育过程包括卵、幼虫、蛹、成虫 4 个阶段，为完全变态（图 16-9）。

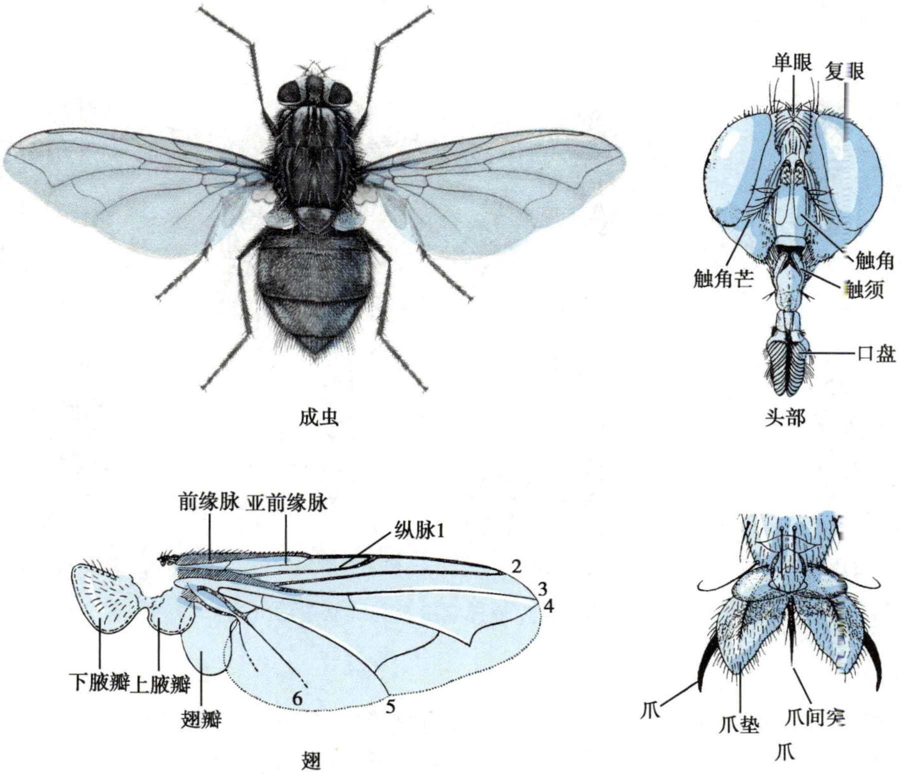

图 16-8 蝇形态结构模式图

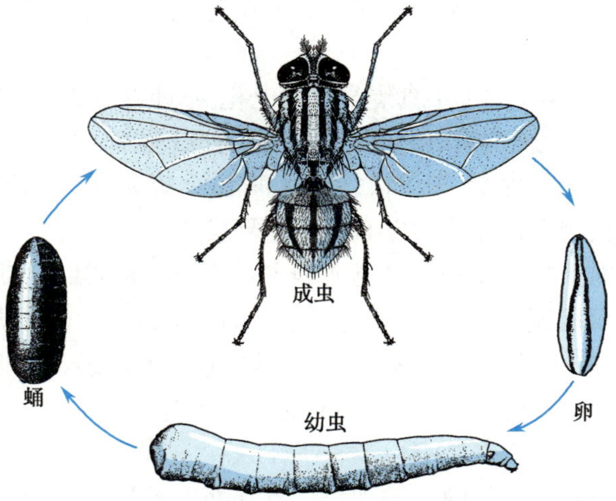

图 16-9 蝇生活史示意图

1. **卵** 一般为黄白色椭圆形，如家蝇卵长约 1mm，卵壳上有两条纵条状突起（卵脊），常数十粒或百粒堆积成块状。

2. **幼虫** 亦称蛆，圆柱形，多为乳白色，前端尖细，后端呈钝性断面，无眼无足。幼虫分 3 龄，长 1~13mm。头 1 节，尖小、有 1 对口钩；胸 3 节，2、3 龄幼虫的第 1 节两侧有前气门 1 对；

腹部，背面可见 8 节，第 8 节后侧有后气门（posterior spiracle）1 对，由气门环、气门裂和钮孔组成，是主要的呼吸孔道，也是幼虫分类的重要依据（图 16-10）。

3. **蛹**　圆筒形，长约 5~8mm，体表被有成熟幼虫表皮硬化而成的蛹壳，其颜色可由浅变深，直至棕褐色或黑色，不食不动。蛹一般 3~17 天羽化。

4. **成虫**　羽化 2~3 天后进行交配，一般一生仅交配 1 次，数日后雌虫产卵。一生约产卵 3~8 次，每次产卵数十个至二百多个。常见蝇种在适宜条件下完成生活史所需时间约为 8~30 天，成蝇寿命一般 1~2 个月。

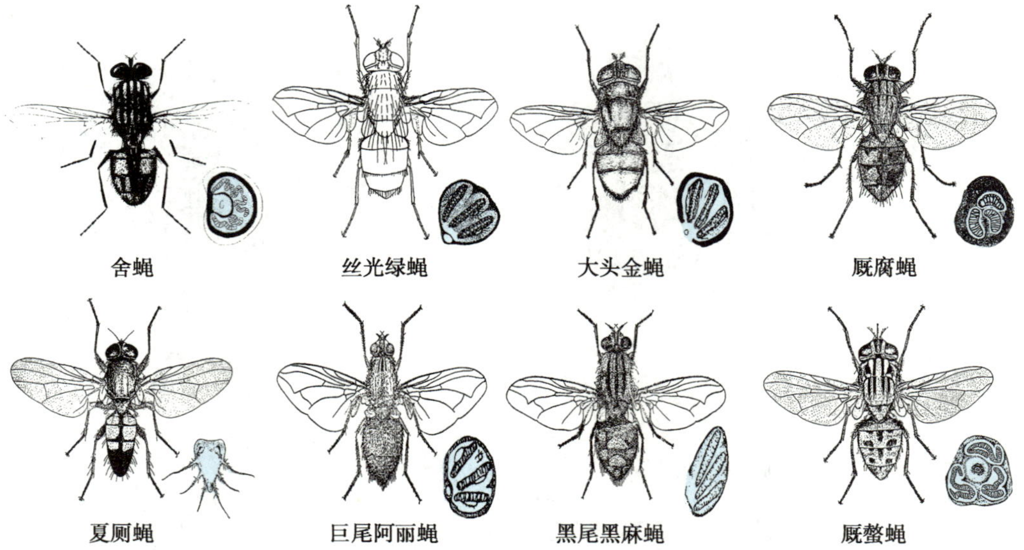

图 16-10　常见蝇种成虫及其蝇幼虫后气门

（二）生态

1. **孳生习性**　根据孳生物性质的不同，可将蝇类孳生地分为 4 大类：①粪便类，如舍蝇、大头金蝇、丝光绿蝇等；②垃圾类，如舍蝇、丝光绿蝇、厩腐蝇等；③腐败植物类，包括舍蝇、麻蝇等；④腐败动物类，包括有丝光绿蝇、麻蝇、丽蝇等。

蝇有趋光性，多在白天活动，通常是在栖息地附近觅食，主要在以孳生地为中心的 100~200m 半径内活动。

2. **食性**　成蝇的食性复杂。①不食蝇类口器退化，不能取食，如狂蝇、皮蝇和胃蝇科蝇类；②吸血蝇类以动物与人的血液为食，雌、雄性均吸血，如厩螫蝇；③非吸血蝇类多数为杂食性，以腐败的动植物，人和动物的食物、排泄物、分泌物和脓血等为食。蝇取食频繁，且边食、边吐、边排便，该习性在蝇类机械性传播疾病方面具有重要意义。

3. **活动与栖息**　蝇类的活动和栖息场所因种类而异。蝇类的活动主要受温度和光照的影响，如家蝇在 4~7℃仅能爬动，20℃以上才比较活跃，在 30~35℃时最活跃。大多数蝇类在白天活动，夜间常栖息在白天活动的场所，如家蝇常栖息在室内的天花板、墙、电线或悬空的绳索上。蝇善飞翔，如家蝇每小时可飞行 6~8km，通常活动范围为 1~2km 内，有时可随车、船、飞机等交通工具扩散。

4. **季节消长**　蝇的季节消长随蝇种和地区不同而有差异，按繁殖旺盛期蝇可分为：春秋型（巨尾阿丽蝇、厩腐蝇）、夏秋型（大头金蝇、丝光绿蝇）、夏型（市蝇、厩螫蝇）和秋型（家蝇）四类，其中夏秋型和秋型与肠道传染病关系最为密切。

【重要种类与疾病的关系】

（一）重要种类

1. **家蝇（*Musea domestica*）**　体长 5~8mm，灰褐色。胸部背面有 4 条黑色纵纹；翅第 4

纵脉末端向上急弯成折角，梢端与第3纵脉靠近；腹部橙黄色，并具有黑色纵条。幼虫主要孳生于腐败的动植物、畜粪和垃圾中，成虫在温暖季节通常在室外，秋凉季节则侵入室内。

2. **丝光绿蝇（*Lucilia sericata*）** 体长5~10mm，呈绿色金属光泽，颊部银白色，胸背部鬃毛发达，腋瓣上无毛。幼虫主要孳生于腐败的动植物中，成蝇喜在腥臭腐烂的动植物和垃圾等处活动，在繁殖盛期也常飞入居室或食品店及菜市场。

3. **大头金蝇（*Chrysomyia megacephala*）** 体长8~11mm，躯体肥大，头宽于胸，体呈青绿色金属光泽。复眼深红色，颊部橘黄色。幼虫常孳生在人畜粪便、禽粪、垃圾和腐肉中。成虫活动于腐烂的瓜果、蔬菜及粪便周围，在繁殖盛期也能侵入室内。

4. **巨尾阿丽蝇（*Aldrichina grahami*）** 体长5~12mm，颊部黑色，胸部暗青灰色，胸背前部中央有3条短黑色纵纹，中央的1条较宽，腹部背面有深蓝色金属光泽。幼虫主要孳生在半稀人粪尿中，也可在腐败的动植物和垃圾中，成蝇主要在室外活动，出没在垃圾、厕所及人的食物等处。

5. **黑尾黑麻蝇（*Helicophagellamelanura*）** 体长6~12mm，暗灰色，胸背面有3条黑色纵纹，腹部背面有黑白相间的棋盘状斑。幼虫孳生在人畜粪便中，成虫活动于室外，也可飞入室内。

6. **厩腐蝇（*Muscina stabulans*）** 体长6~9mm，胸部背面有4条暗黑色条纹，中央2条较明显，翅第4纵脉末端呈弧形。腹部具或浓或淡的斑。幼虫主要孳生在人畜粪便、腐败动植物及垃圾中。成虫见于室内外，春夏季常侵入室内。

7. **夏厕蝇（*Fannia canicularis*）** 体长5~7mm，灰色。翅第4纵脉直，末端与第3纵脉有相当距离；腹部第1、2合背板，第3、第4背板有倒“T”形暗斑，其两侧呈黄色。幼虫孳生于人、畜粪便以及腐烂动植物中。成虫喜入室飞翔，主要分布于北方地区。

8. **厩螫蝇（*Stomoxys calcitrans*）** 体长5~8mm，暗灰色，形似家蝇，刺吸式口器，胸部背面有4条不清晰的黑色纵纹，翅第4纵脉末端呈弧形弯曲。幼虫主要孳生在禽、畜粪或腐败的动植物中。成虫在外活动，刺吸人畜血液，多分布于北方地区（图16-10）。

（二）与疾病的关系

蝇除骚扰人类、污染食物、吸血蝇叮咬吸血外，更重要的是可传播多种疾病且幼虫直接寄生可引起蝇蛆病。

1. 传播疾病

（1）机械性传播疾病：是蝇类主要的传病方式。蝇机械性传播的疾病主要有：①消化道疾病，如伤寒、痢疾、霍乱及肠道寄生虫病，多发于夏秋季节；②呼吸道疾病，如肺结核、肺炎等；③眼病，如沙眼、结膜炎；④皮肤病，如细菌性皮炎、炭疽、破伤风。重要的传病媒介是蝇科、丽蝇科、麻蝇科的一些蝇种。

（2）生物性传播疾病：某些果蝇和家蝇可作为结膜吸吮线虫的中间宿主；我国的厩螫蝇可作为小胃口线虫、大胃口线虫的中间宿主；在非洲，舌蝇（采采蝇 *Glossina*）可传播非洲锥虫病（African trypanosomiasis），它们个体较大，雌雄均吸血。

2. 直接危害 蝇蛆病（myiasis）是由于蝇类的幼虫寄生于人体、动物的组织或器官而引起的疾病。临床上根据蝇蛆寄生部位的不同分为以下几类：①眼蝇蛆病，羊狂蝇（*Oestrus ovis*）引起的最为常见，常见于牧区。②口腔、鼻咽、耳蝇蛆病，多由金蝇、绿蝇、麻蝇属的蝇种引起。③胃肠蝇蛆病，主要致病蝇有家蝇、丽蝇、厕蝇、金蝇等。④皮肤蝇蛆病，多由纹皮蝇（*Hypoderma lineatum*）和牛皮蝇（*H.bovis*）的一龄幼虫偶然进入人体引起，出现移行性疼痛、幼虫结节等症状。⑤泌尿生殖道蝇蛆病，多由绿蝇、金蝇、麻蝇等属蝇种的幼虫侵入阴道或尿道等部位引起，可致相应部位的炎症。⑥创伤蝇蛆病，多为丽蝇、麻蝇的幼虫侵入皮肤伤口处引起。⑦内脏蝇蛆病，皮蝇幼虫在移行过程中，少数可侵入内脏；麻蝇、丽蝇的幼虫可直接从鼻腔或泌尿道、阴道侵入相关内脏。这些幼虫可以在内脏寄生而致内脏蝇蛆病。

【防制原则】

灭蝇的基本环节是搞好环境卫生，清除蝇的孳生场所。根据蝇的生态和生活习性，杀灭越冬虫期和早春第一代及秋末最后一代成蝇效果最佳。

1. **环境防制**　采取多种方法，限制蝇的孳生，如及时清除垃圾、粪便，生活垃圾装袋，堆肥和沼气发酵等。

2. **物理防制**　用淹杀、闷杀、烫煮、堆肥等方法杀灭幼虫及蛹；用直接拍打、捕蝇笼诱捕和粘蝇纸粘捕等方法杀灭成蝇；安装纱门纱窗防蝇飞入室内等。

3. **化学防制**　灭蝇常用药物有马拉硫磷、倍硫磷、溴氰菊酯、氯氰菊酯、二氯苯醚菊酯和残杀威等。在蝇孳生场所，在杀虫剂中加入伏虫脲1号可提高杀灭幼虫效果。在成虫栖息场所，将杀虫剂和诱虫烯或23碳烯放入饵料中可提高诱杀成蝇的效果。

4. **生物防制**　应用蝇类天敌和致病生物灭蝇。寄生性天敌主要为寄生蜂类，特异性寄生于蛹期。白僵菌、苏云金杆菌H-9或阿维菌素对杀灭蝇幼虫有很好的效果。

（张　浩）

第四节　蚤

蚤（flea）又称跳蚤，属于蚤目（Siphonaptera），是哺乳动物和鸟类的体外寄生虫。全世界已知约2 500余种（亚种），我国记录约650种（亚种）。我国重要的传媒多属于蚤科（Pulicidae）、角叶蚤科（Ceratophyllidae）、多毛蚤科（Hystrichopsyllidae）和细蚤科（Leptopsyllidae）等。

【形态】

成虫两侧扁平，棕黄色至深褐色，体长一般1~3mm左右。体表有向后方伸延的鬃(bristle)、刺（thorn）和栉（comb）。头部略似三角形。触角分3节，从基部起分别为：柄节、梗节、棒节。棒节膨大，藏于触角窝内，常又可分为6~9个假节。雄蚤触角较长，平时向下藏在触角窝内，交尾时将触角上举以挟持雌虫。眼位于触角窝前方，其形状、大小和发育程度因种而异，有的种类完全退化。口器为刺吸式。由针状的下颚内叶1对和内唇组成食物管，外包以分节的下唇须形成喙。蚤头部有许多鬃，根据生长部位称眼鬃、颊鬃、后头鬃等，有的种类颊部边缘具有若干粗壮的棕褐色扁刺，排成梳状，称为颊栉（genal comb）。触须通常为4节。下唇须的长度和节数因种而异。胸部分3节，每节由背板、腹板各一块及两块侧板构成。有的种类前胸背板后缘具有前胸栉（pronotal comb）。无翅。足3对长而发达，分为基节、转节、股节、胫节和跗节5节，跗节又分5节，末节有爪1对。腹部的前7节为正常腹节，每节由背板和腹板组成。雄蚤8、9腹节、雌蚤7~9腹节特化为外生殖器。第10腹节为肛节，第7节背板后缘两侧各有一组臀前鬃（antepygidial bristle），其后方为臀板（pygidium）。臀板为感觉器官，略呈圆形，板上有若干杯状凹陷并且各具一根细长鬃和许多小刺。雌蚤腹部末端钝圆，在7~8腹板位置的体内有骨化较厚的受精囊。受精囊可分头、尾两部分，各种蚤形状不同。雄蚤腹部末端较尖，其第9背板和腹板分别形成上抱器和下抱器。雌性受精囊和雄性上、下抱器的形状是重要分类特征（图16-11）。

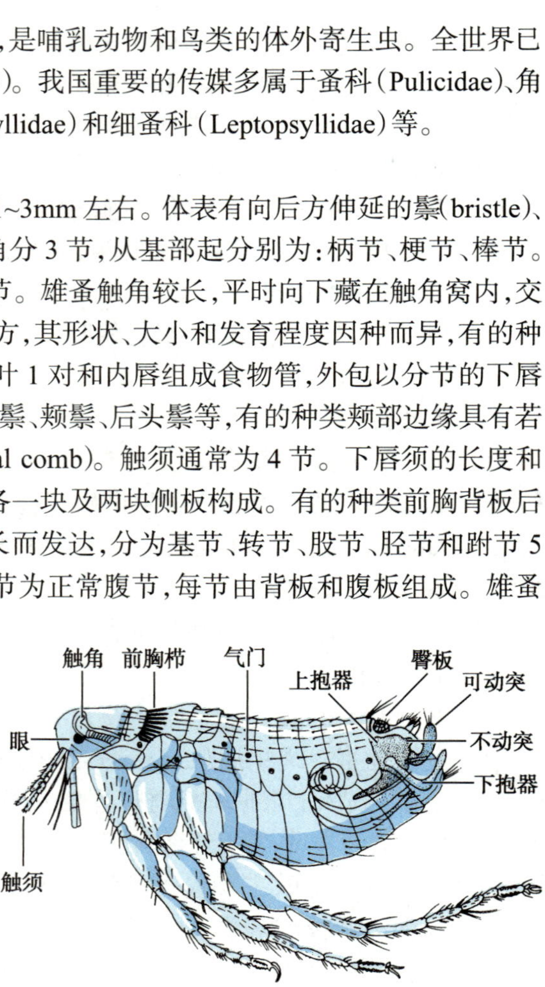

图16-11　蚤成虫模式图

【生活史】

蚤的生活史为全变态，发育过程包括卵、幼虫、蛹和成虫 4 期。卵椭圆形，长 0.4~2.0mm，暗黄色，表面光滑。卵在适宜的温度、湿度条件下，经 3~7 天孵出幼虫。幼虫分 3 龄，形似蛆，但较小，体白色或淡黄色，头部有咀嚼式口器和触角 1 对。胸部 3 节。腹部分 10 节，各节生有稀疏长鬃 1~2 列，末节端部有 1 对肛柱。幼虫在阴暗潮湿的条件下，约经 2~3 周发育，蜕皮 2 次，变为成熟幼虫，其体长可达 4~6mm。成熟幼虫吐丝作茧，呈黄白色，在茧内蜕皮化蛹。蛹具成虫雏形，头、胸、腹及足均已形成，并逐渐变为淡棕色。蛹期通常 1~2 周，有时可达 1 年，主要受温度和湿度影响。蛹羽化时需受外界的刺激，如空气的震动，动物走近、接触压力以及温度的升高等，均可诱使成虫破茧而出。由卵发育为成虫约需 3~8 周。在自然条件下，我国北方地区多数蚤种一年繁殖一代，少数两代；南方地区一年繁殖数代。成虫通常在吸血后进行交配，并在 1~2 天后产卵。雌蚤一生一般产卵数百粒，有的可达数千粒，如蠕形蚤。蚤的寿命短者约 2~3 个月，长者可达 1~2 年(图 16-12)。

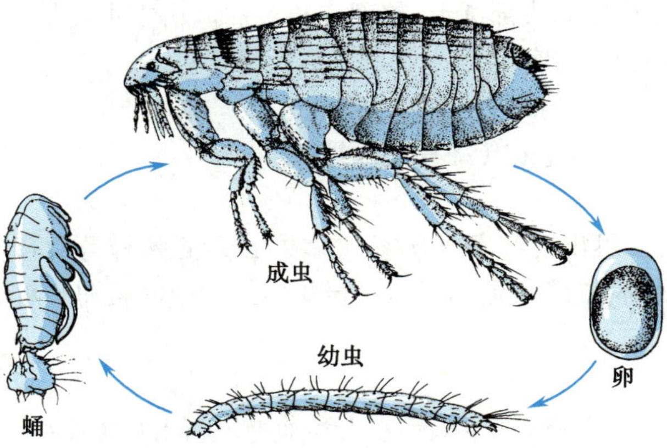

图 16-12 蚤生活史示意图

【生态】

1. **孳生地** 雌蚤通常在宿主皮毛上和窝巢中产卵。由于卵壳缺乏黏性，产于宿主身上的卵最终都散落到其窝巢及活动场所中，这些地方即为幼虫的孳生地，如鼠洞、畜禽舍、屋角、墙缝、床下以及土坑等处。幼虫以尘土中宿主脱落的皮屑、成虫排出的粪便及粪便中未消化的血块等有机物为食，阴暗、温暖、潮湿的环境是幼虫和蛹发育的适宜条件。

2. **宿主** 蚤两性都吸血，通常一天需吸血数次，每次吸血约 2~10min。常边吸血边排便，该习性与传病有关。蚤在低温条件下耐饥能力较强，有些种类可达 3~9 个月。蚤的宿主范围很广，包括哺乳类和鸟类，但主要是小型哺乳动物，尤以啮齿类为多。蚤善跳跃，如人蚤跳高可达 70cm，跳远可达 31cm。蚤对宿主的选择性可分为：多宿主型(如人蚤)、寡宿主型(如缓慢细蚤)和单宿主型(如松鼠跗蚤)。对宿主选择性不严格的种类，在传播疾病上意义较大。蚤对宿主的寄生时间分为 3 个类型：①游离型：成蚤可在宿主体上吸血或在巢穴自由活动。游离型又分为巢蚤(如人蚤)和毛蚤(如印鼠客蚤)。毛蚤在传播虫媒病上有重要意义。②半固定型：雌蚤吸血时间长(1~2 周)，如蠕形蚤。③固定型：雌蚤毕生营寄生生活，整个身体钻入宿主皮下，如潜蚤。

3. **季节消长与越冬** 蚤类季节消长大致可分为 5 型：①春季型(如斧形盖蚤)；②夏季型(如北方的人蚤)；③秋季型(如谢氏山蚤)；④冬季型(如缓慢细蚤)；⑤春秋型(如方形黄鼠蚤松江亚种)。同一种蚤在不同地区的消长高峰不相同，如印鼠客蚤在东北为 8~9 月，雷州半岛为 4~6 月。蚤类的越冬有不同的方式，例如：宿主不冬眠的，蚤可继续发育和繁殖；宿主冬眠的，蚤以成虫和蛹越冬。

【重要种类】

1. **印鼠客蚤**(*Xenopsylla cheopis*)　眼鬃1根,位于眼的前方。雄蚤上抱器第1突起短,略呈三角形,第2突起窄长,呈细指形。雌蚤受精囊尾部基段微宽或等宽于头部。主要宿主为褐家鼠、黄胸鼠和小家鼠。在国内除宁夏、新疆、西藏无记录外,广泛分布。

2. **谢氏山蚤**(*Oropsyllasilantiewi*)　眼较小,眼鬃3根,前胸栉刺的长度短于其前胸背板的宽度。雄蚤上抱器不动突较宽短,可动突棒状,后缘呈弧形。雌蚤受精囊略呈球形,尾部末端有发达的乳突。主要宿主为旱獭。分布于新疆、青海、甘肃、内蒙古、西藏、四川西部和云南西北部。

3. **方形黄鼠蚤松江亚种**(*Citellophilus tesquorum sungaris*)　额鬃1根,眼鬃3根,具前胸栉。雄蚤上抱器可动突略呈三角形,末端较宽,后缘有2根短刺鬃。雌蚤受精囊头部呈椭圆形,尾部呈纺锤形。主要宿主为黄鼠。分布于东北、内蒙古和河北。

4. **人蚤**(*Pullex irritans*)　在眼下方有眼鬃1根。雄蚤上抱器突起宽大呈半圆形,围绕着2个钳状突起。雌蚤受精囊的头部圆形,尾部细长弯曲。宿主主要是犬、猫、猪、人、旱獭和野生食肉动物等。在国内分布广泛。

【与疾病的关系】

蚤对人的危害有吸血、寄生和传播病原体等。

(一)直接危害

蚤叮咬后,局部皮肤可出现红斑或丘疹,重者可出现丘疹样荨麻疹。潜蚤(*Tunga spp*)的雌蚤可寄生于动物和人体皮下,引起潜蚤病。该病多见于中南美洲和热带非洲,在我国曾报道过1例。

(二)间接危害

蚤类可携带细菌、立克次体、寄生虫等在人和动物之间相互传播:

1. **鼠疫**(plague)　病原体是鼠疫耶尔森菌(*Yersinia pestis*)。由蚤类在啮齿动物之间传播。人类经蚤类叮咬而感染。当蚤吸入病鼠血后,该菌在蚤前胃的刺间增殖形成不完全菌栓或完全菌栓,造成前胃不完全栓塞或栓塞(图16-13)。当栓塞时,蚤再次吸血时血液不能到达胃内,反而携带菌回流到宿主体内,使其感染。受染蚤因饥饿,频繁吸血,使更多宿主发生感染。黄鼠、旱獭、长爪沙鼠和黄胸鼠等约13种为主要保虫宿主。印鼠客蚤、谢氏山蚤、黄鼠蚤和人蚤等约18种(亚种)为主要媒介。目前我国的鼠疫自然疫源地分布于东北、华北、西北等地区的19个省(自治区)。

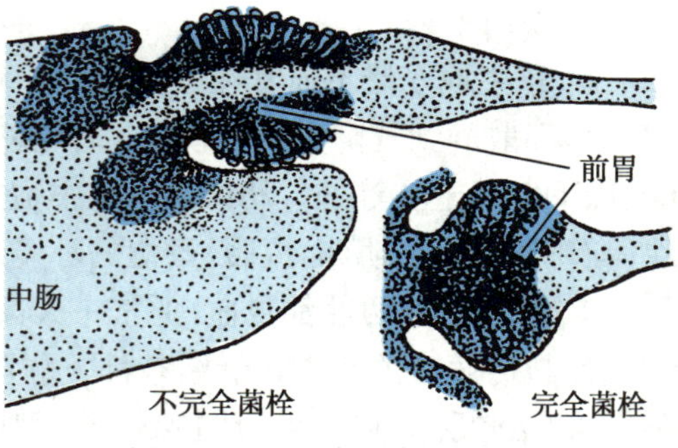

图16-13　蚤前胃菌栓模式图

2. **地方性斑疹伤寒**(endemic typhus)　又称鼠型斑疹伤寒。病原体是莫氏立克次体(*Rickttsia mooseri*)。由蚤类在鼠类之间传播。印鼠客蚤是重要的传播媒介,缓慢细蚤是鼠间流行的重要媒介。立克次体在蚤的中肠上皮细胞内繁殖,细胞破裂后随粪便排出。人类因蚤类在吸血时排出的蚤粪污染皮肤伤口和黏膜而感染。亦可通过干燥蚤粪尘埃经鼻、口、眼结膜进入体内而感染。立克次体在印鼠客蚤可经卵传递。在我国褐家鼠和黄胸鼠是主要保虫宿主。目前该病在国内已得到基本控制。

3. **绦虫病**　印鼠客蚤、犬栉首蚤和人蚤等可作为微小膜壳绦虫的中间宿主;具带病蚤、缓慢细蚤、犬栉首蚤、人蚤和印鼠客蚤可作为缩小膜壳绦虫的中间宿主;犬栉首蚤、猫栉首蚤、不等单蚤和人蚤等可作为犬复孔绦虫的中间宿主。人可因误食蚤类而感染。

【防制原则】

改善孳生地环境,包括清除鼠窝、堵塞鼠洞、清扫禽畜棚圈、室内暗角等。改善环境卫生,保持室内清洁,住房要通风透光,衣服、被褥要勤洗、勤换、勤晒太阳。注意对狗、猫等家畜的管理,避免和猫、犬同室居住。灭蚤防蚤,包括定期用药液给狗、猫洗澡。另外可用药物灭蚤,用溴氰菊酯、二氯苯醚菊酯、残杀威、灭幼脲、鸡血藤、巴豆仁及除虫菊花的乙醇提取物等药物喷洒室内及禽畜棚圈以杀灭蚤及其幼虫。在鼠疫流行时应采取紧急灭蚤措施并加强个人防护,如穿防蚤袜、裸露皮肤涂擦避蚊胺等。捕杀或毒杀室内外的鼠类。

(苏 韫)

第五节 虱

寄生人体的虱(louse)属虱目(Phthiraptera),吸虱亚目(Anoplura)、虱科(Pediculidae)和阴虱科(Phthiridae)中的人虱(*Pediculus humanus*)和耻阴虱(*Phthirus pubis*)。人虱又分为两个亚种,即人体虱(*P.h.humanus*)和人头虱(*P.h.capitis*)。

【形态】

1. **人虱** 成虫背腹扁平,体狭长,灰色或灰白色,雌虫体长为2~4mm,雄虫稍小。头部小略呈菱形,在触角处最宽,向后渐窄细,颈小可动。触角分5节,各节粗细一致。眼较小不发达,只具有一个小眼面,位于触角后的两侧。口器为刺吸式,由吸喙和口针组成。口针不用时储在咽部近腹面的口针囊内。吸血时以吸喙固着皮肤,口针刺入,靠咽和食窦泵的收缩将血吸入消化道。胸部3节融合不能区分,有1对气门,位于中胸侧面,无翅及翅痕,3对足均粗壮,长度大致相等。各足胫节远端内侧具指状胫突,跗节仅1节,其末端有一弯曲的爪,爪与胫突配合形成强有力的攫握器,因而虱能紧握宿主的毛发或内衣的纤维不致脱落。腹部分节明显,外观可见8节。第1、2节融合,第3~8节两侧有骨化的侧背片,每片上均有气门,共6对。雌虱腹部末端有2片瓣状尾叶,呈W形,第8节腹面有一生殖腹片和1对生殖肢。雄虱腹部末端圆钝,呈V字形,3~7节背面各有两片小背板,靠后3个腹节内可见缩于体内的外生殖器。人头虱和人体虱形态区别甚微。仅在于人头虱体色较深黑,体型略小,长约2.5~3.5mm。触角各节较短粗,腹部边缘为暗黑色(图16-14)。

2. **耻阴虱** 成虫灰白色,体形宽短似蟹。雌虱体长为1.5~2.0mm,雄性稍小。胸部宽而短,左右足的基节相距较远。前足及爪均较细小,中、后足胫节和爪明显粗大。腹部前宽后渐窄,气门6对,第3~5节融合,前3对气门排成斜列。第5~8腹节侧缘各具锥形侧突,上有刚毛,第8节侧突较长(图16-14)。

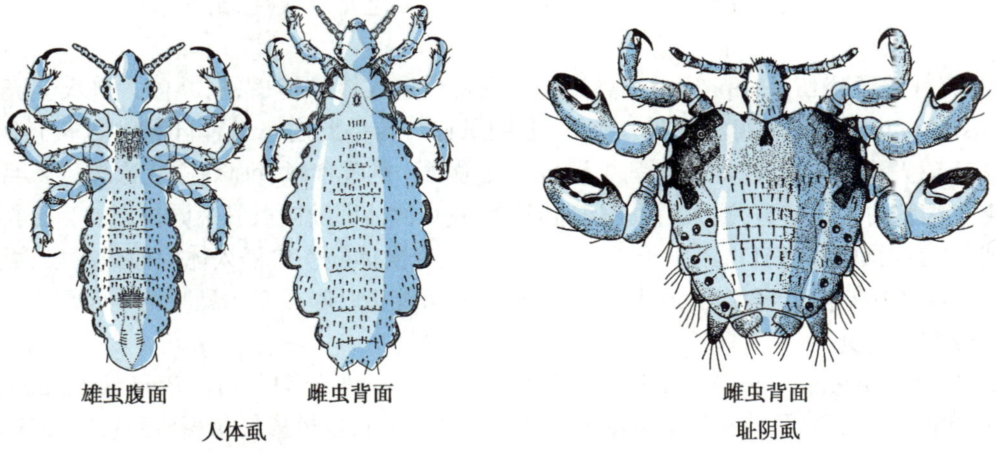

图16-14 人体虱和耻阴虱模式图

【生活史】

虱的生活史为不完全变态，发育过程中有卵、若虫和成虫三期。卵椭圆形、长约 0.8mm，乳白色，俗称虮子。卵经 7~8 天孵化。其游离端有盖，上有气孔和小室。若虫从卵盖处孵出，其外形与成虫相似，但较小，尤以腹部较短，生殖器官尚未发育成熟。若虫经 3 次蜕皮长为成虫。其发育时间人虱需要 8~9 天，耻阴虱需要 27~34 天。完成生活史人虱需要 16~25 天，耻阴虱约需 34~41 天。成虫羽化后 12h 即可交配，1~3 天即可产卵。人虱一生产卵量可达 230 枚，耻阴虱约为 30 枚。在最适的温度（30℃）、湿度（70%）下，人虱寿命为 20~30 天，耻阴虱寿命稍短（图 16-15）。

人虱和耻阴虱都寄生于人体。人头虱寄生在人头上长有头发的部分，产卵于发根，以耳后较多。人体虱主要生活在贴身衣裤上，以衣缝、皱褶、衣领和裤腰等处较多，产卵于衣裤的织物纤维上。耻阴虱寄生在体毛较粗、较稀疏之处，主要在阴部及肛门周围的毛上，亦可寄生于睫毛，产卵于毛的基部。

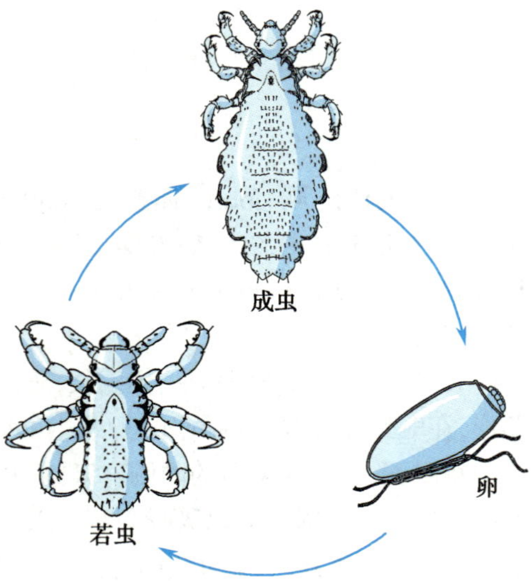

图 16-15 人虱生活史示意图

在自然条件下若虫和雌、雄成虫都仅嗜吸人血。虱因不耐饥饿每日吸血多次，若虫每日至少需吸血 1 次，成虫则需数次，每次需 3~10min，常边吸血边排粪。虱对温度和湿度都极其敏感，既怕热怕湿，又怕冷。由于正常人体表的温度、湿度正是虱的最适温湿度，虱一般情况下不会离开人体。当宿主患病或剧烈运动后体温升高、出汗，或病死后尸体变冷，虱即爬离原来的宿主。离开宿主生存时间，在 24℃为 5 天，15℃为 10 天。以上习性对于虱的散布和传播疾病都有重要作用。人虱的散播是由于人与人间的直接或间接接触引起。耻阴虱的传播主要是通过性接触传播。WHO 已将耻阴虱感染列为性传播疾病之一。

【与疾病的关系】

（一）直接危害

虱叮刺吸血后，在叮刺部位可出现丘疹和瘀斑，产生剧痒，由于抓搔可继发感染。耻阴虱感染的患者多有不洁性交史，初发症状常为阴部皮肤瘙痒，有虫爬感，遇热更甚。由于虱体紧附在皮肤和毛根上，肉眼不易察见，唯见红斑、丘疹、淡褐色苔藓样变等，严重者因抓搔引起脓疱、溃疡。寄生在睫毛上的耻阴虱多见于婴幼儿，引起眼睑奇痒、睑缘充血等。

（二）间接危害

1. **流行性斑疹伤寒（epidemic typhus）** 主要通过人体虱传播，病原体为普氏立克次体（*Rickettsia prowazeckii*）。实验证明人头虱、耻阴虱亦可传播此病。患者自潜伏期末 1~2 天直至退热后数天均有传染性，而以发病 1 周传染性最强。虱吸食患者血后立克次体侵入虱体并在肠上皮细胞内大量增殖，数天后上皮细胞破裂，立克次体即随同虱粪一同排出。当虱再吸他人血时，虱粪污染皮肤伤口，或由于虱体被压破后立克次体经伤口侵入体内而致感染，虱粪中普氏立克次体在室温下可存活 60 天以上，因此亦有可能借呼吸或手污染眼结膜而受染。我国仅有少数散发病例。

2. **战壕热（trench fever）** 又称五日热，病原体是五日热罗卡里马体（*Rochalimeaquintaa*）。仅在虱肠细胞外繁殖，不侵犯肠上皮细胞。本病症状与流行性斑疹伤寒相似而较轻，但病程较长。人体感染方式也与流行性斑疹伤寒相似。

3. **虱媒回归热**（louse-borne relapsing fever） 又称流行性回归热。是一种周期性发作的急性发热传染病。虱传回归热病原体是回归热疏螺旋体（*Borrelia recurrentis*）。人体虱为主要传播媒介。实验证明人头虱亦可传播此病。病原体随患者血液被虱吸入后 5~6 天即穿过胃壁进入血腔，并大量繁殖。回归热螺旋体仅在虱的血腔内繁殖，不进入组织亦不从粪便排出。故其传染是由于虱体被碾破后体液中的病原体经皮肤伤口或黏膜进入人体而致。我国已基本消灭本病，但国际上仍将其列为监测传染病。

【防制原则】

注意个人卫生如勤更衣、勤洗澡、勤换洗被褥和勤洗发等，以防生虱。洁身自好，预防耻阴虱感染。对衣物最简便的方法是蒸煮、干热、熨烫等，不耐高温的衣物可用冷冻法，-20℃冷冻一夜灭虱。也可用倍硫磷、二氯苯醚菊酯等喷洒、浸泡、药笔涂抹，或用环氧乙烷熏蒸。对人头虱和耻阴虱可剃去毛发，用二氯苯醚菊酯、百部酊等涂擦毛发灭虱，也可用 0.9% 的多杀菌素（spinosad）治疗 4 岁以上儿童及成年人头虱感染。不可用农药来灭虱，以防中毒。

（苏 韫）

第六节 蜚 蠊

蜚蠊（cockroach）俗称蟑螂，属网翅目（Dictyoptera）、蜚蠊亚目（Blattaria），全世界已知 5 000 余种，我国记录有 250 余种。在室内常见种属于姬蠊科（Phyllodromiidae）、蜚蠊科（Blattidae）、光蠊科（Epilampridae）和地鳖科（Polyphagidae）等。

【形态】

成虫背腹扁平，呈椭圆形，黑褐色、棕褐色或淡灰色，体表油亮有光泽，体长者可达 90mm，小的仅 2mm。室内常见者约 10~35mm。

头部较小且向下倾斜。触角细长呈丝状，其节数可达 100 余节。复眼发达，有的种类退化或消失。单眼 1 对或退化。口器为咀嚼式。触须 5 节。前胸背板宽扁，覆盖头的大部，略呈扇形，有的种类表面具有斑纹；中、后胸较小。翅 2 对，前翅革质，后翅膜质，翅脉分支甚多。有的种类翅退化或消失。足基节扁宽，几乎覆盖腹板全部，跗节分 5 节，末节具 2 爪和 1 个袋状爪间盘。腹部扁宽。最末腹节背板上着生 1 对尾须。雄虫的最末腹板后缘两侧着生 1 对腹刺，雌虫无腹刺（雌性若虫有腹刺）。雌虫的第 7 腹板为分叶状构造，具有夹持卵荚的作用（图 16-16）。

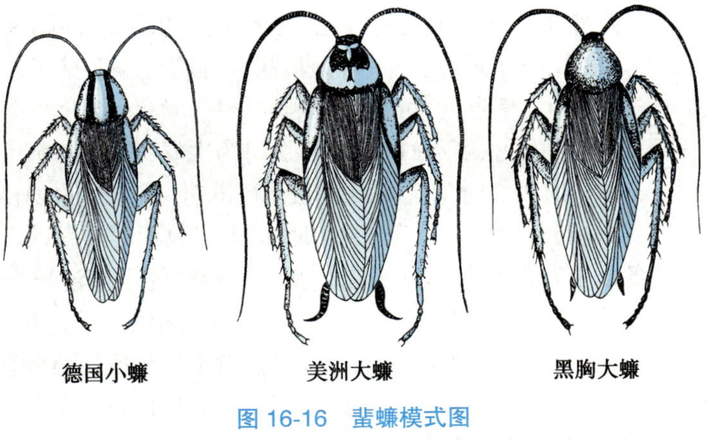

图 16-16 蜚蠊模式图

【生活史】

蜚蠊发育过程有卵、若虫和成虫 3 期，生活史为不完全变态。雌虫产卵前先排泄一种物质形成坚硬、暗褐色的长约 1cm 的卵荚。卵成对垂直排列储于其内。雌虫排出卵荚后常夹持于腹部末端，再分泌黏性物质使卵荚黏附于隐蔽场所或物体上，有的种类卵荚一直附在雌虫腹部末端直至孵化（如德国小蠊）。每个卵荚含卵 16~48 粒。卵荚形态及其内含卵数因种而异。约需 1~3 个月孵化。刚孵出的若虫需经一次蜕皮后才能活动。若虫无翅，生活习性与成虫相似。若虫经 5~7 个龄期发育才能羽化为成虫。每个龄期大约 1 个月。成虫羽化后数天即可交配，约 10 天后开始产卵荚。雌虫一生可产卵荚几个至几十个，产卵荚间隙 7~28 天。整个生活史约需数月或一年以上。如德国小蠊发育 1 代需 2 个多月，而大蠊属蜚蠊发育 1 代一般需 1 年多。雌虫寿命约半年至 1 年多，雄虫稍短。生殖方式多为卵生，有些种类可孤雌生殖（图 16-17）。

【生态】

1. **食性**　蜚蠊是杂食性昆虫，食物种类非常广泛，包括人和动物的各种食品，尤其喜食香、甜、油的面制食品。蜚蠊有嗜食油脂的习性，在各种植物油中，香麻油对它们最有引诱力，所以有些地方习惯称它们为“偷油婆”。蜚蠊嗜食糖类，红糖、饴糖对它们的引诱力最强。除了喜爱各类食品外，蜚蠊也常咬食其他物品，例如在住房、仓库、贮藏室等处，它们可啃食棉毛制品、皮革制品、纸张、书籍、肥皂等。在室外垃圾堆、阴沟和厕所等场所，它们又以腐败的有机物为食，甚而啃咬死亡的动物尸体。由于蜚蠊到处爬行，无所不吃，再加上它们边吃、边吐、边排便的习性，成为一些病原体的机械性传播者。蜚蠊耐饥不耐渴。如美洲大蠊雌虫，在有食无水的情况下可存活 40 天，在无食有水时可存活 90 天。当处于恶劣的环境条件下，无食又无水时，可见蜚蠊残食其同类及卵荚。

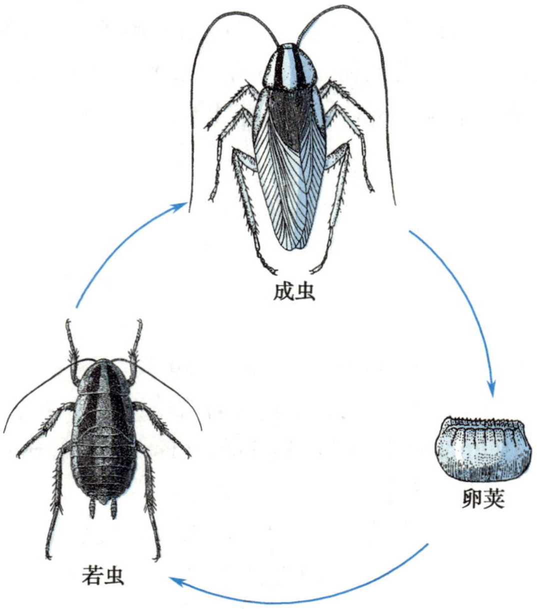

图 16-17　蜚蠊生活史示意图

2. **栖息与活动**　蜚蠊多数种类栖息于野外，少数种类栖息于室内。家栖种类喜栖息于室内温暖、潮湿、阴暗、隐蔽并靠近水源和食物丰富的地方，如厨房、碗柜的缝隙，垃圾以及下水道沟槽等场所。因此家庭、医院、食品行业、旅馆、火车、轮船等处均有蜚蠊栖息与活动。不同种类的栖息场所有所差异。德国小蠊多见于各类缝隙中，如管道周围、墙缝、护墙板等的缝隙和地板之间的裂缝中。美洲大蠊亦喜栖息于大的洞孔，偏爱湿热的环境，例如豆制品加工场、酿造厂的发酵车间等，也常在阴井、下水道、地下室等处群居。黑胸大蠊多见于碗柜、桌子和水池底下角落等处。蜚蠊分泌聚集和性信息素，可引诱群栖和交配。昼伏夜出，一般从 19 时至翌晨 5 时。其活动高峰因种而异，如德国小蠊为 21 时，翌晨 2 时为次峰；美洲大蠊为 24 时和次晨 1 时；而黑胸大蠊为 20 时、23 时和次晨 2 时为次峰。蜚蠊爬行迅速，每分钟达 21m，通常活动范围为几十至几百米。在 24~32℃ 时最活跃。低于 15℃ 时，绝大多数不动或微动。

3. **季节消长与越冬**　蜚蠊的季节高峰多在 7~9 月。蜚蠊的季节消长高峰多为单峰型，有的种类为双峰型，北方地区多在 4 月中、下旬出现，10 月开始越冬，而南方地区多在 3 月上旬出现，12 月开始越冬。海南地区无越冬现象。在有取暖设备的房间可常年活动。当室温低于 7.5℃时，便进入越冬状态。各期均可越冬，但以卵荚多见，成虫以雌虫为主。越冬场所与栖息场所基本一致，只是更隐蔽，更不受干扰的地方。

【常见蜚蠊种类】

室内优势种有：①德国小蠊（*Blattella germanica*），淡褐色，体长 10~14mm，前胸背板上有两条直的暗黑色纵带；②美洲大蠊（*Periplaneta americana*），红褐色，体长 28~32mm，前胸背板淡褐色，中部有黑褐色蝶形斑，接近前缘处有“T”形淡黄色斑；③黑胸大蠊（*P.fuliginosa*），棕褐色，体长 24~30mm，前胸背板与体色一致，无花纹（图 16-16）。

【与疾病的关系】

(一) 直接危害

蜚蠊的分泌物和粪便作为变应原，可引起过敏性哮喘、过敏性皮炎等。

(二) 间接危害

蜚蠊可携带鼠疫耶尔森菌、痢疾志贺菌、大肠埃希菌、脊髓灰质炎病毒、黄曲霉菌、寄生虫虫卵及包囊等 40 多种病原体，从蜚蠊体内分离出的细菌以肠道致病菌为主，呼吸道病菌次之；病毒以肠道病毒为主。病原体在蜚蠊体内可存活较长时间，如 Eltor 生物型霍乱弧菌可存活 6 天，鼠疫耶尔森菌可存活 10 天，鼠伤寒沙门菌可存活 16 天，乙肝病毒可存活 5 天，黄曲霉菌可存活 3 个月。此外，蜚蠊还可作为美丽筒线虫、东方筒线虫、念珠棘头虫和缩小膜壳绦虫等寄生虫的中间宿主。蜚蠊的分泌物和粪便中还含有多种致癌物质。此外还分泌一种有特殊恶臭的油状物，在食物和餐具及日常用具上爬行时留下异味。

【防治原则】

保持室内清洁卫生，及时打扫清除垃圾，包括卫生间和下水道。妥善贮藏食品，并及时堵塞缝隙。清除柜、箱、橱等缝隙内的卵荚，可以焚烧或烫杀。

对蜚蠊变应原皮试阳性的哮喘和鼻炎患者，可用蜚蠊重组变应原进行脱敏治疗。

用诱捕器或诱捕盒捕杀或采用化学药物杀灭成虫。用乙酰甲胺磷、溴氰菊酯、顺式氯氰菊酯或残杀威等喷洒、烟熏或药笔涂抹杀灭蜚蠊。用杀虫剂与伏虫脲 1 号复配可达到持效长和延缓抗性的产生。在蔬菜汁或麦芽糖中加杀虫剂和蟑螂酮 B 制成毒饵或胶饵诱杀蜚蠊。用啮小蜂幼虫寄生于卵荚内残食虫卵，用噻替派毒饵可使蜚蠊绝育。

（苏 韫）

第七节 毒隐翅虫

毒隐翅虫属于鞘翅目（Coleoptera）、隐翅虫科（Staphylinidae）、毒隐翅虫亚科（Paederinae）毒隐翅虫属（Paederus），世界已知种类 600 余种，见于除南极洲以外的世界各地，我国已报道的毒隐翅虫有 20 余种，其中褐足毒隐翅虫（*Paederus fuscipes*）、黑足毒隐翅虫（*P.tamulus*）等常见且毒性较强。

【形态】

毒隐翅虫成虫体长 6.5~7mm，外形很像蚂蚁，细长，两侧略平行，或末端尖削，略扁平。红褐色，有光泽，全身被覆细毛。头部黑色，刻点粗大。复眼褐色。触角丝状或棒状，较长，一般 10~11 节，除基部 3、4 节外，其余各节均为黑褐色。口器为咀嚼式。触须 4 节。前胸、腹基部橘红或橘黄色，前胸背板比头略窄，呈长圆形，后部略窄。有翅两对，前翅特化为鞘翅，长方形，比前胸背板大，很短且坚硬，呈黑色，带有青蓝色金属光泽，刻点粗大。后翅膜质，长而大，飞行时展开，静止时折叠在鞘翅下。3 对足粗短，后足股节末端及各足跗节呈黑色。腹部全裸；腹部除腹末黑色外全为黄色，腹部可见 8 节，前 2 节被鞘翅所掩盖，外露的前 4 节两侧有下陷而后隆起的镶边；尾部有 1 对黑色尾须（图 16-18）。

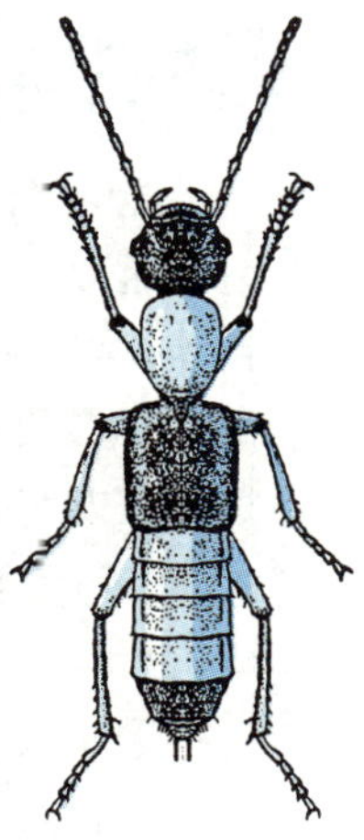

图 16-18 褐足毒隐翅虫模式图

【生活史】

毒隐翅虫生活史为全变态，发育过程有卵、幼虫、蛹、成虫4期。毒隐翅虫行动迅速，善于飞翔，如遇惊扰立即逃逸，喜孳生潮湿场所，且具有明显的向光性和向高性。常昼伏夜出，其夜间活动的频率受气温、风向、光亮等诸多因素影响。食性复杂，多食腐败的植物与腐烂的动物、粪肥、菌类、植物花粉、粪便、垃圾以及枯叶、朽木、树皮等，也捕食小型昆虫，如玉米螟、叶蝉、飞虱、蚜虫和蓟马等。出现时间为4~11月，7~9月为毒隐翅虫大量繁殖的季节，每年繁殖1~3代。以成虫越冬。

【与疾病的关系】

毒隐翅虫体内具有强烈的接触性毒素，该毒素是复杂的非蛋白质物质。在发育各期都含有这种毒素，具有防御性的功能。当毒隐翅虫虫体被压破或击碎时，毒液接触人体后引起的急性红斑疱疹性损害的皮肤病，称毒隐翅虫皮炎（Paederus dermatitis），亦称线状皮炎（dermatitis linearis）。其接触方式一是直接与破碎虫体接触，二是毒液经手指接触到身体其他部位，引起炎症。毒隐翅虫皮炎的发生常伴有红斑、肿痛、局部不适、痒、水疱、发热、化脓等症状。重者剧痛，常伴有体温升高及局部淋巴结肿大、头昏、头痛等症状。严重者全身感染，所致皮炎大多呈线状，也有点状、片状、点片和条片状的。一般以头面部、颈部、上肢和躯干等裸露部位的病例最为常见，少数可侵犯阴囊、腹部和腰部等。

【流行与防制】

毒隐翅虫皮炎的发生遍及全世界的热带和亚热带地区。我国自1959年在四川省首例报道以来，已有13个省、市、自治区有散发或暴发流行，其中以南方多见。好发于农村或城郊附近居民。好发季节为夏秋季。

打扫室内外卫生，清除房屋四周的朽木、废料、杂草等孳生地。必要时可喷洒适量的杀虫气雾剂。保持室内清洁、在家中安装纱门、纱窗，防止毒隐翅虫飞入；在野外或草地上活动的人，最好穿上长衣长裤，或使用一些驱虫液。一旦接触到毒隐翅虫毒素，可采取多种措施进行治疗，常见的有创口清洗、药物治疗和物理疗法等。

第八节　其他医学昆虫

臭虫、蠓、蚋、虻（内容见数字资源）。

（苏　韫）

本章小结

昆虫纲是动物界种类最多，数量最大的一个纲，与人类健康关系密切。与医学有关的重要昆虫包括双翅目、蚤目、虱目、蜚蠊目、半翅目、鳞翅目、鞘翅目、膜翅目和直翅目等，常见的种类有蚊、白蛉、蝇、蚤、虱、蜚蠊、毒隐翅虫、臭虫、蠓、蚋、虻等，这些昆虫由头、胸、腹三部分组成，许多昆虫的中胸及后胸的背侧各有翅1对，分别称前翅和后翅。但双翅目昆虫仅有前翅，后翅退化成棒状的平衡棒（halter）。翅上的翅脉的排列方式（脉序）是昆虫的分类依据。生活史过程有卵、幼虫、蛹和成虫4期的完全变态（如蚊、蝇、白蛉、蚤、毒隐翅虫等）和卵、若虫和成虫3期的不完全变态（如虱、蜚蠊等），这些昆虫除了造成叮咬、吸血、骚扰、局部皮肤出现瘙痒和斑丘疹等直接危害外，主要是传播细菌、病毒、立克次体、寄生虫等多种病原生物造成间接危害。主要防制原则包括环境的治理，物理、化学或生物方法杀虫及个人有效的防护等。

思考题

1. 昆虫纲的节肢动物在形态上有哪些主要特征?
2. 医学昆虫传播疾病的方式有哪些?请根据学过的昆虫举例说明。
3. 蚊可传播哪些疾病?
4. 蝇对人体有哪些危害?
5. 蚤可以传播哪些疾病?简述其传播机制。
6. 简述体虱传播的疾病及传播方式。
7. 蜚蠊的哪些习性可导致其传播多种病原体?

第十七章　蛛　形　纲

学习目标

1. 掌握　蛛形纲重要种类蜱、螨的形态特征及与疾病的关系。
2. 熟悉　蛛形纲重要种类蜱、螨的生活史及防制原则。
3. 了解　蛛形纲重要种类蜱、螨的生态、生活习性。

蛛形纲中具有医学意义的是蜱螨亚纲(Acari)、蝎亚纲(Scorpiones)和蜘蛛亚纲(Araneae)。其中蜱螨亚纲是本纲中的重要类群，与人体疾病关系较密切，有些种类可通过传播病原体、叮刺、吸血、毒害、寄生及变态反应等方式引起蜱螨性疾病。

蛛形纲节肢动物的形态特征是躯体分为头胸部及腹部或头胸腹愈合为一体，无触角，无翅，无复眼，成虫有足4对。蝎亚纲的体部分头胸部和腹部，头胸部由6节组成，前端螯肢短小，须肢粗长呈钳状。腹部分为前腹部和后腹部，前腹部粗大，后腹部窄小，尾部末端具有尖刺，内有毒腺，毒腺分泌含有神经毒素和溶血毒素的毒液。蜘蛛亚纲的体部分为头胸部和腹部，两部分以一细的腹柄相连。头前方背面有单眼，多数为4对。头端有1对短小的螯肢，内有毒腺管开口于其前端；1对须肢，有4对足，是感触器官。腹部球形，多不分节，其末端有纺器，可喷丝结网，粘捕昆虫，注射毒液于捕获的虫体内。蛛毒含有神经毒素、溶血毒素和细胞因子毒液。蜱螨亚纲虫体的头胸腹愈合为一个躯体，外形有圆形、卵圆形或长圆形等。虫体由颚体(gnathosoma)或称假头(capitulum)与躯体(idiosoma)两部分组成。颚体包括口器和颚基，口器由1对须肢、1对螯肢和口下板组成。成虫足4对，通常分为6节，末端有爪。气门有或无，其位置和数目各类群不同。生活史可分为卵、幼虫、若虫和成虫四期。若虫与成虫形态相似，但生殖器官尚未成熟。幼虫有足3对，若虫与成虫则有4对足。蜱螨有卵生(oviparity)或卵胎生(ovoviviparity)。生殖方式主要为两性生殖，也可行孤雌生殖(parthenogenesis)。

本章将介绍蜱螨亚纲中具有重要医学意义的蜱、尘螨、粉螨、蠕形螨、疥螨、恙螨和革螨等。

第一节　蜱

蜱(tick)属于蛛形纲、蜱螨亚纲、寄螨目(Parasitiformes)、后气门亚目(Metastigmata)、蜱总科(Ixodoidea)，包括硬蜱科(Ixodidae)、软蜱科(Argasidae)和纳蜱科(Nuttalliellidae)。我国分布的主要有硬蜱科和软蜱科。世界已知蜱类近900余种(亚种)，我国已记录的硬蜱科有100余种(亚种)，软蜱科10余种。蜱是多种脊椎动物体表的暂时性寄生虫，是一些人兽共患病的传播媒介和储存宿主。

一、硬蜱

硬蜱(hard tick)属于硬蜱科,因成蜱在躯体背面有盾板,故称硬蜱。硬蜱在蜱螨类中体型最大。

临床思维拓展

病例:患者,男性,55岁,林场伐木工人。因发热、恶心、呕吐、剧烈头痛、周身酸痛及双下肢无力进行性加重3天入院。追问病史,20天前患者去林场伐木,回家后发现颈后处有1个约花生米大小、外观似"肉疙瘩"的虫子叮附在皮肤上,但无痛、痒等不适感觉,随即将虫体强行拔除,未引起重视。近3日来无故出现高热、恶心、呕吐、剧烈头痛、周身酸痛及双下肢无力进行性加重,且不能直立,未行治疗。入院时查体:体温39.3℃,神志较清楚、发育正常,营养良好,心肺检查未见异常;颈后部可见一处直径约1.5cm的凹陷性溃疡,已结痂;双上肢肌力5级,左下肢肌力2级,右下肢肌力3级,深、浅感觉正常。脑脊液检查:森林脑炎抗体IgM 1∶20阳性,IgG 1∶20阳性,蛋白质定性(++);白细胞计数640×10^6/L,中性粒细胞6%,淋巴细胞94%。虫体经鉴定为硬蜱,雌性。给予降温、抗病毒、降颅压及保护脑细胞等综合治疗。

问题与解析:硬蜱可传播哪些疾病?(解析见数字资源)

(一)形态结构

硬蜱虫体呈圆形或椭圆形,未吸血时背腹扁平,体长2~10mm,雌蜱饱血后可胀大至20~30mm,外观似蚕豆或蓖麻籽状。革质表皮,背面有盾板。虫体分颚体和躯体两部分。颚体位于躯体前端,向前突出,从背面可见到,由颚基、螯肢、口下板和须肢组成。颚基与躯体前端相连接,是一个界限分明的骨化区,呈六角形、方形或矩形。雌蜱颚基的背面有许多小凹点汇聚而成的1对孔区(porose area),有感觉和分泌体液辅助产卵的功能。螯肢1对,由颚基背面中央伸出,是重要的刺割器。口下板1块,位于螯肢腹面,与螯肢合拢形成口腔;口下板的腹面可见较发达的逆齿,为吸血穿刺和固定于宿主皮肤内的固着器官。螯肢的两侧为1对须肢,分4节,末节短小,嵌生于第3节腹面亚前端的小凹陷内,吸血时起支持固定蜱体的作用(图17-1)。

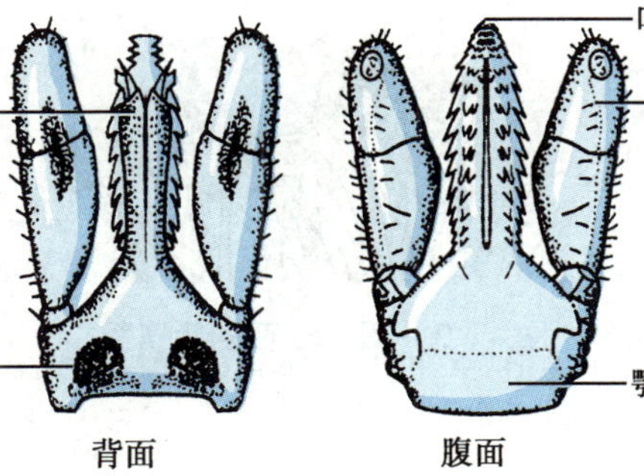

图17-1 硬蜱颚体模式图

躯体呈袋状,体表光滑,左右对称。雄蜱盾板几乎覆盖整个躯体的背面,雌蜱盾板较小,仅覆盖背面的前部,有的蜱属在盾板后缘形成不同花饰称缘垛(festoon)。腹面有足4对,分为6节,即基节、转节、股节、胫节、后跗节和跗节。跗节末端有爪1对及爪垫1个。第Ⅰ对足的跗节背缘近端部有哈氏器(Haller's organ),具有嗅觉功能。气门1对,气门板宽阔。生殖孔位于腹面的前半部,常位于第Ⅱ、Ⅲ对足基节之间的水平线上。肛门位于躯体后部,常有肛沟

(图 17-2)。

(二) 生活史

硬蜱的发育过程分为卵、幼虫、若虫和成虫四个时期。卵呈球形或椭圆形，直径约 0.5~1.0mm，淡黄色至褐色，常堆集成团。在适宜条件下卵经 2~4 周孵化出幼虫，幼虫有足 3 对。幼虫吸血饱食后经 1~4 周蜕皮为若虫。硬蜱的若虫仅 1 期，与成虫形态相似，有足 4 对，但生殖系统尚未发育成熟，无生殖孔。若虫吸血后再经 1~4 周蜕皮发育为成虫。硬蜱完成一代生活史所需时间因蜱种而异，有的需数月，通常为 1~2 年，甚至长达 3~7 年。当遇到不良环境时，硬蜱可出现滞育现象，使生活周期延长。在自然条件下硬蜱的寿命通常为数月至数年(图 17-3)。

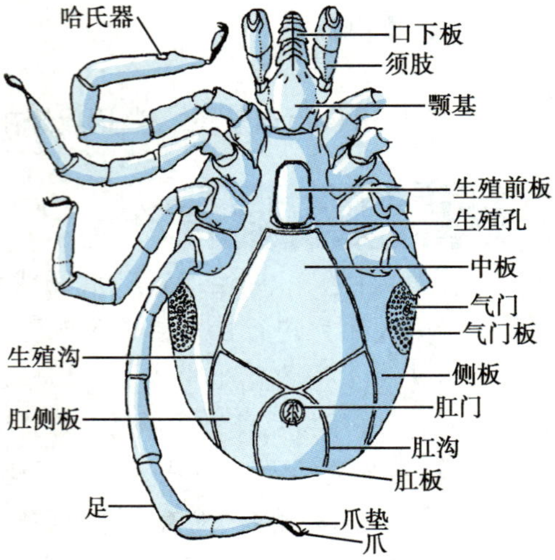

图 17-2 硬蜱成虫腹面模式图

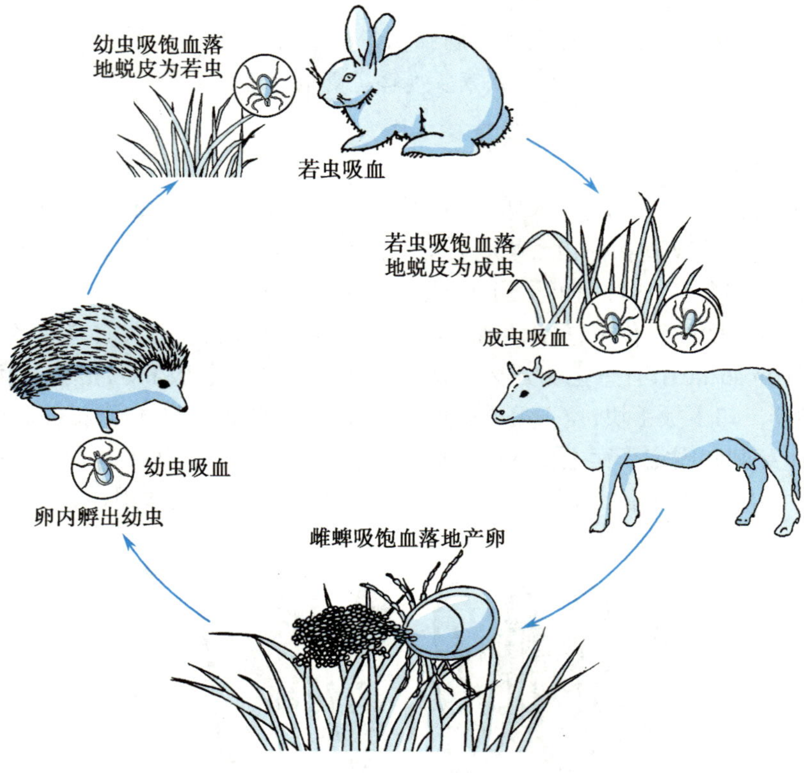

图 17-3 硬蜱生活史示意图

(三) 生态

1. **栖息地与产卵** 硬蜱多栖息于森林、灌木丛和草原等草木茂盛地带。硬蜱一生仅产卵 1 次，雌蜱饱血后在 4~40 天内连续将卵全部产出，一次产卵数百至数千粒，产卵数量因种而异，有些蜱种可产卵 2 万粒以上。

2. **宿主与吸血习性** 硬蜱的幼虫、若虫和雌雄成虫均需吸血。多在白天侵袭宿主，吸血时间较长，幼虫和若虫一般为 2~5 天，成虫的吸血持续时间则为 5~10 天。硬蜱的吸血量很大，各发育期饱血后身体可胀大几倍至几十倍不等，雌硬蜱甚至可达上百倍。由于硬蜱自卵孵化后的各发育期均需吸血，因此完成一代生活史至少需要 1 个以上宿主，宿主范围广泛，包括陆生哺乳类(包括人)、鸟类、爬行类和两栖类动物等,在流行病学上有重要意义。蜱在生活史中有更换宿主的现象,依据其更换宿主的种类和次数可分为三种类型:①单宿主蜱:发育各期都在同一个宿主上寄生、交配和吸血,雌虫饱血后落地产卵,宿主多为大型哺乳动物,如微小牛蜱(*Boophilus microplus*);②二宿主蜱:幼虫和若虫在同一宿主体上寄生、吸血,而成虫则寄生于另一宿主,如残缘璃眼蜱(*Hyalomma detritum*);③三宿主蜱:幼虫、若虫和成虫分别在3个不同的宿主体上寄生,90%以上的硬蜱属于三宿主蜱,如全沟硬蜱、草原革蜱。因蜱的各发育期(除卵外)均需吸血,故增加了交叉感染和传播病毒的机会。

3. **寻觅宿主与寄生** 蜱的嗅觉灵敏,对动物的汗臭和CO_2很敏感,当其距宿主15m左右时,即可感知。一旦接触宿主身体即迅速攀爬而上。如栖息在森林的全沟硬蜱,成虫在寻觅宿主时,多聚集在路旁的草尖或灌木枝叶的顶端,当宿主经过时与之接触并立即爬附。蜱对宿主的寄生部位常有一定的选择性,多寄生于皮肤较薄、不易被搔抓的部位,如动物或人体的颈部、耳后、腋窝、大腿内侧和腹股沟等处。蜱的活动范围不大,通常为数十米。

4. **季节消长与越冬** 温度、湿度、土壤、光照、植被和宿主等都可以影响硬蜱的季节消长和活动。温暖地区多数蜱种在春季、夏季和秋季活动,炎热地区有些蜱种在秋季、冬季和春季活动。例如,我国东北林区的全沟硬蜱各活动期出现于4月中、下旬,成虫5月达密度高峰,6月以后很少见。硬蜱多数在栖息场所越冬,如动物的洞穴、土块下、枯枝落叶层中或宿主体表。除自然条件外,蜱的发育类型也与其季节消长和越冬有关,越冬虫期因种类而异。

(四) 重要种类

1. **全沟硬蜱(*Ixodes persulcatus*)** 盾板褐色,颚基宽短、近五角形,颚基腹面的耳状突钝齿状,须肢细长呈圆筒状,肛沟围绕在肛门之前。成虫多寄生于家畜和野生动物,亦可侵袭人,幼虫和若虫多寄生于小型哺乳动物及鸟类。全沟硬蜱分布于我国东北、华北、西北和西藏等地区,是森林脑炎和莱姆病的主要媒介,并能传播Q热和北亚蜱传斑疹伤寒。

2. **亚东璃眼蜱(*Hyalomma asiaticum kozlovi*)** 盾板呈红褐色,刻点稀少;有眼和缘垛,眼大突出呈半球形;须肢狭长呈长圆筒状,第2节显著伸长;足淡黄色,各关节有明显的淡色环带;雄蜱颈沟明显呈深沟状,气门板呈烟斗状,有狭长的肛侧板。成虫主要寄生于骆驼、牛和羊等牲畜,也可侵袭人,幼虫和若虫多寄生于小型野生动物。亚东璃眼蜱分布于我国东北、华北和西北地区,多见于荒漠或半荒漠地区,是克里木-刚果出血热的传播媒介。

3. **草原革蜱(*Dermacentor nuttalli*)** 盾板上有明显的珐琅斑,有眼和缘垛;须肢宽短,颚基矩形,足Ⅰ转节的背距短钝。成虫寄生于大型哺乳类动物,也可侵袭人;幼虫和若虫寄生于各种啮齿动物,是北亚蜱传斑疹伤寒的主要媒介。草原革蜱主要分布于我国东北、华北、西北和西藏等地区,多见于半荒漠草原地带。

4. **嗜群血蜱(*Haemaphysalis concinna*)** 虫体小,黄褐色;颚基矩形,须肢呈短棒状,第3节前端伸长且向内弯;躯体背面的盾板呈圆形,盾板上无色斑,边缘无眼,后缘有缘垛。成虫多寄生于大型哺乳类动物或人,幼虫和若虫常寄生于小型哺乳类动物。嗜群血蜱是森林脑炎的传播媒介,分布于我国东北和新疆等地区,多寄生于林区和灌木丛。

(五) 与疾病的关系

1. **直接危害** 硬蜱在叮刺宿主皮肤吸血时,宿主多无痛感,但因螯肢、口下板同时刺入宿主皮肤,可致局部充血、水肿及继发感染。有些硬蜱分泌的涎液含有神经毒素,可经叮刺吸血注入宿主体内,可导致运动性神经纤维的传导阻滞,引起上行性肌肉麻痹现象,导致瘫痪,称为蜱瘫痪(tick paralysis),重者可致呼吸衰竭而死亡。该病在我国东北地区和山西省均有报道。

2. **传播疾病** 蜱媒病属于自然疫源性疾病和人兽共患病,能够在人与其他脊椎动物之间互相传播。在我国由硬蜱传播的常见疾病有:

(1) 森林脑炎(forest encephalitis):是由森林脑炎病毒,亦称蜱传脑炎病毒(tick-borne

encephalitis virus，TBEV），引起的一种神经系统急性传染病，为林区特有的自然疫源性疾病。传染源主要为野生啮齿类和鸟类等野生脊椎动物，通过硬蜱叮刺吸血传播，主要的传播媒介是全沟硬蜱。本病多流行于5~8月，主要分布于我国东北林区，四川、河北、新疆、云南和内蒙古等林区也有散发病例报道，所有患者均与森林作业有关，主要是伐木工人和采蕨菜者。

（2）克里木 - 刚果出血热（Crimean-Congo hemorrhagic fever）：是由克里木 - 刚果出血热病毒（Crimean-Congo hemorrhagic fever virus）感染所致的蜱媒急性传染病和自然疫源性疾病。传染源主要为疫区牧场的绵羊和塔里木兔，急性期患者及其他牧区家畜或野生动物也可传染。本病的传播媒介主要是亚东璃眼蜱，也可因接触患者的血液、分泌物和排泄物而感染。发病高峰期为4~5月份。本病在我国因首先发现并主要流行于新疆，故又称新疆出血热（Xinjiang hemorrhagic fever），患者主要是牧民。

（3）莱姆病（Lyme disease）：是由伯氏疏螺旋体（*Borrelia burgdorferi*）感染引起的一种自然疫源性蜱媒传染病。传染源为野生啮齿类动物、其他大型哺乳类动物及患者。本病主要通过硬蜱的叮刺吸血传播，传播媒介主要是全沟硬蜱等。多流行于气候温和的春季和夏季。莱姆病分布广泛，我国黑龙江、新疆、吉林及河南等近30个省、市、自治区均有分布，患者主要见于林业工人、山区居民和野外工作者。

（4）Q热（Q fever）：是由柯克斯体（*Coxiella burnetii*）感染引起的我国主要的人兽共患病之一。牛、羊等家畜是主要传染源，其次是野生哺乳动物，柯克斯体在蜱肠细胞或其他组织器官内繁殖，主要经呼吸道吸入感染，亦可通过蜱的叮刺吸血以及蜱的粪便污染伤口而感染。多种硬蜱可作为本病的传播媒介，发病无明显季节性。我国在内蒙古、四川、云南、新疆和西藏等地曾发生过暴发流行，患者多见于牧民、兽医、屠宰场及皮革厂工人等。

（5）北亚蜱媒斑疹热（North-Asia tick-borne typhus）：是由西伯利亚立克次体（*Rickettsia sibirica*）感染引起的一种自然疫源性疾病。传染源主要是鼠类等小型啮齿动物，通过蜱的叮刺吸血传播。草原革蜱是内蒙古和新疆地区的主要传播媒介，中华革蜱、边缘革蜱、嗜群革蜱和森林革蜱等10多种蜱也是个别地区的传播媒介，立克次体在蜱肠细胞或其他组织器官内繁殖。北亚蜱媒斑疹热在我国主要分布于黑龙江、新疆和内蒙古等地区，发病者多见于青壮年及牧民。

（6）发热伴血小板减少综合征：俗称“蜱咬病”，病原体为布尼亚病毒科白蛉病毒，属发热伴血小板减少综合征病毒（severe fever with thrombocytopenia syndrome virus，SFTSV），简称新布尼亚病毒，是中国疾病预防控制中心在我国中部地区发现的新发传染病，是一种自然疫源性疾病。本病多流行于春季和夏季，主要通过蜱叮刺吸血传播。我国在湖北、河南、山东、安徽、江苏和辽宁等省相继有病例报道。人群普遍易感，丘陵、山地和森林等地区的居民和劳动者以及赴该类地区活动的旅游者均具有较高的感染风险。

（7）人巴贝虫病（babesiasis）：是由巴贝虫（*Babesia*）感染所致的人兽共患自然疫源性疾病。巴贝虫主要寄生于牛、马和羊等哺乳动物的红细胞内，通过蜱类叮咬在哺乳动物间传播感染。能够传播人巴贝虫病的主要蜱种包括肩突硬蜱、蓖子硬蜱和全沟硬蜱等。我国云南和内蒙古有病例报道。

此外，硬蜱还可作为苏格兰脑炎（Scotland encephalitis）、凯萨努尔森林病（Kyasanur forest disease）、波瓦生脑炎（Powassan encephalitis）、落基山斑点热（Rocky mountain spotted fever）、鄂木斯克出血热（Omsk hemorrhagic fever）和人埃立克体病（human ehrlichiosis）等疾病的传播媒介。

（六）防制原则

1. 环境防制 草原地带可采用牧场轮换和牧场隔离，清除灌木杂草，清理禽畜圈舍，堵洞嵌缝以防止蜱类孳生，捕杀野生啮齿类动物等。

2. **化学防制** 在硬蜱栖息地及越冬场所可喷洒化学杀虫剂如倍硫磷、毒死蜱和溴氰菊酯等，对家畜可进行定期药浴杀蜱，在林区可使用烟雾剂灭蜱。

3. **生物防制** 白僵菌、绿僵菌及烟曲霉菌等对蜱类有致死性作用。

4. **个人防护** 进入有硬蜱活动的地区应穿防护服、长袜长靴及佩戴防护帽等，扎紧裤脚、领口和袖口。皮肤裸露部位应涂擦驱避剂，或用驱避药物浸泡衣物。在蜱活动区应快步行走，定时检查体表，防止被蜱叮咬。离开时应相互仔细检查，避免将蜱带出疫区。

二、软蜱

软蜱(soft tick)属于软蜱科，因成蜱躯体背面无盾板，体表呈皮革质，故称为软蜱。

(一) 形态结构

颚体较小，一般为方形，位于躯体腹面的前部，从背面不可见。颚基背面无孔区，须肢各节呈长圆柱形。躯体体壁柔韧，体形扁，呈卵圆形，向前端突起部分为顶突(rostellum)。躯体背面无盾板，体表呈颗粒状、皱纹状、乳突状或盘状凹陷。大多数无眼。气门板小，位于第Ⅳ对足的前外侧。生殖孔位于腹面前部，两性特征不显著。足基节无距刺，跗节有爪，无爪垫。肛门位于体中部或稍后，某些蜱种有肛前沟、肛后中沟和肛后横沟。成虫及若虫的足基节Ⅰ、Ⅱ间有基节腺的开口(图 17-4)。

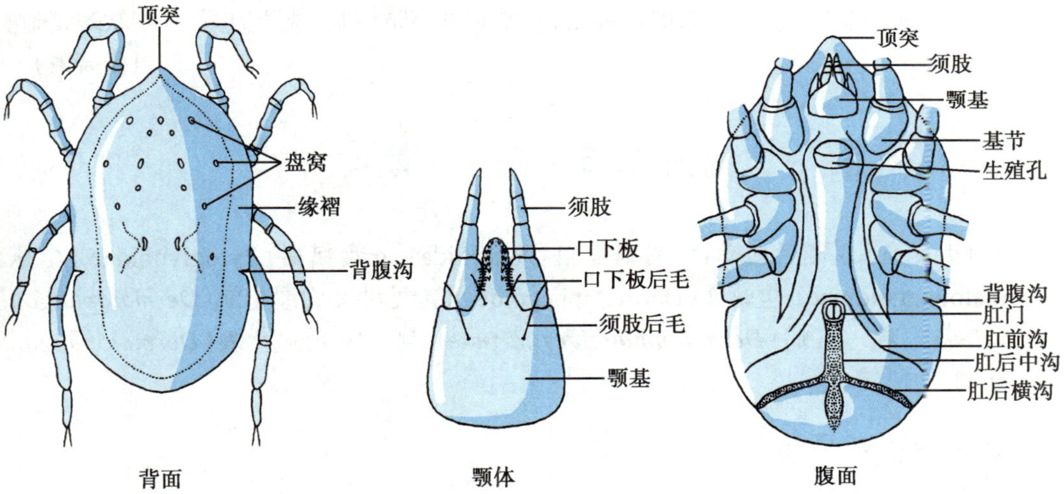

图 17-4 软蜱成虫模式图

(二) 生活史

软蜱的生活史分为卵、幼虫、若虫和成虫 4 期。卵呈球形或椭圆形。成虫多次吸血，多次产卵，每次产卵 50~200 个。在适宜条件下卵经 2~4 周孵化出幼虫。幼虫形似若虫，但体小，有足 3 对，幼虫经 1~4 周蜕皮发育为若虫。若虫通常为 3~4 期，多者可达 5~8 期，因蜱的种类及生活条件不同而异。若虫饱食后经 1~4 周蜕皮为成虫。多数软蜱完成一代生活史需要半年到两年。软蜱的寿命一般为 5~6 年，有些蜱种可活十几年，甚至二十年以上。

(三) 生态

通常软蜱多为多宿主蜱，幼虫、若虫、成虫以及成虫每次产卵前都需要寻找宿主吸血，饱食后离去。软蜱侵袭宿主吸血常在夜间，吸血时间因蜱种而异。软蜱的各龄若虫及成虫需多次更换宿主，有时一个世代需更换 5~20 个宿主。这种不断更换宿主的习性在虫媒病的传播上具有重要意义。软蜱主要寄生于鸟类和洞穴哺乳类动物等，有些种类也可侵袭人体。通常栖息于中小型动物的洞穴、家畜的圈舍、鸟巢及住房的缝隙中。宿主的活动，特别是候鸟的季节迁移，是软蜱播散的重要因素。软蜱因多栖息在宿主洞巢内，故终年都可活动。越冬场所主要在宿主动物住处附近，越冬虫期长短因种类而异。

（四）重要种类

乳突钝缘蜱（*Ornithodoros papillipes*）躯体椭圆形，体表呈颗粒状，背腹面之间无缝隙相隔；口下板短，其前端仅达须肢第2节前缘；肛后横沟与肛后中沟相交处成直角。乳突钝缘蜱生活于荒漠或半荒漠地区，栖息于中小型兽类的洞穴、岩窟及住房的缝隙内。寄生于狐狸、刺猬、野兔和野鼠等动物，亦可侵袭人。国内主要分布于新疆等地，为蜱媒回归热的传播媒介，亦可传播Q热等。

（五）与疾病的关系

1. **蜱媒回归热（tick-borne relapsing fever）**　亦称地方性回归热。病原体为螺旋体科疏螺旋体属中的大约20种螺旋体。鼠类及患者是该病的主要传染源。病原体通过软蜱的唾液腺或基节腺排出体外，经叮刺吸血或基节液污染受损皮肤而感染。我国的主要传播媒介是乳突钝缘蜱和特突钝缘蜱。蜱媒回归热发病多在4~8月份，人群普遍易感，流行于我国新疆及西部边缘省份。

2. **其他疾病**　土拉弗菌病是一种人兽共患病，其病原体可在拉合尔钝缘蜱（*O.lahorensis*）体内存活200~700天，故软蜱在该病的自然疫源地参与病原体的循环和保存。软蜱亦是北亚蜱媒斑疹热和Q热的传播媒介。

（六）防制原则

居室、禽舍、马厩和牛栏内的裂隙或洞缝等处是软蜱的孳生地，应定期予以清理和喷洒药物。进入这些场所的人员应避免长时间停留，必要时可穿防护服、戴防护帽，以防软蜱爬附。

（张晓丽）

第二节　尘　　螨

尘螨（dust mite）属于真螨目、粉螨亚目（Acaridida）、麦食螨科（Pyroglyphidae）、尘螨亚科（Dermatophagoidinae）、尘螨属（Dermatophagoides），常见种类为屋尘螨（*Dermatophagoides pteronyssinus*）、粉尘螨（*Dermatophagoides farinae*）和小角尘螨（*Dermatophagoides microceras*）。

临床思维拓展

案例：患儿，男，8岁，家中扫床，打扫卫生时，发现患儿均会出现连续打喷嚏、流清水样鼻涕，随之剧烈咳嗽，反复发作后，病情逐渐加重，出现胸闷、气急，吐白色泡沫黏痰，不能平卧，呼吸时像吹哨一样，口唇发紫。经变态反应科通过皮肤挑刺试验、血清特异性抗体检查发现是“尘螨”引起的呼吸道过敏反应。在控制症状的同时经过一段时间的脱敏治疗，患儿的症状逐渐消失。

问题与解析：如何诊断和防治尘螨哮喘？（解析见数字资源）

【形态】

成虫椭圆形，白色至淡黄色，足色深，体长0.17~0.50mm。颚体位于躯体前端，螯肢钳状。无顶内毛。体表具肋状皮纹和少量刚毛。躯体背面前端有狭长盾板。雄虫体背后部还有后盾板，肩部有长鬃1对，后端有2对。外生殖器位于腹面正中，雌螨为产卵孔，雄螨为阳茎。肛门靠近后端，雌螨呈纵行裂孔，雄螨呈菱形，肛区两侧有一对肛吸盘。足4对，基节形成基节内突，跗节末端具爪和钟罩形爪垫，分为6节，包括基节、转节、股节、膝节、胫节和跗节。各足均具有很多刚毛和感棒，分别具有物理和化学感受器功能（图 17-5）。

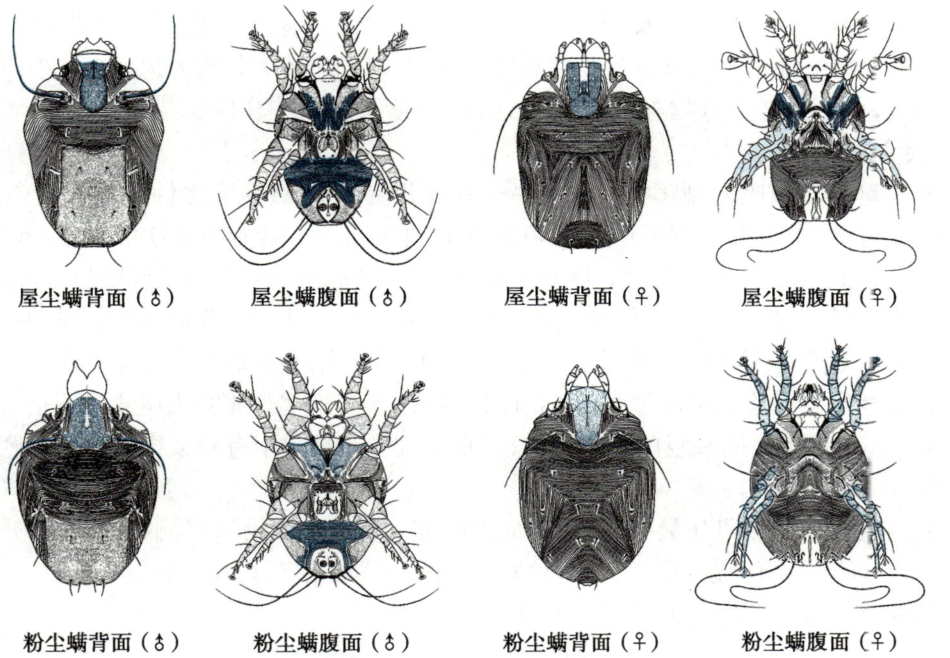

图 17-5　屋尘螨和粉尘螨的成螨模式图

【生活史】

尘螨的发育过程包括卵、幼虫、第一若虫（前若虫）、第三若虫和成虫 5 期，无第二若虫。卵长椭圆形，乳白色带有珠光。卵经 8 天孵出幼虫。幼虫、第一若虫和第三若虫在发育过程中各经 2~3 天蜕皮期和 5~12 天的静止期。幼虫有足 3 对，无生殖器、生殖乳突和生殖毛等结构。第一若虫和第三若虫无外生殖器。第一若虫在生殖区仅有生殖乳突和生殖毛各 1 对，第三若虫则具生殖乳突和生殖毛各 2 对。蜕变的成虫经 1~3 天即可进行交配。雄螨终身都能交配，雌螨则仅在前半生能交配，一般 1~2 次，偶有 3 次。雌螨每天产卵 1~2 个，一生产卵 20~40 个，多的可达 200~300 个。产卵期为一个月左右。在适宜条件下完成一代生活史需 20~30 天。雄螨可存活 60~80 天，雌螨寿命可长达 100~150 天。

【生态】

尘螨生长繁殖的适宜温度为 17~30℃，相对湿度 80% 左右，10℃以下发育和活动停止，相对湿度低于 33% 可导致成螨死亡。因此一般在 7、8、9 月份大量繁殖。由于各地的气温不同，因而尘螨的季节消长亦各不相同。尘螨分布广泛。屋尘螨主要孳生于卧室内的枕芯、被褥、软垫、地毯和家具中。粉尘螨在面粉厂、棉纺厂及食品、中药、动物饲料等仓库的地面大量孳生，居室内较少。埋内宇尘螨普遍存在于卧室、被褥、羊毛衣物等中。尘螨主要以粉末性物质为食，如面粉、粮食、人和动物的皮屑、花粉和霉菌等。

【重要种类】

1. **屋尘螨**　成虫椭圆形，大小约（0.2~0.5）mm ×（0.1~0.4）mm。躯体表面有细密或粗皱的指纹状皮纹。躯体背面前端有狭长盾板。雄虫体背后部还有后盾板，肩部有一对长鬃，后端有 2 对长鬃。生殖孔在腹面中央。肛门靠近后端，雌雄肛侧有肛吸盘。足 4 对，跗节末端具钟形吸盘。普遍存在于人类居所，分布广泛。屋尘螨以人类的皮屑为食，孳生于床垫和枕头、地毯和柔软的玩具。是人类过敏性哮喘的重要过敏原。

2. **粉尘螨**　体椭圆形。雌螨体长 0.37~044mm，雄螨稍小。雌螨背部中央有横行皮纹，末端拱形。足Ⅲ、Ⅳ等粗。雄螨后盾板短宽，足Ⅰ粗壮，基节Ⅰ内突相接。粉尘螨可孳生在面粉厂、棉纺厂、食品仓库、中药仓库、动物饲料及居室灰尘中，也是人类过敏性哮喘的重要过敏原。

3. **小角尘螨**　体椭圆形。雄螨大小和形状特征似粉尘螨，但交配囊仅是狭窄的颈骨化，非大部分交配囊壁骨化。雄螨跗节Ⅱ上刺状突缺如，雌螨跗节Ⅰ上的刺状突小。小角尘螨普遍存在于卧室、被褥、羊毛衣物等，与人体变态反应性疾病有关（图17-5）。

【与疾病的关系】

1. **螨性哮喘**　属吸入型哮喘，幼年起病，有婴儿湿疹史，或兼有慢性支气管炎史，到3~5岁时，部分儿童转为哮喘，病程可迁延至40岁以上，半数儿童在青春发育期可自愈。起病突然，反复发作，开始时常有干咳或连续打喷嚏等前驱症状，随后胸闷气急，吐泡沫黏痰，不能平卧，呼气性呼吸困难，发哮鸣音，严重因缺氧而致口唇、面、指端发绀。发作时症状较重而持续时间较短，并可突然消失。发作常在睡后或晨起时。春秋季好发，少数病例可终年发病。

2. **过敏性鼻炎**　症状多为鼻塞、流涕不止、鼻痒、连续喷嚏。兼有头痛流泪不止。过敏性鼻炎持续时间与接触时间和量的多少有关，可重复发作。鼻涕中有较多嗜酸性粒细胞。检查时可见鼻黏膜苍白水肿。

3. **特应性湿疹**　多见于婴儿，表现为面部湿疹。成人表现为肘窝、腘窝和腋窝处湿疹或苔藓样变，为多年不愈的慢性皮炎，严重时累及颜面，甚至扩展至全身。好发于冬季。

4. **慢性荨麻疹**　一过性风团，时发时愈。

【实验诊断】

询问病史如过敏史、发病季节、典型症状及生活环境等，尘螨过敏者常有明显的家族过敏史或个人过敏史。

对于尘螨过敏性哮喘常用的特异性免疫诊断方法有皮内试验、皮肤挑刺试验、激发试验、酶联免疫吸附试验等。

【流行与防制】

尘螨在全世界范围内流行，在我国分布也极为广泛，尘螨性过敏发病因素较多，通常与地区、职业、接触和遗传因素有关。

主要防制原则为控制尘螨孳生，减少室尘螨密度及避免接触。卧具中的尘土含螨最多，对其清理至关重要。常用高温、冷冻、喷洒化学药剂如尼帕净、林丹、虫螨磷等方法杀螨。

治疗患者主要包括少量多次注射尘螨抗原的脱敏疗法和用抗过敏药物对症治疗。近年来，分子克隆技术表达的重组螨性变应原用于哮喘治疗具有一定疗效。

（苏　韫）

第三节　粉　　螨

粉螨（Flour mite）属于真螨目、粉螨亚目，包括粉螨科（Acaridae）、脂螨科（Lardoglyphidae）、食甜螨科（Glycyphagidae）、嗜渣螨科（Chortoglyphidae）、果螨科（Carpoglyphidae）、麦食螨科（Pyroglyphidae）和薄口螨科（Histiostomidae）7科。中国已知30多种，各省（区）都有分布，常见的有腐食酪螨（*Trophagus putrescentiae*）、扎氏脂螨（*Lardoglyphus zacheri*）、害嗜鳞螨（*Lepidoglyphus destructor*）、拱殖嗜渣螨（*Chortoglyphus arcuatus*）等。

【形态结构】

粉螨成虫呈椭圆形，乳白色，半透明，体壁薄，有背沟，大小多为0.12~0.50mm，分为颚体和躯体两部分，颚体由关节膜与躯体相连，活动自如。螯肢两侧扁平，动趾与定趾呈剪刀状。须肢显著，但较小。躯体前端背面有一背沟和一块盾板，背腹面都着生各种刚毛，刚毛的长短、数量、位置、形状因种而异，腹面有足4对，前后半体各2对。足基节同腹面愈合，转节背面有基节上腺，膝节、胫节和跗节Ⅰ上有杆状感觉毛或称感棒。足间无真爪，爪间突爪状或吸盘状。躯体可划分为足体和末体，足体又可分为前足体（足Ⅰ、Ⅱ区）和后足体（足Ⅲ、Ⅳ区）。在前足体和后足体之间，一般有背沟为界。整个螨体也可分为前半体和后半体，前半体包括颚体和前足体，后半体包括后足体和末体。雌雄虫生殖孔均位于躯体腹面，雄虫有阳茎、肛吸盘和跗节吸盘，雌虫有产卵孔，无肛吸盘和跗节吸盘，肛门为纵裂状，后缘有一陷腔为交合囊。无气门及气门沟，用皮肤呼吸，表皮柔软而呈膜质（图17-6）。

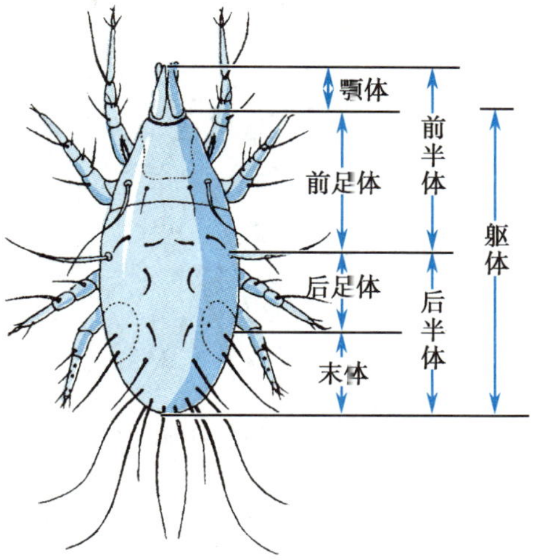

图17-6 粉螨及其体段划分模式图

【生活史】

粉螨发育过程包括卵、幼虫、第一若虫、第三若虫、成虫5期，但在第一若虫和第三若虫之间亦可有第二若虫，它在某种条件下可转化为休眠体或完全消失。大多数营自生生活的粉螨为卵生，即从卵孵化出幼虫，幼虫具足3对，经过一段活动时期，便开始进入约24h的静息期，然后蜕皮为第一若虫，再经24h静息期蜕皮为第三若虫，足4对，与成虫相似，经约24h静息期蜕皮为成虫。

【生态】

粉螨个体较小、种类繁多、生境广泛，可在储藏物中大量的孳生，粉螨怕光、畏热，喜孳生于阴暗、温暖、潮湿、有机物丰富的环境中，如谷物、干果、药材、皮毛等，粉螨既可以在动物和人体体表寄生，也可营自由生活，最适生活温度为25°C左右，相对湿度为80%左右。高发于春、秋两季。多以雌虫越冬。

【重要种类】

1. **腐食酪螨** 属于粉螨科、食酪螨属。雄螨躯体长0.28~0.35mm，表皮光滑，附肢的颜色随食物而异，如在面粉中无色，而在干酪中则有色，躯体比其他种类细长，刚毛长而不硬直。雌螨躯体长0.32~0.42mm，躯体形状和刚毛与雄螨相似。腐食酪螨是一种常见的储藏物害螨，经常大量孳生于脂肪和蛋白质含量高的储藏食品中，如干酪、火腿、鱼干、花生、坚果等，亦可在小麦、大麦、烟草等中发现。

2. **扎氏脂螨** 属于脂螨科、脂螨属。雄螨躯体长0.43~0.50mm，后缘圆钝，表皮光滑，乳白色，所有刚毛光滑或有小栉齿，多数刚毛基部明显加粗。雌螨躯体长0.45~0.60mm，后端逐渐变细，后缘凹形。扎氏脂螨主要孳生于蛋白质含量高的储藏食物中，可在碎肉、皮革、肠衣、骨头等中发现。

3. **害嗜鳞螨** 属于食甜螨科、嗜鳞螨属。雄螨躯体长0.35~0.50mm，长梨形，灰白色，背毛硬直，栉齿密。雌螨躯体长0.40~0.56mm，刚毛与雄螨相似。是常见的储藏物螨类之一，在草地、土壤、谷物、毛皮中均可发现。

4. **拱殖嗜渣螨** 属于嗜渣螨科、嗜渣螨属。雄螨长0.25~0.30mm，颜色不一，前缘凸出在颚体之上，刚毛细短。雌螨躯体长0.35~0.40mm，背面刚毛与雄螨相似。拱殖嗜渣螨常在储藏食品、面粉、麦子、大米、稻子等粮食以及动物饲料中发现，亦可在面粉厂、纺织厂、仓库以及房屋的尘埃中发现。

5. **甜果螨（*Carpoglyphus Lactis*）** 属于果螨科、果螨属。雄螨躯体长0.25~0.40mm，稍扁平，表皮半透明，足和螯肢淡红色。雌螨躯体长0.38~0.42mm，与雄螨相似。甜果螨在含糖食物中均可发现，亦可在干果、蜂巢、干酪、陈面粉、可可豆和花生中发现。

6. **速生薄口螨**（*Histiostoma feroniarum*） 属于薄口螨科、薄口螨属。雄螨躯体长 0.25~0.50mm，躯体大小及足的粗细变化较大。雌螨躯体长 0.40~0.70mm，苍白色，颚体较小，后缘略凹，背面刚毛与雄螨相似。速生薄口螨可在各种腐败植物上发现，是栽培蘑菇的重要害螨（图 17-7）。

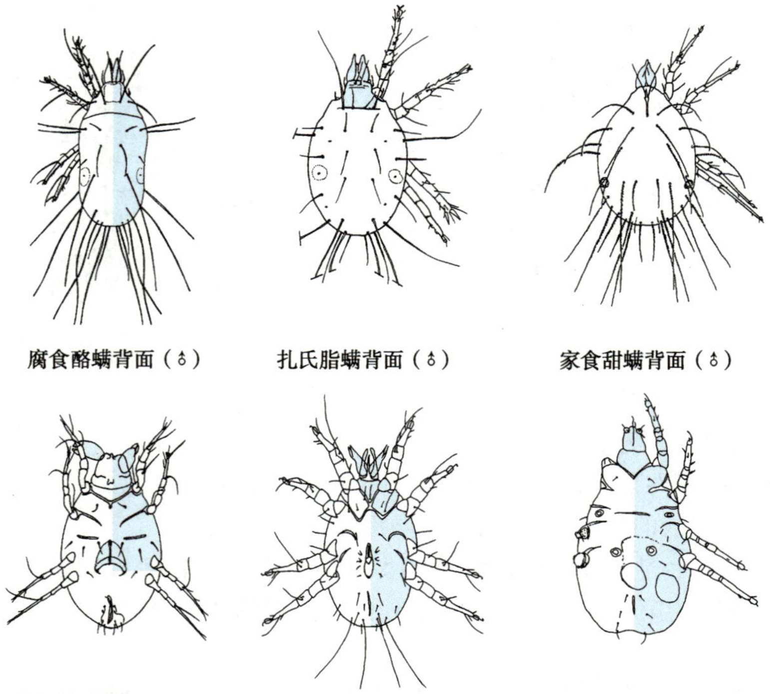

图 17-7　六种粉螨成螨模式图

【与疾病的关系】

1. **螨性皮炎**　引起皮炎的粉螨种类较多，包括粗脚粉螨、腐食酪螨、纳氏皱皮螨、甜果螨、家食甜螨等，这类皮炎称螨性皮炎，亦称谷痒症、杂货痒症等。发生在与螨和螨性物质接触的暴露部位，如手、前臂、面颈部、躯干、下肢等。皮肤出现红斑，并混杂小丘疹、皮损局限成堆，亦可播散融成一片，患者表现为皮肤发痒或持续性奇痒，夜间尤甚。

2. **肠螨症**　肠螨症患者大多表现为腹泻、腹部不适、腹痛、乏力和精神不振等。腹泻次数每天 3~4 次不等，多则 6~8 次，稀便有时带有黏液或脓血，有些患者腹泻 1~2 天即愈，病程长者可持续数月或数年，时发时愈，反复发作。

3. **肺螨症**　肺螨症患者无特殊的临床表现，轻者似感冒和支气管炎，重者类似肺结核、胸膜炎和哮喘等肺部疾病。其主要的临床症状为咳嗽、胸闷、胸痛、气短、乏力、痰中带血和咯血等，痰多呈白色黏液泡沫状。有些患者可终年咳嗽、咳痰不停，秋冬加剧。

4. **螨性过敏**　粗脚粉螨、腐食酪螨、家食甜螨、热带无爪螨、甜果螨等是主要的致敏螨种，螨的分泌物、代谢产物、死亡螨体的裂解物等作为过敏原使人致敏，产生过敏性皮炎或过敏性哮喘等症状。

5. **尿路螨症**　粗脚粉螨、长食酪螨、家食甜螨侵染泌尿系统，可引起遗尿和尿路刺激症状，如尿频、尿急、尿痛等。

【实验诊断】

对粉螨的诊断应从临床学、流行病学、病原学以及免疫学等方面进行综合分析。从患者的痰液、尿液、粪便中检获螨体或卵即可确诊。

【流行与防制】

粉螨呈世界性分布，我国感染率较高。其感染率大多与职业有关，调查结果表明，在面粉厂、粮库、粮站、药材库、中药店、中药厂、烟厂、毛纺厂等环境中的职业人群中感染较高，其他职业人员感染率较低，感染率和患病率随着工龄的延长也随之增高。

防制原则主要是防螨、灭螨。粉螨喜湿厌干，因此，降低贮粮、食品中的水分和仓库内的湿度、良好通风、保持干燥环境，是防制粉螨最有效的方法。亦可用化学杀虫剂，倍硫磷、杀螟松、尼帕净等对粉螨具有良好的杀灭效果。近年已发展利用微波、电离辐射、微生物、激素等手段，达到阻碍或制止粉螨生长发育的效果。

人体内螨病应对症治疗，口服氯喹、甲硝唑等药物，螨性过敏的治疗主要采用螨浸液脱敏，螨性皮炎常采用复方灭滴灵软膏或 10% 苯甲酸苄酯治疗。同时避免食用粉螨污染的食品。

（苏 韫）

第四节 蠕 形 螨

蠕形螨（demodicid mite）俗称毛囊虫，是一类永久性寄生螨，寄生于人和哺乳动物的毛囊和皮脂腺内，在分类上属于真螨目（Acariforms）、蠕形螨科（Demodicidae）、蠕形螨属（Demodex），已知有 140 余种和亚种。寄生于人体的仅两种，即毛囊蠕形螨（*D.folliculorum*）和皮脂蠕形螨（*D.brevis*）。

临床思维拓展

病例：患者，女，20 岁，文秘，近一年来在鼻翼、面颊、下颌等部位出现皮肤发红、发痒，伴有轻微刺痛，并且在发红部位的皮肤上出现丘疹、脓疱、结痂并伴有脱屑；就诊时发现患者鼻尖、鼻翼、面颊、下颌等处皮肤有弥漫性红斑、红斑中有若干散落红色痤疮状小丘疹。丘疹大小 1mm。用痤疮压迫器在皮损处刮取少量皮脂和毛囊内容物进行检查，检查结果为：蠕形螨（+）。口服甲硝唑及维生素 B_2，兼外用 2% 甲硝唑霜进行治疗。症状得以缓解。

问题与解析：蠕形螨与哪些疾病有关？（解析见数字资源）

【形态结构】

成虫虫体细长呈蠕虫状，乳白色，半透明，体长约 0.1~0.4mm，雌螨略大于雄螨。颚体宽短呈梯形，位于躯体前端，螯肢针状。须肢 1 对分 3 节，端节有倒生的须爪。足粗短呈芽突状，足基节与躯体愈合成基节板，其余各节均很短，呈套筒状。跗节上有 1 对锚叉形爪，每爪分 3 叉。雄螨的生殖孔位于足体背面前半部第 1、2 对背毛之间。雌螨的生殖孔位于腹面第 4 对足基节板之间的后方。末体细长如指状，体表有环形皮纹。皮脂蠕形螨粗短，末体约占虫体全长的 1/2，末端略尖，呈锥状；毛囊蠕形螨较细长，末体约占虫体全长的 2/3 以上，末端较钝圆（图 17-8）。

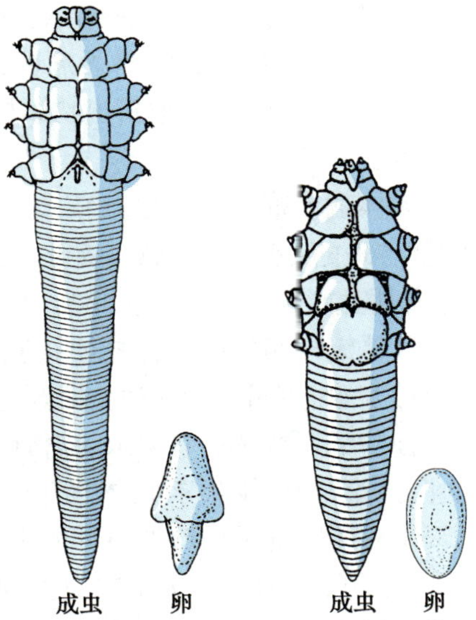

图 17-8 毛囊蠕形螨和皮脂蠕形螨模式图

【生活史】

寄生于人体的两种蠕形螨生活史相似，可分卵、幼虫、前若虫、若虫和成虫 5 个时期。雌雄成虫均寄生于毛囊内，亦可寄生皮脂腺，雌虫产卵于毛囊或皮脂腺内，卵无色半透明，呈蘑菇状或蝌蚪状，大小约 40×100μm。

幼虫体细长，有足3对，以皮脂为食，约经36h发育，蜕皮为前若虫。前若虫有足3对，经72h取食和发育，蜕皮为若虫。若虫有足4对，形态似成虫，唯生殖器官未发育成熟，不食不动，经2~3天发育为成虫。雌雄成虫可间隔取食，经4~5天发育成熟，于毛囊口交配后，雌螨即进入毛囊或皮脂腺内产卵，雄螨在交配后即死亡。完成一代生活史约需半个月，雌螨寿命约4个月以上。

【生态】

人体蠕形螨生活史各期的发育必须在人体上进行。蠕形螨主要寄生于人体的鼻、鼻沟、额、下颌、颊部、眼睑周围和外耳道，也可寄生于头皮、颈、肩背、胸部、乳头、大阴唇、阴茎和肛门等处的毛囊和皮脂腺中，刺吸毛囊上皮细胞和腺细胞的内容物，也可取食皮脂腺分泌物、角质蛋白和细胞代谢物等。毛囊蠕形螨寄生于毛囊，大部分集中在毛囊口，以其颚体朝向毛囊底部，一个毛囊内一般为3~6个。皮脂蠕形螨常单个寄生于皮脂腺和毛囊中，其颚体朝向腺体基底。蠕形螨生活史各期均不需光，但对温度较敏感，发育最适宜的温度为37℃。当宿主体温升高或降低时，蠕形螨爬出，在体表爬行。蠕形螨昼夜均可爬出皮肤表面，且以雌螨为主。毛囊蠕形螨爬出高峰时间为10~18点，皮脂蠕形螨为20点～次晨2点。蠕形螨5℃时可活1周左右，在干燥空气中可活1~2天，以夏季寄生数量最多。对酸性环境的耐受力强于碱性环境，尤以皮脂蠕形螨为明显。75%乙醇和3%甲酚皂15min可杀死蠕形螨，日常用的肥皂不能杀死蠕形螨。

【与疾病的关系】

蠕形螨具有低度致病性，绝大多数人体感染蠕形螨后为无症状的带虫者。人体蠕形螨可吞食毛囊上皮细胞，引起毛囊扩张，上皮变性。虫数多时可引起角化过度或角化不全，真皮层毛细血管增生并扩张。寄生在皮脂腺的蠕形螨还可引起皮脂腺分泌阻塞。此外，虫体的代谢产物可引起变态反应，虫体的进出活动可携带病原微生物，引起毛囊周围细胞浸润，以及纤维组织增生。临床上可表现为鼻尖、鼻翼两侧、颊、须眉间等处血管扩张，患处轻度潮红，继而皮肤出现弥漫性潮红、充血，继发红斑湿疹或散在针尖大小至粟粒大小红色痤疮状丘疹、脓疮、结痂及脱屑、皮肤有痒感及烧灼感。患有酒渣鼻、毛囊炎、痤疮、脂溢性皮炎和睑缘炎等皮肤病的患者，蠕形螨寄生的感染率及感染度均显著高于健康人及一般皮肤病患者。

【实验诊断】

镜检到蠕形螨即可确诊。常用的检查方法有三种：①直接刮拭法：通常采用痤疮压迫器、弯镊子等器械刮取受检部位皮肤，将刮出的皮脂和毛囊分泌物置于载玻片上，加1滴甘油或花生油、石蜡油等涂开后，加盖玻片镜检。②透明胶纸粘贴法：用透明胶纸于晚上睡前，粘贴于面部的额、鼻、鼻沟、颧及颏部等处，至次晨取下贴于载玻片上镜检。粘贴一夜可检出阳性者占总数的90.4%，此法简便易行，无痛苦，在普查中值得推广。③挤压涂片法：用干净的双手拇指相距1cm左右先压后挤，取挤出物镜检。检出率一般夜间比白天高。

【流行与防制】

人体蠕形螨呈世界性分布，国外学者报告人群感染率为27%~100%。国内人群感染也很普遍，各地的感染率在0.8%~81%之间。调查结果表明，男性感染率高于女性。感染的年龄从4个月婴儿至90岁老人，各年龄组均可感染，男女均以30~60岁的感染率最高。

人体蠕形螨的感染方式可通过直接或间接接触而传播。蠕形螨对外界环境抵抗力较强，对酸碱度的适应范围也较大，日常生活中使用的肥皂、化妆品等均不能杀死蠕形螨。

预防蠕形螨感染宜采取综合性防制措施：①早期发现、诊断和治疗蠕形螨感染者，口服甲硝唑、伊维菌素、维生素B_6或复合维生素B，兼外用甲硝唑霜、硫磺软膏、苯甲酸苄脂乳剂、二氯苯醚菊酯霜剂及桉叶油、百部、丁香和花椒煎剂等均有一定疗效。②改善环境卫生条件，养成良好的卫生习惯，家庭中的脸盆、毛巾等专用，常烫煮，减少传播机会。勤洗澡、勤晒枕头、被褥。③严格消毒美容、按摩等公共场所的用具，防止相互感染。

（苏　韫）

第五节 疥 螨

疥螨(scab mite)是一种永久性寄生螨类。寄生于人和哺乳动物的皮肤表皮层内,引起疥疮(scabies)。属真螨目(Acariforms)、疥螨总科(Sarcoptoidea)、疥螨科(Sarcoptidae),疥螨属(Sarcoptes),寄生于人体的疥螨为人疥螨(*Sarcoptes scabiei*)。

临床思维拓展

病例:患者,男,18岁,在建筑工地打工,晚上在工地集体宿舍住宿,近半年来全身皮肤瘙痒不堪,起疹。就诊检查:全身散在粟粒样丘疹、伴有少许水疱及脓疱;手指缝、肘窝、腹股沟、脐周腹部、外生殖器尤以明显,有多条抓痕。用蓝墨水滴在可疑皮损上,用酒精棉球擦除表面墨迹,可见染成淡蓝色的"隧道",用消毒针尖挑破隧道的尽端,采集标本,镜检发现疥螨。

问题与解析:疥螨的哪些生物学习性与致病有关?(解析见数字资源)

【形态结构】

疥螨成虫近圆形或椭圆形,背面隆起,乳白或浅黄色。雌螨大小为(0.3~0.5)mm×(0.25~0.4)mm;雄螨为(0.2~0.3)mm×(0.15~0.2)mm。颚体短小,位于前端,基部嵌入躯体内。螯肢如钳状,尖端有小齿,适于啮食宿主皮肤的角质层组织。须肢分三节。无眼和气门。躯体背面有横形的波状横纹和成列的鳞片状皮棘,躯体后半部有几对杆状刚毛和长鬃。腹面光滑,仅有少数刚毛和4对足。足短粗,分5节,呈圆锥形。前两对足与后两对足之间的距离较大,足的基部有角质内突。雌雄螨前2对足的末端均有具长柄的爪垫,称吸垫(ambulacra);后2对足的末端雌雄不同,雌虫均为长刚毛,而雄虫的第4对足末端具吸垫。雌螨的产卵孔位于后2对足之前的中央,呈横裂缝状。雄螨的外生殖器位于第4对足之间略后处。两者的肛门都位于躯体后缘正中(图17-9)。

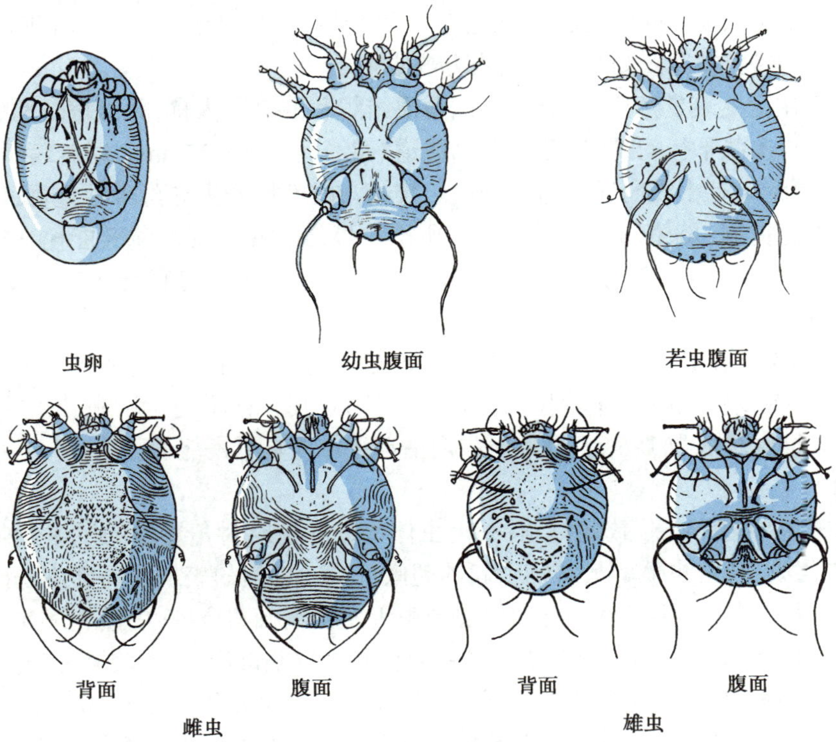

图17-9 人疥螨模式图

【生活史】

疥螨的生活史分为卵、幼虫、前若虫、后若虫和成虫五个期。疥螨寄生在人体皮肤表皮角质层间，啮食角质组织，并以其螯肢和足跗节末端的爪在皮下开凿一条与体表平行而纡曲的隧道，雌虫就在此隧道产卵。卵呈圆形或椭圆形，淡黄色，壳薄，大小约 80×180μm，产出后经 3~5 天孵化为幼虫。幼虫足 3 对，2 对在体前部，1 对近体后端。幼虫仍生活在原隧道中，或另凿隧道，经 3~4 天蜕皮为前若虫。若虫似成虫，有足 4 对，前若虫生殖器尚未显现，雄性若虫仅有一期，约经 2~3 天后蜕皮成雄螨。雌性若虫有两期，前若虫经 2 到 3 天蜕皮为后若虫，产卵孔尚未发育完全，但阴道孔已形成，可行交配。后若虫再经 3~4 天蜕皮而为成虫。完成一代生活史需时 8~17 天（图 17-10）。

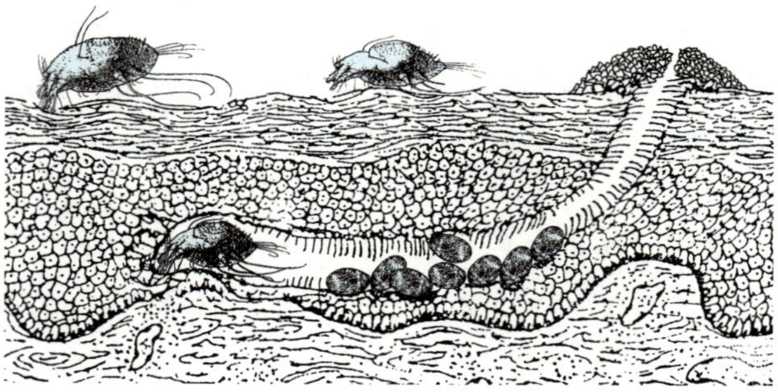

图 17-10 疥螨寄生在皮内隧道中模式图

疥螨一般是雄性成虫和雌性后若虫晚间在人体皮肤表面进行交配。雄虫大多在交配后不久即死亡；雌性后若虫在交配后 20~30min 内钻入宿主皮内，蜕皮为雌虫，2~3 天后即在隧道内产卵。每日可产 2~4 个卵，一生共可产卵 40~50 个，雌螨寿命约 6~8 周。

【生态】

疥螨呈世界性分布，除寄生人体外，还可寄生于牛、马、羊、猪、犬、猫等多种哺乳动物。动物身上的疥螨能侵染人，并在人间传播，但寄生的时间较短，危害较轻。

疥螨常寄生于人体皮肤较柔软嫩薄之处，常见于指间、腕屈侧、肘窝、腋窝前后、腹股沟、外生殖器、乳房下等处；在儿童则全身皮肤均可被侵犯。

疥螨寄生在宿主表皮角质层的深处，以角质组织和淋巴液为食，并以螯肢和前跗爪挖掘，逐渐形成一条与皮肤平行的蜿蜒“隧道”。“隧道”最长可达 10~15mm。以雌螨所挖的“隧道”最长，每隔一段距离有小纵向通道通至表皮。雄螨与雌性后若虫亦可单独挖掘，但极短，前若虫与幼虫则不能挖掘“隧道”，只生活在雌螨所挖的“隧道”中。雌螨每天能挖 0.5~5mm，一般不深入到角质层的下面。交配受精后的雌螨，最为活跃，每分钟可爬行 2.5cm，此时也是最易感染新宿主的时期。

雌性成虫离开宿主后的活动、寿命及感染人的能力与所处环境的温度和相对湿度有关。温度较低，湿度较大时寿命较长，而高温低湿则对其生存不利。雌螨最适扩散的温度为 15~35℃，有效扩散时限为 1~6 天，在此时限内活动正常并具感染能力。

【致病】

人疥螨寄生导致疥疮。致病机制：一为虫体挖掘隧道时对角皮层的机械性刺激，二为虫体排泄物、分泌物、死亡虫体的崩解物引起的超敏反应。皮损的表现为局部皮肤出现丘疹、水疱、脓疱、结节及“隧道”，多呈散在分布。少数患者发生结痂型疥疮，皮损表现为红斑、过度角化、鳞样结痂和角化赘疣。疥螨寄生引起的主要症状为皮肤奇痒，白天较轻，夜晚加剧，影响睡眠。由于剧痒、搔抓，可引起出血或继发感染，导致脓疮、毛囊炎等并发症。疥疮的并发症较多，基本可分为两个类型，即变态反应性并发症和感染中毒性并发症。前者如湿疹、疥疮结节、荨麻疹等，病情不重，但治疗时间较长；后者如脓疮、肾炎、败血症及皮肤吸收外用药中毒等，病情较重。

【实验诊断】

根据接触史及临床症状可做出初步诊断，检出疥螨，则可确诊。方法有：①用蓝墨水滴在可疑“隧道”皮损上，然后用酒精棉球擦除表面墨迹，即可见染成淡蓝色的“隧道”。②用消毒针尖挑破“隧道”的尽端，取出疥螨，移至滴有甘油或10%KOH溶液的载玻片上镜检。③用消毒的矿物油滴于皮肤患处，再用刀片轻刮局部，将刮取物镜检。④用解剖镜直接检查皮损部位，发现有“隧道”和其盲端的疥螨轮廓后，用手术刀尖端挑出疥螨。

【流行与防制】

疥疮流行呈周期性，以15~20年为一个周期，其原因一般认为与人群免疫力下降有关。疥螨引起的疥疮传播与流行，其程度与个人卫生情况有密切关系。疥疮较多发生于学龄前儿童及卫生条件较差的家庭和集体住宿的人群中。其感染方式主要是通过直接接触，如与患者握手、同床睡眠等。夜间睡眠时，疥螨活动十分活跃，常在宿主皮肤表面爬行和交配，增加了传播机会。雌螨离开宿主后尚能生存数天，因此可通过患者的衣被、手套、鞋袜等间接传播。公共浴室的休息室床位是重要的传播场所。

避免与患者接触及使用患者的衣被。发现患者应及时治疗，患者的衣被应煮沸或蒸汽处理。治疗疥疮的常用药物有：外用复方甲硝唑软膏、苯甲酸苄酯乳剂、复方美曲磷酯霜、二氯苯醚菊酯霜剂等及口服伊维菌素。液氮冷冻治疗疥疮炎性结节也有较好疗效。

（苏 韫）

第六节 恙 螨

恙螨（trombiculid mites）属于真螨目（Acariformes）、前气门亚目（Prostigmata）、恙螨总科（Trombiculoidea）中的恙螨科（Trombiculidae）、列螨科（Leeuwenhoekiidae）和无前螨科（Walchiidae）。全世界已知约3 000余种（亚种），我国已记录有500余种（亚种）。

【形态结构】

1. 成虫与若虫 成虫体长约1.0~2.0mm，外形呈“8”字形，通常呈红色，全身密布绒毛；若虫形似成虫，体长约0.5~1.0mm，体表覆盖的绒毛稀疏。成虫和若虫均具有4对足，足Ⅰ较长，兼具触角作用。

2. 幼虫 因绝大多数恙螨种类都是从其寄生的宿主体上采得的幼虫，而对成虫和若虫的了解不多，所以目前恙螨的分类仍以幼虫的形态为依据。幼虫通常呈椭圆形，一般为橘红色、橙黄色和土黄色，少数为乳白色。幼虫初孵出时体长约0.2mm，饱食后体长可达0.5~1.0mm以上。颚体位于躯体前端，由螯肢、须肢和颚基组成。螯肢的基节宽大，呈三角形；端节称螯肢爪，呈弯刀状，为穿刺构造。须肢呈圆锥形，分为5节，即转节、股节、膝节、胫节和跗节。颚基在腹面向前延伸，其外侧形成一对螯盔（galea）。躯体背面的前部有盾板（scutum），是重要的分类依据。盾板上通常有5根刚毛，中部有2个圆形的感器基(sensillary base)，由此生出呈丝状、棒状或杆状、具有感觉功能的感器（sensillum）。多数种类有眼2对，位于盾板两侧。盾板后方的躯体上有横列的背毛，其排列的行数和数目因种类而异。气门有或无，位于颚基与第一对足基节之间。足3对，分为6节或7节（图17-11）。

【生活史】

恙螨的生活史包括卵、前幼虫、幼虫、若蛹、若虫、成蛹和成虫等7期。卵呈球形，淡黄色，直径约0.2mm。卵成堆产于土壤表层缝隙中。约经2~8天，卵内幼虫发育成熟，卵壳破裂，逸出前幼虫。经 7~14 天，幼虫破膜而出，遇宿主即攀附寄生，常在宿主皮肤薄弱而湿润处叮刺，经 3~5 天饱食后，坠落地面缝隙中，3~7 天后静止不动发育形成若蛹，蛹内若虫发育成熟后，进入静止的成蛹期，经 7~15 天蜕皮为成虫。雄虫性成熟后，雌螨摄取精胞并在体内完成受精，经 2~3 周后开始产卵。雌虫一生可产卵 100~200 个，产卵后约经 30 天死亡。恙螨生活史较长，约需 3 个月至 1 年。

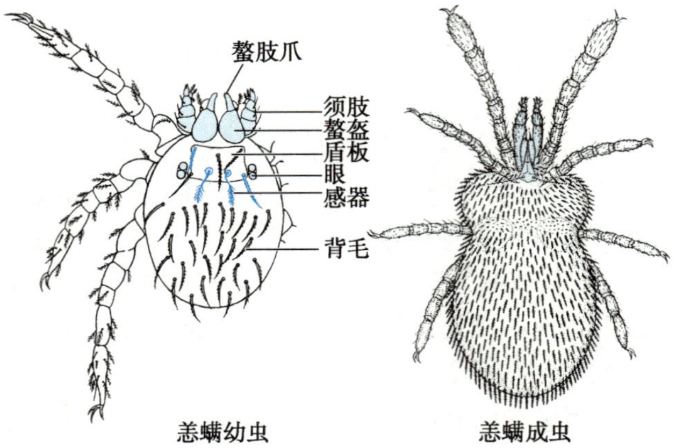

图 17-11　恙螨成螨和幼螨模式图

【生态】

1. **活动与食性**　恙螨幼虫的活动范围很小，一般不超过 1~2m，垂直距离为 0.1~0.2m。在遇到宿主之前，幼虫常聚集在一起，在地表呈点状分布，称为螨岛（mite island）。幼虫喜群集于草树叶、石头或地面物体的尖端，以有利于虫体攀附宿主。其活动主要受温度、湿度、光照及气流等因素的影响，多数种类的恙螨需要温暖、潮湿的环境。幼虫对宿主的呼吸、气味、体温和颜色等因素敏感，主要依靠宿主携带得以散布。成虫和若虫主要以土壤中的小型节肢动物和昆虫卵为食，幼虫则以被分解的宿主组织和淋巴液为食。幼虫在宿主皮肤上叮刺吸吮时，先以螯肢爪刺入皮肤，然后注入含有溶组织酶和抗凝血物质的唾液溶解周围组织，使宿主组织发生变性和凝固性坏死，在唾液周围形成一个环圈，继而向纵深发展形成一条小管通到幼虫口中，称为茎口（stylostome）。被分解的组织和淋巴液，通过茎口进入幼虫消化道。幼虫仅饱食 1 次，在刺吸过程中，一般不更换部位或转换宿主。

2. **宿主**　恙螨幼虫的宿主广泛，包括哺乳类（主要是啮齿类）、鸟类、爬行类、两栖类及无脊椎动物等，有些种类亦可侵袭人。多数种类的恙螨对宿主无特异的选择性，恙螨幼虫主要寄生在宿主体表皮肤薄弱而湿润处，如哺乳类动物的耳窝、会阴部和肛门，鸟类的腹股沟和翼腋下等部位。在人体则主要寄生在腰部、腋窝、腹股沟和阴部等处。

3. **分布与孳生地**　恙螨多分布在海岛、平原、丘陵和山区等温暖、潮湿的地区，以热带雨林最为广泛。东南亚地区的恙螨种类繁多，是世界上恙螨最集中的地区。我国以东南沿海至西南边境省、市、自治区为恙螨的主要分布区域。恙螨的孳生地多见于湿润土壤、宿主经常出没的地方及富有若虫和成虫食物的场所。

4. **季节消长**　恙螨幼虫在宿主体表寄生的季节消长因种类和地区而异。根据恙螨种群出现的季节消长规律，可分为 3 型：①夏季型：每年夏季出现一次高峰，如地里纤恙螨；②春秋型：有春季和秋季两个季节高峰，如苍白纤恙螨；③秋冬型：在 10 月至次年 2 月出现一个高峰，如小盾纤恙螨。夏季型和春秋型恙螨多以若虫和成虫越冬，秋冬型无越冬现象。

【重要种类】

1. **地里纤恙螨（*Leptotrombidium deliense*）**　幼虫躯体呈卵圆形，活体橘红色；眼红色，明显。盾板近似长方形，前缘和两侧缘微内凹，后缘微凸出。盾板上有羽状毛5根。感器呈丝状，近基部无棘，感器基位于后侧毛孔的水平线略前方。地里纤恙螨是我国恙虫病的主要媒介，以黄毛鼠、褐家鼠、黄胸鼠、社鼠和黑线姬鼠为主要宿主。地里纤恙螨分布广泛，其中以广东省和福建省分布最广。

2. **小盾纤恙螨（*L.scutellare*）** 幼虫呈橘红色，眼红色，明显。盾板呈长方形，前缘稍内凹，后缘呈弧形并向后凸出。盾板刚毛5根，后侧毛孔的水平线与感器基在同一水平线上。感器呈丝状，近基部有小棘。小盾纤恙螨是日本秋冬型恙虫病的传播媒介，以黄毛鼠、黑线姬鼠和社鼠为主要宿主。我国主要分布于东北和华北等地区。

【与疾病的关系】

1. **恙螨皮炎（trombiculosis）** 由于恙螨幼虫分泌的唾液能溶解宿主皮肤组织，被叮刺处皮肤剧痒难忍，出现红色丘疹，继而形成水疱、坏死和出血，之后形成黑褐色焦痂，焦痂脱落后形成浅表溃疡。

2. **恙虫病（tsutsugamushi disease）** 病原体为恙虫东方体（*orientia tsutsugamushi*）。在我国，黑线姬鼠、黄毛鼠和黄胸鼠等是主要保虫宿主，地里纤恙螨、小盾纤恙螨、高湖纤恙螨、微红纤恙螨、海岛纤恙螨和吉首纤恙螨等6种恙螨为恙虫病的主要传播媒介。恙虫病主要流行于南方诸省区。

3. **肾综合征出血热（hemorrhagic fever with renal syndrome，HFRS）** 病原体为汉坦病毒（Hantavirus）。我国以黑线姬鼠为主要保虫宿主，小盾纤恙螨是黑线姬鼠体表的优势螨种，为陕西疫区野鼠型HFRS的传播媒介。

【防制原则】

1. **药物杀螨，控制传播媒介** 在人、鼠经常活动的场所及恙螨孳生地，定期喷洒倍硫磷、氯氰菊酯、溴氰菊酯和残杀威等杀虫剂。

2. **消除孳生场所，切断传播途径** 填平坑洼，保持干燥，定期铲除杂草与灌丛，堵塞鼠洞及灭鼠，采用机械、除草剂和焚烧等方法清除螨岛。

3. **加强个人防护，提高防病意识** 避免在疫区溪沟边草地上坐卧休息。野外作业时应注意着装，扎紧衣裤口，外露皮肤可涂抹避蚊胺、避蚊酮和香茅油等驱避剂，或将衣服用驱避剂浸泡。工作后应及时换衣、洗澡，以减少被恙螨叮咬的机会。

（张晓丽）

第七节 革 螨

革螨（gamasid mite）属寄螨目（Parasitiformes）、中气门亚目（Mesostigmat）或革螨亚目，与医学有关的种类主要属于皮刺螨总科（Dermanyssoidea）中的皮刺螨科（Dermanyssidae）、巨刺螨科（Macronyssidae）和厉螨科（Laelapidae）。全世界已知革螨800余种，我国记载的革螨有21科78属600余种。

【形态结构】

成虫呈卵圆形，黄色或褐色，表皮膜质，具骨化的骨板。体长一般为0.2~0.5mm，个别种类可达1.5~3.0mm。螨体分颚体和躯体两部分。颚体位于躯体前端，由颚基、螯肢及须肢三部分组成。颚基背壁向前延伸的部分称为颚盖，其前缘的形状是分类鉴定的依据。螯肢由螯杆和螯钳组成，螯钳分为动趾和定趾，雄虫螯肢演变为导精趾。须肢呈长棒状，因基部与颚基愈合，故仅可见5节。躯体背面隆起，有1~2块背板。背板上刚毛的数目和排列的毛序，因种而异。躯体腹面前缘通常具有叉形的胸叉。雌虫腹面有胸板、生殖板、腹板、肛板和足后板等。雄虫腹面的骨板通常愈合为一块全腹板。雌螨生殖孔位于胸板之后，被生殖板遮盖，呈横缝隙状。

雄螨生殖孔位于全胸板的前缘，呈漏斗状。气门 1 对，呈圆孔状，位于第Ⅲ、Ⅳ对足基节间的外侧，与向前延伸的气门沟连接。有足 4 对，分 6 节，足跗节Ⅰ背面亚末端有跗感器，司感觉功能。足跗节末端具 1 对爪和 1 个爪垫（图 17-12）。

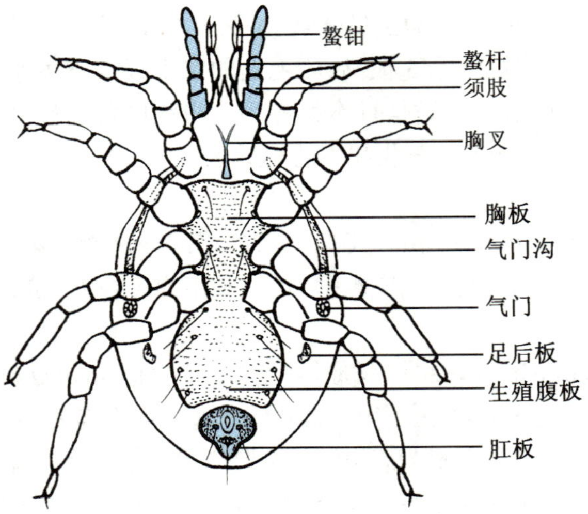

图 17-12 革螨成虫模式图

【生活史】

革螨的发育过程分为卵、幼虫、前若虫、后若虫和成虫五个时期。革螨行卵生或卵胎生，有些种类行孤雌生殖。卵呈椭圆形，乳白色或淡黄色。雌螨一般在产卵后 1~2 天孵出幼虫。幼虫呈白色，无气门，不摄食，在 24h 内蜕皮为前若虫。前若虫气门沟较短，约经 2~6 天发育为后若虫。后若虫与成虫形态相似，但无生殖孔和生殖板，摄食后经 2~5 天蜕皮为成虫。革螨完成生活史一般需要 1~2 周。自生型革螨的寿命通常较寄生型革螨短。

【生态】

大多数革螨营自生生活，少数营寄生生活。营自生生活的革螨栖息于枯枝烂叶下、土壤、草丛和巢穴等处，主要捕食小型节肢动物，亦能以腐败的有机物质为食。寄生性革螨的宿主广泛，包括哺乳类、鸟类和爬行类等，其中以啮齿类动物为常见，亦可侵袭人，主要以宿主的血液和组织液为食。按寄生特性可将革螨分为三型：①巢穴型：革螨的整个发育和繁殖过程均在宿主的巢穴中进行，仅在吸血时才与宿主接触，其宿主广泛，吸血量较多，耐饥力较强。此型中兼性血食者如格氏血厉螨，专性血食者如柏氏禽刺螨。②毛栖型：长期寄生于宿主体表，对宿主有明显的选择性，吸血量较少，耐饥力较差。此型中兼性血食者如毒厉螨，专性血食者如淡黄赫刺螨。③腔道型：寄生于宿主的鼻腔、呼吸道、外耳道和肺部等，对宿主具有严格的选择性，耐饥力最差，如肺刺螨属等。

革螨的活动虽受温度、湿度和光照等因素的影响，但大多数革螨整年都可活动，有明显的繁殖高峰。季节消长取决于宿主活动的季节变化，寄生性革螨与宿主巢穴内的微小气候条件以及宿主在巢穴中居留的时间等因素有关。其种群密度一般在 9 月后逐渐增高，10~11 月出现高峰，入冬后渐降，春夏季种群密度最小。

【重要种类】

1. 柏氏禽刺螨（*Ornithonyssus bacoti*） 雌螨背板狭长，在足Ⅱ水平处最宽；胸板宽大于长；生殖板狭长，后端尖细。属巢穴寄生型，寄生于褐家鼠和黄胸鼠等，亦可侵袭人。国内大多数省、市、自治区均有发现。

2. 格氏血厉螨（*Haemolaelaps glasgowi*） 雌螨背板几乎覆盖整个背部；胸板宽大于长，后缘内凹;生殖腹板较短;螯肢发达。属巢穴寄生型,宿主为多种啮齿类动物,以黑线姬鼠为主,亦可叮刺人体吸血。格氏血厉螨广泛分布于全国各地。

3. **鸡皮刺螨**(***Dermanyssus gallinae***) 雌螨背板前宽后窄,末端平直;胸板呈拱形,宽大于长;生殖板末端钝圆;螯肢鞭状或刺针状。属巢穴寄生型,多寄生于家禽,常自禽窝爬出叮刺人体。

4. **毒厉螨**(***Laelapsechidninus***) 雌螨胸板长宽几乎相等;生殖腹板后端膨大,后缘凹陷。属毛栖型寄生性革螨,常寄生于褐家鼠、小家鼠、黑线姬鼠和黄胸鼠等,亦可侵袭人。毒厉螨广泛分布于世界各地。

【与疾病的关系】

1. **革螨皮炎**(gamasidosis) 革螨叮刺吸血可造成宿主局部皮肤损害及过敏性反应,称为革螨皮炎。患者局部皮肤出现红色丘疹,奇痒,中央有针尖样螯刺痕迹,重者可出现丘疹样荨麻疹,少数患者可伴有全身反应。可能与革螨刺吸过程中释放的代谢产物及分泌物有关,常由柏氏禽刺螨或鸡皮刺螨等所致。

2. **肾综合征出血热**(hemorrhagic fever with renal syndrome,HFRS) 又称流行性出血热,病原体为汉坦病毒。传染源主要是鼠类,病原体随鼠类的唾液、尿和粪便等排泄物排出体外,经呼吸道、消化道和接触传播,亦可通过革螨叮咬传播。格氏血厉螨、柏氏禽刺螨等多种革螨发现有自然感染。一年四季均可发病,患者多见于青壮年。该病在欧洲和亚洲广泛流行,我国大部分地区均有流行。

3. **立克次体痘**(rickettsial pox) 又称疱疹性立克次体病,病原体为小蛛立克次体(*Rickettsia akari*)。传染源主要是鼠类,传播媒介为血红异皮螨(Allodermanyssus sanguineus),通过叮咬吸血传播。本病主要流行于美国东北部,近年来我国亦有发病。

4. **其他疾病** 革螨在森林脑炎、Q 热、地方性斑疹伤寒、圣路易脑炎、淋巴细胞脉络丛脑膜炎和土拉弗菌病等疾病的疫源地,亦参与病原体的循环和保存。

【防制原则】

1. **环境防制** 包括保持居室清洁、定期曝晒被褥、清除杂草、清理禽舍和鸽巢等,以消除革螨的孳生场所。因传播疾病的革螨主要是寄生于鼠体或栖息于鼠穴的种类,故灭鼠是防制革螨的重要措施。

2. **化学防制** 马拉硫磷、倍硫磷等有机磷杀虫剂杀螨效果较佳,应定期进行地面药物喷洒,动物饲养房和鼠洞内可采用"敌敌畏"熏蒸灭螨。

3. **个人防护** 裸露部位涂抹避蚊胺等驱避剂,亦可将浸泡驱避剂的布带系于手腕和踝关节,以防止革螨的侵袭。

(张晓丽)

本章小结

蜱螨亚纲是蛛形纲中的重要类群,与人体疾病关系较密切,蛛形纲节肢动物的形态特征是躯体分为头胸部及腹部或头胸腹愈合为一体,无触角,无翅,无复眼,成虫有足 4 对。我国有硬蜱和软蜱科 100 余种。蜱是多种脊椎动物体表的暂时性寄生虫,是一些人兽共患病的传播媒介和储存宿主。蜱类传播的常见疾病有森林脑炎、克里木-刚果出血热、莱姆病、Q 热、北亚蜱媒斑疹热、蜱媒回归热、发热伴血小板减少综合征和人巴贝虫病等。我国常见的螨虫包括尘螨、粉螨、蠕形螨、疥螨、恙螨、革螨等,大部分接触感染后可引起皮损及过敏的表现,恙螨、革螨还可传播肾综合征出血热和立克次体痘等疾病。蜱、螨的防制工作主要为加强卫生宣传教育,注意个人卫生,采取环境防制、化学防制、个人防护等综合措施。

思考题

1. 蜱类主要传播哪些疾病?
2. 对进入林区的人员应采取哪些措施来有效防护蜱的危害?
3. 尘螨可引起哪些疾病? 如何防治?
4. 毛囊蠕形螨和皮质蠕形螨的形态特征和生活习性有何不同?
5. 疥螨和蠕形螨引起的疾病有何不同?

附　录

附录一　寄生虫病实验诊断技术

第一节　病原学诊断技术

一、粪便检查

粪便检查是诊断寄生虫病最常用的方法。从人体粪便可查出多种肠道寄生原虫，如溶组织内阿米巴、蓝氏贾第鞭毛虫、隐孢子虫等；多种蠕虫虫卵，如蛔虫卵、钩虫卵、鞭虫卵、华支睾吸虫卵、日本血吸虫卵、布氏姜片吸虫卵、猪带绦虫卵等；此外，某些节肢动物也可随粪便排出人体外。粪便标本送检时必须新鲜，送检要及时。盛粪便的容器要干净，避免污染或混入尿液等，以免影响检查结果。检查时要区分寄生虫与粪便中的杂物。检查完毕，要彻底消毒用具，对剩余的粪便应予无害化处理。

（一）直接涂片法

直接涂片法（direct smear method）适用于蠕虫卵、原虫包囊和滋养体的检查。该方法简便、快速，但由于取材少，易漏诊，建议每份粪便连续涂片 3 张，以提高检出率。

1. **生理盐水直接涂片法**（direct saline smear）　在洁净的载玻片上滴加 1 滴生理盐水，用竹签挑取绿豆粒大小粪便置于生理盐水中，均匀涂抹，剔除粗大的颗粒和纤维，粪膜的厚度以透过涂片隐约辨认书上的字迹为宜。观察前在粪膜上加一盖玻片，以防污染镜头。根据虫卵的形状、大小、颜色、卵壳的薄厚、卵内容物以及有无特殊结构等特征对虫卵进行鉴别。

若查原虫滋养体，应采集带有黏液或脓血的粪便，标本要保持新鲜，尽快检查，注意保温。用生理盐水稀释粪便，滋养体在等渗状态下保持原有的形态和活力，便于观察和鉴别。

2. **碘液直接涂片法**（iodine direct smear method）　用于检查原虫包囊，方法同生理盐水直接涂片，以碘液（碘化钾 4g，碘 2g，溶于 100ml 蒸馏水中）1 滴代替生理盐水。所用碘液不宜太多太浓，否则粪便凝成团块，包囊折光性降低，不利于观察。如碘液过多，可用吸水纸从盖玻片边缘吸去过多的液体。

3. **金胺 - 酚改良抗酸染色法**（auramine-phenol and modified acid-fast staining）　常用于检测隐孢子虫卵囊，可显著提高检出率和准确性。取新鲜粪便或经 10% 福尔马林固定 4℃保存 1 个月内的粪样，直接涂片自然干燥，用无水甲醇固定 3~5min。先进行金胺 - 酚染色，再用改良抗酸染色法复染。在光镜下观察，卵囊呈圆形或椭圆形，被染为玫瑰红色，视野背景为绿色，其他非特异颗粒则染成蓝黑色，极易鉴别。

（二）加藤厚涂片法

加藤厚涂片法（Kato-Katz's method）又称定量透明法，适用于粪便虫卵检查，检出率是直接涂片法的 20 倍以上，尤其适用于普查。

取 50~60mg 粪便（约绿豆粒大小），置于载玻片上，覆以浸透甘油 - 孔雀绿透明液（纯甘油 100ml、蒸馏水 100ml、3% 孔雀绿水溶液 1ml）的玻璃纸(25mm × 40mm)，轻压，使粪便铺成约 25mm × 20mm 粪膜，置于 30~36℃温箱中约 0.5h 或 25℃约 1h，待粪膜透明稍干后，即可镜检。

用粪便作厚涂片，可增加视野中虫卵的数量，甘油可使粪便透明，便于光线透过。使用加藤厚涂片法需掌握粪膜的厚度和透明的时间。如果粪膜厚，透明时间短，虫卵难以发现；如果透明时间过长或温度过高，则虫卵变形，不易辨认。

（三）改良加藤厚涂片法（modified Kato-Katz's method）

改良加藤厚涂片法是在加藤厚涂片法基础上，对粪便中蠕虫卵进行定性与定量的检测方法。

1. **玻璃纸的准备**　将亲水性透明玻璃纸裁剪成 22mm × 30mm 大小，使用前在甘油 - 孔雀绿透明液（同上）中浸泡 24h 以上，至玻璃纸呈现绿色。

2. **改良聚苯乙烯作定量板**　规格为 40mm × 30mm × 1.37mm，板中圆孔的孔径 8mm × 4mm，两端为半圆形（附图 1）。

3. **操作方法**

（1）将塑料定量板小孔朝上放置在洁净的载玻片中部。

（2）将 80~100 目尼龙网或金属筛网剪成 4cm × 4cm 大小，置于待检粪样上，所取粪样平均为 41.7mg，用刮棒轻压筛网，使筛网与粪便紧密贴合，再用刮棒在筛网上方刮取细粪渣。

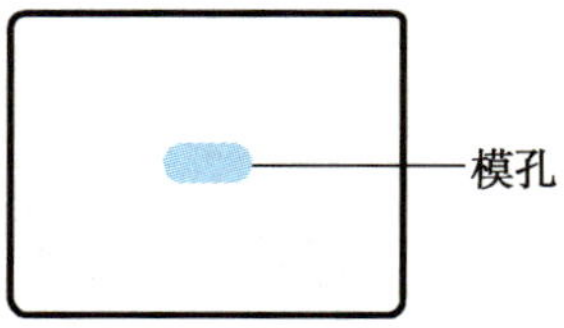

附图 1　定量板

（3）将刮出的细粪渣填入定量板的中央孔中，直至填满刮平。

（4）垂直向上小心移去定量板，使粪样留在载玻片上，呈长形粪条。

（5）在粪样上覆盖 1 张浸透甘油 - 孔雀绿透明液的玻璃纸，另取一洁净载玻片，十字交叉垂直均匀轻压，使玻璃纸下的粪样均匀展开（20cm × 25cm），但不要溢出载玻片。

（6）将制好的改良加藤厚涂片放置在 30~36℃温箱 0.5h 或 25℃约 1h，使粪膜透明后镜检。

根据涂片中虫卵的大小、形状、颜色、卵壳、内容物、卵盖、小棘等特征综合判定虫种。计数改良加藤厚涂片中虫卵数量，将所得虫卵数 × 24，再乘以粪便性状系数（成形便为 1，半成形便为 1.5，粥样便为 3，水泻便为 4），计算每克粪便虫卵数（eggs per gram，EPG），并判定感染强度。

粪膜透明后应及时镜检，透明时间不易超过 2h。若透明过度，薄壳虫卵易变形不易辨认，容易造成漏检或误判。若粪膜过厚且 / 或透明时间短，则难以发现虫卵。粪膜透明的时间受温度影响，低温时应将标本置温箱内透明。

（四）浓聚法（concentration method）

浓聚法可浓集粪便中的蠕虫卵和原虫包囊，明显提高检出率。常用方法有沉淀法和浮聚法两种。

1. **沉淀法（sedimentation method）**　由于蠕虫卵的比重一般大于水，在水中易于下沉，使虫卵浓集，再经多次水洗后，视野清晰，易于检查，可提高检出率。但对比重较小的钩虫卵和某些原虫包囊，效果较差。

（1）水洗沉淀法（water sedimentation）：亦称重力沉淀法或自然沉淀法，主要用于蠕虫卵和蠕虫幼虫、原虫包囊的检查。取粪便 20~30g，加水制成混悬液，经 40~60 目金属筛或 2~3 层湿纱布过滤至 500ml 锥形量杯中，加清水冲洗粪渣。将过滤后的粪液在量筒中静置 25~30min，轻轻倾去上液，留沉渣重新加满清水沉淀，每隔 15~20min 换水 1 次，如此沉淀 3~4 次，直至上液澄清为止，然后倾去上液，取沉渣作涂片镜检。如检查原虫包囊，换水时间应延长至 6h 1 次。

（2）离心沉淀法（centrifugal sedimentation）：将上述去粗渣的粪便滤液 1 500~2 000r/min 离心 1~2min，倒去上层液，注入清水，再离心，如此反复离心沉淀 3~4 次，直至上液澄清，最后倾去上液，取沉渣镜检。此法可查蠕虫卵和原虫包囊。本法省力省时，适用于临床检验。

（3）汞碘醛离心沉淀法（merthiolate-iodine-formaldehyde centrifugal sedimentation，MIFC）：本法既能浓集，又能固定和染色，因此可用于蠕虫卵、蠕虫幼虫、原虫包囊和滋养体的检查。

汞碘醛配制：①汞醛（MF）液：1/1 000 硫柳汞酊 200ml，甲醛（40%）25ml，甘油 50ml，蒸馏水 200ml；② 5% 卢戈氏液：碘化钾 10g，碘 5g，溶于蒸馏水 100ml。使用前取汞醛液 23.5ml 和 5% 卢戈氏液 1.5ml 混合备用，混合液在 8h 后即变质，不宜再用。

操作方法：取粪便约 1g，加汞碘醛液约 10ml，充分调匀，经 2 层纱布或 100 目金属筛过滤入离心管，再加入乙醚 4ml，摇混 2min，2 000r/min 离心 1~2min。管内液体分为乙醚、粪渣、汞碘醛和沉淀物 4 层。弃去上面 3 层，取沉渣镜检。

(4) 醛醚沉淀法（formalin-ether sedimentation）：操作方法：取粪便约 1g，加水 10~15ml，充分调匀，经 2 层纱布或 100 目金属筛过滤入离心管中，200r/min 离心 2min，倾去上层粪液，加 10% 甲醛 10ml，搅匀沉淀，静置 5~10min，加入乙醚 3ml，用橡皮塞塞紧管口，充分摇匀，取下橡皮塞，离心 2min，即可见管内自上而下分 4 层，吸去上面 3 层，留沉渣涂片镜检。如查原虫包囊，可加碘液染色，加盖玻片镜检。

该法用福尔马林固定虫卵和包囊，用乙醚除去粪便中的脂肪，吸附上浮粪渣，使虫卵和包囊沉入管底，利于检查。不仅浓集效果好，而且不损伤包囊和虫卵的形态，易于观察和鉴别，可用于蠕虫卵和原虫包囊的检查。对于含脂肪较多的粪便，本法效果优于硫酸锌浮聚法。但对布氏嗜碘阿米巴包囊、蓝氏贾第鞭毛虫包囊和微小膜壳绦虫卵等的检查效果较差。

2. **浮聚法（flotation method）** 选用比重大的液体，使蠕虫卵或原虫包囊上浮，集中于液体表面，从而达到浓集的目的，其效果优于沉淀法。

(1) 饱和盐水浮聚法（saturated saline flotation method）：本法适用于检查线虫卵和圆叶目绦虫卵，其中以检查钩虫卵效果最好，但不适于吸虫卵和原虫包囊的检查。

操作方法：在浮聚管（高 3.5cm、直径 2cm 的玻璃管或塑料管）中加入少量饱和盐水，用竹签挑取黄豆大小的粪便置于管中，加入少量饱和盐水调匀，再滴加饱和盐水直到液面略高出管口，但不溢出为止。此时在管口覆盖一张洁净的载玻片，静置 15min 后，将载玻片垂直提起并迅速翻转（防止液体脱落），镜检。操作时管口与载玻片间不能存留气泡与粪渣，静置时间不宜太长或过短，载玻片翻转要平稳、迅速（附图 2）。

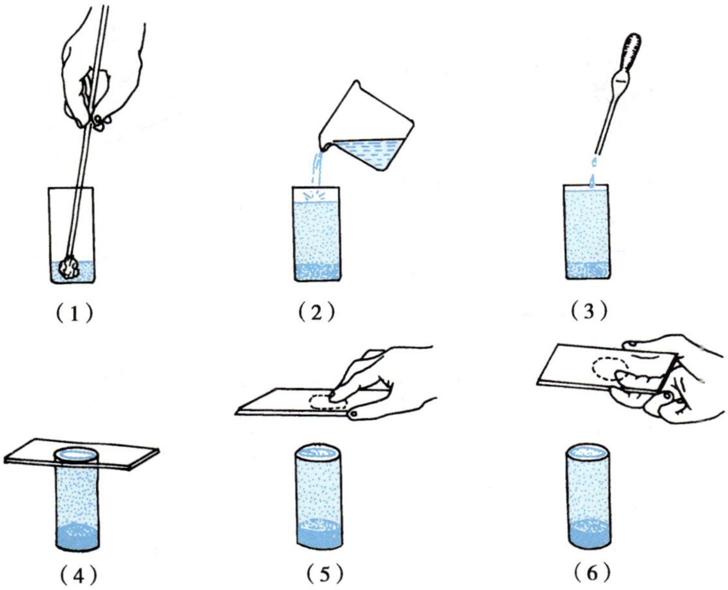

附图 2 饱和盐水浮聚法

饱和盐水配制：将食盐缓缓加入至盛有沸水的容器中，并不断搅动，直至食盐不再溶解为止。

(2) 硫酸锌离心浮聚法（zinc sulfate centrifugal flotation method）：该法可用于检查原虫包囊、球虫卵囊、线虫卵和微小膜壳绦虫卵。

操作方法：挑取约 1g 粪便，加水 10~15ml，充分调匀过滤入离心管内，2 000r/min 离心 1min，弃去上液，加入清水，如此反复 3~4 次，直至上液清澈。弃去上液，在沉渣中加入适量的 33% 硫酸锌溶液（硫酸锌 40g，加水 100ml，充分溶解，比重为 1.18），调匀，再加硫酸锌液至管口约 1cm 处，2 000r/min 离心 1min。用金属环挑取表面粪液置于载玻片上，高倍镜下镜检。如查原虫包囊可加碘液和盖玻片。挑取粪液时，金属环应轻轻接触液面，切勿搅动液面。离心后应立即镜检，若放置时间超过 1h 以上，包囊和虫卵均会变形或下沉，影响检查结果。

(3)蔗糖溶液离心浮聚法(sucrose centrifugal flotation method)：本法适用于检查粪便中隐孢子虫的卵囊。

操作方法：挑取约5g粪便，加水15~20ml，以260目尼龙袋或4层纱布过滤。取滤液2 000r/min离心5~10min，弃去上清液，加蔗糖溶液(蔗糖500g，蒸馏水320ml，苯酚6.5ml)再离心，然后参照饱和盐水浮聚法，取其表面液镜检。

隐孢子虫的卵囊在漂浮液中浮力较大，常紧贴于盖片之下，但1h后卵囊脱水变形不易辨认，故应立即镜检。卵囊透明无色，囊壁光滑，内有一小暗点和淡黄色的子孢子。也可用饱和硫酸锌溶液或饱和盐水替代蔗糖溶液。

(五) 幼虫孵化法(larva hatching method)

本法是在适宜条件下将某些虫卵孵化出幼虫，用肉眼或放大镜观察，以确定诊断或提高检出率，还可以鉴定虫种。

1. **毛蚴孵化法**(miracidium hatching method)　本法适用于血吸虫卵的检查。操作方法：取粪便约30g，经前述自然沉淀法处理，取粪便沉渣倒入三角烧瓶内，加清水(自来水需去氯)，在一定光线条件下，20~30℃室温或孵箱内，经4~6h毛蚴可孵出。观察时应在瓶后衬以黑色背景，对光用肉眼或放大镜检查。毛蚴为针尖大小、折光、灰白色、半透明，在水面下1~4cm处做直线运动，碰到瓶壁后返回，必要时可用吸管将毛蚴吸出，镜检鉴定。如无毛蚴，在24h内，每隔4~6h观察1次。检出率明显高于各种粪便检查血吸虫卵的方法(附图3)。

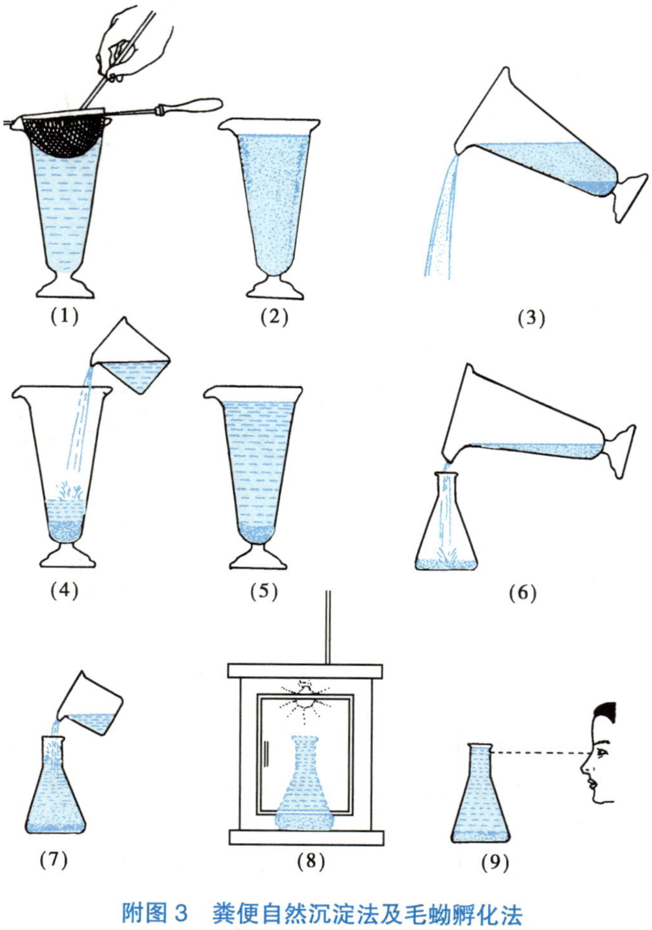

附图3　粪便自然沉淀法及毛蚴孵化法

(1)以竹棒挑取粪便30g左右，通过铜丝网调研滤入盛满清水的锥形杯内。(2)静止20~30min。(3)倒去上层粪液，留下沉淀物。(4)加清水至满杯。(5)再静止20~30min，倒去上层粪液。如此反复数次，直至上层液澄清为止。(6)倒去上层液后将沉淀物倒入三角烧瓶中。(7)加清水至瓶颈处。(8)将三角烧瓶置于25~30℃中进行孵化。(9)孵化2~6h后即开始观察。观察时将烧瓶对着光，目光向瓶颈平视

2. **钩蚴培养法**(hookworm larva hatching method)　较常用的是试管滤纸培养法。操作方法:取口径为 1cm×10cm 的洁净试管,用吸管沿管壁缓缓加入冷开水约 2ml。将滤纸剪成与试管等宽但较试管稍长的"T"字形纸条,在其上端用铅笔标记受检者姓名或编号及检查日期。用棉签挑取粪便 0.2~0.4g,均匀涂抹于滤纸条中上部 2/3 区域。将滤纸条插入试管中,下端浸入水内,但不能接触管底,也不能使粪便接触水。将试管放置 25~30℃孵箱内培养,注意每天补充蒸发的水分。72h 后肉眼或放大镜观察试管底部有无钩蚴活动。钩蚴虫体细长透明,在水中作蛇形运动。若未发现钩蚴,应继续培养 48h。检查时应将滤纸条取出,摇动管中液体。虫种鉴定需吸出钩蚴,置于载玻片上,镜下观察。钩虫卵在适宜的温度、湿度和氧气充足的条件下,可快速发育并孵出幼虫。钩蚴培养法的检出率是直接涂片法的 7 倍,也高于饱和盐水浮聚法,而且孵出的钩蚴可作虫种鉴别(附图 4)。

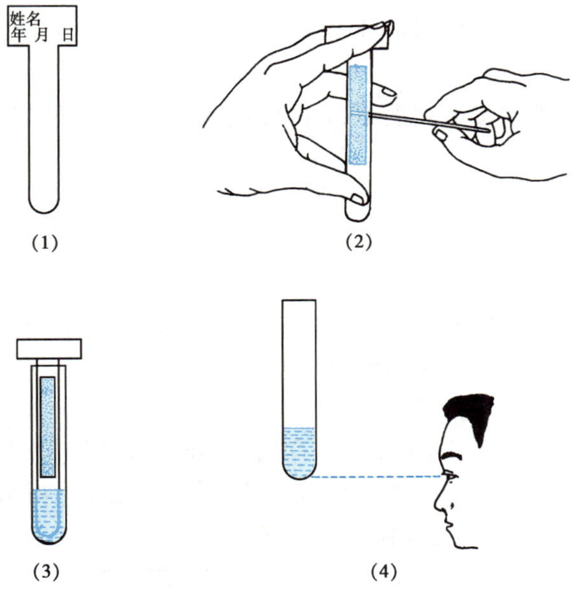

附图 4　钩蚴培养法

(1)将滤纸剪成与试管等宽,较管的高度略长的 T 字形纸条;(2)挑取约如半粒蚕豆大小的粪块,如图均匀地涂布于纸条的 2/3 部分;(3)将涂有粪便的纸条如图放入盛有约 10ml 清水的试管中,置温箱(25~30℃)中进行培养;(4)3~5 天后取出纸条,以肉眼如图观察水中的钩蚴

(六)肛门拭子法(anal swab)

肛门拭子法适用于检查蛲虫卵和带绦虫卵。雌蛲虫可从患者肛门爬出并在肛门周围和会阴部皮肤上产卵,一般在清晨解便和洗澡前取材检查。某些带绦虫孕节可从患者肛门主动逸出,并使虫卵黏附于肛门周围皮肤上,故可用肛门拭子法查虫卵。常用的方法有透明胶带拭子法和棉签拭子法。检查时,要充分暴露受检者肛门周围和会阴部的皮肤皱褶。检查者要注意防止感染,所用物品和器具要彻底消毒。

1. **透明胶纸法**(cellophane swab)　剪取长约 6cm、宽约 2cm 的普通透明胶纸,贴在载玻片上备用。检查时,将胶纸揭下,用胶面粘贴受检者肛门周围皮肤,充分按压使胶面与皮肤粘贴,然后将胶纸贴回载玻片上,镜检。

2. **棉签拭子法**(cotton swab)　先将棉签浸泡在生理盐水中,取出时挤去过多的盐水,擦拭受检者肛周皮肤,然后将棉签放入盛有饱和生理盐水的试管中用力搅动,迅速提起棉签,在试管内壁挤干水分后弃去,再加饱和盐水至管口处,覆盖一张载玻片,使其静置于管口液面,5min 后翻转载玻片,镜检。

（七）淘虫检查法

从粪便中淘取虫体可以了解和评价药物的驱虫效果，进行虫种鉴定与计数。

1. **拣虫法**　主要用于肉眼可见的大型蠕虫，如蛔虫、姜片虫、带绦虫成虫或孕节等。用镊子或竹签挑出粪便中的虫体，动作要轻巧，将挑出的虫体置于大玻璃皿内，清洗后置生理盐水中检查。

2. **冲洗过筛法**　本法适用于收集小型蠕虫，也可用于收集带绦虫的头节和孕节。将收集的患者粪便加水轻轻搅拌成糊状，倒入 40~60 目筛网内，用清水反复冲洗筛淘，直至冲出清水为止。取筛内的粪渣置于大玻璃皿内，皿下衬以黑纸，加少许生理盐水，仔细检查挑取虫体。

（八）带绦虫孕节检查法

本法适用于检查猪带绦虫、牛带绦虫的孕节。

将绦虫孕节用清水洗净，置于两张载玻片之间，轻轻压平，对光观察子宫分支数目，鉴定虫种。也可在洗净孕节后，用微量注射器将墨汁或卡红染液徐徐注入孕节子宫主干处，待侧枝充满染液后，以清水冲去多余染液再作压片检查。操作者应做好防护，以免虫卵感染自己或污染环境。用过的器具必须彻底消毒。

卡红染液配制：卡红 3g，钾明矾饱和液 100ml，冰醋酸 10ml，溶解混匀置于 37℃温箱内过夜，过滤后即可使用。

二、血液检查

血液检查主要用于诊断疟疾和丝虫病等。采血的玻片一定要洁净，无油污。新玻片在使用前用自来水或蒸馏水冲洗后，在 95% 乙醇中浸泡，擦干或烤干后使用。

（一）疟原虫检查

在临床上，对现症患者一般可随时采血，但为了提高检出率，应当考虑采血的合适时间。

1. **采血**　用 75% 酒精棉球消毒受检者耳垂，待干后，采血者用左手拇指与示指捏着耳垂下方，并使耳垂皮肤绷紧，右手持一次性采血针快速刺破皮肤，挤出血滴。

2. **血膜制作**

（1）薄血膜制作：在载玻片 1/3 与 2/3 交界处蘸血 1 小滴（约 1~1.5μl 血量），另取 1 张端缘平整光滑的载玻片作推片，将其端缘置于血滴之前，并与载玻片成 30°~45° 夹角，待血滴沿推片端缘向两侧扩散后，立即从右向左均匀推成舌状薄血膜。理想的薄血膜应是血细胞均匀地铺成一层，血细胞间既无空隙，也不重叠，其末端呈舌状。推片时用力和速度要均匀，不能中途停顿或重复推片，以免造成血膜断裂或厚薄不匀。

（2）厚血膜制作：于载玻片的另一端（右）1/3 处蘸 1 小滴血（约 3~4μl 血量），以推片的一角，将血滴由里向外划圈，使之涂成直径约为 0.8~1cm 的圆形血膜（附图 5）。

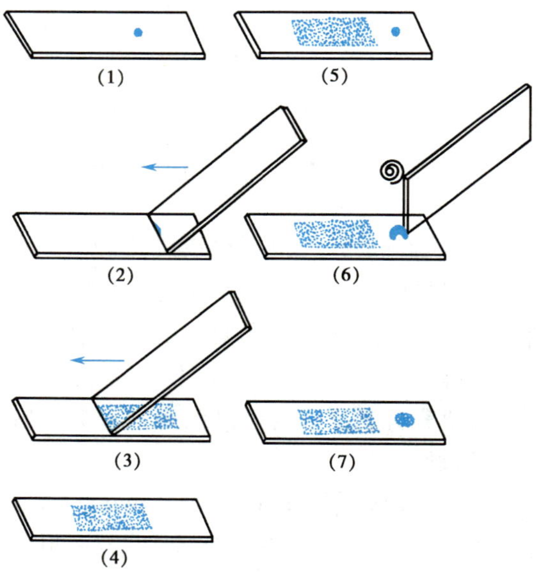

附图 5　厚薄血膜制作步骤

（1）自耳垂或手指取血一小滴滴在载玻片上；（2）用推片之端缘接触血滴；（3）推片与载片成 30°~45° 角向载片之另一端推进；（4）制成薄血膜；（5）再取血一大滴滴在载片的另一端；（6）用推片的一角将血滴涂成直径约 1cm 的厚血膜；（7）制成的薄、厚血膜

3. **固定与染色**　血片必须充分晾干，否则染色时容易脱落。固定时用玻璃棒蘸取甲醇（或无水乙醇）在薄血膜上轻轻抹过，使细胞固定。厚血膜必须溶血后方可固定，可滴加蒸馏水于厚血膜上，待血膜呈灰白色时，将水倒去，晾干后用甲醇固定。如薄、厚血膜在同一玻

片上，可用蜡笔在薄、厚血膜之间划线，可避免在溶血和固定过程中互相影响。常用染色方法有吉姆萨染色法（Giemsa's stain）和瑞特染色法（Wright's stain）。

（1）吉姆萨染色法：该法染色效果较好，虫体结构清晰、红蓝分明，很少出现沉淀，对厚血膜尤佳。标本可长期保存，但染色需时较长，不适于临床常规染色。

染液配制：吉姆萨染剂粉 1g，甲醇 50ml，纯甘油 50ml。将吉姆萨染剂粉置于研钵中，加小量甘油，充分研磨，再分次加甘油并研磨，直至 50ml 甘油用完为止。将研磨液倒入棕色瓶中，分次少量甲醇冲洗钵中的研磨液，倒入瓶内，直至 50ml 甲醇用完为止。塞紧瓶塞并充分摇匀，置 65℃温箱 24h 或室温下 1 周，过滤后即成原液。

染色方法：用 pH 7.0~7.2 的 PBS 缓冲液稀释吉姆萨染液，吉姆萨染液与缓冲液比例约为 1∶15~1∶20。将稀释的吉姆萨染液滴于已固定过的薄、厚血膜上，布满血膜（若大批染片，可置入染色缸中），室温下染色 20~30min，再用 PBS 缓冲液或蒸馏水冲洗，晾干后镜检。

（2）瑞特染色法：该法操作简便，染色效果稍差，适用于临床诊断。因甲醇易于蒸发，如掌握不当可能在血膜上产生沉淀，妨碍观察；在较热的环境中标本较易褪色，保存时间较短。

染液配制：瑞特染剂粉 0.1~0.5g，甲醇 97ml，纯甘油 3ml。将瑞特染粉置于研钵中，加甘油充分研磨，然后加少量甲醇，研磨后倒入棕色玻璃瓶内，余下的甲醇再分几次冲洗研钵中的研磨液，倒入瓶内，塞紧瓶口，充分摇匀，置室温下 1~2 周后过滤使用，或放入 37℃温箱 24h 后过滤备用。

染色方法：瑞特染剂含甲醇，染薄血膜时不需先行固定，而厚血膜则需先经溶血，待血膜干后才能染色。染色前先将薄血膜和溶过血的厚血膜用蜡笔划好染色范围，以防滴加染液时外溢。滴加瑞特染液使其布满厚、薄血膜，约 0.5~1min 后用滴管加等量的蒸馏水，轻摇载玻片，使之与染液混匀，很快液面出现一层灿铜色浮膜（染色），3~5min 后，用水从玻片一端缓慢冲洗（注意勿先倒去染液或直对血膜冲洗），晾干后镜检。

4. 镜检 应先检查厚血膜上的疟原虫，如鉴定虫种有困难，再仔细观察薄血膜，以提高镜检效果。厚血膜为多层血细胞的重叠，约等于 20 倍薄血膜的厚度，便于发现疟原虫。但厚血膜经溶血后，红细胞轮廓已消失，虫体皱缩变形或变小，有些虫体染色比较浅淡，结构不太清楚，有时难以识别。

（二）微丝蚴检查 检查血液中微丝蚴是确诊丝虫病的主要方法，并且可以鉴别虫种。

1. 厚血膜法 该法为首选检查方法。血膜的制作、溶血、固定与染色同疟原虫检查方法。但需取血 3 大滴，制成边缘整齐、厚薄均匀的椭圆形厚血膜。大规模染色可用硼砂亚甲蓝染色，如需鉴定虫种或保存标本宜用吉姆萨染色或苏木素染色。

（1）硼砂亚甲蓝染色：取硼砂 3g，亚甲蓝 2g，置于研钵内，边研磨边加水，使其完全溶解，加蒸馏水至 100ml 配成原液，室温可长期保存。染色时取原液 5ml，加清水配成 5% 稀释液，染色 3~5min，使血膜呈天蓝色，再用清水轻轻冲洗。本法染色前不必先溶血、固定。

（2）吉姆萨染色：参见疟原虫的吉姆萨染色法。

（3）德氏（Delafieid）苏木素染色：苏木素 1g 加无水乙醇 10ml，加入饱和硫酸铝铵 100ml，倒入棕瓶内，瓶口用两层纱布扎紧，经 2~4 周使其充分氧化，过滤，加甘油 25ml 和甲醇 25ml，用时 10 倍稀释即为德氏苏木素染液。将溶血并固定的厚血膜置于德氏苏木素染液内 10~20min，1% 稀盐酸乙醇中脱色 1~2min，流水冲洗至血膜呈蓝色，再用 1% 伊红染色 0.5~1min，以水洗涤 2~5min，晾干后镜检。

2. 新鲜血滴法 采血时间应在晚 9 时至次晨 2 时为宜，取耳垂血一大滴滴于载玻片上，加盖片，在低倍镜直接下观察，如发现蛇形游动的幼虫，再做染色检查，确定虫种。

3. 活微丝蚴浓集法 在离心管内装半管蒸馏水，加新鲜的血液 10 滴左右，再加生理盐水混匀，3 000r/min 离心 3min，取沉渣检查。或采集静脉血 1ml，置于盛有 3.8% 枸橼酸钠 0.1ml 的试管中，摇匀，加水 9ml，待红细胞破裂后，3 000r/min 离心 2min，倾去上液，加水再离心，取沉渣镜检。

三、排泄物、分泌物及组织液检查

（一）痰液检查

在痰液中可能查到卫氏并殖吸虫卵、溶组织内阿米巴滋养体、棘球蚴的原头蚴、粪类圆线虫幼虫、蛔虫幼虫、钩虫幼虫和尘螨、粉螨及其虫卵等。嘱患者晨起后，用力咳出气管深部的痰液，不应混有唾液，置于洁净的容器内送检。

1. **卫氏并殖吸虫卵检查**　可先用直接涂片法检查，如为阴性，改用浓集法集卵，以提高检出率。

（1）生理盐水直接涂片法：在洁净载玻片上先加 1~2 滴生理盐水，挑取痰液少许，最好选带铁锈色的痰，涂成痰膜，加盖片镜检。如未发现虫卵，但见有夏科 - 雷登晶体，提示可能是卫氏并殖吸虫感染。经多次涂片检查仍未查见虫卵，可改用浓集法。

（2）浓集法：此法检出率较高。收集受检者 24h 痰液，置于清洁容器中，加入等体积的 10% NaOH 溶液，用玻棒充分搅匀后，置 37℃温箱或水浴箱内，2h 后痰液消化成稀液状，分装于离心管中，1 500r/min 离心 5~10min，弃去上清液，取沉渣涂片，镜检。

对棘球蚴的原头蚴、粪类圆线虫幼虫、蛔虫幼虫、钩虫幼虫等宜用浓集法检查。

2. **溶组织内阿米巴滋养体检查**　取新鲜痰液，用生理盐水直接涂片法，立即检查。盛痰容器应干燥、无污染，气温低时，应注意保温，使用有恒温装置的显微镜效果更好。在高倍镜下，可见滋养体伸出伪足并作定向运动。

（二）十二指肠液和胆汁检查

用十二指肠引流管抽取十二指肠引流液及胆汁，以直接涂片法镜检虫卵。为提高镜检效果，可离心浓集后，取沉渣镜检。本法主要用于检查蓝氏贾第鞭毛虫滋养体、华支睾吸虫卵和肝片形吸虫卵等。有时也可发现似蚓蛔线虫卵、布氏姜片吸虫卵、粪类圆线虫成虫和幼虫。在急性阿米巴肝脓肿患者的胆汁中偶可发现滋养体。

检查方法：①可将各部分十二指肠引流液滴于载玻片上，加盖片后直接镜检。或将引流液加生理盐水稀释，充分搅拌后，分装离心管内，以 2 000r/min 离心 5~10min，吸沉渣涂片镜检。如引流液过于黏稠，应先加 10%NaOH 消化后再离心，取沉渣镜检。引流液中的蓝氏贾第鞭毛虫滋养体常附着于黏液小块上，或虫体聚集成絮片状物。肝片形吸虫卵与布氏姜片吸虫卵不易鉴别，前者可出现于胆汁，但后者只见于十二指肠液中。②胶囊拉线法　本法主要用于蓝氏贾第鞭毛虫滋养体的检查。取约 70cm 长的细尼龙线，一端连接 24cm 长的棉线（棉线中段对折成一股），消毒后装入胶囊，尼龙线一端留在胶囊外面。受检者于晚上睡觉前用温开水送服胶囊，将尼龙线一端用胶布固定在受检者嘴角外。吞下的胶囊在胃内溶解后，尼龙线可自行松开、伸展，可达十二指肠和空肠。次日清晨，缓慢抽出棉线，刮取棉线的黏附物，进行生理盐水涂片，镜检。

（三）尿液检查

尿液检查常用离心沉淀法，多用于检查丝虫微丝蚴、阴道毛滴虫和埃及血吸虫卵等。取尿液 3~5ml，置于离心管内，以 2 000r/min 离心 3~5min，取沉渣涂片镜检。如为乳糜尿，需加等量乙醚摇动混匀，用力振荡使脂肪溶解，再加水稀释 10 倍，2 000r/min 离心 3~5min，取沉渣镜检。

（四）鞘膜积液检查

主要检查班氏微丝蚴。消毒阴囊皮肤及局部麻醉后，用注射器抽取积液，直接涂片检查。也可加适量生理盐水稀释后离心，取沉渣镜检。

（五）阴道分泌物检查

主要检查阴道毛滴虫，偶尔可查到蛲虫成虫或蛲虫卵。用消毒棉签在受检查者阴道后穹隆、宫颈及阴道壁等部位蘸取分泌物，涂在载玻片上，加 1 滴生理盐水后，镜检，可发现活动的虫体呈旋转波动状运动。气温低时，应注意保温。

（六）脑脊液检查

脑脊液中可查到溶组织内阿米巴滋养体、致病性自生生活阿米巴滋养体、肺吸虫卵、棘球蚴砂，也可能查获血吸虫卵、弓形虫滋养体、广州管圆线虫和粪类圆线虫的幼虫等。

通常取脑脊液 2~3ml，置于离心管内，2 000r/min 离心 5~10min，取沉渣镜检。可直接涂片法或涂片染色镜检。

四、其他器官组织检查

（一）皮肤及皮下组织检查

1. **查蠕虫**　有些蠕虫，如猪囊尾蚴、裂头蚴、并殖吸虫童虫等可在人体皮下形成结节或包块，通过手术切开肿块，直接观察。必要时可经压片、固定、染色后镜检。也可作组织切片染色检查。

2. **查原虫**　在皮肤上出现丘疹和结节等疑似皮肤型黑热病患者，可选择皮损较明显之处，作局部消毒，用干燥灭菌的注射器，刺破皮损处，抽取组织液作涂片。或用无菌手术刀刮取皮肤组织作涂片，用瑞特或吉姆萨染液染色，油镜下观察。如涂片未见原虫，可切除小丘疹或结节，固定后作组织切片染色检查。

3. **查蠕形螨**

(1) 挤压涂片法：用痤疮压迫器、弯镊或用手挤压皮损部位，刮取皮脂腺和毛囊分泌物，涂于载玻片上，滴加 1 滴甘油，加盖玻片后轻压，使挤出物均匀摊平，镜检。

(2) 透明胶纸法：取长约 5~6cm 的透明胶纸，睡前贴于患处皮肤，次晨揭下胶纸贴在载玻片上，镜检。

4. **查疥螨**

(1) 针挑法：用消毒针尖沿隧道从外向内挑破皮肤，隧道中可发现疥螨卵，隧道的末端可查获疥螨，用针挑出，置于载玻片上，加 1 滴甘油或乳酸，盖上盖玻片，镜检。

(2) 刮片法：用消毒刀片刮破血痂或丘疹，将刮出物按上法处理，可查到疥螨及其卵。

（二）肌肉组织检查

肌肉组织检查可用于旋毛虫幼虫、猪囊尾蚴、卫氏并殖吸虫童虫、斯氏并殖吸虫童虫、裂头蚴的检查。

1. **查旋毛虫幼虫**　经外科手术从患者的腓肠肌、肱二头肌取米粒大小的肌肉组织一块，置于载玻片上，加 50% 甘油 1 滴，盖上另一载玻片，均匀用力压紧或边压边用线缠紧载玻片两端，低倍镜下观察，阳性者可见呈梭形的幼虫囊包。取下肌肉后应立即检查，以避免幼虫死亡变性、结构模糊。

2. **查猪囊尾蚴、卫氏并殖吸虫童虫、斯氏并殖吸虫童虫或裂头蚴**　经手术摘取肌肉内的结节，剥除外层纤维被膜，在 2 张载玻片间压平，镜检。也可经组织固定后作切片染色检查。

（三）淋巴结检查

淋巴结穿刺可用于丝虫、利什曼原虫、弓形虫和锥虫的检查。

1. **查丝虫成虫**　用无菌注射器刺入可疑的淋巴结，抽吸或边退针边抽取成虫，并固定透明、保存，以备镜检。或手术摘除病变的淋巴结及淋巴管，肉眼或解剖镜下用解剖针小心剥离撕碎组织，寻找成虫并鉴定。

2. **查利什曼原虫无鞭毛体**　检出率低于骨髓穿刺，但方法简便安全，且患者经治疗后，淋巴结内原虫消失较慢，故仍有一定价值。穿刺部位一般选腹股沟部，用干燥无菌注射器刺入淋巴结，抽取淋巴组织液作涂片，经瑞特或吉姆萨染液染色，镜检。

（四）骨髓穿刺检查

骨髓穿刺查见杜氏利什曼原虫无鞭毛体是确诊黑热病的可靠方法。

在临床上，常作髂骨穿刺。根据患者年龄大小，选用 17~20 号带针芯的干燥无菌穿刺针，消毒皮肤后刺入皮下，针尖触及骨面后，再缓缓垂直刺入骨内 0.5~1cm 深度。当针进入骨髓腔内即有阻力突然消失的轻微感觉，即可拔出针芯，接上 2ml 干燥无菌的注射器，抽取骨髓液。将之滴于洁净载玻片上，制成涂片，干燥后经甲醇固定。染色方法同薄血膜染色，油镜下观察。

(五) 直肠黏膜检查

从直肠黏膜病变组织内可查见日本血吸虫卵和溶组织内阿米巴滋养体。

1. **查血吸虫卵**　对粪检阴性又高度怀疑为血吸虫病的患者，可考虑进行直肠黏膜活检。检查前应做出凝血时间等有关测定。嘱患者排空粪便，在直肠镜下选择病变部位，钳取米粒大小黏膜组织，水洗后置 2 张载玻片间，作压片检查。组织中的血吸虫卵可有活卵、近期变性卵和钙化卵，应结合情况、病史和临床表现等综合进行判断。

2. **查溶组织内阿米巴**　通过结肠镜观察肠黏膜的病变和溃疡形状，自溃疡边缘或深层刮取溃疡组织，置于载玻片上，加少量生理盐水，直接涂片或涂片后染色镜检。必要时可将活组织作固定切片，染色检查。

五、培养法

常规方法检查阴性时，可考虑做寄生虫的人工培养，以期提高阳性率，减少漏检率。培养法适用于多种寄生原虫，如溶组织内阿米巴、阴道毛滴虫和杜氏利什曼原虫等。

(一) 溶组织内阿米巴的培养

阿米巴人工培养方法可分常规培养、有菌培养和无菌培养。

1. **常用培养基**

(1) 营养琼脂双相培养基

1) 培养基成分：分固相和液相两部分。

固相部分：牛肉浸膏 3g，蛋白胨 5g，琼脂 15g，NaCl 8g，蒸馏水 1 000ml。

液相部分：NaCl 8g，KCl 0.2g，$CaCl_2$ 0.2g，$MgCl_2$ 0.01g，Na_2HPO_4 2g，KH_2PO_4 2g，蒸馏水 1 000ml。

2) 培养基制备：配制液相部分，KCl 和 $CaCl_2$ 各加少许蒸馏水分别另装小瓶，高压灭菌(121℃，20min)，冷却后再合并在一起。固相部分的各成分经沸水浴 2~3h 完全溶解后(若有残渣，须经 4 层纱布过滤除渣)，趁热分装试管，每管 5ml，加棉塞，高压灭菌后置成斜面，冷却后放入 4℃ 冰箱备用。接种前每管加液相部分 4.5ml，灭活小牛血清 0.5ml，米粉 20mg(180℃烤箱消毒 3 次)，青霉素、链霉素各 1 000U/ml。

(2) 洛克(Locke)液鸡蛋血清培养基

1) 培养基成分：洛克液 70ml，灭活马血清(每管 0.5ml)，米粉(每管 20mg)，鸡蛋 4 个。

2) 培养基制备：配制洛克液：NaCl 9.0g、$CaCl_2$ 0.2g、KCl 0.4g、$NaHCO_3$ 0.2g、葡萄糖 2.5g、蒸馏水 1 000ml，高压灭菌(110℃，15min)。鸡蛋用肥皂水刷洗，再用 70% 乙醇抹洗后，破壳装入有 70ml 洛克氏液烧瓶内，加玻璃珠充分摇动，分装至消毒试管内，每管约 5ml，70℃斜置 1h 使之凝固为斜面，翌日再高压消毒 20min。接种前每管加洛克液 4.5ml，马血清 0.5ml，无菌米粉 20mg，青霉素、链霉素各 1 000U/ml。

2. **培养方法**　取新鲜稀便 0.5ml，或黄豆大小的成形便，直接接种至试管内与培养液混匀；或将粪便自然沉淀后，取沉淀物 0.5ml 接种至试管内。置试管于 37℃温箱中培养，培养后 24h、48h、72h 取培养液中的混浊部分涂片镜检，查出虫体即可确诊。

(二) 阴道毛滴虫培养

1. **常用培养基**　肝浸汤培养基。

(1) 培养基成分：兔或牛肝脏 15g，蛋白胨 2g，麦芽糖 1g，氯化钠 0.5g，半胱氨酸盐酸盐 0.2g，蒸馏水 100ml。

(2) 培养基制备：取肝脏 15g，清洗粉碎，浸入 100ml 蒸馏水中，4℃过夜。而后煮沸 1h 左右，纱布过滤，补加蒸馏水至 100ml，分装，4℃贮存。取 100ml 上述肝浸汤加入蛋白胨 2g 和麦芽糖 1g，调节 pH 至 5.5~6.0，5ml 或 2.5ml 分装，20min 高压灭菌，冷却后置 4℃冰箱备用。使用前每管加入 15% 灭活无菌牛血清 0.75ml、5 万 U/ml 青霉素和 1mg/ml 链霉素各 0.2ml。

2. **培养方法**　一般应用 12ml 或 6ml 的螺旋有盖培养管，可从患者阴道后穹隆取材直接放入培养基中，37℃温箱培养，48 小时后可涂片检查。

（三）杜氏利什曼原虫的培养

1. **常用培养基**　3N 培养基（Nony-MacNeal-Nicolle culture medium）

（1）培养基成分：1.4g 琼脂、0.6g 氯化钠加入 90ml 双蒸水。

（2）培养基制备：琼脂、氯化钠和双蒸水加热溶解，每 4ml 或 1.5ml 分装入 12ml 或 6ml 培养管中，121℃ 15min 灭菌，而后加入去纤维素的兔血至 15% 含量，混合并放成斜面，4℃保存。用前在培养基斜面上加入少量双蒸水、青霉素和链霉素。

2. **培养方法**　取皮肤、淋巴结或骨髓的活检标本接种培养管，20~25℃培养。每 2~3 天取极少量培养液观察是否有前鞭毛体，一旦发现有前鞭毛体则应立即取数滴培养液转入新鲜培养基中。

（苏　韫）

第二节　免疫学诊断技术

病原学检测技术虽有确诊疾病的优点，但是对于早期和隐性感染，以及晚期未治愈患者常出现漏诊现象。免疫学诊断技术具有快速、简便、敏感性高、特异性强等特点，在寄生虫病的辅助诊断、疫情监测、流行病学调查、疗效考核等方面已经被广泛应用。本章主要介绍与寄生虫病诊断有关的免疫学检查技术。

一、一般免疫学诊断技术

（一）皮内试验

皮内试验（intradermal test，ID），当宿主感染某种寄生虫，其体内会产生相应的亲细胞性抗体（IgE）。将该种寄生虫的特异抗原注入皮内后，抗原即与皮内肥大细胞表面上的相应受体结合，致使肥大细胞和嗜碱性粒细胞脱颗粒，释放出生物活性物质，引起注射抗原的局部皮肤出现皮丘及红肿现象，可以根据这种现象判断体内是否存在某种特异性抗体。

皮内试验可以用于多种蠕虫病，如血吸虫病、卫氏并殖吸虫病、布氏姜片吸虫病、猪囊尾蚴病以及棘球蚴病等的辅助诊断和流行病学调查。本法简单、快速、经济，尤其适用于现场应用。由于所用抗原多为粗抗原，而且不同蠕虫间存在交叉抗原，因此出现假阳性率较高。

（二）免疫扩散和免疫电泳

免疫扩散（immunodiffusion）在一定的条件下，抗原抗体在琼脂凝胶中相遇，在二者含量比例合适时形成白色沉淀线（肉眼可见）。根据沉淀线的有无、形状和位置对抗原或抗体进行定性分析，也可用于抗体的半定量检测。本方法主要包括单相免疫扩散和双相免疫扩散。

免疫电泳（immunoelectrophoresis）是指利用凝胶电泳和双向免疫扩散相结合的试验方法。将抗原在凝胶板中电泳，然后在凝胶槽中加入相应抗体，抗原抗体双相扩散后，在比例适当的位置形成肉眼可见的弧形沉淀线。

（三）间接血凝试验

间接血凝试验（indirect haemagglutination test，IHA）是以红细胞作为可溶性抗原的载体，并使之致敏，与特异性抗体产生肉眼可见的凝集现象，抗原与抗体间的特异性反应即由此而显现。最常用的红细胞为绵羊或人（O 型）红细胞。目前均用醛化红细胞，可保存半年而不失其免疫吸附性能。可分为间接血凝（IHA），反向间接血凝（RIHA），间接血凝抑制试验（IHAI），反向间接血凝抑制试验（RIHAI），可以检测抗原或抗体，有较高的敏感性和一定的特异性。现已用于诊断疟疾、阿米巴病、弓形虫病、血吸虫病、猪囊尾蚴病、旋毛虫病等。

(四) 酶联免疫吸附试验

酶联免疫吸附试验(enzyme-linked immunosorbent,ELISA)是将已知的抗原或抗体吸附在固相载体表面,使酶标记的抗原抗体在固相表面进行反应,再与相应的无色酶底物作用以后显示出颜色,根据显色深浅目测或用酶标仪测定 OD 值判定结果。

目前已广泛应用于寄生虫病免疫学诊断。例如:血吸虫病、肺吸虫病、黑热病、包虫病、弓形虫病、隐孢子虫病、囊虫病、阿米巴病等。除传统的 ELISA 外,又发展了 K-ELISA、ABC-ELISA、DOT-ELISA、薄膜 ELISA 等。可检测抗体,也可检测循环抗原及粪便样品、脓液及其他体液中的抗原。

(五) 间接荧光抗体试验

间接荧光抗体试验(indirect fluorescent antibody test,IFA)是用荧光素标记第二抗体,进行免疫试验。最常用的荧光素为异硫氰基荧光素(FITC)。该法主要用于诊断疟疾、丝虫病、弓形虫病、血吸虫病、肺吸虫病、华支睾吸虫病、棘球蚴病、阿米巴病等。IFAT 有较高的敏感性、特异性和重现性。但试验结果需要用荧光显微镜观察反应,限制了该法的广泛应用。

(六) 乳胶凝集试验

乳胶凝集试验(latex agglutination test,LAT)是以胶乳微粒作为载体的凝集反应。主要应用于弓形虫病、囊虫病、旋毛虫病、血吸虫病、棘球蚴病等诊断。该法有较好的敏感性和特异性,方法简便,判断结果快速,适于现场应用。

(七) 免疫印迹试验

免疫印迹试验(immunoblotting test)亦称 Western blotting 或酶联免疫电转移印迹试验(enzyme linked immunoelectrotransfer blotting,EITB)是以聚丙烯酰胺凝胶电泳、转移电泳、固相酶免疫试验三种方法合为一体的分析检测技术。已应用于血吸虫病、绦虫病、棘球蚴病、肺吸虫病、阿米巴病、囊虫病等。

(八) 对流免疫电泳试验

对流免疫电泳试验(counter-immunao electrophoretic assay,CIE)以琼脂或琼脂糖凝胶为基质的一种快速,敏感的电泳技术。对流电泳较简单的扩散法和常规免疫电泳法至少敏感 10~20 倍,省时,省料,既可用检测抗原,也可检测抗体,反应结果特异,阳性反应的可信度高,适用范围广。

(九) 免疫酶染色试验

免疫酶染色试验(immunoenzymic staining test,IEST)是以含寄生虫病原的组织切片、印片或培养物涂片用作抗原,当其与待检样本中的特异性抗体结合后,可再与酶标二抗形成酶免疫复合物,后者使底物显色。主要应用于血吸虫病、丝虫病、囊虫病、华支睾吸虫病、肺吸虫病、棘球蚴病和弓形虫病等的诊断。

(十) 酶联免疫斑点试验

酶联免疫斑点试验(enzyme-linked immunospot assay,ELISPOT)选用对蛋白质有很强吸附能力的硝酸纤维素薄膜作固相载体,底物经酶促反应后形成有色沉淀物使薄膜着色,然后目测或用光密度扫描仪定量。dot-ELISA 可用来检测抗体,也可用来检测抗原。该法简易,快速,适合于现场应用,已用于血吸虫病、疟疾、丝虫病、棘球蚴病、旋毛虫病、丝虫病、弓形虫病的诊断。

二、寄生虫学特殊免疫学诊断技术

(一) 诊断弓形虫感染的染色试验

染色试验(dye test,DT)是诊断弓形虫病的经典方法。

1. **原理**　新鲜弓形虫滋养体和正常血清混合,在 37℃作用 1h 或室温数小时后,大部分弓形虫失去原来的新月形,而变为圆形或椭圆形,用碱性亚甲蓝染色时着色很深。但新鲜弓形虫和免疫血清混合时,由于弓形虫受到特异体抗体和辅助因子协同作用后，虫体细胞表膜破坏，虫体仍保持原有形态，用碱性亚甲蓝染色时，着色很浅或不着色。

2. **材料和试剂**　以弓形虫速殖子为抗原，以正常人血清为致活因子。碱性亚甲蓝溶液，取亚甲蓝10g加入95%乙醇100ml，制成饱和乙醇溶液，过滤后取3ml与10ml临时配制的碱性缓冲液（pH 11.0）混合，要求临用时新鲜配制。待检血清经56℃、30min灭活，4℃冰箱保存备用。

3. **方法**　将待检血清用生理盐水倍比稀释，每孔0.1ml，加上述稀释的弓形虫速殖子0.1ml，置37℃水浴1h，加碱性亚甲蓝溶液0.02ml/孔，37℃水浴15min，从每孔取悬液1滴于载玻片上，加盖玻片，高倍显微镜检查，计数100个弓形虫速殖子，统计着色和不着色速殖子比例数。

4. **结果判定**　以能使50%弓形虫不着色的血清最高稀释度为该血清染色试验阳性效价。阳性血清稀释度1∶8为隐性感染；1∶125为活动性感染；1∶1 024及以上为急性感染。

（二）环卵沉淀试验

1. **原理**　环卵沉淀试验（circumoval precipitin test，COPT）是将成熟卵内毛蚴分泌的抗原经卵壳微孔渗出，与待检血清中的相应抗体结合，可在虫卵周围形成特殊的免疫复合物沉淀，在光镜下判读阳性反应强度。在虫卵周围形成出现阳性反应虫卵占全部虫卵的百分率称环沉率。如待检血清中无相应的抗体存在，则虫卵周围不出现特异的免疫复合物沉淀，即为阴性反应。

2. **操作方法**　取熔化的石蜡在洁净的载玻片上划两条相距20mm、与玻片长轴垂直的蜡线，在蜡线之间加待检血清2滴，然后用针尖挑取虫卵约100~150个，加入血清中，混匀后覆盖24mm×24mm盖片，四周用石蜡密封，37℃下孵育48~72h，在低倍镜下观察反应结果，疑似者应在高倍镜下识别。

3. **结果判定**　典型的阳性反应为卵壳周围出现泡状、指状或细长卷曲状的折光性沉淀物，边缘整齐，与卵壳牢固粘连。其中泡状沉淀物必须大于10μm，才能定为阳性。观察100个虫卵，计算环沉率。阴性反应必须观察全片。

COPT可作为临床诊断血吸虫病的血清学方法之一，也用于血吸虫病的防治效果考核、血清流行病学调查及监测疫情。

（三）旋毛虫环蚴沉淀试验

旋毛虫环蚴沉淀试验具有较高的特异性和敏感性，阳性率可高达97%以上，与常见的线虫（蛔虫、鞭虫、钩虫、丝虫）无交叉反应。该试验操作简单，无需特殊设备，适合基层卫生单位应用。

操作方法：取50~100条脱囊的旋毛虫活幼虫（干燥幼虫或冻干幼虫也可），放入待检血清中，37℃孵育24h。如果有1条以上幼虫体表出现袋状或泡状沉淀物附着，即为阳性反应。一般在患者感染旋毛虫后第3周末或出现临床症状后第10~20天即可呈现阳性反应。

（四）免疫层析技术

免疫层析技术（immunochromatography，ICT）是近年来发展的快速诊断技术，其特点是应用抗原-抗体免疫学反应和层析反应，并采用试纸条的形式，达到快速、准确地显色以检测待测物之目的。已用于恶性疟原虫/间日疟原虫、班氏丝虫及利什曼原虫抗原检测。该法敏感、快速、特异性较好，适于临床快速诊断和现场调查。

三、单克隆抗体在寄生虫病诊断中的应用

单克隆抗体（McAb）是用经特异性抗原刺激的B淋巴细胞与骨髓瘤细胞杂交、融合后分泌的一种单一的特异性抗体。目前广泛用于寄生虫病临床与实验研究。如寄生虫虫种与虫株的分型和鉴定；建立以检测循环抗原为主的免疫诊断方法；分析和纯化抗原制备靶抗原；以及寄生虫感染免疫，保护性免疫和寄生虫疫苗制备等方面，目前，McAb检测技术主要用于疟疾、弓形虫病、血吸虫病、肺吸虫病、棘球蚴病、丝虫病等方面。

（苏　韫）

第三节　分子生物学诊断技术

分子生物学诊断技术以其较高的特异性、敏感性和早期诊断等特点，已广泛应用于寄生虫学与寄生虫病研究领域。该技术主要包括聚合酶链反应(polymerase chain reaction，PCR)、核酸分子探针(nuclerc acid probe)、DNA 芯片和蛋白质芯片技术等。

一、聚合酶链反应

聚合酶链反应(PCR 技术)是一种体外快速扩增特定基因或 DNA 序列的方法，包括模板 DNA 热变性解链、引物与模板 DNA 退火、引物延伸 3 个步骤的循环过程。经过 20~30 个循环反应，可使引物特定区段的 DNA 量增加至少十万至百万倍。PCR 以其特异性强、灵敏度高、快捷简便等优势在寄生虫病诊断上得到快速发展和广泛应用。使用 PCR 技术诊断的寄生虫病种类较多，如锥虫病、利什曼病、肠球虫病、贾第虫病、弓形虫病、猪带绦虫病、丝虫病等。

二、核酸分子探针技术

核酸分子探针技术又称核酸分子杂交(molecular hybridization)技术，可将核酸探针分为基因组 DNA 探针、cDNA 探针、RNA 探针和人工合成的寡核苷酸探针等几类，当探针与待测的非标记单链 DNA(或 RNA)按碱基顺序互补结合时，以氢键将 2 条单链连接而形成标记 DNA-DNA(或标记 DNA-RNA)的双链杂交分子。将未配对结合的核苷酸溶解后用检测系统(放射自显影或酶检测等)检测杂交反应结果。由于 DNA 分子碱基互补的精确性，单链 DNA 探针仅与样品中变性处理的 DNA 单链出现配对杂交，由此决定了探针的特异性；用放射性同位素(如 32P)或生物素标记探针，使杂交试验同时具有高度的敏感性。在疟原虫、利什曼原虫、弓形虫、锥虫、血吸虫、旋毛虫、猪带绦虫等寄生虫病的诊断、现场调查、寄生虫种的鉴定及分类等方面的研究中均有应用，也用于许多传播媒介体内寄生虫的鉴定。

三、DNA 测序技术

DNA 测序(DNA sequencing)即测定 DNA 序列。在分子生物学研究中，DNA 的序列分析是进一步研究和改造目的基因的基础。目前用于测序的技术主要有双脱氧链末端终止法和化学降解法。DNA 测序技术可以快速、准确地获取生物体的遗传信息，已在生物学、医学、人类基因组学等领域取得研究成果。在疟原虫诊断应用方面，采用高通量测序技术成功检测到 0.04 个 /μl，并且在大批量的疟疾筛查中表现出较明显的优势。

四、基因芯片技术

基因芯片(gene chip)又称 DNA 芯片(DNA chip)或 DNA 微阵列(DNA microarray)，其原理是采用光导原位合成或显微印刷等方法将大量特定序列的探针分子密集、有序地固定于经过相应处理的硅片、玻片、硝酸纤维素膜等载体上，然后加入标记的待测样品，进行多元杂交，通过杂交信号的强弱及分布，来分析目的分子的有无、数量及序列，从而获得受检样品的遗传信息。

基因芯片具有高度的灵敏性、准确性、可同时快速检测多种疾病等优点。基因芯片技术的出现有力地促进了人们对寄生虫生物学的认识。该技术已用于疟原虫、血吸虫、锥虫、弓形虫和利什曼原虫等的研究。

五、蛋白质芯片技术

蛋白质芯片（protein chip）技术是一种高通量的蛋白功能分析技术，是通过蛋白分子之间的相互作用，对样本中存在的特定蛋白质进行检测，可用于蛋白质表达谱分析。将已知的蛋白分子如多肽、酶、抗原、抗体以预先设计的方式固定在尼龙膜、硝酸纤维素膜、玻璃等载体上组成密集的分子排列，根据这些生物分子的特性，当荧光、免疫金等标记的靶分子与芯片上的探针分子结合后，通过激光共聚焦扫描或光耦合元件对标记信号的强度进行检测，从而判断样本中靶分子的数量，以达到一次实验同时检测多种疾病或分析多种生物样本的目的。具有快速、高效、并行等特点。目前已用于疟疾、弓形虫病和血吸虫病的诊断。

六、组学技术

组学技术（Omics technology）是随着科学研究的进展，尤其是系统生物学的出现和发展，从整体的角度出发去研究人类组织细胞结构、基因、蛋白及其分子间相互的作用，通过整体分析反映人体组织器官功能和代谢的状态，为探索人类疾病的发病机制提供了新的思路。组学主要包括基因组学（Genomics）、蛋白组学（Proteomics）、代谢组学（Metabonomics）、转录组学（Transcriptomics）等。这些技术的应用为寄生种类的鉴定、寄生虫病的早期预警、诊断、药物设计和疫苗研制提供了新的工具。

（苏　韫）

附录二　常用抗寄生虫药物和用法

药物	制剂	用途	用法	不良反应及注意事项
氯喹 chloroquine（氯化喹啉）	磷酸氯喹 0.125g、0.25g/ 片 注射液：0.155g/5ml 0.2g/5ml	作用于各种类型疟原虫红内期裂殖体，控制疟疾的临床发作。不能阻止复发	口服：第 1 日：首次 1.0g，6h 后 0.5g；第 2、3 日各 0.5g 肌内注射：2.5mg/kg，1/4h 静脉滴注：10mg/kg，4h 滴完，继以 5mg/kg，2h 滴完，肌内注射和静脉滴注日总量不超过 25mg/kg	常规剂量仅有轻度头晕、头痛、胃肠不适和皮疹，停药后迅速消失；大剂量、长疗程可引起视力障碍，心脏抑制及对肝、肾的损害；注意抗药性。银屑病患者禁用
		治疗阿米巴性肝脓肿	0.5g 一日 2 次；两日后 0.25g，一日 2 次，连用 2~3 周	
奎宁 quinine（金鸡钠霜）	硫酸奎宁：0.3g/ 片 二盐酸奎宁注射液：0.25g/ml，0.5g/2ml	作用于各种类型疟原虫红内期裂殖体，控制疟疾的临床症状	口服：0.3~0.6g 一日 3 次 × 7d； 静脉滴注：5~10mg/kg（极量 500mg）加入氯化钠注射液 500ml，4h 滴完，12h 后重复一次，后改为口服	常见的不良反应为恶心、呕吐、耳鸣、头痛、视力障碍等，亦可引起皮疹、哮喘、血管性水肿及瘙痒等过敏反应。有严重心脏病患者慎用，有对本品过敏患者及孕妇禁用
甲氟喹 mefloquine	0.5g/ 片	作用于各种类型疟原虫红内期裂殖体，控制疟疾的临床发作。用于耐药恶性疟治疗	1~1.5g，顿服。儿童用量为 15~25mg/kg	偶有头昏、头痛、恶心、呕吐等。为防止产生抗性，宜配伍用药
咯萘啶 pyronaridine	片剂：100mg/ 片、注射液：80mg/2ml	作用于各种类型疟原虫红内期，控制疟疾的临床症状及用于治疗脑型疟等凶险型疟疾	口服：第 1 日：300~400mg/ 次 × 2，间隔 6h；第 2、3 日：300~400mg/ 次，1 次。 肌内注射：每次 3mg/kg/ 次 × 2，间隔 4~6h； 静脉滴注：3~6mg/kg/ 次，置于 500ml 5% 葡萄糖注射液中，2~3h 滴完，间隔 4~6h 重复一次	口服可有胃部不适，腹痛，腹泻等。注射给药时不良反应较少，少数患者可有头昏、恶心、心悸等。有严重心、肝、肾病者慎用，不可静注给药

续表

药物	制剂	用途	用法	不良反应及注意事项
伯氨喹 primaquine（伯喹，伯氯喹啉）	磷酸伯氨喹 13.2mg/片	作用于疟原虫的红外期和配子体，根治间日疟复发和阻断疟疾的传播	根治：每次 13.2mg，一日 3 次，连服 8 天 控制传播：26.4mg/d，连服三天	毒性比其他抗疟药大，有葡萄糖-6-磷酸脱氢酶缺乏及蚕豆病等溶血性贫血患者禁用。活动性类风湿关节炎、红斑狼疮患者禁用。常见不良反应有恶心、上腹疼痛等，偶见高铁血红蛋白血症、粒细胞缺乏症和急性溶血；严重肝、肾脏患者，血液系统疾病及孕妇慎用
乙胺嘧啶 pyrimethamine（息疟定）	6.25mg/片	作用于疟原虫红外期，用于阻断和预防	预防疟疾：成人 25mg/次，每周一次，进入疫区前 1~2 周开始口服。或 50mg/次，2 周一次，口服 抗复发治疗：成人每日 25~50mg，连用 2 日，小儿酌减	长期大量服用可引起恶心、呕吐、头痛、头晕等不良反应，严重者可出现巨幼细胞性贫血、白细胞减少等。肾功能不全者慎服，孕妇及哺乳期妇女禁用
		作用于弓形虫速殖子，用于治疗急性弓形虫病	治疗弓形虫病：50mg/d × 30d	
青蒿素 artemisinin	0.05g，0.1g/片 针剂：100mg/ml	作用于各种类型疟原虫红内期裂殖体，控制疟疾的临床症状，特别是抢救脑型疟。用于耐药恶性疟治疗	口服：首剂 1.0g，6~8h 后 0.5g，第 2、3 日：0.5g/次，每日 1 次。儿童 15mg/kg，按上述方法 3 日内服完 深部肌内注射：第 1 次 200mg，6~8h 后再给 100mg，第 2，3 日各肌内注射 100mg	副反应轻，个别患者可有胃肠不适。注射部位较浅时，易引起局部疼痛和硬块
蒿甲醚 artemether	针剂 0.1g，0.2g/ml	同青蒿素	肌注：首剂 160mg，第 2 日起 80mg/次，一日 1 次，×5 日	同青蒿素
青蒿琥酯 artesunate（蒿甲酯）	片剂：50mg 注射剂：60mg/2ml	同青蒿素	口服：首剂 100mg，第 2 日起 50mg/次，每日 2 次 静脉滴注：60mg/次，用 5% 碳酸氢钠注射液溶解后加 5% 葡萄糖注射液稀释至 10mg/ml，以每分钟 3~4ml 速度注射，隔 4h、24h、48h 重复注射 1 次	有明显的胚胎毒作用，孕妇慎用。注射用时应于溶解后及时注射，如出现混浊则不可使用
双碘喹啉 diiodohydroxyquinoline（双碘喹、双碘方、双碘羟喹）	0.2g，0.4g	作用于阿米巴包囊，用于治疗轻型或无症状阿米巴痢疾	0.4~0.6g/次，一日 3 次，连服 2~3 周 小儿每次 5~10mg/kg	副作用较轻，可引起胃肠不适、皮疹、头痛、甲状腺肿大；对碘过敏及肝，肾功能不良者禁用。重复治疗需隔 2~3 周，开始的 2~3 天应先用小剂量

续表

药物	制剂	用途	用法	不良反应及注意事项
甲硝唑 metronidazole（甲硝哒唑，甲硝基羟乙唑，灭滴灵）	片剂：200mg	作用于阿米巴滋养体，用于治疗急性阿米巴痢疾和肠外阿米巴病。并用于治疗阴道滴虫、贾第虫、结肠小袋纤毛虫及隐孢子虫的感染	阿米巴病：400~800mg，一日3次。肠道感染用药5~10日；肠道外感染21日。滴虫病：200~250mg/次，一日3次，1周，4~6周后开始第二疗程。 贾第虫：0.4~0.8g/次，一日3次 ×5d 结肠小袋纤毛虫：100~200mg/次，一日3次 ×（5~10）d	常见的不良反应为胃肠不适，口干、厌食、头痛、瘙痒、皮疹、眩晕、运动失调，精神抑制、失眠、尿呈黑色，偶有白细胞一过性降低。孕妇、授乳妇女，血液病患者，中枢神经系统疾病忌用，服药期间应每日更换内裤，防止重复感染
葡萄糖酸锑钠 Sodium stibogluconate（斯锑黑克）	注射液：1.9g/6ml	治疗黑热病首选	肌内注射或静脉滴注：总量90~130mg/kg，分6日注射，每日1次	可有恶心、呕吐、咳嗽、腹泻、鼻出血、脾区痛等不良反应，若出现白细胞突然减少，大出血倾向，体温突然上升或剧烈咳嗽、腹水等应暂停给药，严重心、肝、肾病患者禁用
戊烷脒 pentamidine（喷他脒）	粉针剂： 200mg 300mg	治疗抗锑剂或对锑过敏黑热病患者	肌内注射（4%溶液）： 3~5mg/kg/d×（10~15）d	常见恶心、呕吐、腹痛、偶见胰、肾功能损害；肌注可引起局部疼痛，并可引起高血糖或低血糖。因可使原有肺结核病情恶化，肺结核患者、妊娠妇女、心脏病、糖尿病、肝肾功能不全者忌用
吡喹酮 praziquantel（环吡异喹酮）	200 mg/片	广谱抗吸虫和绦虫药。	血吸虫： 急性期：10mg/kg/次，一日3次 ×4d； 慢性期：总量60mg/kg，分2日服用 晚期：剂量酌减，疗程延长 肺吸虫： 25mg/kg/次，一日3次 ×3d； 肝吸虫： 15~25mg/kg/次，一日3次 ×2d； 姜片虫：10mg/kg顿服 带绦虫：15mg/kg顿服；3~4h后服泻药。 囊虫：20mg/kg/次，一日3次× 3d 包虫：30mg/kg/d×5d	不良反应较少。偶有头晕、头痛、乏力、腹痛、腰酸、关节酸痛、恶心、腹泻、失眠、多汗、肌束震颤、期前收缩等。偶见心电图改变，血清谷丙转氨酶升高，并可诱发精神失常。用药期间避免饮酒。患有急性疾病、发热、慢性心、肝、肾功能不全、癫痫及精神病患者慎用

续表

药物	制剂	用途	用法	不良反应及注意事项
硫双二氯酚 bithionol（硫氯酚，别丁）	0.25g/片	治疗吸虫病和绦虫病	肺吸虫：1g/次，一日3次×(10~15)d；姜片虫：3g晚间顿服，连服2晚；绦虫：3g空腹顿服，3~4h后服泻药	可有恶心、呕吐、胃肠不适、腹泻、头昏、头痛、皮疹等不良反应，也可有光敏反应。个别患者可引起中毒性肝炎。若有肠道线虫感染应先驱线虫，再用本品
甲苯咪唑 Mebendazole	100mg/片	为广谱驱肠道线虫药	蛔虫、蛲虫：200mg，顿服；钩虫、鞭虫、粪类圆线虫：100~200mg/次，一日2次×3d	不良反应较少，偶可有恶心、呕吐，上腹部疼痛、腹泻等，孕妇禁用
阿苯达唑 albendazole（丙硫咪唑、肠虫清）	200mg/片	主要用于肠道蠕虫、组织内线虫感染，亦可用于囊虫病、棘球蚴病和肝、肺吸虫病等	蛔、蛲：400mg顿服；钩、鞭：400mg/次，一日2次×3日；旋毛虫、肝吸虫：10mg/kg/次，一日2次×7d；囊虫：10mg/kg/次，一日2次×10d；包虫：10mg/kg/次，一日2次×30d	不良反应较少，可有轻度头痛、恶心、呕吐、腹痛、腹泻、脱发等；并可发生骨髓抑制，影响白细胞生成。严重肝、肾功能不全者慎用。孕妇、哺乳期妇女及2岁以下小儿禁用
左旋咪唑 levamisole	15、25、50mg/片	可用于驱蛔虫，蛲虫次之，对钩虫较差，对丝虫及微丝蚴也有一定的抗虫作用	蛔虫：1.5~2.5mg/kg睡前顿服；钩虫：1.5~2.5mg/kg，睡前顿服×3d；蛲虫：0.1g睡前顿服×7d；丝虫：2~2.5mg/kg/次，一日2次×5d	可偶有眩晕，头痛、失眠、恶心呕吐、腹痛或引起轻度肝功能变化。妊娠早期和进行性肝、肾患者忌用
伊维菌素 ivermectin		目前我国主要用于治疗丝虫病。国外可用于治疗粪类圆线虫病	丝虫：0.1~0.2mg/kg顿服×2d；粪类圆线虫：0.15mg/kg顿服×2d	虚弱、无力、腹痛、发热等全身反应以及胃肠道、神经系统的不良反应，孕妇禁用
乙胺嗪 Diethylcarbamazine（海群生）	50、100mg/片	主要作用于微丝蚴，是治疗和预防丝虫病的首选药	普治：1.5g，顿服或0.75g/次，一日2次×1d；重感染：0.2g/次，一日2次×7d；间歇疗法：0.5g/周×7周	药物本身引起的不良反应较轻，可有厌食、恶心、呕吐、头痛、失眠等。但大量成虫与微丝蚴被杀死，释放出大量异体蛋白引起过敏反应，不同程度的表现为寒战、高热、皮疹、血管神经性水肿、关节肌肉酸痛等。严重肝、肾功能不全者慎用。孕妇、哺乳期妇女禁用

续表

药物	制剂	用途	用法	不良反应及注意事项
哌嗪 piperazine（胡椒嗪，驱蛔灵）	0.5g/片，糖浆剂：20g/100ml	主要用于驱蛔、蛲虫	蛔虫：3~3.5g，睡前顿服 ×2d； 蛲虫：1~1.2g/次，一日2次 ×(7~10)d	大剂量可有恶心、呕吐、腹泻、头痛，偶有荨麻疹，停药后可消失。也可有神经症状，如嗜睡、眩晕、共济失调，眼颤、肌肉痉挛、多动等。肝、肾功能不良，癫痫患者，神经系统疾患者禁用
噻嘧啶 pyrantel（双羟萘酸噻嘧、驱虫灵、抗虫灵）	300mg/片	为广谱驱线虫药	蛔虫：500mg顿服 钩虫：500mg，顿服，×3d 蛲虫：5~10mg/kg，睡前顿服，连服1周	不良反应可有恶心、呕吐、腹泻、上腹部疼痛、头痛、发热。偶见血清转氨酶升高、皮疹和嗜睡。严重心脏病患者、肝功不良者以及发热者慎用，孕妇、严重溃疡者禁用
三苯双脒 tribendimidine	0.2g/片	为广谱驱线虫药，用于治疗钩虫、蛔虫、鞭虫、蛲虫等感染	蛔虫：0.3g，顿服 钩虫：0.4g，顿服 蛲虫：0.2g，顿服	不良反应可有恶心、腹泻、腹痛、腹泻、头晕、头痛、困倦等。严重心脏病患者，肝、肾功不良者慎用。孕妇、哺乳期妇女及儿童的影响尚无临床资料

注：本书所列抗寄生虫药物仅供参考，临床治疗需要在医师指导下，遵医嘱使用。

（王　昕）

参考文献

[1] 诸欣平,苏川 . 人体寄生虫学[M].9 版 . 北京:人民卫生出版社,2018
[2] 殷国荣,王中全 . 医学寄生虫学[M].5 版 . 北京:科学出版社,2018
[3] 沈继龙,张进顺 . 临床寄生虫学检验[M].4 版 . 北京:人民卫生出版社,2012
[4] 许隆祺 . 图说寄生虫学与寄生虫病[M]. 北京:北京科学技术出版社,2016
[5] 诸欣平 . 人体寄生虫学学习指导与习题集[M].2 版 . 北京:人民卫生出版社,2018
[6] 吴忠道,汪世平 . 临床寄生虫学检验[M].3 版 . 北京:中国医药科技出版社,2015
[7] 吴观陵 . 人体寄生虫学[M].4 版 . 北京:人民卫生出版社,2013
[8] 夏惠,管俊昌 . 病原生物学[M]. 合肥:中国科学技术大学出版社,2017
[9] 王光西,王红 . 医学寄生虫学[M].2 版 . 北京:高等教育出版社,2019
[10] 卢致民,李凤铭 . 临床寄生虫学检验[M]. 武汉:华中科技大学出版社,2013
[11] 吴忠道,诸欣平 . 人体寄生虫学[M].3 版 . 北京:人民卫生出版社,2015
[12] 高兴政 . 医学寄生虫学[M].2 版 . 北京:北京大学医学出版社,2011
[13] 吴忠道 . 人体寄生虫学[M]. 北京:人民军医出版社,2015
[14] 李朝品 . 医学节肢动物学[M]. 北京:人民卫生出版社,2012
[15] 张进顺,高兴政 . 临床寄生虫检验学[M]. 北京:人民卫生出版社,2009
[16] 阮卫,陈华良,姚立农 . 生食蛞蝓致广州管圆线虫感染病例报告 . 中国预防医学杂志[J],2008,9(6):561
[17] 居乃新,李振 . 肌旋毛虫病一例报告[J].Chin J Neurol,1996,29(5):314
[18] 中国疾病预防控制中心寄生虫病预防控制所 .2015 年全国人体重点寄生虫病现状调查报告 . 北京:人民卫生出版社,2018
[19] 朱国鼎,曹俊 . 全球消除疟疾进展及面临的挑战[J]. 中国血吸虫病防治杂志,2019,31(1):19-23
[20] 沈继龙 . 弓形虫病的若干术语释义及实验室诊断的解读与处置策略[J]. 中国寄生虫与寄生虫病杂志,2017,35(4):382-386
[21] 伍蒙爱,沈丽君 . 获得性眼弓形虫病一例[J]. 中华眼底病杂志,2017,33(6):650-651
[22] 王庆权,操治国,李启扬,等 . 人体隐孢子虫病流行病学研究进展[J]. 热带病与寄生虫学,2015,13(2):120-124
[23] 中华人民共和国国家卫生和计划生育委员会 . 隐孢子虫病的诊断:WS/T 487—2016 [S]. 北京:中华人民共和国国家卫生和计划生育委员会,2016 :5
[24] 中华人民共和国国家卫生和计划生育委员会 . 巴贝虫病诊断:WS/T 564—2017 [S]. 北京:中华人民共和国国家卫生和计划生育委员会,2017 :8
[25] 周霞,王慧,薛靖波 . 国内外巴贝虫病流行现状与研究进展[J]. 中国血吸虫病防治杂志,2019,31(1):63-70
[26] Jimenez-Garcia L F,Zavala G,Chavez-Munguia B,et al.Identification of nucleoli in the early branching protist Giardia duodenalis.2008,38(11):1297-1304.

中英文名词对照索引

C

D

H

J

K

L

M

N

P

Q

R

S

T

W

X

Y

Z

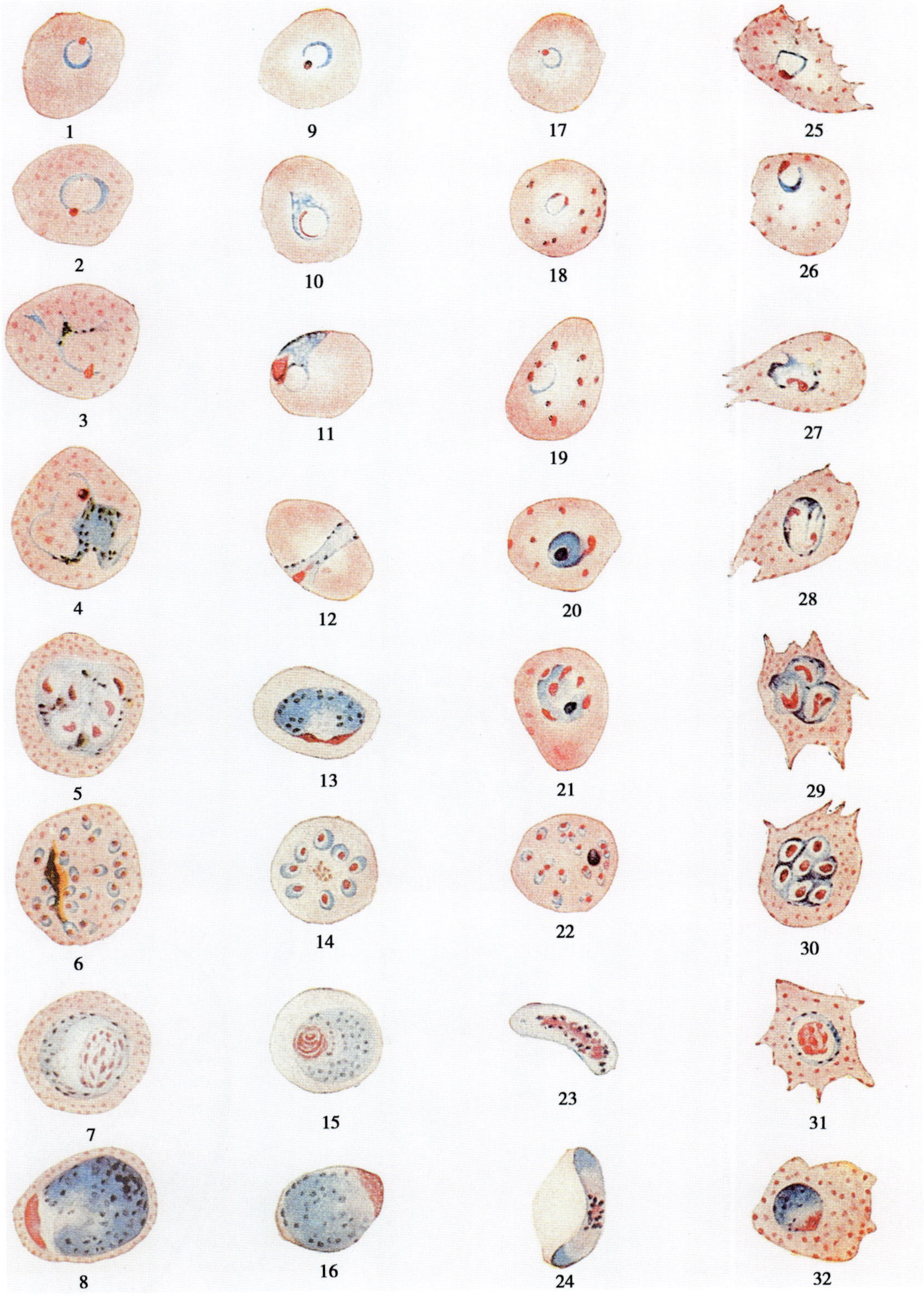

彩图 1　四种疟原虫在红细胞内各期形态

1~8 间日疟原虫；9~16 三日疟原虫；17~24 恶性疟原虫；25~32 卵形疟原虫；1、9、17、18、19、25 示环状体；2、3、4、10、11、12、20、26、27 示大滋养体；5、13、21、28、29 裂殖体前期；6、14、22、30 成熟裂殖体；7、15、23、31 雄配子体；8、16、24、32 雌配子体

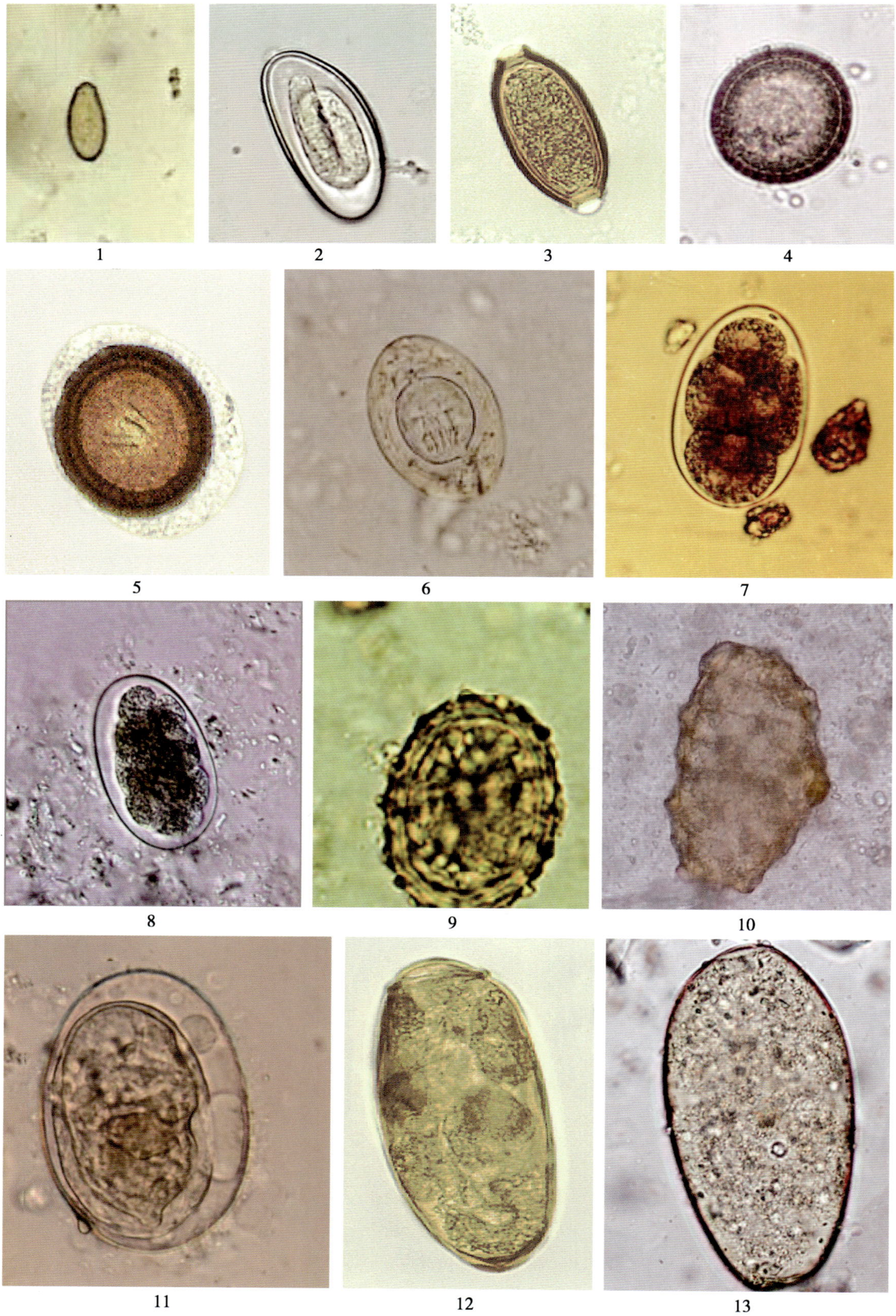

彩图 2　人体常见蠕虫卵

1. 华支睾吸虫卵；2. 蛲虫卵；3. 鞭虫卵；4. 不完整带绦虫卵；5. 完整带绦虫卵；6. 微小膜壳绦虫卵；7. 钩虫卵；8. 钩虫卵；9. 受精蛔虫卵；10. 未受精蛔虫卵；11. 日本血吸虫卵；12. 卫氏并殖吸虫卵；13. 布氏姜片虫卵